住院医师规范化培训教材

口腔医学

主　　审	周曾同	
主　　编	俞立英　　朱亚琴　　邹德荣	
副 主 编	黄远亮　　宋　萌　　汪大林　　余优成　　华咏梅　　赵云富	

编 写 者（以姓氏笔画排序）

王少海	王世惟	王国栋	方朱嬿	石荣华	朱亚琴
毕　玮	华咏梅	刘天麟	米晓晖	杜　嵘	李佩蕾
李笑梅	汪大林	宋　萌	时　函	吴兴文	余优成
邱小倩	邹　岩	邹德荣	陆家喻	陈卫东	陈潇卿
周颖露	赵隽隽	赵云富	俞立英	姜　蕾	徐　蒙
郭华艳	黄　兰	黄远亮	黄建涛	曹春花	韩俊力
李　崴					

学术秘书　徐蓓芸

 復旦大學 出版社

U0344789

内容提要

本书为配合口腔住院医师规范化培训而编写，内容区别于传统教材，淡化理论，侧重于临床技术操作，因而是一本职业指导性质的教材。其目的在于指导医学生进入临床后能够快速地从理论联系实践，更好地适应从医学生到临床医生的转变。

全书重点介绍了口腔内科学、口腔外科学、口腔修复学、口腔种植学、口腔正畸学、医院感染控制等。其中，口腔常见疾病的诊疗及病例分析，使学生能够掌握常见口腔疾病的诊疗标准，培养临床思维能力；口腔常用医学诊疗操作技能规范及评估要点，适用于规范学生临床操作技能，应对各种考核；口腔常用辅助检查，方便学生查阅。

本书严格按照口腔住院医师规范化培训要求，紧扣教学大纲，既可作为口腔住院医师培训的指导教材，亦可供临床研究生、进修医师和医学院校学生参考。

前　言

　　近年来,随着医学教育改革的不断推进,住院医师规范化培训制度在全国得以快速推广。相比于传统医学教育模式的教学重点,住院医师规范化培训更加侧重临床实践能力的提高。因此,统编的经典的医学教材已经不能适应住院医师规范化培训的要求。为配合卫生部专科医师培养基地的建设,建立口腔医学疾病诊治标准和规范,提高住院医师的专业技术水平,根据住院医师规范化培训大纲的要求,上海市口腔医学会组织了住院医师规范化培训基地的专家编写本书。

　　为使本书具有科学性、先进性和实用性,我们结合国内外的最新学术进展,对口腔医学常见疾病的诊断要点、标准及其规范化治疗进行了较全面的论述,对相关的诊治指南和共识意见进行了必要的解读,并提供病例分析,以期参加培训的医师能够掌握常见口腔疾病的诊断标准及其治疗原则,逐步培养并提高临床思维能力。

　　本书中出现的牙齿数字记录法是采用 FDI 公式记录法,也是目前世界卫生组织推荐的牙位记录方法(详见本书附录)。

　　本书可作为口腔住院医师培训的指导教材,亦可供临床研究生、进修医师和医学院校学生使用。

　　参加本书编写的专家组成员均工作在医、教、研第一线,具有丰富的临床和教学经验。编写过程中作者们均倾注了大量心血,并得到复旦大学出版社的大力支持,在此一并表示衷心的感谢。

　　限于编写水平,本书尚有不尽完善之处,祈盼广大读者不吝指正。

编　者
2014 年 10 月

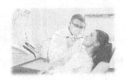

目　录

第三篇　口腔修复学

第四篇　口腔种植学

第五篇　口腔正畸学

第六篇　口腔医源性感染及感染传播

第一篇

口腔内科

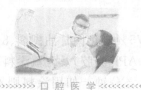

第一章
常见口腔内科疾病诊疗常规及病例分析

第一节　牙体牙髓病

一、龋病

（一）浅龋

【疾病特征】

1. 患者一般无主观症状。

2. 釉质表面变疏松粗糙，呈黑褐色斑或白垩斑，探针检查时有粗糙感或能钩住探针尖端。

3. 温度刺激不引起明显反应。

4. X线片征象不十分明显。牙颈部的龋坏应注意与正常牙颈部三角形密度降低区加以鉴别，前者呈底为圆弧形的凹陷性缺损区，边缘欠光滑；后者常呈小区域的三角形低密度透射影，边缘清晰，相邻多数牙的颈部皆有类似的影像学表现。

【诊断要点】

1. 诊断要点：釉质色泽、形态及质地改变为主要确诊依据，X线片有助于发现邻面龋，为辅助诊断的指标。

2. 注意事项：早期诊断疑为浅龋时，可定期追踪复查，或借助于其他一些特殊诊断手段如荧光显示法、显微放射摄影法、氩离子激光照射法等。

【鉴别诊断】

1. 釉质钙化不全：亦呈现为白垩状损害，但其表面光洁，同时白垩色损害可出现在牙面任何部位，而浅龋的釉质表面疏松粗糙，有一定的好发部位如牙齿殆面、邻面和牙颈部。

2. 釉质发育不全：釉质表面有不同程度的实质性缺陷，甚至牙冠缺损，可呈黄褐色改变，但探诊时损害局部硬而光滑，病变呈对称性，这些特征均有别于浅龋。

3. 氟斑症：受损牙面呈白垩色至深褐色，患牙为对称性分布，地区流行情况是与浅龋相鉴别的重要参考因素。

【治疗原则】

1. 药物治疗：磨除牙表面浅龋及边缘脆弱釉质后涂布药物。

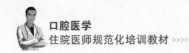

（1）氟化物：常用氟化物有 75％氟化钠甘油糊剂、8％氟化亚锡溶液、酸性磷酸氟化钠（APF）溶液、含氟凝胶（如 1.5％APF 凝胶）及含氟涂料等。使用时将氟制剂涂于患区，用橡皮杯或棉球反复涂擦牙面 1～2 分钟。如用涂料则不必反复涂擦。氟化物有毒，切勿吞入。

（2）硝酸银：用棉球蘸 10％硝酸银或氨硝酸银药液涂布患区，热空气吹干后再涂还原剂（如丁香油、10％甲醛溶液或 2.5％碘酊），如此反复数次，直至出现黑色或灰白色沉淀。硝酸银腐蚀性大，使用时应严格隔湿，避免与软组织接触；同时硝酸银可使牙齿硬组织变黑，一般只用于乳牙或恒牙后牙，避免用于牙颈部病损。

2. 再矿化治疗：配制含有一定比例钙、磷、氟、钠和氯的再矿化液，每日含漱或者局部涂擦 3～4 次。

（二）中龋

【疾病特征】

1. 一般无自觉症状，但有时对冷、热、酸、甜食物敏感，冷刺激尤为明显，刺激去除后症状立即消失。

2. 牙面有黑褐色改变，多见龋洞形成，探针可钩拉或插入，探测洞底有酸痛或敏感。窝沟龋也可呈潜行性破坏，釉质表面形态较完整，不易用探针查出。

3. 温度刺激试验可引起敏感，甚至难忍的酸痛。

4. X 线片显示，龋损进展至牙本质浅层，龋洞底壁与髓腔之间尚有薄层深部牙本质存在，龋洞底边界清楚，尤其是慢性龋。开放性龋呈口大的圆弧形低密度透射影，潜行性龋呈口小、底大倒凹状低密度影像学表现。

【诊断要点】

患者主观症状结合牙体硬组织色、形、质的改变为诊断的重要依据，X 线片可为确诊提供有力支持，温度检测异常为辅助诊断指标。

【治疗原则】（具体操作步骤见后）

1. 去除病变组织，制备窝洞。

2. 保护牙髓，必要时盖髓、垫底。

3. 充填治疗，采用复合树脂或银汞合金充填治疗。

【案例分析】

患者女性，20 岁。

主诉：右上后牙冷、热食敏感半个月。

现病史：半月前出现冷、热食敏感，去除刺激后症状很快消失，无明显自发痛，夜间可安睡。自行使用防酸脱敏牙膏 1 周，无明显好转。未经其他治疗。

既往史：否认全身系统性疾病史，无药物过敏史。

检查：17 颊面沟处见一龋洞，深约 2 mm，内有色素沉着，质地中等，无明显探酸感。牙体无松动、无叩痛，颊侧颈缘牙龈略红肿。邻牙未见明显异常。X 线片显示冠𬌗 1/3 牙体密度略有减低，其余无异常。

诊断：17 颊面中龋。

诊断思路

(1)患者有冷、热敏感,但无自发痛、夜间痛等症状,提示牙髓状况尚可。

(2)临床检查发现龋洞,达牙本质浅层,有色素,质地中等,探诊无明显不适,提示为慢性龋且龋损未近髓。

(3)由于为颊面龋,影像重叠,X线片检查未能显示典型龋损形态,但显示牙周情况良好,为单一诊断为龋病提供了依据。

治疗

(1)去除龋坏组织后洞底达牙本质中层,探诊较敏感,给予磷酸锌水门汀垫底,采用复合树脂充填,调𬌗、抛光。

(2)常规医嘱,主要包括:①如有咬合不适可复诊调𬌗;②勿咬硬物以避免牙体以及充填物折裂;③建议定期(每6～12个月一次)进行口腔健康检查。

(3)本病例中如窝洞预备后发现固位形差(由于上颌颊尖颊侧面为非功能面,不承受咬合力),也可考虑采用玻璃离子粘固剂,利用其粘接性好且能释氟防龋的特性来修复牙体缺损。

(三)深龋

【疾病特征】

1.患者多对冷、热、酸、甜等刺激敏感,若食物嵌入洞内也可引起明显疼痛,去除刺激后症状可消失。

2.有深龋洞形成,易于探查到。但位于邻面的深龋及一些隐匿性龋洞外观仅有色泽改变,洞口很小而病变很深,临床检查较难发现,必要时需去除无基釉后再行诊断。

3.温度刺激试验可引起较中龋更加剧烈的疼痛。

4.X线片征象明显,常可见较大、较深的龋洞,洞底与髓腔邻近,同时有髓角高度降低,髓腔变小。如果龋洞底与髓腔之间有清晰的一薄层致密的牙本质和继发牙本质影像学表现,髓腔壁界限清楚,则尚未穿髓。如果显示龋坏与髓腔或髓角处相融合则说明已穿髓。

【诊断要点】

1.诊断要点:牙体硬组织色、形、质的改变为诊断的重要依据,X线片可为确诊提供有力支持,患者自觉症状与温度检测异常为辅助诊断指标。

2.注意事项:X线片检查对深龋的诊断具有重要意义,但单从X线片确定龋坏的深度及是否穿髓有时不十分可靠,如龋病发生于颊或舌面龋,X线片表现为龋洞似与髓腔穿通,而临床检查可能仅是中龋。再如由于重叠关系,X线片可误将未穿髓者显示为穿髓,反之也可因穿髓处被颊或舌侧尚存的正常牙齿硬组织所掩盖而显示不清,易发生误诊。因此,必须同时结合临床症状和检查结果做出深龋的诊断。

【治疗原则】

在排除了伴有不可复性牙髓炎和牙髓穿孔的情况后,根据患牙牙髓是否充血和软龋能否去净来选择不同的治疗方案(表1-1,具体操作步骤见第二章第一节)。

表 1-1　深龋治疗方案

龋病类型	软龋能否去净	牙髓	最佳治疗方案
急、慢性龋	能	正常	垫底充填
急、慢性龋	能	充血	安抚—垫底充填
急性龋	不能	正常	间接盖髓—垫底充填
	不能	充血	安抚—间接盖髓—垫底充填
慢性龋	不能	正常	间接盖髓—去净软龋、间接盖髓—垫底充填
	不能	充血	安抚—间接盖髓—去净软龋、间接盖髓—垫底充填

【案例分析】

患者男性,26 岁。

主诉:右下后牙冷、热、酸、甜敏感 1 个月,伴咀嚼不适。

现病史:患者诉 6 个月前开始偶有冷、热刺激痛,症状轻微。近 1 个月来出现明显的冷、热、甜食刺激痛,且咀嚼时有食物嵌塞痛,去除刺激疼痛可缓解,否认自发痛,无夜间痛。未经治疗。

既往史:有胃溃疡病史,否认其他全身系统性疾病史,有青霉素过敏史。

检查:46 𬌗面中央见一开放性龋洞,内积食物残渣,深约 4 mm,洞壁呈黑褐色,质地中等偏软,探诊敏感,未及明显探痛点。吸入冷风无明显不适,冰水进龋洞有一过性疼痛。检查牙体无松动、无叩痛,牙龈无明显红肿。X 线片显示牙冠𬌗方一龋损,范围较广且深近髓腔,髓角降低,牙槽骨高度无明显改变。

诊断:46 𬌗面深龋。

诊断思路

(1)患者对冷、热、酸、甜敏感,但无尖锐疼痛,食物嵌塞痛,无自发、夜间痛等症状,提示牙髓暂无炎症发作。

(2)临床检查发现龋洞,达牙本质深层,色素沉着,质地中等,提示为慢性龋。检查时对探诊敏感,冷诊无明显不适,冰水进龋洞有一过性疼痛,提示龋损近髓。

(3)X 线片明确显示典型龋损形态,深近髓腔,髓腔降低,显示牙周情况良好,为诊断深龋提供了依据。

(4)鉴别诊断

1)可复性牙髓炎:患牙冷、热、酸、甜刺激痛明显,无自发痛、夜间痛。通常深龋患牙冷诊正常,只有冰水进入龋洞才出现疼痛,刺激去除后症状并不持续。口内检查可与深龋类似,无穿髓孔,冷诊一过性敏感;X 线片也与深龋类似。当可复性牙髓炎与深龋难以鉴别时,按可复性牙髓炎的治疗进行处理。

2)牙本质过敏:患者刷牙及吃硬物,摄入冷、热、酸、甜食物均感酸痛,无自发痛;临床检查未发现明显龋洞,口内发现牙面磨耗或楔状缺损等。探诊敏感极为明显,冷空气刺激敏感;X 线片检查无明显异常。

治疗

(1)去除 46 𬌗面龋坏组织,有穿髓可能,在洞底保留少量软化牙本质,窝洞干燥后,洞底用一薄层氢氧化钙制剂间接盖髓,聚羧酸锌粘固剂或玻璃离子粘固剂封洞,观察 2 个月。

(2) 复诊时患者无不适症状,去除全部粘固剂及残余的软化牙本质,未穿髓可用氢氧化钙制剂盖髓,聚羧酸锌粘固剂或玻璃离子粘固剂垫底,再用复合树脂永久性充填。

(3) 常规医嘱,主要包括:①如有咬合不适可复诊调殆,如出现疼痛等症状应及时就诊;②勿咬硬物以避免牙体及充填物折裂;③建议定期(每6~12个月一次)进行口腔健康检查。

(4) 本病例中患牙如窝洞预备过程中髓腔穿通,或在观察期及充填后出现自发痛症状,则按牙髓病治疗。

二、牙髓病

(一) 可复性牙髓炎

【疾病特征】

1. 患牙受到冷、热、酸、甜等刺激时可出现短暂、尖锐的疼痛,尤其是对冷刺激敏感,去除刺激后疼痛随即消失。无自发性疼痛。

2. 常见有接近髓腔的牙体硬组织病损如深龋、深楔状缺损,或可探查到患牙有深牙周袋,也可受累于咬合创伤。

3. 温度刺激试验及电活力测试均可引起一过性敏感。

4. 叩诊反应同正常对照牙。

5. X 线片检查:根据不同病因具有其相应的牙体或牙周组织病变影像学表现,但牙髓腔、根管内无夺症 X 线征象。

【诊断要点】

根据上述患者主观症状,牙体或牙周病变,牙髓活力测试异常。

【治疗原则】

1. 去除刺激,安抚治疗。

2. 无症状后按处理深龋的方法进行治疗。

【案例分析】

患者女性,22 岁。

主诉:左上后牙遇冷、热、酸、甜刺激后出现短暂尖锐性疼痛1周。

现病史:患者自述数月来左上后牙对冷、热食物敏感。1 周前进食冷饮后引发尖锐疼痛,但可自行缓解,随后数天持续出现冷、热、甜食物导致的一过性尖锐疼痛,冷刺激痛尤为明显,否认自发痛和夜间痛。发病后未经治疗。

既往史:否认全身系统性疾病史,无药物过敏史。

检查:26 远中邻面龋,质地硬,探诊敏感,冷诊一过性尖锐痛。牙体无松动、无叩痛,牙龈无明显红肿。X 线片显示牙冠远中邻面一龋损,深近髓腔,髓角降低,牙槽骨高度略降低。27、25 未见明显异常。

诊断:26 可复性牙髓炎。

诊断思路

(1) 临床检查发现邻面龋洞,质地硬,提示为慢性龋;探诊敏感,提示龋损近髓腔。

（2）X线片显示邻面龋损形态,深、近髓腔,髓角降低,进一步证实深龋洞的存在。

（3）患牙无自发痛、夜间痛等症状,但受冷、热、酸、甜等刺激后不仅仅伴有敏感,而是尖锐疼痛,提示牙髓可能有炎症倾向。

（4）鉴别诊断

1）深龋:本型牙髓炎与深龋很难鉴别。可复性牙髓炎患者对冷、热、酸、甜刺激有一过性疼痛,深龋患者冷刺激进入龋洞时才出现疼痛;龋洞口内检查类似,无穿髓孔,冷诊一过性敏感,X线片检查特征与深龋类似。

2）不可复性牙髓炎:患者可有自发痛、夜间痛史,温度测试引起疼痛,且程度重,持续时间长。

3）牙本质过敏:患者刷牙,吃硬物,及对冷、热、酸、甜均有酸痛,但无自发痛。临床检查未发现明显龋洞,口内检查发现牙面磨耗或楔状缺损等,探诊敏感极为明显,冷空气刺激敏感;X线片检查无明显异常。

治疗

（1）去龋,有穿髓腔可能,在洞底保留少量软化牙本质,窝洞干燥后,洞底盖一薄层氢氧化钙制剂间接盖髓,氧化锌丁香油粘固剂安抚,暂封窝洞,观察1～2周。

（2）经过1～2周,患牙对温度刺激仍敏感,可除去暂封物及盖髓剂,再暂封,继续观察,直到症状完全消失后再行永久性充填,注意更换药物时需掌握无菌操作。

（3）复诊时若无症状,应去除所有氧化锌丁香油粘固剂后去净龋坏组织,氢氧化钙制剂间接盖髓,聚羧酸锌粘固剂或玻璃离子粘固剂垫底,再用银汞永久性充填。

（4）常规医嘱,主要包括:①银汞充填后2小时禁食,24小时禁用患侧咀嚼;②如有咬合不适可复诊调𬌗,如出现疼痛等症状需及时就诊;③勿咬硬物以避免牙体及充填物折裂;④建议定期(每6～12个月一次)进行口腔健康检查。

（5）本病例中若安抚后或永久性充填后出现自发痛、夜间痛等症状,表明病情已向不可复性牙髓炎转变,则应去除充填物,改行根管治疗和冠修复。

（二）急性牙髓炎

【疾病特征】

1. 多为慢性牙髓炎的急性发作,龋源性者尤为显著。

2. 患者自觉症状主要为剧烈疼痛,典型特征表现如下。

（1）自发性阵发性痛:未受刺激的情况下自发性剧烈的尖锐疼痛,呈阵发性发作或阵发性加重,炎症晚期疼痛可持续发作,无间歇期或缓解期缩短。炎症晚期也可有搏动性跳痛。

（2）夜间痛:常在夜间发作,或夜间疼痛较白天剧烈。

（3）温度刺激加剧疼痛:炎症早期,冷、热刺激均可激发患牙的剧痛或使疼痛加剧。若牙髓已有化脓或部分坏死,患牙可表现为"热痛冷缓解"。

（4）疼痛不能自行定位:疼痛发作时,患者大多不能明确指出患牙所在,且疼痛呈放射性或牵涉性,常常是沿三叉神经第二支或第三支分布区域放射至患牙同侧的上、下颌牙或头、颞、面部。但是,这种放射痛绝不会发展到患牙的对侧区域。

3. 患牙有近髓腔的深龋或其他牙体硬组织疾患,可探及微小穿髓孔并引起剧烈疼痛;

或患牙有深牙周袋。

4. 炎症早期患牙对叩诊无明显不适,而炎症晚期患牙可出现垂直方向的轻度叩痛。

5. 温度测验时患牙的反应极其敏感或表现为激发痛。刺激去除后,疼痛症状可持续一段时间,也可表现为热激发痛,冷则缓解。

6. 牙髓电活力测试时,患牙的牙髓若处于早期炎症阶段其反应敏感,若处于晚期炎症阶段则表现为迟钝。

7. X线片检查,根据不同病因具有其相应的牙体或牙周组织病变影像学表现,但牙髓腔、根管内无特征性X线征象。

【诊断要点】

典型的疼痛症状是主要的诊断依据,有牙体损害或其他病因及牙髓活力检测,尤其是温度测试结果异常可为确定患牙提供有力支持,对患牙的确定是诊断急性牙髓炎的关键。

【治疗原则】

1. 开髓引流:在局麻下直接进行牙髓摘除,去除牙髓后放置一无菌小棉球进行暂封;单根牙拔髓后可进行根管预备再行暂封。

2. 调𬌗磨改:有叩痛者可降低咬合,减轻患牙负担。

3. 消炎止痛:一般可采用口服或注射的途径给予抗生素类药物或止痛药物,也可将浸有樟脑粉或丁香油酚一类镇痛剂的小棉球放在引起牙髓炎的深龋洞中。

4. 完善根管治疗:具体操作步骤详见第二章第一节。

5. 年轻恒牙先行根尖诱导成形术:具体操作步骤详见第二章第一节。

【案例分析】

患者男性,45岁。

主诉:左下后牙自发痛3天。

现病史:3天前出现左下后牙自发痛,阵发性发作,发作时疼痛剧烈,放射至整个左面部,夜间痛更明显,口含冷水可缓解。自服止痛药略有缓解。

既往史:有2年糖尿病病史,口服降糖药物。否认其他全身系统性疾病史,否认药物过敏史。

检查:37远中邻面龋,质地中等偏软,可探及穿髓孔并引起剧烈疼痛,牙体无松动、轻度叩痛,边缘龈及龈乳头红肿。热诊疼痛,刺激去除后疼痛仍持续一段时间,冷诊正常。38近中斜位,部分萌出,近中冠部牙体紧邻37颈部。X线片检查显示37牙冠远中邻面龋,且深,与髓腔连接,远中牙槽骨高度降低,38近中低位阻生。

诊断:①37急性牙髓炎;②38阻生牙。

诊断思路

(1)患者有自发性、阵发性痛,夜间痛、放射痛等症状,提示牙髓炎症,热痛冷缓解,提示已进展至急性化脓性牙髓炎。

(2)临床检查发现邻面龋洞,质地中等,探诊和热诊疼痛,刺激去除后疼痛仍持续一段时间,提示可能为龋病导致的牙髓急性炎症发作。

(3)X线片检查明确显示邻面龋损形态,深入髓腔,38近中低位阻生,推测为38近中阻生易食物滞留,导致37远中邻面龋坏。

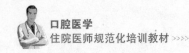

(4) 鉴别诊断

1) 牙间乳头炎:即龈乳头炎,同为剧烈的自发性疼痛,疼痛呈持续性发作,且为胀痛,疼痛可定位。检查时发现牙龈乳头极其红肿,触痛极为明显,无冷、热激发痛。患处两邻牙间常可见食物嵌塞,牙体无明显异常。

2) 三叉神经痛:一般有扳机点,若触及可诱发疼痛,但往往不典型。无明显夜间痛,无冷、热刺激痛。

3) 急性上颌窦炎:持续性胀痛,头低位时加剧,检查发现上颌一侧前磨牙均有叩痛,牙体无明显异常。上颌窦前壁压痛,并伴有鼻塞、头痛、流浓涕等上呼吸道感染症状。

治疗

(1) 37 急性炎症先行应急处理,局麻下开髓、调𬌗。

(2) 患者虽无面部肿胀等局部症状,以及发热等全身症状,但已出现叩痛,表明炎症正由牙髓向根尖周组织扩散,考虑其糖尿病史,炎症不易控制,故酌情予以口服消炎药。

(3) 37 急性炎症消退后行完善的根管治疗与冠修复。

(4) 建议择期拔除左下第 3 磨牙(简称 38)。

(三) 慢性牙髓炎

【疾病特征】

1. 多为龋病所致。

2. 无剧烈的自发性疼痛,可伴有不定时的自发隐痛。多数患者有长期的冷、热刺激痛史,去除刺激后,疼痛需持续比较长时间才逐渐消失;可有食物嵌塞痛或咬合不适。一般患者可以定位牙齿。

3. 查及深龋洞或其他近髓的牙体硬组织疾病,未露髓,探诊表现为迟钝(慢性闭锁性牙髓炎)。如探及穿髓孔,浅探不痛,深探表现为剧痛且可见少量暗红色血液渗出(见于慢性溃疡性牙髓炎)。青少年患者的患牙龋洞内常可见红色的牙髓息肉,探之无痛但极易出血(见于慢性增生性牙髓炎)。

4. 可有叩诊不适或轻度叩痛。

5. 对温度测试和电活力测试的反应多为迟缓性反应或迟钝,少数可表现为敏感。

6. X线片检查多可见深龋影像学表现,可能有根尖周牙周间隙增宽或硬骨板模糊等改变。

【诊断要点】

可以定位患牙的长期冷、热刺激痛病史和(或)自发痛史;有牙体损害或其他病因;温度测试结果异常;叩诊反应可作为重要的参考指标。

【鉴别诊断】

1. 慢性闭锁性牙髓炎与可复性牙髓的鉴别:可复性牙髓炎无自发痛史,对温度测试一过性敏感;慢性闭锁性牙髓炎有自发隐痛症状,对温度测试反应迟钝。若临床上难以区分,可暂用氧化锌丁香油粘固剂进行安抚治疗,视观察期内是否出现自发痛症状,再作出明确诊断。

2. 慢性增生性牙髓炎与牙龈息肉的鉴别:前者患牙龋洞大而深,见一红色息肉,自髓腔突出,多为年轻恒牙,牙体电活力测试迟钝;牙龈息肉则多出现在邻面龋洞的情况,牙龈乳头向龋洞形成的空间增生,形成息肉样,临床上可用探针探查息肉蒂部以判断息肉来源。X线检查显示前者龋损大而深,入髓腔;后者龋损较小,髓腔完整。

【治疗原则】

1. 根管治疗术:具体操作步骤见第二章第一节。

2. 年轻恒牙先行根尖诱导成形术:具体操作步骤见第二章第一节。

【案例分析】

患者女性,36岁。

主诉:左上后牙自发隐痛3个月。

现病史:左上后牙曾有长期冷、热刺激痛史,去除刺激疼痛可消失。近3个月来不进食时也感隐痛,持续一段时间后可逐渐缓解。近日发作频繁,疼痛有加剧趋势,且出现咀嚼不适。

既往史:否认全身系统性疾病史,无药物过敏史。

检查:26 殆面龋损,深,质硬,未探及穿髓孔,探针反应迟钝,冷诊迟钝。检查牙体无松动、轻度叩痛,牙龈略红肿。X线片检查显示牙冠殆面一龋损,深,近髓腔。

诊断:26 慢性闭锁性牙髓炎。

诊断思路

(1) 患者有长期冷、热刺激痛史,表明疾病呈慢性进展。近期出现自发隐痛症状,提示牙髓处于炎症发作状态。

(2) 临床检查发现殆面龋洞,质硬,未探及穿髓孔,X线片检查显示殆面龋损形态,深,近髓腔,提示为"闭锁性"。

(3) 探诊反应迟钝,冷诊迟钝,牙体有轻度叩痛症状,同时 X 线片显示根尖周牙周膜间隙增宽,提示牙髓活力状态欠佳,且炎症已涉及根尖周组织。

鉴别诊断:主要与可复性牙髓炎鉴别(详见该节鉴别诊断内容)。

治疗

(1) 26 先行完善的根管治疗,根管充填后一天出现明显咬合痛,前来复诊,给予口服消炎药3天,症状逐渐消退。

(2) 根管治疗后2周行全冠修复。

(四) 逆行性牙髓炎

【疾病特征】

1. 一般为急性炎症,有自发性疼痛和阵发性疼痛,对冷、热刺激敏感或有放射性疼痛。若表现为慢性牙髓炎则无明显自发性疼痛,疼痛性质为胀痛,对冷、热刺激敏感。

2. 探及深牙周袋,多接近或已达根尖,或有严重的根分叉病变,牙龈水肿、充血,牙周袋溢脓。

3. 牙齿松动,有轻至中度的叩痛。

4. 早期对温度测试及电活力测试反应敏感,多根患牙的不同部位可表现为不同反应;晚期则反应迟钝。

5. X线片检查表现为广泛的牙周组织破坏或根分叉病变。

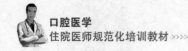

【诊断要点】

诊断要点如下：①牙髓炎症状；②患牙无严重牙体疾病,但伴有严重的牙周炎表现；③X线片检查。

【治疗原则】

根据牙周状况决定是否保留患牙,如保留需进行以下治疗。

1. 根管治疗术(具体操作步骤见第二章第一节)。

2. 牙周序列治疗(详见第二章第二节)。

【案例分析】

患者男性,48 岁。

主诉:左上后牙自发性疼痛 1 周。

现病史:1 周前出现左上后牙自发性疼痛,为阵发性,放射至左面部,冷、热刺激时疼痛加剧。该牙曾有牙龈反复肿胀史,患者自行服用甲硝唑可缓解,未经其他治疗。

既往史:有高血压及糖尿病病史,否认药物过敏史。

检查:26 未见明显龋损,牙体Ⅱ度松动,中度叩痛,腭侧牙龈退缩 5 mm,牙龈红肿,可探及深牙周袋,深达根尖,患牙根分叉区探针可水平通过,但未暴露。电活力测试反应迟钝。X线片显示牙体无明显异常,牙周间隙增宽,牙槽骨吸收至根长 1/2,根分叉区大面积低密度透射影,根尖无阴影。

诊断:①26 逆行性牙髓炎;②26Ⅲ度根分叉病变。

诊断思路

(1) 患者有自发性疼痛、阵发性发作及放射痛等症状,提示牙髓炎症。

(2) 临床检查发现牙体无明显龋损,牙体Ⅱ度松动,中度叩痛,腭侧牙龈退缩 5 mm,牙龈红肿,可探及深牙周袋,深达根尖,患牙根分叉区探针可水平通过,但未暴露,提示牙周炎症,Ⅲ度根分叉病变。

(3) X线片显示牙体无明显异常,牙周间隙增宽,牙槽骨吸收至根长 1/2,根分叉区大面积低密度透射影,根尖无阴影,进一步证实牙周病变的存在。

(4) 根据上述分析,可认定牙周病变为引发牙髓炎症的主要原因,首要诊断为 26 逆行性牙髓炎,次要诊断为 26Ⅲ度根分叉病变。

(5) 鉴别诊断:牙根纵折与逆行性牙髓炎相似,同时出现牙髓炎症状及牙周组织的破坏,但牙根纵折 X线片可显示根管中下段增宽的特征性影像,是鉴别两者的主要依据。

治疗

(1) 患牙Ⅱ度松动,尚有 1/2 牙槽骨保留,且牙体组织基本完整。患者有强烈的保留患牙要求,因此拟试行保留 26,先行应急处理,开髓、调𬌗、抗感染治疗。

(2) 急性炎症消退后首先完善根管治疗,再行牙周序列治疗(详见第二章第二节)。

(3) 若病变得到控制,可继续给予冠修复;若牙周病变持续不良进展则须拔除。

(五)残髓炎

【疾病特征】

1. 患牙有牙髓治疗史。

2. 与慢性牙髓炎症状相似,为自发性钝痛,呈放射性、阵发性发作,伴有温度刺激痛、咬合不适或咬合痛。

3. 患牙牙冠可见牙髓治疗的充填体或暂封材料。

4. 对患牙实行强冷或强热刺激,其反应为迟缓性痛或仅诉有所感觉。

5. 叩诊轻度疼痛或不适感。

6. 去除患牙充填物,用根管器械探查患病根管至深部时有感觉或疼痛。

7. X 线片检查可见髓腔内充填物,根管完全或部分空虚,根充不完善。

【诊断要点】

牙髓治疗史,牙髓炎症状,强温度刺激下有迟缓性痛及叩痛。探查根管有疼痛感觉即可确诊。

【治疗原则】

完善根管治疗(具体操作步骤见第二章第一节)。

【案例分析】

患者女性,56 岁。

主诉:左下后牙自发性钝痛 3 天。

现病史:3 天前出现左下后牙钝痛,可自行缓解,冷食不适,有咀嚼痛。患牙曾于 5 年前行干髓治疗。

既往史:有冠心病史,右乳腺癌术后 10 年。否认药物过敏史。

检查:36 𬌗面树脂充填后,充填体边缘尚密合,牙体无松动。叩诊轻度疼痛,牙龈略红肿。冷诊出现迟缓性疼痛。X 线片显示患牙充填体入髓腔,根管完全空虚。远中根周膜间隙增宽,未见明显根尖阴影。

诊断:36 残髓炎,干髓术后。

诊断思路

(1) 患者自述患牙曾行干髓术,临床检查发现 36 𬌗面树脂充填后,X 线片显示患牙充填体入髓腔,根管完全空虚,可确定该牙为"干髓术后"。

(2) 患牙自发性钝痛,阵发性发作,伴有冷刺激不适,冷诊反应迟缓性疼痛提示牙髓可能处于炎症状态,同时患牙有咬合痛、叩痛,X 线片检查显示远中根周膜间隙增宽,提示炎症正由牙髓向根尖周蔓延。结合干髓术病史,主要诊断为残髓炎。

(3) 鉴别诊断:根尖周炎部分也有牙髓治疗史,但对温度刺激多无反应,主要表现为咬合痛与叩痛,X 线片检查显示患牙根尖周围低密度透射影,可明确诊断。

治疗:36 行完善的根管治疗和冠修复。

三、根尖周病

(一)急性根尖周炎

急性浆液性根尖周炎

【疾病特征】

1. 发生在生活牙髓(咬合创伤)和牙髓活力丧失(牙髓炎后期)的牙上。主要表现为患牙咬合痛。早期一般无自觉症状或只有轻微钝痛,可有不舒服、发木、浮出发胀、咬合时与对
 𬌗牙早接触,紧咬后可稍感舒适;晚期患牙出现自发性、持续性钝痛,范围局限,不放射至邻
 牙或对𬌗牙上,牙浮出和伸长感渐重,咬合时剧痛。患者能明确定位患牙。

2. 可查及龋坏、充填体或其他牙体硬组织疾患,也可能伴有深牙周袋。

3. 患牙可有Ⅰ度松动。

4. 有轻至中度的叩痛,扪压患牙根尖部可有不适或疼痛,牙龈尚无明显异常。

5. 牙髓活力测试无反应,但乳牙或年轻恒牙可有反应,甚至引发疼痛。

6. X线片检查显示根尖周骨质无破坏,有时仅见根尖周骨质弥散性疏松,根尖区牙周
 膜间隙略有增宽。

【诊断要点】

典型的咬合疼痛症状,对叩诊和扪诊的反应,牙髓活力测试,患牙的牙髓病史、外伤史及
 治疗史。

【治疗原则】

1. 打开髓腔,清理根管,打通根尖孔,开放引流。

2. 调𬌗磨改,减轻患牙功能充分休息,还可以减少死髓牙纵折的机会。

3. 消炎止痛,采用口服或注射等途径给予抗生素或止痛药物,也可局部封闭、理疗或使
 用中草药治疗。

4. 急性炎症消退后再行根管治疗或拔牙。

5. 无保留价值的患牙可把握时机立即拔除,经牙槽窝引流,同时配合全身用药。

【案例分析】

患者女性,32岁。

主诉:左下后牙自发性阵痛1周。

现病史:1周前出现左下后牙自发性疼痛,呈阵发性发作,冷、热刺激后疼痛加剧。3天
 前上述症状加重,疼痛持续时间较长,间歇期渐短,以致夜不能寐。昨起冷、热刺激疼痛缓
 解,患者出现牙齿伸长感,不敢用力咬合。

既往史:否认全身系统性疾病史,无药物过敏史。

检查:36远中邻面深龋,探诊无反应,叩痛明显,无松动,牙龈无红肿。冷诊迟钝,X线片
 显示36远中根尖区牙周膜间隙略有增宽。

诊断:36急性根尖周炎。

诊断思路

(1) 病程进展由冷、热刺激疼痛加剧,夜不能寐发展为冷、热刺激疼痛缓解。检查患牙
 深龋探诊无反应,冷诊迟钝,提示患牙牙髓活力丧失。

(2) 患者有牙齿伸长感,不敢用力咬合,叩痛提示根尖炎症。

(3) X线片检查显示36远中根尖区牙周膜间隙略有增宽。

(4) 根据以上分析可确诊为急性根尖周炎,结合患牙无松动、牙龈无红肿、X线片未见
 根尖阴影等体征可判断根尖周炎症尚处于早期阶段,为浆液性阶段。

(5) 鉴别诊断:需与急性牙髓炎鉴别。本病例初期为自发性阵痛,对冷、热刺激后疼痛
 加剧,夜不能寐为急性牙髓炎症状,但随着病情的发展,牙髓活力丧失,出现不敢咬合和明显的叩痛,不难判断炎症已进展到根尖周组织,因此根尖周炎为主要诊断。

治疗:根据临床检查及 X 线片明确为 36 具有保留价值,建议患者进行根管治疗和冠修复。

(1) 应急处理,予以开髓引流、调𬴊、应用消炎止痛药物。

(2) 急性炎症缓解后行根管治疗。

(3) 根管治疗结束 2 周后无不适症状,可行全冠修复。

急性化脓性根尖周炎(急性根尖周脓肿或急性牙槽脓肿)

【疾病特征】

1. 多由急性浆液性根尖周炎发展而来,也可由慢性根尖周炎急性发作引起。

2. 疼痛剧烈,呈持续性、搏动性痛。患者自觉牙明显伸长,不敢咬合,甚至唇、颊或舌触及患牙时也可引起疼痛。脓液集中在骨膜下区时疼痛显著,当脓液穿透骨膜到达黏膜下或皮下时,疼痛可明显减轻。严重者还伴有乏力、发热、失眠、烦躁和便秘等全身症状。

3. 可见患牙已变色或失去光泽。在根尖脓肿阶段,可见患牙根尖部相应的唇、颊侧牙龈发红,但肿胀不明显;在骨膜下脓肿阶段,牙龈肿胀更显著,根尖区黏膜转折处变浅、变平,相应面颊部软组织呈反应性水肿;在黏膜下脓肿阶段,根尖部牙龈肿胀更显著并趋于表面。

4. 患牙松动显著,根尖区有扣压痛,在黏膜下脓肿时期,扣诊有明显波动感。

5. 患牙对叩诊极为敏感,触痛明显。

6. X 线片检查显示根尖周组织无明显改变或仅有根尖区牙周膜间隙增宽,也可表现为根尖部不规则小区域的骨质破坏密度减低的透射影,边界不规则,但范围局限。若为慢性根尖周炎急性发作,则可见根尖部牙槽骨不同程度破坏的透射影像。

【诊断要点】

典型的自觉症状,牙齿松动,叩痛明显,牙龈红肿。

【治疗原则】

1. 开髓引流。

2. 调𬴊磨改。

3. 切开排脓。急性炎症的第 4～5 天,局部黏膜有较为明显的波动感,或穿刺回抽有脓液。

4. 消炎止痛。可采用口服或注射途径给予抗生素或止痛药物,也可局部封闭、理疗或使用中草药治疗。

5. 急性炎症消退后再行根管治疗或拔牙。

【案例分析】

患者男性,65 岁。

主诉:左上后牙自发性剧痛 5 天。

现病史:5 天前出现左上后牙剧痛,自发跳痛,持续至今略有减轻。

既往史:有高血压、糖尿病病史。

检查:体温 38.5℃,左侧眶下区轻微肿胀,面容疲倦,24 远中邻𬴊面深龋,穿髓点无探痛,叩痛明显,Ⅲ度松动,颊侧牙龈红肿,伴有扣痛和波动感。X 线片检查显示 24 根尖周边界不规则低密度透射影。

诊断：24 急性化脓性根尖周炎。

诊断思路

（1）深龋，穿髓点无探痛提示患牙牙髓活力丧失。

（2）有叩痛、Ⅲ度松动、龈红肿且扪诊有波动感，提示患牙根尖周组织处于急性炎症期。

（3）左侧眶下区轻微肿胀，体温 38.5℃，提示炎症已扩散至眶下间隙，并伴发全身症状。

（4）X 线片检查显示根尖周边界不规则低密度透射影证实根尖周组织已被破坏。

（5）鉴别诊断

1）牙龈脓肿：牙龈脓肿仅局限于龈乳头及龈缘，呈局限性肿胀。无牙周炎病史及无牙周袋和附着丧失，X 线片无牙槽骨吸收。发病时有异物刺入牙龈等刺激因素，在除去异物和菌斑牙石，排脓引流后无需其他处理。

2）牙周脓肿：与急性化脓性根尖周炎感染来源和炎症扩散途径不同，两者临床表现区别点见表 1-2。

表 1-2 急性化脓性根尖周炎与牙周脓肿的鉴别诊断

鉴别要点	急性化脓性根尖周炎	牙周脓肿
感染来源	根管	牙周袋
病史	有长期牙体缺损史、牙痛史、牙髓史及牙髓治疗史	牙周病史
牙体情况	深龋、近髓缺损、修复体	多牙体完整
牙髓活力	多无	多有
牙周袋	多无	有
疼痛程度	重	较轻
脓肿部位	范围较弥散、近根尖部	局限在牙周袋壁、近龈缘
脓肿范围	较弥散	局限于牙周袋壁
牙松动度	较轻，治愈后恢复稳定	明显，消肿后仍松动
叩痛	较重	较轻
X 线片表现	无明显异常，根尖区可有阴影	牙槽骨脊破坏，可有骨下袋
病程	较长，脓液自根尖周向外排出的时间为 5～6 天	相对较短，一般 3～4 天可自溃

治疗

（1）首先进行应急处理，予以开髓引流、调𬭚、脓肿切开引流，应用消炎止痛药物。

（2）根据临床检查及 X 线片明确患牙具有保留价值，建议患者在急性炎症消退后进行根管治疗和冠修复。

（二）慢性根尖周炎

慢性根尖周肉芽肿、慢性根尖周脓肿与慢性根尖周囊肿

【疾病特征】

1. 多数患者无明显自觉症状，或有咀嚼不适感及发现牙龈脓包而就诊者。

2. 可有牙髓病史、急性根尖周炎发作史,或不完善的牙髓治疗史。常表现为反复疼痛、肿胀,甚至瘘管形成。

3. 可查及深龋洞或充填物,以及其他牙体硬组织疾病,牙冠变色,失去光泽。

4. 龋齿深洞内探诊无反应。

5. 叩诊无明显异常或仅有不适感,一般无松动。

6. 有窦型慢性根尖周炎者可查及窦道开口,多位于患牙根尖部的唇、颊侧牙龈表面,也有开口于舌、腭侧牙龈者,偶见位于远离患根处。窦道口常呈粟粒大小的乳头形状,挤压窦道口有时可有脓液溢出。也有窦道口呈假性闭合状态。

7. 根尖周囊肿的大小不定,可呈豌豆至鸡蛋大小。小囊肿在牙龈表面多无异常表现,大囊肿可见患牙根尖部的软组织膨隆,表面不红,扪诊有乒乓球样感,富有弹性。囊肿过分增大时囊壁可达黏膜下,扪诊有波动感,还可造成邻牙移位或使邻牙牙根吸收。囊肿长大多向口腔前庭移行皱襞处膨出,前庭沟丰满突出,形成颌骨及面颊部畸形。

8. X线检查特征

(1)慢性根尖周肉芽肿:根尖部有圆形或椭圆形透射影像,范围较小,直径<1 cm,形态规则,密度呈软性透明影且不均匀,边界清晰,无致密的骨壁线,周围骨质正常或稍显致密。

(2)慢性根尖周脓肿:患牙根尖区有一边界清晰但欠规则锐利的小团骨质破坏、密度甚低的透射区,形状可规则或不规则,密度不均匀,越近根尖端密度越低,根尖区硬骨板消失,病变周围骨质较疏松而呈云雾状。

(3)慢性根尖周囊肿:X线片可见病原牙如龋齿、发育畸形牙、外伤牙等,患牙根尖处可见形状规则、轮廓清晰,或小或大的圆形、卵圆形骨质破坏透明区,边缘清晰锐利,病源牙的根尖突入囊腔,该牙的牙周膜间隙及骨硬板消失。囊肿边缘由一薄层致密骨组成的阻射白线围绕,若囊肿继发感染,此致密的骨壁线可消失。

【诊断要点】

患牙X线片根尖区骨质破坏的影像表现是确诊的关键依据,患牙的活力测试结果也为重要参考依据,病史及患牙牙冠情况可作为辅助诊断指标。

【鉴别诊断】

1. 不同类型的慢性根尖周炎的鉴别诊断:主要依靠X线检查特征,详见表1-3。

表1-3 不同类型慢性根尖周炎的X线特征

鉴别要点	根尖脓肿	根尖肉芽肿	根尖囊肿
大小	小	范围较小,<1 cm	大小不一
边界	不清晰,形状不规则	清晰,形态规则	形状规则,轮廓清晰
周围骨质	疏松呈云雾状	正常或稍显致密	致密呈清晰的阻射白线

2. 与非牙源性根尖区病损的鉴别诊断:临床上有些非牙源性颌骨内囊肿、其他肿物或其他全身性疾病在X线片检查时表现为根尖区病损,其与慢性根尖周炎的鉴别要点见表1-4。

表1-4 慢性根尖周炎与非牙源性根尖区病损的鉴别诊断

鉴别要点	慢性根尖周炎	非牙源性根尖区病损
病变范围	根尖周	根尖周或牙根之间
牙髓活力	异常	正常
牙周膜间隙	根尖周牙周膜间隙模糊不清	连续规则
周围骨质	疏松、正常或致密	致密呈清晰的阻射白线

在检查诊断时应具有全身观念,做全面的口腔颌面部检查,以免忽视患者涉及非牙源性根尖区病损疾病的其他临床表现。必要时可做曲面断层X线、CT辅助诊断或其他全身检查。

【治疗原则】

1. 根管治疗(具体操作步骤见第二章第一节)。

2. 必要时可行根管外科手术去除根尖部病变,保存患牙。

【案例分析】

患者女性,21岁。

主诉:右上前牙充填体脱落1天。

现病史:该牙1年前曾行龋病治疗,否认疼痛不适。

既往史:否定全身系统性疾病史,无药物过敏史。

检查:11近中切角龋,无探痛、叩痛及松动,唇侧根方牙龈瘘管。X线片检查显示11根尖区呈不规则低密度透射影,边界模糊。

诊断:11慢性根尖周炎。

诊断思路

(1) 患牙有龋病治疗史,提示患牙牙髓存在病变可能。

(2) 患牙唇侧根方牙龈瘘管,提示根尖牙槽骨已遭破坏。

(3) X线片检查显示11根尖区不规则低密度透射影,即定位患牙为确诊根尖病变提供了有力依据。

(4) 根据患者龋病治疗史,结合牙龈瘘管和X线检查表现,可明确诊断11慢性根尖周炎。

治疗:对11采用根管治疗术及冠修复。

慢性致密性骨炎

【疾病特征】

1. 好发于年龄20岁的青年人。

2. 最常见于下颌第一磨牙,此牙常有大的龋坏。

3. 多数患者无明显自觉症状。

4. 无根尖部反复疼痛和肿胀史。

5. 通常在X线检查时才被发现,患牙根尖区骨小梁增粗、增多、变密,骨密度增加,骨髓腔变窄,严重者骨髓腔消失。骨质硬化致密区与正常骨组织无明显的分界。根尖部牙周膜间隙增宽,根尖牙体无增粗。

【诊断要点】

根据患者自觉症状、无肿痛病史及 X 线特征。

【鉴别诊断】

1. 牙骨质增生:可见于患龋病牙、咬合创伤牙、牙周病牙,有时亦可发生于表面健康的牙齿。多数患者无临床症状,有时因拔牙困难,或其他原因需拍摄 X 线片时偶然发现。X 线片表现为增生的牙骨质使牙根增粗,有时仅在根尖区有过多的牙骨质沉积,根尖呈球形增生,牙周膜间隙变窄,有的可与牙槽骨粘连,牙周膜间隙消失。

2. 牙骨质瘤:肿瘤多发生于磨牙或前磨牙的根尖部,与牙根融合;下颌比上颌多见,下颌第一磨牙区为好发部位。肿瘤生长缓慢,一般无自觉症状。如肿瘤增大时,可使牙槽骨膨胀,有时伴有神经症状。X 线片表现为肿瘤界限清晰,主要为根尖区的阻射或密度不均的不透光影,其周围有一狭窄的透射区。常见的表现还包括牙根吸收、牙根轮廓消失及牙周间隙模糊等。

【治疗原则】

无需治疗,观察随访。

四、着色牙和牙发育异常

(一) 氟牙症

【疾病特征】

1. 多见于恒牙,患牙呈对称性分布,在同一时期萌出的牙齿上有白垩色到褐色的斑块,严重者并发釉质的实质缺损。

2. 对摩擦的耐受性差,但对酸蚀的抵抗力强。

3. 严重的慢性氟中毒患者可有骨骼的增殖性变化而出现关节症状。

4. 有高氟地区生活史。

【诊断要点】

有高氟地区生活史,以及患牙色、形、质的改变。

【鉴别诊断】

1. 釉质发育不全:釉质发育不全,白垩色斑的周界比较明确,纹线与釉质的生长发育线相平行吻合;氟牙症为长期性损伤,斑块呈散在的云雾状,周界不明确,并与生长发育线不相吻合。釉质发育不全可发生在单个牙或一组牙;而氟牙症发生在多数牙,尤以上颌前牙为多见。氟牙症患者可有在高氟区的生活史。

2. 四环素牙:有四环素族药物用药,患者多为 20 世纪 70 年代出生,氟牙症患者可有在高氟区的生活史。染色特点:四环素牙在恒牙列全口均发生,以牙本质为主呈帽状染色;氟牙症多见于恒牙,患牙呈对称性分布,在同一时期萌出的牙齿上有白垩色到褐色的斑块。

【防治原则】

1. 最理想的预防方法是选择新的含氟量适宜的水源,也可分别应用活性矾土或活性炭以去除水源中过量的氟。

2. 无实质性缺损的氟牙症采用磨除、酸蚀涂层法。具体方法是洁治患牙,用精细的尖形金刚砂车针以近远中向沿切缘至颈部磨削,在保持湿润的条件下均匀磨除染色层 0.1~0.2 mm,流水冲净后隔湿擦干牙面,用 35% 磷酸涂擦 3 分钟,流水冲净,气枪轻吹干,涂粘结剂,吹至薄层,光固化 40 秒,用乙醇拭去厌氧层即可。

3. 有实质缺损的氟牙症:磨去唇侧着色或疏松的釉质 0.3~0.5 mm,然后采用复合树脂粘结修复(具体操作步骤见第二章第一节)或贴面修复、烤瓷冠修复(具体操作步骤见口腔修复学部分)。

(二) 四环素牙

【疾病特征】

1. 牙着色,初呈黄色,以后逐渐变成棕褐色或深灰色。一般来说,前牙着色比后牙明显,乳牙着色比恒牙明显。

2. 可伴有釉质发育不全。

3. 幼儿时期服用过四环素族药物。

【诊断要点】

牙体色泽以及药物史。

【鉴别诊断】

1. 氟斑牙:见"氟斑牙"章节。

2. 遗传性乳光牙本质:牙冠呈半透明乳光色,可为浅黄色,也可为棕黄色。牙釉质很易折失,特别是切牙切缘和磨牙的𬌗面极易发生牙釉质折失,牙本质暴露。牙本质暴露后极易被磨损,表现为重度磨耗后的牙本质平面的出现。紫外灯照射四环素牙可见激发荧光,与遗传性乳光牙本质加以鉴别。

3. 釉质发育不全:四环素牙可伴有釉质发育不全。四环素牙有四环素族药物用药史,以牙本质为主呈帽状染色;釉质发育不全表现为同一时期内发育的牙均受影响。受累牙往往呈对称性分布,呈白垩色斑或棕色凹陷,周界比较明确,纹线与釉质的生长发育线相平行吻合。

【防治原则】

1. 预防:妊娠和哺乳期妇女以及年龄<8 岁的小儿不宜使用四环素类药物。

2. 治疗:光固化树脂修复(具体操作步骤见第二章第一节)、贴面修复、烤瓷冠修复(具体操作步骤见"口腔修复学"部分),或漂白(第二章第一节)。

(三) 釉质发育不全

【疾病特征】

1. 可累及整个乳牙列及恒牙列,或仅累及恒牙列;同一时期内发育的牙均受影响,受累牙往往呈对称性分布。

2. 仅影响牙釉质,牙本质不受累。轻症者釉质形态基本完整,仅有色泽和透明度的改变,形成暗白不透光的白垩状,甚至呈黄褐色,一般无自觉症状。重症者牙冠表面有实质性缺损,釉质表面不光滑,出现沟、带状、窝状或蜂窝状的棕色凹陷,甚至无牙釉质覆盖。

3. 由乳牙根尖周严重感染所致继承恒牙的釉质发育不全常累及个别牙,以前磨牙居多,又称特纳(Turner)牙,表现为牙冠小,形状不规则,常呈灰褐色。

4. X线检查轻者显示为牙釉质层的厚度明显变薄,牙冠部密度减低,牙磨耗严重,牙冠变短小,与邻牙的接触点消失。重者显示牙釉质部分或大部分缺损,釉质表面凸凹不平,失去正常牙冠形态,但牙根、牙周膜间隙、硬骨板、牙髓腔等的形态均无异常改变。

5. 牙齿发育期间有全身疾患、营养不良或局部感染病史。

【诊断要点】

根据牙体色、形、质的改变,X线片特征,牙齿发育期全身或口腔局部疾病史。

【治疗原则】

1. 轻症患牙无需治疗,重症患牙可用复合树脂修复,严重缺陷者可用口腔修复学的方法处理。

2. 口腔宣教,保持口腔卫生,重点在于防龋。

【案例分析】

患儿男性,12岁。

主诉:上前牙变色3年。

现病史:家属3年前发现患儿前牙牙面不光滑,局部变色。患儿无自觉不适,否认牙痛史。未经治疗。

既往史:家属诉患儿在婴儿期体弱,曾患高热性疾病。

检查:631⏌136 釉质表面带状缺损,凸凹不平,呈棕褐色,探坚硬粗涩感,牙体无松动,无叩痛,温度测试有反应。X线片显示牙冠部牙体密度不均匀,牙根及根尖周组织影像未见明显异常。

诊断:631⏌136 釉质发育不全。

诊断思路

(1) 631⏌136 釉质表面呈棕褐色带状缺损,提示同一时期内发育的牙出现病损,呈对称性分布。

(2) 探诊有坚硬粗涩感,提示非龋病。

(3) 温度测试有反应,提示牙髓状态良好。

(4) X线片显示牙冠部牙体密度不均匀,牙根及根尖周组织影像学检查未见明显异常,进一步帮助证实病变未累及牙根及根尖周组织。

(5) 结合婴儿期曾患高热性疾病病史,可作出釉质发育不全的明确诊断。

(6) 与以下疾病进行鉴别诊断:①氟斑牙;②四环素牙(详见"氟斑牙"和"四环素牙"章节)。

治疗:釉质表面已出现带状缺损,结合考虑患儿年龄为12岁,可予以复合树脂修复。

(四) 畸形中央尖

【疾病特征】

1. 多见于下颌前磨牙,尤以第二前磨牙最多见,常为对称性发病。

2. 一般位于𬌗面中央窝处,呈圆锥状突起,高度 1~3 mm。

3. 中央尖被折断或磨损后,呈圆形或椭圆形黑环,中央有浅黄色或褐色的牙本质轴,在轴中央有时可见黑色小点为髓角,探针不能探入。

4. X线片显示中央尖无磨损时可见在𬌗面中央窝处有一圆锥形突起,如与舌尖重叠则表现为整个舌尖粗大。中央尖磨损或折断后显示为牙尖低平,髓腔直达牙冠顶部甚至高出𬌗面。已引起牙髓感染或根尖周感染者多显示牙根短,根尖孔大呈喇叭形,常伴有根尖周病变。

【诊断要点】

牙体形态为主要诊断依据,X线检查可作为辅助诊断指标。

【治疗原则】

1. 圆钝而无妨碍的中央尖可不做处理。

2. 尖而长的中央尖可少量多次调磨此尖并适当调整对颌牙。刚萌出的牙则可在麻醉与严格消毒下磨除中央尖后制备窝洞,盖髓充填。

3. 中央尖折断已引起牙髓或根尖周病变时,可采用根尖发育形成术或根尖诱导成形术(具体操作步骤见后)。

【案例】

患者女性,15 岁。

主诉:左下后牙自发性剧痛 2 天。

现病史:2 天前左下后牙出现自发性剧痛,有搏动感,持续性疼痛无缓解,昨起觉牙齿伸长,触痛,不敢咀嚼。

检查:34 𬌗面中央黑点,冷诊无反应,叩痛明显,Ⅰ度松动,颊侧牙龈红肿,无波动感。44 𬌗面中央见锥形小突起,冷诊有反应。X线片显示 34 根尖孔大,呈喇叭形,根尖周有阴影。

诊断:①34 畸形中央尖,慢性根尖周炎的急性发作;②44 畸形中央尖。

诊断思路

(1)44 𬌗面中央见锥形小突起,提示下颌第一前磨牙存在畸形中央尖,通常两侧同名牙对称存在,故 34 可能也伴有畸形中央尖。

(2)34 𬌗面未见畸形中央尖,但发现𬌗面中央有黑点,提示畸形中央尖折断,近髓。

(3)34 叩痛明显,Ⅰ度松动,颊侧牙龈红肿,提示根尖周急性炎症。

(4)X线片检查显示 34 根尖孔大,呈喇叭形,根尖周有阴影,提示患牙有慢性根尖周炎病史。

(5)根据以上分析,可认为是 34 畸形中央尖折断后继发感染导致的慢性根尖周炎的急性发作。

治疗

(1)应急处理予以开髓引流,调𬌗、消炎及止痛治疗。

(2)急性炎症消退后,进行根尖诱导成形术。

(3)44 可少量多次调𬌗,嘱勿咬硬物以避免中央尖折断。必要时可拍摄根尖 X 线片,根据检查结果进行相应处理。

（五）牙内陷

【疾病特征】

1. 多见于上颌侧切牙,偶见于上颌中切牙。

2. 根据牙内陷的深浅程度及其形态变异,临床上可分为以下几种。

（1）畸形舌侧窝:是牙内陷最轻的一种。舌侧窝呈囊状深陷,囊底存在发育缺陷,常引起牙髓感染及根尖周病变。

（2）畸形根面沟:可与畸形舌侧窝同时出现,为一条纵形沟裂,向舌侧越过舌隆突,并向根方延伸,严重者可将牙根分裂为二。易导致牙周组织的破坏,甚至形成逆行性牙髓炎。

（3）畸形舌侧尖:除舌侧窝内陷外,舌隆突呈圆锥形突起,有时突起形成一牙尖。牙髓组织亦随之进入舌侧牙尖内形成纤细髓角,易遭磨损而引起牙髓及根尖周组织病变。

（4）牙中牙:是牙内陷最严重的一种。牙呈圆锥状,且较其固有形态稍大。

3. X线片检查显示牙体形态异常,失去正常上颌切牙或侧切牙的固有形态,有的呈增大的畸形牙,牙根亦粗大,有的呈过小的畸形锥状牙。

（1）畸形舌侧尖:舌隆突显著凸起,在舌面可见致密、高起的小牙尖。

（2）畸形舌侧窝:舌隆突异常凸起,舌侧窝处可见一透射的纵形裂沟,甚至将舌隆突分裂为二。

（3）牙中牙:舌侧窝深陷于髓腔中,伴有高起的指状舌尖,深入凹陷部位于牙齿中央低密度的腔隙中,形似有一小牙被包于牙髓中。

（4）畸形舌侧沟:显示为线样透射影,易被误认为副根管或双根管。

【诊断要点】

主要根据牙体形态及X线片表现作出诊断。

【治疗原则】

1. 对牙内陷的治疗应视其牙髓是否遭受感染而定。早期按照深龋处理,若去腐时露髓可按照牙髓病处理,必要时可拔除。

2. 畸形根面沟的治疗:①牙髓活力正常但腭侧有牙周袋者,先做翻瓣术暴露患侧根面,沟浅可磨除,修整外形;沟深制备固位,常规玻璃离子粘固剂充填,清创缝合。②牙髓无活力伴腭侧牙周袋者,可在根管治疗术后即进行翻瓣术及沟裂的处理。③若沟裂已达根尖部则预后不佳,应给予拔除。

五、牙外伤

（一）牙震荡

【疾病特征】

1. 有牙外伤史,但外力较轻。

2. 患牙有伸长不适感。

3. 牙齿釉质表面可能出现裂纹,但无明显折裂或错位,轻微松动,龈缘可有少量出血。

4. 有叩痛。

5. 牙髓活力测试反应不一,通常受伤后无反应,数周或数月后反应开始恢复。

6. X 线片检查显示牙周膜间隙无明显增宽或有轻度增宽。

【诊断要点】

外伤史是诊断的前提条件,叩痛、轻微松动及龈沟出血是诊断的主要依据,活力测试与 X 线片检查可作为辅助诊断指标。

【治疗原则】

1. 1～2 周内应使患牙休息。

2. 必要时降低咬合以减轻患牙的𬌗力负担。

3. 松动牙应固定。

4. 受伤后 1、3、6 及 12 个月应定期复查。观察 1 年后,若牙冠不变色,牙髓活力测试正常,可不进行处理;若有牙髓坏死获髓腔根管钙化迹象时,应进一步做根管治疗。

【案例分析】

患者男性,13 岁。

主诉:上前牙外伤 2 小时,咬𬌗时疼痛。

现病史:2 小时前与小朋友相撞致上前牙外伤,松动,咬𬌗痛。

既往史:否认全身系统性疾病史,无药物过敏史。

检查:21 牙体完整,松动Ⅰ度,叩痛明显,龈沟有渗血。X 线片检查显示 21 牙根发育完成,牙周膜增宽,未见根折线。

诊断:21 牙震荡。

诊断思路

(1) 病史中患儿与小朋友相撞,提示撞击力量有限。

(2) 左上前牙龈沟出血,叩痛,松动Ⅰ度,提示患牙牙周组织受伤。

(3) X 线片检查可帮助排除根折。

(4) 鉴别诊断:主要与根尖 1/3 折断鉴别,患牙也有龈沟出血、叩痛,松动度较小。主要通过 X 线或牙 CT 检查鉴别。

治疗

(1) 调𬌗。

(2) 定期随访,行牙髓活力测试和 X 线检查,一旦有牙髓钙化、牙髓坏死症状,应及时行根管治疗。

(二) 牙脱位

【疾病特征】

1. 有外伤史。

2. 完全脱位者可见牙完全离体或仅有少许软组织相连,牙槽窝内空虚。部分脱位者,患牙向前或向后移位,向𬌗面或嵌入错位,多有疼痛、松动及咬合障碍等表现。

3. 常伴有牙龈撕裂和牙槽突骨折。

4. X 线片检查,轻度𬌗面脱位,显示牙周膜间隙增宽,患牙牙冠向𬌗面伸长。重者牙齿从牙槽窝内脱出,造成牙缺失。嵌入性牙脱位,患牙嵌入牙槽窝深部,牙周膜间隙消失,牙冠低于正常邻牙的咬合面,有时伴牙槽突骨折。

【诊断要点】

外伤病史是诊断的前提条件,牙脱位或错位是诊断的主要依据,X线片检查可作为辅助诊断指标。

【治疗原则】

保存患牙时治疗牙脱位应遵循的原则如下。

1. 部分脱位牙:局麻下复位,结扎固定4周。术后3、6和12个月进行复查,若牙髓坏死则及时行根管治疗。

2. 嵌入性牙脱位:复位2周后行根管治疗。对嵌入性脱位的年轻恒牙不可强行拉出复位,应对症处理继续观察,任其自然萌出,一般6个月内患牙能萌出至原来的位置。

3. 完全脱位牙:牙脱位后应立即放入原位,如牙已落地污染则就地用生理盐水或无菌水冲洗后放回原位。如不能即刻复位,可将患牙置于患者的舌下或口腔前庭处,也可放在盛有牛奶、生理盐水或自来水的杯子内,切忌干藏,并尽快到医院就诊。

(1) 根尖发育完成的脱位牙:若就诊迅速或复位及时,应在术后3~4周再做根管治疗。如果脱位>2小时再就诊者,可先在体外完成根管治疗术,经根面和牙槽窝刮治后将患牙植入固定。

(2) 年轻恒牙完全脱位:若就诊迅速或自行复位及时,牙髓常能继续生存,不要贸然拔髓,一般疗效良好。若就诊不及时或拖延复位时间,则在体外完成根管治疗,经根面和牙槽窝刮治后再植,预后欠佳。

(三) 牙折

冠 折

【疾病特征】

1. 有外伤史,且外力较大。

2. 根据缺损程度可分为以下几种。

(1) 牙釉质折裂:仅局限于牙釉质组织内,包括釉质裂纹和折裂。

(2) 部分冠折:局限于牙釉质和牙本质,未累及牙髓。

(3) 完全冠折:累及牙釉质、牙本质和牙髓组织。

3. 可同时伴有牙震荡或牙脱位的临床症状。

4. X线片显示冠折牙的牙折线可发生于靠切缘1/3处,以斜折多见,少有露髓。如发生与牙冠中部或近牙颈部,以横折、斜折多见,常有露髓。如发生纵折,只有当颊舌向折断时,X线片方能显示折线影像。

【诊断要点】

外伤史为诊断前提条件,牙冠部损伤为主要诊断依据,X线片检查可作为辅助诊断指标。

【治疗原则】

1. 牙釉质折裂:较小的牙釉质折裂可以对患牙牙冠表面进行抛光或有选择的调改;大

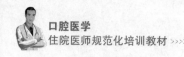

范围的牙釉质缺损则需要采用复合树脂进行修复。

2. 部分冠折:可直接使用复合树脂修复牙齿缺损组织,若损伤近髓,需要先行间接盖髓术。

3. 完全冠折:如牙髓暴露较少,清洗露髓点并进行盖髓术;如牙髓暴露较多,牙根发育完成者可做牙髓摘除术;年轻恒牙可先行活髓切断术,当根端发育完成后再行根管治疗。牙冠的缺损可采用复合树脂修复或全冠修复。

4. 其他处理:凡仍有活力的牙髓,应在治疗后 1、3、6 个月及以后数年中,每 6 个月复查 1 次,以判明牙髓的活力状况。牙的永久性修复应在受伤后 6~8 周进行。

<h1 style="text-align:center">根　折</h1>

【疾病特征】

1. 有外伤史,且外力较大。多见于牙根完全形成的成年人。

2. 按牙折的部位,可分为颈侧 1/3、根中 1/3 和根尖 1/3,最常见为根尖 1/3。其折裂线与牙长轴垂直或有一定斜度,外伤性纵折很少见。

3. 可有牙松动、叩痛。如冠侧断端移位可有龈沟出血、根部黏膜触痛等。有的根折早期无明显症状,数日或数周后才逐渐出现症状。

4. 牙髓活力测试:部分患者初期无反应,但 6~8 周后可出现反应。

5. X 线检查

(1) X 摄片时中心射线必须与折裂线平行方能在 X 线片上显示折裂线,如果中心射线的角度大于正、负 15°~20°时,很难观察到折裂线。对于未发现明显牙冠移位的患牙需要从不同角度照射数张 X 线片。

(2) 牙折线基本表现。不整齐如锯齿状、很细的线状透射影,折断的牙根表面连续性中断,两断端间微有错位,如牙折是在受伤后较长时间才进行 X 线摄片检查,折线可表现为一条整齐较宽的缝裂,两断面吸收变平滑,在折线处的根周常伴有慢性感染。

(3) 根折如发生于磨牙,往往因多根的重叠,特别是上颌磨牙腭根的牙周膜间隙重叠于颊侧根,易误认为根折线,需仔细读片。

【诊断要点】

外伤史为诊断前提条件,X 线检查是重要的诊断依据,临床症状、活力测试可作为辅助诊断指标。

【治疗原则】

1. 首先应促进其自然愈合,即使牙似乎很稳固,也应尽早用夹板固定以防活动。若牙外伤后数周才就诊而松动度又较小则不必固定。

2. 一般认为根折越靠近根尖其预后就越好。当根折局限于牙槽窝内时对预后很有利。当折裂累及龈沟或发生于龈下时,则治疗复杂且预后差。

3. 根尖 1/3 折断,在许多情况下只上夹板固定,无需牙髓治疗。如出现牙髓坏死时则应迅速进行根管治疗。

4. 根中 1/3 折断,可用夹板固定 3 个月以上。如牙冠端有错位时,应先给予复位。复位固定后应每月复查一次,检查夹板是否松脱,必要时可更换夹板。若牙髓有炎症或坏死趋势则行根管治疗术。根管不用牙胶尖充填而用玻璃离子粘固剂将钛合金或钴铬合金桩粘固于根管中,将断端固定在一起以利于根面牙骨质沉积。当因治疗需要将根尖部断块用手术方法去除后,因冠侧段过短而支持不足时,常需插入钛合金根管骨内种植以恢复牙原来的长度,同时牙冠部用夹板固定。无保留价值者则拔除。

5. 颈侧 1/3 折断并与龈沟交通时,将不会出现自行修复。如折断线在龈下 1～4 mm,断根不短于同名牙的冠长,牙周情况良好者可选用以下方法处理。①龈切术:使埋藏于软组织内的牙根相对延长;②正畸牵引术;③牙槽内牙根移位术:常规根管预备和充填,根管口用磷酸锌粘固粉暂封,局部黏膜下浸润麻醉,唇侧给予弧形切口,翻开黏骨膜瓣,用骨凿去除根尖骨壁,暴露根尖,牙挺挺松牙根,再用牙钳将牙根断端拉出至龈缘,将敲下的唇侧牙槽骨骨板置入根尖部间隙,以维持牙根的理想位置,缝合黏骨膜瓣,置牙周塞治剂固定牙根,术后 2 周去除敷料。术后 3 个月行桩冠修复。无保留价值者则拔除。

【案例分析】

患者男性,20 岁。

主诉:左上前牙外伤 2 小时。

现病史:2 小时前骑自行车摔倒致左上前牙受伤,自觉牙伸长,咬合时疼痛。

既往史:否认全身系统性疾病史,无药物过敏史。

检查:21 近中切端釉质缺损,牙体较 11 略伸长,叩痛明显,松动 1 度,龈沟内有渗血。X 线检查显示 21 根尖 1/3 区见一透亮线,横贯根 1/3 区,宽约 0.5 mm。

诊断:21 根折。

诊断思路

(1) 骑车时跌落摔伤提示患牙所受冲击力可能较大。

(2) 牙有伸长提示可能牙有脱位。

(3) 咬合痛提示根尖周以及牙周组织有损伤。

(4) X 线检查显示根尖 1/3 区见透亮线,可明确牙根有折裂。

(5) 鉴别诊断:与牙脱位鉴别诊断。牙脱位的牙在临床上也出现牙松动,牙伸长,咬合痛与牙根折临床症状相似,X 线片显示根尖 1/3 有线形透亮影是区别两者的主要诊断依据。

治疗

(1) 根尖 1/3 区根折以固定为主,局麻下复位,用全牙列𬌗垫或树脂夹板固定,调𬌗。

(2) 3 个月后观察断端愈合情况并检查牙髓活力。以后每 3 个月检查牙髓活力,如果有牙髓炎或牙髓坏死时即可进行根管治疗。

(3) 必要时可做根尖切除术。

冠 根 折

【疾病特征】

1. 有外伤史,且外力较大。

2. 根据损伤的范围可分为以下几种。

(1) 简单冠根折:折裂线只穿过牙釉质、牙本质和牙骨质,无牙髓暴露或仅有微小露髓。

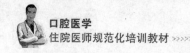

通常牙骨质的折裂位置位于牙槽嵴顶或稍上一点,没有或仅有轻微的牙周组织出血。

（2）复杂冠根折:牙折裂线不仅穿过牙釉质、牙本质、牙骨质,还伴有牙髓暴露。折裂线的位置可以在牙槽嵴顶以上或以下,通常有牙周组织和牙髓出血。

3. 常可见牙冠上有牙裂线,但牙折裂片由于与牙周膜、牙槽骨或牙龈相连而未脱落缺损。

4. 可同时伴有牙震荡或牙脱位的临床症状。

5. X线检查

（1）如牙折裂片仍与患牙相连,牙折线通常表现为不整齐如锯齿状的很细的线状透射影,折断的牙体表面连续性中断,两断端间微有错位。如牙折是在受伤后较长时间才进行 X 线摄片检查,折线则表现为一条整齐较宽的缝裂,两断面吸收显示平滑。

（2）冠根折可以是横折、斜折和纵折,常合并牙槽骨骨折或颌骨骨折。

【诊断要点】

外伤史为诊断前提条件,牙冠根部损伤为主要诊断依据,X 线检查可作为辅助诊断指标。

【治疗原则】

1. 简单冠根折:可行复合树脂粘结剂修复,如牙折线近髓或有微小穿髓则先行盖髓术。

2. 复杂冠根折:凡可做根管治疗术,又具备桩核冠修复适应证的后牙冠根折均应尽可能保留。前牙冠根折可参考与口腔相通的牙颈部根折的原则进行处理。

六、牙慢性损伤

（一）磨损

【疾病特征】

1. 由单纯机械摩擦作用而造成的牙体硬组织慢性磨耗。

2. 根据具体病因可分为以下几种类型。

（1）咀嚼磨损:又称磨耗,是一种生理性磨损,一般发生在𬌗面或切缘。开始在牙尖或嵴上出现光滑的小平面,切缘稍变平,随着年龄增长,牙高度降低,𬌗斜面变平,同时牙近远中径变小。相邻牙接触点相互摩擦也会发生磨损,使原来的点状接触成为面状接触。

（2）非咀嚼磨损:由于异常的机械摩擦作用所造成,是一种病理现象。不良习惯和某些职业是造成这类磨损的原因,如妇女用牙撑开发夹,木匠、鞋匠、成衣工常用牙夹住钉、针或用牙咬线。磨牙症也会导致严重的磨损。

3. 轻度牙釉质磨损:可无明显症状,如磨损达牙本质暴露,则有过敏症状。重度磨损则可穿通牙髓。

4. 其他并发症:如食物嵌塞、牙髓和根尖周病、颞颌关节功能紊乱综合征、创伤性溃疡等。

5. X线片检查:显示牙冠有不同程度的变短、牙尖低平,甚至失去正常固有的牙冠形态,常有继发性牙本质生成,髓腔变小,常伴牙槽骨垂直吸收。

【诊断要点】

牙咬合面、切缘或接触点形态变化为主要诊断依据,患者生活习惯与职业信息、其自觉症状及 X 线检查为辅助诊断指标。

【治疗原则】

1. 生理性磨损若无症状无需处理。

2. 去除和改正引起病理性磨损的原因。

3. 有牙本质过敏症时,应进行脱敏处理。

4. 对不均匀的磨损需做适当的调𬌗,磨除尖锐牙尖和边缘。

5. 有牙髓和根尖周病时,按常规进行牙髓病、根尖周病治疗。

6. 有食物嵌塞者,应恢复正常的接触关系和重建𬌗面溢出沟。磨损过度且有颞颌关节综合征时,应做𬌗垫或覆盖义齿修复,以恢复颌间垂直距离。

(二) 楔状缺损

【疾病特征】

1. 发生于牙唇、颊颈部的硬组织缺损,好发于前磨牙尤其是第一前磨牙,位于牙弓弧度最突出处,一般有牙龈退缩。

2. 典型的楔状缺损由两个平面相交而成,有的由 3 个平面组成。缺损边缘整齐,表面坚硬光滑,一般均为牙组织本色,有时可有程度不等的着色。

3. 根据缺损程度可分为浅形、深形和穿髓形 3 种类型。浅形和深形可无症状,也可发生牙本质过敏症。深度和症状不一定成正比关系,关键是个体差异性。穿髓形可有牙髓病、根尖周病症状,甚至发生牙横折。

4. X 线检查,轻者无明显 X 线征象,一般无需 X 线检查。重者在牙冠近颈部有一横行贯通远近中面呈三角形缺损。如磨穿至髓室,则要检查根尖周情况。

【诊断要点】

典型的楔形缺损为关键诊断依据,X 线检查为辅助诊断指标。

【防治原则】

1. 首先应改正刷牙方法,避免横刷,并选用较软的牙刷和磨料较细的牙膏。

2. 组织缺损少且无牙本质过敏者,无需特别处理。

3. 有牙本质过敏者给予脱敏疗法。

4. 缺损较大者可用充填法,用玻璃离子黏固剂或复合树脂充填,洞深或有敏感症状者充填前应先垫底。

5. 有牙髓感染或根尖周病时可做牙髓病治疗或根管治疗。

6. 如缺损已导致牙横折,可根据病情和条件行根管治疗,术后予以桩核冠修复。无保留价值者则拔除。

(三) 酸蚀症

【疾病特征】

1. 本病是制酸工人和常接触酸人员的一种职业病。

2. 多发生于前牙唇面,初期仅有感觉过敏,以后逐渐产生实质缺损。

3. 酸蚀的形式因酸而异

(1) 盐酸:自切缘向唇面形成刀削状的光滑斜面,硬而无变色,因切端变薄而易折断。

(2) 硝酸:主要发生在牙颈部或口唇与牙面接触易于形成滞留的地方,表现为白垩状,染色黄褐或灰色的脱矿斑块,质地松软,易崩碎而逐渐形成实质缺损。

(3) 硫酸:通常只使口腔有酸涩感,对牙影响甚少。

(4) 胃酸:胃酸反流者可引起牙舌面或后牙合面的损害。

【诊断要点】

患者的职业或胃病史是诊断的前提条件,典型的牙体损伤为主要诊断依据。

【防治原则】

1. 改善劳动条件,消除和减少空气中的酸雾是预防酸蚀症的根本方法。戴口罩、定时用2%苏打水漱口、避免用口呼吸等措施对预防本症有一定作用。

2. 局部可用药物脱敏处理。

3. 缺损严重者可根据情况采用充填法、修复法处理。并发牙髓病变者,应先进行牙髓病治疗,然后再做充填或修复处理。

(四) 牙隐裂

【疾病特征】

1. 以上颌磨牙最多见,其次是下颌磨牙和上颌前磨牙。上颌第一磨牙又明显多于上颌第二磨牙,尤其是近中腭尖更易发生。

2. 表浅的隐裂常无明显症状,较深是则遇冷热刺激敏感,或有咬合不适。深达牙本质的隐裂多有慢性牙髓炎症状,有时也可急性发作,并出现定点性咀嚼剧痛。

3. 患牙多无深的龋洞或深牙周袋,牙面上探不到过敏点。

4. 隐裂位置皆与𬌗面某些窝沟的位置重叠并向一侧或两侧边缘嵴延伸。上颌磨牙隐裂常与𬌗面近中舌沟重叠,下颌磨牙隐裂线常与𬌗面近远中发育沟重叠,并越过边缘嵴到达邻面。但亦有与𬌗面颊舌沟重叠的颊舌隐裂,前磨牙隐裂常呈近远中向。

5. 可在牙面上涂布碘酊,使渗入隐裂染色而将其显示清楚。将尖锐探针置于裂隙处加压或用力撬动可有疼痛感。沿裂隙磨除,可见裂纹已达牙本质深层。

6. 将棉花签置于可疑牙的牙尖上,嘱患者咬合,可出现短暂的撕裂样疼痛。

【诊断要点】

患牙有自觉症状但未发现明显龋病、牙周病等疾病则应考虑为牙隐裂。探诊、咬诊及染色结果是确诊的主要依据。

【治疗原则】

1. 调𬌗:排除𬌗干扰,降低牙尖斜度以减小劈裂力量。患牙的𬌗调整需多次复诊分期进行,当调𬌗与保存生活牙髓发生矛盾时,可以酌情处理牙髓后再调𬌗。

2. 均衡全口合力负担,治疗和(或)拔除全口其他患牙,修复缺失牙。

3. 隐裂牙的处理:①隐裂仅达釉牙本质界,着色浅而无继发龋损者,用酸蚀法和釉质粘结剂光固化处理;②有继发龋或裂纹着色深,已达牙本质浅层、中层者,沿裂纹备洞,氢氧化钙糊剂覆盖,玻璃离子粘固剂暂封,2周后无症状则换光固化复合树脂;③较深的裂纹或已有牙髓病变者,在牙髓治疗的同时大量调整牙尖斜面,彻底去除患牙承受的致裂力量和治疗后及时用全冠修复是至关重要的。在牙髓病治疗开始时可做带环以保护牙冠,防止牙体自裂纹处劈裂,治疗结束后更换为全冠。

【案例分析】

患者男性,45岁。

主诉:右上后牙疼痛6个月。

现病史:患者6个月来右上后牙咬硬物时不适,近期逐渐加重,当咬到患牙时有尖锐刺痛,伴有长期冷热刺激痛史,近日出现自发隐痛。

既往史:否认系统性疾病史,无药物过敏史。

检查:16无牙体缺损,颊舌尖高陡,远中发育沟疑似裂纹,采用碘酊染色,随后用酒精棉球擦拭后见可疑裂纹处有黄褐色渗入。叩诊有不适感,无松动,牙龈无红肿,探及1 mm牙周袋,冷诊有激发痛,持续约3分钟。X线检查显示16髓腔缩窄,髓室顶增厚,根尖无阴影,远中牙槽骨冠1/3牙周膜间隙增宽。

诊断:①16隐裂牙;②牙髓炎。

诊断思路

(1) 无牙体缺损及深牙周袋可以排除龋病和牙周病。

(2) 牙尖高陡提示该牙受力时易折裂,而远中发育沟裂纹碘酊染色渗入和X片所显示远中牙槽骨冠1/3牙周膜间隙增宽说明患牙已出现隐裂。

(3) 髓腔缩窄和髓室顶增厚提示有长时间的外界刺激。

(4) 长期冷热激发痛和近期的自发隐痛提示患牙牙髓处于炎症激惹状态。

(5) 鉴别诊断:主要与牙本质过敏症鉴别。隐裂牙早期症状以牙敏感为主,与磨损、牙龈萎缩、楔状缺损等病变引起症状的非常相似,主要根据牙齿形态、肉眼可辨的裂纹或染色后,可见的裂纹及X线片显示的牙周状况进行鉴别。

治疗

(1) 调𬌗。

(2) 根管治疗及冠修复。

(3) 隐裂牙在根管治疗及术后观察期间,应特别强调勿咬硬物,根管治疗后一定要及时进行冠修复。患牙的远期疗效可能欠佳,必要时仍需拔除。

(五) 牙根纵裂

【疾病特征】

1. 患者多为中年和老年人。

2. 第一磨牙发生率最高,其中下颌第一磨牙发生率高于上颌第一磨牙,磨牙近中根发生比例相对较高。

3. 患牙无龋损,牙冠无折裂,𬌗面可能磨损显著。

4. 创伤𬌗力引起的牙根纵裂早期有冷热刺激痛、咀嚼痛,晚期可出现自发痛、咀嚼痛,伴有牙龈反复肿胀、叩痛和松动。绝大多数有牙周袋和牙槽骨破坏,牙周袋较深,甚至可达

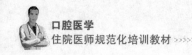
根尖,容易探及;也有不少患牙的牙周袋窄而深,位于牙根裂缝相应的部位,须仔细检查才能发现。

5. 根管充填后引起的牙根纵裂无牙髓症状,早期可无牙周袋或牙槽骨的破坏,随着病程延长,感染通过根裂损伤牙周组织而使牙周病变加重,骨质吸收。

6. X线片显示牙根折裂表现为纵形,横形和斜形折裂较少见。纵形折裂早期仅见管腔的下段、中下段甚至全长增宽,边缘整齐。这种根管腔影像的变化,不论其长度如何均通过根尖孔且在根尖处变宽。根裂方向与根管长轴一致。晚期则可见牙根纵折从牙颈以下纵形折裂开,牙根分离为两薄片,断片与根面之间有较宽的缝隙,外侧折断片移位明显。牙根折裂面不光滑,根尖吸收变钝,常常伴有较严重的垂直型牙槽骨吸收,牙槽骨吸收可达根尖,甚至整个牙根游离在软组织中。横形或斜行牙根折裂往往可见折断的根移位明显,且断面吸收根变短。源于牙周病者则早期就可见牙槽骨的破坏。

【诊断要点】
X线检查为诊断的重要依据,临床症状、患者年龄、牙位等为辅助诊断指标。

【治疗原则】
1. 对于松动明显、牙周袋宽而深或单根牙根管治疗后发生的牙根纵折,保守治疗无效,均应拔除。

2. 对于牙周病损局限于裂缝处,且牙稳固的磨牙,可在根管治疗后行牙半切除术或截根术。

【案例分析】
患者男性,35 岁。

主诉:左下后牙冷热刺激痛,伴咀嚼无力 3 个月。

现病史:3 个月前出现左下后牙冷热刺激痛,咀嚼无力,近期出现自发隐痛,咀嚼痛明显,并伴有牙龈肿胀。有左侧偏侧咀嚼习惯,喜食坚果。患牙未经治疗。

既往史:否认全身系统性疾病史,无药物过敏史。

检查:36 殆面重度磨损,Ⅱ度松动,叩痛明显,颊侧根尖部牙龈略红肿。X线片显示 36 近中根管腔中下段增宽,牙槽骨水平吸收 1/4,根分叉处骨密度降低。

诊断:36 牙根纵裂。

诊断思路
(1) 偏侧咀嚼,喜食硬物,殆面重度磨损提示患牙可能存在慢性持续性的创伤殆力。

(2) 冷热刺激痛、自发痛提示牙髓有炎症状况。

(3) 咀嚼痛、松动、叩痛、牙龈红肿提示牙周炎症。

(4) X线片显示近中根管腔中下段增宽,这是牙根纵裂的典型表现。

(5) 鉴别诊断:与牙周牙髓综合征鉴别。本病例中同时出现牙髓炎及牙周组织的破坏,与牙周牙髓综合征类似,X线片所显示的根管中、下段增宽影像是区别两者的主要诊断依据。此外,牙周牙髓综合征患者的其余牙齿可能也有不同程度的牙周病变,而牙根纵裂的牙周病变多局限于个别牙。

治疗:牙根纵裂患牙多考虑拔除。本案例中患牙虽有中度松动,但 X线检查只有近中根牙槽骨吸收 1/4,根分叉破坏不大,且患者强烈要求保留患牙。因此,拟根管治疗后行牙半切术去除近中牙体而保留远中牙体,从而保留该牙的部分咀嚼功能,并可将其作为义齿修复的基牙。

七、牙本质过敏症

【疾病特征】

1. 主要表现为刺激痛,冷、热、酸、甜尤其是机械刺激均可引发酸痛。

2. 敏感症状可随健康和气候的变化而经历从无到有和从有到无的变化。

3. 发作迅速、疼痛尖锐、时间短暂。

4. 常伴有牙本质暴露的各种牙体疾病,如磨耗、楔状缺损、牙折、龋病以及牙周萎缩导致的牙颈部暴露。个别釉质完整的牙也可出现敏感症状。

5. 探诊是临床检查牙本质敏感症最常用的方法之一。简单的探诊方法是用尖探针轻轻划过牙的敏感部位,将患者的主观反应分为 4 级,依次为:0°:无不适;1°:轻微不适或疼痛;2°:中度疼痛;3°:中度疼痛且持续。

6. 简单的温度测试方法,是通过牙科椅的三用气枪将室温的空气吹向敏感牙面,而引起患牙不适。

7. 牙本质过敏症可能只对一种刺激敏感,也可能对多种刺激敏感。但迄今为止,牙齿的敏感程度还只能靠患者的主观感觉来表达。

【诊断要点】

探诊与温度试验结果是诊断的主要依据,患牙可查及相关牙体、牙周疾病是诊断的辅助诊断指标。

【治疗原则】

1. 药物治疗

(1)氟化物:包括 0.76％单氟磷酸钠凝胶(pH＝6)、75％氟化钠甘油反复涂擦敏感区,2％氟化钠液离子透入法。

(2)氯化锶:10％氯化锶牙膏,或 75％氯化锶甘油、25％氯化锶液局部涂擦。

(3)氟化氨银:38％氟化氨银反复涂擦患牙。

(4)碘化银:首先给予 3％碘酊涂 0.5 分钟,再以 10％～30％硝酸银涂擦,可见灰白色沉淀附着于过敏区,0.5 分钟后同法再涂擦 1～2 次即可。

(5)其他药物:4％硫酸镁液、5％硝酸钾液、30％草酸钾液局部涂擦。

2. 树脂脱敏剂:先清洁牙面,隔湿、吹干,再用蘸有脱敏剂的小毛刷涂擦脱敏区,等候 30 秒,然后用气枪吹干至表面液体较干为止,也有使用光固化灯进行照射。如果疗效不够显著,可反复多次进行。

3. 激光:Nd:YAG 激光,功率 15W。照射过敏区每次 0.5 秒,10～20 次为 1 个疗程。

4. 修复治疗:对反复药物脱敏无效者,可考虑做充填术或冠修复。个别磨损严重且接近牙髓者必要时可考虑行牙髓病治疗。

第二节　牙周病学

一、牙龈炎

（一）慢性龈炎

【疾病特征】

1. 患者刷牙或咬硬物时牙龈出血，有些患者可感到牙龈局部痒、胀、不适、口臭等症状。

2. 牙龈的炎症以前牙区尤其下前牙区最为显著。

3. 游离龈和龈乳头呈鲜红或暗红色。炎性水肿明显时牙龈表面光亮，尤以龈乳头处明显。病变较重时，炎症出血可波及附着龈。

4. 龈缘变厚，牙龈不再紧贴牙面，龈乳头变圆钝肥大，有时呈球状增生，甚至可覆盖部分牙面。附着龈水肿时，点彩可消失，表面光滑发亮。牙龈炎症严重时，可出现龈缘糜烂或肉芽增生。

5. 牙龈质地松软脆弱，缺乏弹性。

6. 龈沟的探诊深度可＞3 mm，但无附着丧失，形成假性牙周袋。

7. 龈沟探诊出血。

8. 龈沟液量增多，有时可出现龈沟溢脓。

【诊断要点】

最常见刷牙出血，龈缘颜色略红，无附着丧失。

【鉴别诊断】

1. 早期牙周炎：有附着丧失和牙槽骨吸收，X线片检查以明确诊断。

2. 血液病引起的牙龈出血：牙龈出血与血液系统疾病相鉴别，进行血液学检查。

3. 坏死性溃疡性龈炎：龈乳头和龈缘坏死，疼痛明显，有特殊口腔气味，伴有全身症状。

4. HIV相关性龈炎（HIV-G）：临床可见，游离龈缘呈明显的火红色线状充血带，称为牙龈线性红斑（linear gingival erythema，LGE），附着龈可有点状红斑，去除局部刺激因素后，牙龈的充血仍不消退。血清学检查有利于确诊。

【治疗原则】

1. 去除病因：通过洁治术彻底清除菌斑，牙石，消除局部刺激牙龈的因素。牙龈炎症较重时可配合局部药物治疗，可用1%～3%过氧化氢溶液冲洗龈沟，龈沟内涂以碘制剂，必要时可用抗生素类漱口剂含漱。

2. 手术治疗：对于少数牙龈纤维增生明显，炎症消退后牙龈形态仍不能恢复正常的患者，可施行牙龈成形术，以恢复牙龈的生理外形。

3. 维护治疗：进行口腔卫生宣教，定期（每6～12个月一次）复查和维护。

【病例分析】

患者女性，23岁。

主诉:刷牙时牙龈出血3周。

现病史:3周前出现刷牙时牙龈出血,偶有咬苹果时牙龈出血,自服维生素C无效。月经期感到口腔有异味,故来医院诊治。平时晨起刷牙一次,饭后无漱口习惯。

既往史:无吸烟史。5年前患甲肝已痊愈,近3年未行全身体检。否认其他系统性疾病。否认药物过敏史。

检查:上下前牙牙龈色鲜红,龈乳头水肿、光亮,舌侧牙石覆盖牙面1/3,PD探诊深度2～3 mm,无附着丧失,BOP(+)。

诊断:慢性龈炎。

治疗

(1) 口腔宣教。

(2) 实验室检查:肝功能、乙肝抗原、血常规及出凝血酶原时间测定。

(3) 全口龈上洁治,牙面抛光,1%过氧化氢溶液+0.9%氯化钠溶液交替冲洗,涂碘甘油。

(4) 常规医嘱,2个月后复诊。

(5) 定期(每6～12个月一次)进行复查和维护。

分析要点:根据患者的主诉、病史及检查,诊断是明确的。在治疗时要考虑以下几点。

(1) 患者口腔卫生习惯不良是引起牙龈炎症的主要原因,在椅旁治疗前应行口腔宣教,指导患者掌握控制菌斑的方法,保持良好的口腔卫生。

(2) 患者5年前曾患甲肝,故治疗前除进行常规实验室检查外还需进一步排除肝脏疾病的影响,检查结果显示:肝功能、乙肝抗原、血常规和出凝血酶原时间指标属正常范围。

(3) 首次治疗后2个月应常规复诊,了解治疗效果和患者口腔卫生状况,制订相应的后继治疗方案。本案例中患者2个月后复诊,口腔卫生状况良好,牙龈炎症消退,探诊无出血,治疗效果满意。

(4) 嘱患者一年复查一次,以观察疗效并维护疗效。

(二) 青春期龈炎

【疾病特征】

1. 常见于青春期少年,主诉刷牙或咬硬物出血,口臭。

2. 局部有刺激因素存在,如菌斑、软垢、萌牙、替牙部位或带有正畸矫正器。

3. 好发于前牙唇侧的牙龈乳头和龈缘,龈乳头呈球状突起,色暗红或鲜红,光亮,质地松软,龈沟加深形成龈袋,但附着水平无变化。

【诊断要点】

青春期少年,有局部刺激因素,牙龈形态略红肿,探诊出血,无附着丧失。

【治疗原则】

1. 去除局部刺激因素,进行洁治术。

2. 指导患者正确刷牙和掌握控制菌斑的方法,养成良好的口腔卫生习惯。

【病例分析】

患者男性,15岁。

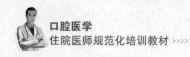

主诉:牙龈出血伴口腔异味2周。

现病史:2个月前因牙列不齐行上下颌正畸治疗,2周前前牙咬硬物后出现牙龈出血,伴口腔异味。无自发性出血,自诉刷牙不认真,晚上睡眠时易打呼。

既往史:无药物服用史,否认血液病史等系统相关疾病史。

检查:上下牙列牙齿黏有正畸固定装置,深覆𬌗,开唇露齿,前牙区牙龈乳头肿胀,色暗红,质地松软,BOP(+),牙面可及大量软垢和食物残渣,牙石较少,全口牙齿无龋。X线检查显示前牙区无牙槽骨吸收。

诊断:青春期龈炎。

治疗

(1) 口腔宣教。

(2) 牙周基础治疗。

(3) 在正畸治疗过程中,定期牙周检查和预防性洁治。

分析要点:患者15岁,青春期少年。局部因素:牙齿不齐,口呼吸及佩戴正畸矫正器,造成牙齿不易清洁,刷牙不认真。全身因素:由于体内性激素水平的改变,牙龈组织对上述局部刺激反应增强,易产生明显的炎症反应。口腔内检查,牙石不多,牙龈红肿,且探诊时出血,X线检查显示无牙槽骨吸收,诊断为青春期龈炎。治疗以对症处理为主,通过洁治术去除局部刺激物,配合龈袋冲洗并涂碘甘油,使用漱口液含漱等,重点是指导患者正确掌握牙菌斑控制方法,定期行牙周检查。

(三)妊娠期龈炎

【疾病特征】

1. 常有菌斑、牙石,或不良修复物等局部刺激因素。

2. 自妊娠第2~3个月开始出现明显牙龈炎症,约8个月达高峰。

3. 通常发生于全口牙龈,以龈乳头处炎症最为显著,前牙区重于后牙区,其特点为边缘龈和龈乳头呈鲜红色,探诊极易出血。

4. 一般无疼痛,但在重症时龈缘出现溃疡,可有轻度疼痛。

5. 妊娠瘤常发生于单个龈乳头,以上、下颌前牙唇侧乳头多见,通常始发于妊娠第3个月,并迅速增大,色泽鲜红光亮或呈暗紫,表面光滑,质地松软,极易出血。

6. 瘤体常呈扁圆形向近远中扩延,有的呈小分叶状,有蒂或无蒂。一般直径<2 mm,严重的病例可因瘤体较大而妨碍进食,或咬破瘤体而出血并发感染。

7. 分娩后1~2个月,妊娠瘤可自行缩小,但要去除局部刺激因素才能完全消失。

【诊断要点】

患者为女性,妊娠期,一般为唇颊侧龈乳头红肿、肥大,有明显出血倾向,有龈瘤样表征。

【鉴别诊断】

化脓性肉芽肿:可发生于非妊娠的女性,临床表现为个别牙龈乳头的无痛性肿胀,龈瘤有蒂或无蒂,色红或暗红,质地松软易出血,多数病变表面有溃疡和脓性渗出物,一般可找到局部刺激因素。病理变化为血管瘤样肉芽性病变,血管内皮细胞和新生毛细血管的大量增殖,并有炎症细胞浸润,上皮可萎缩或增厚,表面常有溃疡和渗出。此病切除病损易复发。

【治疗原则】

1. 去除局部刺激因素。

2. 手术切除。

【病例分析】

患者女性,28 岁。

主诉:下前牙牙龈增生 2 个月,伴出血 1 周。

现病史:患者自诉妊娠 5 个月,2 月前不明原因出现下前牙牙龈肿大、增生。近 1 周有自发性出血,影响进食,余无明显不适。6 个月前有刷牙出血史,未经治疗。

既往史:无长期药物服用史,否认血液病史等相关系统疾病史。

检查:33 唇侧龈乳头肿大,色泽鲜红,表面有咬破痕迹,龈瘤直径为 2 mm。无蒂,BOP（＋）,局部有牙石存在。

诊断:妊娠期龈瘤。

治疗

（1）与患者沟通后,去除局部刺激因素,局麻下切除 33 唇侧龈瘤,刮治龈下牙石,1‰过氧化氢溶液和生理盐水冲洗,上牙周塞治剂。

（2）牙周手术后医嘱,不适随诊,2 周后复诊拆去塞治剂。保持口腔卫生。

分析要点:患者女性,平时口腔卫生不良,刷牙时有牙龈出血症状,妊娠期间性激素水平提高使得 33 唇侧龈乳头原有的慢性炎症加重,形成龈瘤,已妨碍进食。妊娠期 5 个月是龈瘤切除的手术时机,麻药宜选择利多卡因,局部浸润麻醉,注射剂量约 1 ml。术前应充分告知患者治疗过程并进行心理安慰;术中操作需仔细,动作轻柔,避免出血过多,并选择刺激性小、不影响胎儿生长发育的液体,如 1‰过氧化氢溶液进行局部冲洗;治疗过程与患者告知同时术后口腔宣教,保持口腔清洁。

（四）急性坏死性溃疡性龈炎

【疾病特征】

1. 本病好发于 16～32 岁的青壮年,以男性吸烟者多见。

2. 起病急,病程短,常为数天至 1～2 周。前驱症状为疲劳、发热。有休息不好、工作紧张等精神因素。

3. 牙龈有自发性疼痛,或有牙齿撑开感、胀痛感。

4. 龈乳头顶端出现坏死性溃疡,尤以下前牙多见,表面可有假膜覆盖,去除坏死物后可见乳头的颊、舌侧尚存而中央凹下呈火山口样。病变较重者可波及龈缘,一般不侵犯附着龈。

5. 病变部位极易出血,可有自发性出血。

6. 有典型的腐败性口臭,病变区涂片革兰染色可以见到大量螺旋体及梭形杆菌。

7. 患者一般无明显全身症状,重症者可有低热、疲乏等。颌下淋巴结可出现肿大、压痛等。

【诊断要点】

起病急,病程短。主诉多为牙龈自发性疼痛,伴显著口臭。牙龈乳头呈火山口样的典型

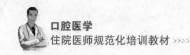

坏死,可伴或不伴假膜覆盖,多伴颌下淋巴结群肿大。

【鉴别诊断】

1. 慢性龈炎:无自发性出血及自发痛,无特殊的腐败性口臭,牙龈无坏死。

2. 疱疹性龈(口)炎:为单纯疱疹病毒感染所致,好发于6岁以下儿童。起病急,开始有1~2天发热的前驱期。牙龈和口腔黏膜发生成簇状小水泡,溃破后形成多个小溃疡或溃疡互相融合。假膜不易擦去,无组织坏死,无腐败性口臭。病损可波及唇和口周皮肤。

3. 急性白血病:牙龈有较大范围的明显肿胀、疼痛并伴有坏死。有自发性出血和口臭,全身有贫血和衰竭表现。血象检查白细胞计数明显升高并有幼稚血细胞。

4. 艾滋病:患者由于细胞免疫和体液免疫功能低下,常有各种细菌引起感染,可合并坏死性溃疡性牙龈炎和坏死性溃疡性牙周炎。

【治疗原则】

1. 去除局部坏死组织和大块牙石。

2. 局部使用1%~3%过氧化氢溶液擦拭,冲洗和反复含漱。

3. 全身药物治疗,口服甲硝唑或替硝唑等抗厌氧菌药物2~3天。

4. 急性期过后,治疗慢性牙龈炎或牙周炎,对牙龈外形异常者可行牙龈成形术。

【病例分析】

患者男性,21岁。

主诉:下前牙牙龈自发性疼痛3天,伴口臭2天。

现病史:1周前出现刷牙出血,3天前不明原因感觉下前牙牙龈胀痛,无法缓解并逐渐加剧;2天前出现口腔异味。体温升高,伴咽部不适。自诉最近压力大。

既往史:吸烟史5年,20支/天。无药物服用史。无系统相关病史。

检查:全口口腔卫生差,31、32、41、42牙龈乳头充血、水肿,龈乳头顶端表面覆有灰白色坏死物,去除坏死物后见牙龈乳头唇侧中央似火山口状,局部有大块的牙石,口臭明显有腥味,扪及颌下淋巴结肿大。体温38℃,其余无明显不适。坏死区细菌涂片见梭形杆菌。

诊断:急性坏死性溃疡性龈炎。

治疗

(1) 血常规。

(2) 去除牙龈乳头表面的坏死组织及局部的大块牙石,使用3%过氧化氢溶液局部擦洗,生理盐水冲洗,涂碘甘油。

(3) 局部使用漱口水含漱,保持口腔卫生。

(4) 口服抗生素:头孢拉定0.25 g,每天3次;甲硝唑0.25 g,每天3次;必要时使用复方对乙酰氨基片。嘱注意休息。

分析要点

(1) 患者男性,21岁,青壮年,有吸烟史5年,每天抽烟20支。起病急,病程3天。

(2) 血常规报告显示,白细胞增高,为$12×10^9$,中性粒细胞为0.80,提示有明显的炎症。

(3) 下前牙牙龈乳头呈火山口样的典型坏死,疼痛明显,伴特殊臭味,体温38℃,颌下淋巴结肿大。

(4) 细菌检查见梭形杆菌。

（5）治疗选用3%过氧化氢溶液擦洗牙龈表面的坏死组织,去除牙石,生理盐水冲洗,表面涂碘甘油。

（6）全身应用抗生素。医嘱定期复诊,病情控制后行口腔牙周疾病的后续治疗。

复诊

主诉:下前牙牙周治疗1周后。

现病史:2周前出现刷牙出血,10天前出现下前牙牙龈胀痛,口腔异味,体温升高伴咽部不适。1周前门诊就诊确定为急性坏死性溃疡性龈炎,给予牙周治疗,已有所好转,今复诊。

检查:全口口腔卫生尚可,32～42牙龈略红,BOP(＋),牙根颈部1/3牙面暴露,无松动,可探及龈下牙石。测体温正常,颌下淋巴结仍肿大但较前缩小。

治疗

（1）复查血常规,结果显示各项指标正常。

（2）32～42龈下刮治、根面平整,3%过氧化氢溶液冲洗,涂碘甘油。

（3）继续应用抗生素3天,漱口水含漱。

（4）保持口腔卫生,2周后复诊,如病情得到控制则嘱定期随访。

（五）药物性牙龈增生

【疾病特征】

1. 有长期服用某些药物,如抗癫痫药物苯妥英钠(大仑丁)、免疫抑制剂环胞菌素及钙通道拮抗剂硝苯地平等的历史。

2. 一般发生于用药后1～6个月内,增生程度与牙龈炎症呈正相关。

3. 多见于前牙的龈乳头和边缘龈,严重者可覆盖牙面1/2或更多。只发生于有牙的部位,拔牙后增生的牙龈组织可自行消退。

4. 病初呈球状突起于牙龈边缘,随后增生的龈乳头逐渐扩大并互相靠近,然后彼此连接而盖住部分牙面,妨碍咀嚼。增生的牙龈表面呈桑葚状和(或)有小分叶,无炎症时牙龈呈淡粉红色,质地坚韧,略有弹性,一般不易出血,伴发炎症则发红,探诊时可出血。

5. 多数患者无疼痛等自觉症状。

【诊断要点】

1. 服用药物史,牙龈肿大与服药时间有明确关系。

2. 多为全口牙龈增生,龈乳头发生色、形、质的改变,严重者增生组织可覆盖牙体表面,甚至将牙体推出,但无疼痛症状。存在局部刺激因素。

【鉴别诊断】

1. 遗传性牙龈纤维瘤病:无长期服药史,但有家族史,可在幼儿时就发病,最早可发生在乳牙萌出后,一般开始于恒牙萌出后,牙龈增生范围广泛,程度重。

2. 以牙龈增生为主要表现的慢性龈炎:一般炎症较明显,好发于前牙的唇侧和牙龈乳头,增生程度较轻,覆盖牙冠<1/3,有明显的局部刺激因素,无长期服药史。

【治疗原则】

1. 与内科医生协商停药或改用其他药物。

2. 清除局部牙石,控制菌斑,保持口腔卫生。

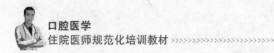

3. 炎症控制后牙龈仍增生则行手术治疗,切除过长的牙龈,恢复牙龈外形。

4. 用药前进行口腔检查及预防性治疗,消除致病因素,以防复发。

【病例分析】

患者男性,58 岁。

主诉:全口牙龈肿大 5 月余。

现病史:5 月前全口牙龈肿大,未予重视,近 3 个月来逐渐加重,现影响进食。不敢刷牙,但无疼痛。

既往史:1 年前行左侧肾移植术,服用环孢菌素 6 个月。否认血液病史及其他全身系统性疾病;无药物过敏史。

检查:全口唇侧牙龈增生,呈小球状突起于牙龈表面,龈乳头呈球状及结节状,淡粉红色,质地坚韧,探诊后不出血,有牙石堆积。

诊断:药物性龈炎。

治疗

(1) 与患者沟通后无法放弃服药。

(2) 口腔卫生宣教,全口龈上洁治,龈下刮治,抛光,3‰过氧化氢溶液冲洗龈袋,龈袋内涂碘甘油。

(3) 嘱 2 周后复诊,如牙龈增生未消退则行牙龈成形术治疗。

分析要点

(1) 该患者 1 年前有肾移植术病史,服用免疫抑制剂环孢菌素 6 个月,出现牙龈肿大。

(2) 全口牙龈增生突起于牙龈表面,龈乳头呈球状及结节状,有颜色、质地改变,但无疼痛。有局部刺激因素。诊断为药物性龈炎。

(六) 急性龈乳头炎

【疾病特征】

1. 牙龈乳头发红肿胀,探触或吸吮时易出血,有自发性胀痛和明显的探触痛。

2. 女性患者在月经期疼痛感加剧。有时疼痛可以为自发痛,甚至有冷、热激发痛,易与牙髓炎相混淆。

3. 由于龈乳头下方的牙周膜也有炎症和水肿,牙有轻度叩痛。

4. 局部可查到刺激因素,如悬突、嵌入的食物等。

【诊断要点】

牙龈胀痛,多有龈乳头红肿,可探及此处的局部刺激因素。其余牙龈无症状,疼痛可定位于此。

【治疗原则】

1. 控制急性炎症,消除病因。

2. 去除局部食物嵌塞和银汞悬突刺激因素,局部可用1‰～2‰过氧化氢溶液冲洗,涂碘制剂。

【病例分析】

患者女性,37 岁。

主诉:右上后牙牙龈胀痛3天。

现病史:3天前不明原因出现右上后牙疼痛,有时遇冷、热食物可出现疼痛,咀嚼时尤重。喜欢吃纤维性食物,易嵌塞。

既往史:否认血液病及高血压病史,否认服药史。

检查:16远中牙龈乳头红肿,探触痛明显,易出血,轻度叩痛,探及远中银汞充填体悬突,未探及牙周袋,牙间隙内有食物嵌塞。

诊断:急性龈乳头炎。

治疗

1. 去除16远中银汞充填物,行复合树脂充填修复术,调𬌗,抛光。

2. 16局部龈上洁治,抛光,龈袋冲洗,涂碘甘油。

分析要点:患者牙龈胀痛3天,有冷、热刺激痛和咀嚼痛病史。检查发现局部牙龈乳头红肿,远中邻间隙食物嵌塞,探及远中邻面充填体悬突。本病临床症状易与牙髓炎混淆,要通过仔细的检查才能明确诊断。

二、牙周炎

(一) 慢性牙周炎

【疾病特征】

1. 牙龈可有不同程度的炎症表现,如红肿、探诊出血,也可有溢脓。炎症程度与破坏程度一般与牙石和菌斑的量一致,常可以探及龈下牙石。

2. 结合上皮向根方增殖,位于釉牙骨质界的根方,其冠方部分与牙面分离形成了牙周袋。牙周袋的形成,即病理性龈沟加深,是牙周炎最重要的病理改变之一。

3. 出现不同程度的牙槽骨吸收,X线检查表现为牙槽骨密度降低,骨量骨质减少,可呈水平型和垂直型吸收。

4. 多根牙的分叉区受累严重时,可出现两个或两个以上分叉区相贯通。

5. 重度牙周炎多可有牙松动和牙移位。

6. 牙周炎一般同时侵犯口内多个牙,且有一定的对称性,一般因磨牙和下前牙的邻面易堆积牙石而发病,故具有牙位特异性和位点特异性。当波及的位点>30%时为广泛型。

7. 临床附着丧失是测得釉牙骨质界到龈缘的距离后加上龈缘到袋底的距离。根据其测得的距离可将牙周组织破坏程度分为:轻度=1~2 mm、中度=3~4 mm、重度>5 mm。

【诊断要点】

1. 牙周附着丧失。

2. X线检查显示是否有牙槽骨高度的降低。

3. 局部和全身危险因素。

【鉴别诊断】

1. 牙周炎有牙周袋的形成;牙龈炎只是龈袋的形成,而没有临床附着丧失。

2. 牙周炎有牙槽骨的吸收,牙龈炎则无。

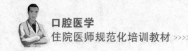

【治疗原则】

1. 清除菌斑、软垢和牙石等局部刺激因素,使牙周袋变浅,改善牙周附着水平。

2. 牙周治疗以系统治疗为主,包括基础治疗、治疗再评估、牙周手术治疗和修复治疗,以及使疗效长期保持的牙周支持治疗。

(1) 基础治疗:包括口腔健康指导(OHI);龈上洁治、龈下刮治和根面平整;消除菌斑的滞留因素;拔除无保留价值患牙;必要的调𬌗治疗;药物治疗;以及尽可能纠正全身危险因素。

(2) 再评估贯穿治疗:是决定是否进行下一步治疗的关键。

(3) 牙周手术:在牙周基础治疗后的 1~3 个月后,仍有≥5 mm 的牙周袋,探诊出血或牙周骨形态不良,膜龈关系不正常时一般需进行手术治疗(具体术式操作见后)。

(4) 修复治疗:修复缺失牙的同时可以固定松动牙,建立稳定的牙𬌗平衡。

(5) 牙周支持治疗(牙周维护期):在基础治疗结束后就应该进行,贯穿后继治疗的始终,包括定期(一般 6 个月)复查口腔菌斑、牙石,牙龈色形质的变化,临床附着丧失的改善,牙槽骨骨质、骨量的改善,咬𬌗情况,牙松动度以及全身危险因素的控制,视情况重复基础治疗。

【病例分析】

患者男性,65 岁。

主诉:双侧后牙明显松动 6 个月,咀嚼无力。

现病史:2 年前出现双侧后牙松动,刷牙出血,未引起重视,近 6 个月来牙松动明显,已自行脱落 2 颗。目前咀嚼无力,伴口腔异味。患者每天早晚刷牙 2 次(刷牙时欠认真),饭后无漱口习惯。

既往史:吸烟史 40 年,每天 1 包。有糖尿病史 3 年,近 6 个月血糖控制于正常范围,否认血液病史,无药物过敏史。其母亲曾患牙周炎,50 岁时已装全口假牙。

检查:全口口腔卫生差,大量软垢、牙石,牙石覆盖下前牙舌面,多数牙龈红肿,双侧下后牙牙槽骨均吸收致根分叉处以下,牙周探针可贯穿颊舌侧,松动Ⅰ°~Ⅱ°,探及全口牙周袋深度为 5~6 mm。尤以 36、46 为重,附着丧失>3~4 mm,叩痛(+),BOP(+),扣诊觉正中和侧向咬𬌗均有震动。26 和 15 缺失,对𬌗牙无伸长。X 线检查显示全口牙牙槽骨均有吸收,未达根尖 1/2 处,尤以 36、46 为重,呈水平型吸收。

诊断:慢性牙周炎。

治疗

(1) 血常规和血糖、尿糖检查,拍摄 X 线曲面断层片。

(2) 全口龈上洁治,抛光,3%过氧化氢溶液+生理盐水牙周袋内交替冲洗,涂碘甘油。

(3) 36,46 调𬌗。

(4) 口腔宣教,要求患者戒烟,1 周后复诊行龈下刮治、根面平整。

(5) 2 周后评估,试行全口牙周翻瓣手术。

(6) 术后 3 个月行 26 和 15 缺失牙的修复。

(7) 维护期治疗及定期随访。

(8) 定期内科检查,控制血糖。

分析要点:患者年纪大,牙齿松动病程长,病情逐渐加重,口腔卫生不良,有抽烟,糖尿病和家族史。局部见大量牙石,全口牙周袋深度为5~6 mm,探诊出血,牙周附着丧失3~4 mm。X线曲面断层片显示全口牙牙槽骨呈水平型吸收,未达根尖1/2处,故诊断为慢性牙周炎(中度)。

治疗计划:牙周系统治疗(详见后"牙周病治疗原则")。

(二)侵袭性牙周炎

【疾病特征】

1. 局限型和广泛型侵袭性牙周炎的共同表现:患者一般身体健康,牙周炎进展迅速,附着丧失和牙槽骨吸收具有自限性,并伴有家族聚集性。

2. 通常出现的非主要表现:菌斑堆积量与牙周组织破坏的严重程度不相符。

3. 广泛型侵袭性牙周炎的表现:除具有侵袭性牙周炎的共同表现外,还可见以下特征:①通常出现在30岁以下患者,但也可见于年龄较大患者;②附着丧失和牙槽骨破坏呈明显的间歇性;③广泛的邻面附着丧失且累计至少3颗非第一磨牙和切牙的恒牙。

4. 局限型侵袭性牙周炎的表现:除具有侵袭性牙周炎的共同表现外,还可见以下特征:①通常出现在青春期前后;②局限于第一恒磨牙和切牙;③至少2颗恒牙邻面有附着丧失,其中一颗是第一磨牙,非第一磨牙和切牙的其他牙不超过2颗。

【诊断要点】

根据临床疾病特征和病史以及X线等检查即可诊断。

【鉴别诊断】

1. 局限型一般在青春期前后,广泛型一般在30岁左右或更大年龄患者。

2. 局限型累及牙位只累及第一磨牙和切牙,且累计非第一磨牙和切牙的其他牙不超过2颗。

3. 广泛型累及牙位至少3颗非第一磨牙和切牙的其他牙。

【治疗原则】

1. 早期治疗,防止复发,注意彻底的局部治疗。

2. 牙周病系统治疗。

3. 使用抗生素,如多西环素等

4. 维护治疗,病情易复发,强调定期复查和治疗。

【病例分析】

患者女性,21岁。

主诉:上后牙松动1周。

现病史:1周前出现上后牙松动,症状逐渐加重,咀嚼无力。

既往史:否认血液病史、服药史,以及系统相关病史。母亲患有牙周炎及多牙缺失。

检查:患者口腔卫生良好,可见少量软垢和龈上牙石,局部牙位探及龈下牙石。26松动Ⅲ°,探牙周袋深度7 mm,附着丧失6 mm。16松动Ⅱ°,探牙周袋深度6 mm,附着丧失4 mm。11,21松动Ⅱ°,向唇侧远中移位,牙间隙增大,近中邻面探及牙周袋深度5 mm;无明显叩痛。X线检查显示:26邻面牙槽骨呈垂直型吸收超过根长1/2,牙周间隙增宽;16近

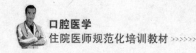

中牙槽骨吸收达根长 2/3。11,12 牙槽骨呈水平型吸收,硬骨板模糊,骨小梁疏松。

诊断:侵袭性牙周炎。

治疗

(1) 治疗前先做龈下菌斑微生物学检查。

(2) 全口龈上洁治,龈下刮治,根面平整,牙周袋内给予 3%过氧化氢溶液冲洗,然后放置甲硝唑缓释药棒。

(3) 全身服用多西环素 50 mg,每天 2 次。

(4) 2 周后复诊,病情好转可行牙周翻瓣植骨术。如无法保留则可拔除。

(5) 1 个月后复诊,嘱患者保持口腔卫生,定期复查。

(6) 牙周炎症控制,病情稳定,行正畸治疗。

(7) 疗效维护及定期复查。

分析要点:

患者为年轻女性,病情进展迅速,母亲有牙周病史;局限于 26,16,11,12 第一恒磨牙和切牙,牙周组织破坏程度与局部刺激物的量不成正比,龈下菌斑检查发现伴放线杆菌。X线检查显示:26,16 邻面牙槽骨垂直型呈弧形吸收,11,12 牙槽骨呈水平型吸收。治疗除了牙周基础和手术治疗外,主张全身服用抗生素,防止残存的微生物重新在牙面定植导致病变复发。建议在基础治疗或手术治疗后立即口服甲硝唑和阿莫西林,此时龈下菌斑的数量最少且生物膜也被破坏,能发挥药物的最大疗效。此病易复发应加强定期随访。

治疗计划:牙周系统治疗(详见后"牙周病治疗程序")。

加强使用抗生素。

(三) 牙周-牙髓联合病变

【疾病特征】

1. 一颗牙齿同时存在牙周病变和牙髓病变,两种疾病在解剖结构上融合连通。

2. 追溯病史可发现源于牙周炎或是牙髓炎。

3. 源于牙周炎:长期存在的牙周病损,表现为长时间的牙周附着丧失且有深达根尖的牙周袋,松动度＞Ⅱ°。在牙髓方面可有局限的慢性牙髓炎,或是慢性牙髓炎急性发作而表现为急性牙髓炎。

4. 源于牙髓炎:牙髓无活力或活力异常,牙周袋位置局限于牙髓病变的患牙且邻牙牙周正常,患牙 X 线检查显示烧瓶状破坏。

【诊断要点】

1. 牙周附着丧失达根尖区域。

2. 牙周炎症。

3. 牙髓炎症状。

【治疗原则】

1. 死髓牙先根管治疗再配合牙周治疗。

2. 活髓牙先给予系统牙周治疗再视情况辅以根管治疗。

3. 对于预后较差的患牙可直接拔除。

【病例分析】

患者男性,70 岁。

主诉:右上后牙反复肿疼 2 周,近 2 天疼痛加剧。

现病史:患者右上后牙反复肿痛 2 周,疼痛时伴有牙松动,自服抗生素疼痛缓解,近 2 天患牙疼痛明显,夜间加剧,呈右侧面部放射性痛。服用抗生素无效,故来医院就诊。

既往史:否认心血管病史、血液病史,否认其他系统相关性疾病史。

检查:16 远中根面暴露,探及牙周袋 6 mm,附着丧失 5 mm,松动Ⅱ°,BOP(＋),叩痛明显,扪诊有震动感,牙髓活力测试反应迟钝。X 线检查显示 16 远中牙槽骨垂直型吸收达根尖周 1/3。

诊断:牙周-牙髓联合病变。

治疗

(1) 16 调𬌗、开髓、探查根管口、拔髓,探及 MB、DB、P 三根,确定工作长度,进行根管预备,采用 EDTA＋次氯酸钠冲洗,根管内置 CP 棉捻,暂封。

(2) 同时全口龈上洁治,抛光,3％过氧化氢溶液牙周袋冲洗,碘甘油。

(3) 1 周后复诊,16 炎症控制,完善根管充填,同时龈下刮治,根面平整,3％过氧化氢溶液牙周袋冲洗,置碘甘油。

(4) 1 周后行 16 牙周翻瓣术植骨术,术后应用抗生素,如头孢拉定 0.5 g,每天 3 次,甲硝唑 0.2 g,每天 2 次;漱口水含漱。

(5) 3 个月后如病变控制,可行全冠修复。

(6) 口腔维护。

分析要点:患牙病程长,反复肿痛,服药后症状缓解,近 2 天疼痛有典型的牙髓症状,检查发现深的牙周袋,X 线检查显示 16 远中有根尖和牙槽骨的破坏,因此诊断为牙周-牙髓联合病变。考虑患牙有典型的牙髓炎症状,且有咬𬌗创伤,先给予调𬌗,再行根管治疗,随后尽快行牙周病常规治疗。

(四) 牙周脓肿

【疾病特征】

1. 患牙牙龈处形成椭圆形或半球形的肿胀突起,多局限于龈缘。

2. 患牙“浮起”有叩痛,松动度大。

3. 脓肿后期扪诊有波动感,挤压有脓自龈缘溢出。

4. 慢性牙周脓肿,可见窦道,挤压有少许脓液溢出,叩痛不明显,咬𬌗不适。

【诊断要点】

1. 局限于龈缘附近的包块。

2. 包块可有波动感,也可无。

3. 挤压可有脓溢出或无脓溢出。

4. 患牙有深牙周袋,有叩痛。

5. 患者自觉浮出感。

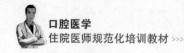

【鉴别诊断】

1. 根尖周脓肿一般没有深牙周袋。

2. 根尖周脓肿一般都有龋性或非龋性的牙体疾病以及牙髓疾病。

3. 根尖周脓肿部位一般以患牙根尖在牙龈上的投影(龈颊沟黏膜转折处)为中心。

4. 根尖周脓肿的患牙叩痛相当明显。

5. 根尖周脓肿 X 线检查显示根尖处多有病变。

【治疗原则】

1. 初期主要是止痛、防止感染扩散。

2. 在脓肿尚未局限前,对患牙行彻底的洁刮治,冲洗牙周袋,尽量清除牙周袋中的局部刺激因素。

3. 脓肿形成局限时,根据波动感,可选择袋内引流和牙龈引流。

4. 慢性牙周脓肿可行牙周手术。

5. 彻底的洁治、刮治,牙周袋冲洗,局部上药最好选择缓释药剂,或联合全身用药。

6. 对于慢性患者可在翻瓣手术下刮除脓腔、窦道。

【病例分析】

患者女性,34 岁。

主诉:左下后牙牙龈肿胀 2 天。

现病史:近 5 年来左下后牙咀嚼无力,牙龈反复肿痛,自服甲硝唑后疼痛缓解,2 天前出现牙龈肿胀,伴搏动性剧烈疼痛,无法咀嚼,自服抗生素,但效果不佳,故来医院要求诊治。

既往史:否认血液病、高血压病史,以及系统相关性疾病史。

检查:36 颊侧牙龈形成椭圆形肿胀突起,黏膜表面光亮发红,有波动感,挤压无溢脓,肿胀位置位于龈缘附近,探及牙周袋 8 mm,松动Ⅱ°,叩痛明显。X 线检查显示 36 区域牙槽骨垂直吸收,近中、远中根侧可见阴影,根尖无明显异常。

诊断:36 急性牙周脓肿。

治疗

(1) 局麻消毒下纵形切开 36 牙周脓肿引流,生理盐水冲洗脓腔。调磨患牙。

(2) 炎症控制后行 36 龈下刮治、根面平整,牙周翻瓣术。

(3) 配合抗生素治疗:头孢拉定 0.25 g,每天 3 次;甲硝唑 0.25 g,每天 3 次;复方对乙酰氨基片(必要时)。

分析要点:患牙有 5 年的牙周炎病史,反复肿痛,36 牙体未见异常,有明显的牙周组织病损,牙龈形成椭圆形的肿胀位于龈缘附近,探及牙周袋深度 8 mm,X 线检查显示根侧牙槽骨吸收明显,根尖无明显异常。

治疗:急性期脓肿切开引流后 1 周进行牙周手术,有利于骨的新生和术后的组织愈合,产生新附着的机会较高。

治疗计划:牙周系统治疗(详见后“牙周病治疗程序”)。酌情使用抗生素。

（五）根分叉病变

【疾病特征】

Ⅰ度：亦是病变早期。可探测根分叉外形，但不能水平插入根分叉内。

Ⅱ度：在根分叉区有骨吸收，但未与其对侧穿通。

Ⅲ度：根分叉区呈现贯通性吸收，但有牙周袋软组织覆盖。

Ⅳ度：根分叉区骨质完全吸收，且暴露于口腔中。

【诊断要点】

1. 患牙有严重的附着丧失。

2. 根据分型判断病变程度。

【治疗原则】

1. 清除根分叉病变区内牙根面上的牙石等局部刺激因素。

2. 尽量形成一种患者可自我维护的局部解剖外形。

3. 早期病变应尽早治疗，争取形成新的牙周附着。

Ⅰ度：可做洁刮治和根面平整，亦可配合翻瓣手术。

Ⅱ度：① 对于骨质破坏不多、牙龈能充分覆盖根分叉区的，可根据病情做翻瓣术、人工骨移植或组织引导再生术（GTR）；②对于骨质破坏过多，牙龈在术后也不易覆盖根分叉区的，可做根向复位瓣手术和骨成形术，使根分叉充分暴露，利于菌斑控制。

Ⅲ度、Ⅳ度：可行袋壁切除术和翻瓣术，使根分叉暴露于口腔中，利于菌斑控制。

【病例分析】

患者男性，62 岁。

主诉：左下后牙经常食物嵌塞，伴牙龈反复肿痛 2 年。

现病史：2 年来左下后牙经常食物嵌塞，牙龈反复肿疼、溢脓，近 6 个月牙松动，咀嚼无力，服用抗生素效果不佳。故来医院就诊。

既往史：否认血液病、高血压病史，以及系统相关性疾病史，无药物过敏史。

检查：37 颊侧牙龈充血，探诊出血（＋＋），根分叉暴露，探针可穿通，颊侧附着丧失 6 mm、近、远中探及牙周袋 5 mm，牙松动Ⅲ°，叩痛（＋），有咬𬌗创伤。X 线检查显示：37 根尖高透影区，根分叉区牙槽骨全部吸收。

诊断：27 牙周炎伴根分叉病变（Ⅳ）。

治疗：局麻下拔除 37，彻底搔刮牙槽窝并挤压复位，压迫止血。

分析要点：患牙病程长，牙周炎临床症状明显、磨牙根分叉可用探针探及穿通。根据 Glickman 根分叉的分类属于Ⅳ度病变。X 线检查显示 37 牙槽骨全部吸收，故无法保留。37 拔除时牙槽窝要彻底清创，保证伤口的愈合，以利于修复。

（六）牙龈退缩

【疾病特征】

牙龈缘向釉牙骨质界的根方退缩致使牙根暴露。

【诊断要点】

牙龈退缩至釉牙骨质界的根方,出现附着丧失。

【治疗原则】

1. 轻度、均匀的牙龈退缩一般无症状,无需处理。

2. 积极消除局部刺激因素。

3. 对于影响美观者,可行侧向转位瓣手术、游离龈瓣移植术、结缔组织瓣转移术等膜龈手术。

【病例分析】

患者女性,24 岁。

主诉:上前牙牙根暴露 6 个月。

现病史:6 个月前因上前牙深牙周袋伴牙松动行牙周翻瓣刮治术,术后牙齿松动改善,刷牙无出血,咀嚼较术前有力,但牙根暴露,影响美观,故来院就诊要求进一步治疗。

既往史:否认系统相关病史。无不良修复体,无正畸治疗史。

检查:上前牙牙龈颜色、质地无明显异常,22、23 根面暴露 4 mm,未探及牙周袋,牙无松动,无咬殆创伤。

诊断:22、23 牙龈退缩。

治疗:局麻下取 24、25 的腭侧牙龈组织行 22、23 结缔组织瓣移植修复术。具体手术步骤见"游离龈瓣移植术"。

分析要点:上前牙因牙周炎行手术治疗,切除牙周袋,致使牙根暴露。牙周手术后牙龈组织应观察 3~6 个月,临床评估后才能进行下一步治疗。

(七) 牙根敏感及根面龋

【疾病特征】

1. 根面敏感:一般出现于洁/刮治术和根面平整术后,疼痛是激发性的,持续时间短,刺激去除后,疼痛消失。

2. 根面龋:一般由于牙龈退缩导致的根面暴露引起,龈乳头退缩后会形成牙间隙区的"黑三角",形成水平性食物嵌塞,不利于菌斑控制。

【诊断要点】

1. 发生于牙根面。

2. 牙根敏感多在洁/刮治术和根面平整术后。

3. 根面龋多在邻面,探及软龋或勾拉探针,可通过 X 线确诊。

【治疗原则】

1. 根面敏感明显者可用脱敏剂、氟化钠制剂或含钾制剂局部涂布。

2. 根面龋重在预防,有龋出现按龋病诊疗原则处置。

【病例分析】

患者男性,30 岁。

主诉:洁牙后出现牙齿敏感 1 天。

现病史:1天前因口腔异味在我科行龈上洁治术,现觉牙齿冷、热食敏感,否认自发疼痛症状。

既往史:否认系统相关病史。

检查:全口多数牙根面暴露,冷诊敏感,有一过性疼痛。

诊断:牙周炎伴根面敏感。

治疗

(1)局部根面涂布含氟脱敏剂。

(2)常规医嘱,不适随诊。

分析要点:洁牙前牙齿根面被牙石覆盖,洁牙后根面暴露于口腔,受到冷、热刺激产生一过性疼痛。

第三节 口腔黏膜病

一、感染性疾病

(一)口腔单纯疱疹

【疾病特征】

1. 原发性疱疹性口炎

(1)常见于6岁以下儿童,成人亦可发生。

(2)经4~7天潜伏期(发热、乏力、咽痛)和1~2天潜伏期(黏膜广泛充血)后,黏膜出现成簇小水疱。水疱透明,菲薄易破,形成溃疡面和继发感染的糜烂面。

(3)除口腔内损害外,唇和口周皮肤也可罹患。

(4)糜烂面缩小、愈合,7~10天可自愈。

2. 复发性疱疹性口炎

(1)有原发性单纯疱疹史,有发热、感冒、疲劳、创伤、局部机械刺激等诱因。

(2)常在原发部位复发,成簇小疱,多发于唇及口唇周围皮肤。疱破损后出现糜烂,表面结痂。

(3)病损区有刺激痛、灼痛、痒、张力增加等症状。

(4)复发性唇疱疹是本病最常见的复发形式。

【诊断要点】

1. 根据临床表现可作出诊断。

2. 形态学与免疫学,或病毒分离等手段进行辅助诊断。

【鉴别诊断】

1. 疱疹样口疮:见表1-5。

表 1-5　急性疱疹性龈口炎与疱疹样口疮的鉴别诊断

鉴别要点	急性疱疹性龈口炎	疱疹样口疮
好发年龄	婴幼儿	成人
发作情况	急性发作,全身反应较重	反复发作,全身反应较轻
病损特点	成簇小水疱,疱破融合为大片溃疡	散在小溃疡,无发疱期
	损害遍及口腔黏膜各处包括牙龈、上腭、舌、颊和唇黏膜	损害仅限于口腔的非角化黏膜
	可伴皮肤损害	无皮肤损害

2. **三叉神经带状疱疹**:是由水痘-带状疱疹病毒引起的颜面皮肤和口腔黏膜的病损。水疱沿三叉神经的分支排列成带状,但不超过中线。发病时疼痛剧烈,损害愈合后在一段时期内仍有疼痛。本病任何年龄都可发生,愈后不再复发。

3. **手足口病**:口腔黏膜、手掌、足底出现散在水疱、红色丘疹与斑疹,数量不等。斑疹周围有红晕,无明显压痛,其中央为小小水疱,皮肤的水疱数日后干燥结痂。

4. **疱疹性咽峡炎**:病损的分布只限于口腔后部,如软腭、腭垂(悬雍垂)、扁桃体处,为丛集成簇的小水疱,不久溃破成溃疡,损害很少发生于口腔前部,牙龈不受损害。

5. **多形性红斑**:黏膜充血水肿,有时可见红斑及水疱。但疱很快破溃,大面积糜烂。病损易出血,在唇部常形成较厚的黑紫色血痂。皮损表现为靶形红斑或虹膜状红斑。

【治疗原则】

1. 全身治疗,包括抗病毒和支持疗法。
2. 口腔黏膜局部用药,给予抗病毒、抗感染及防腐治疗。
3. 单纯疱疹复发严重且频繁者,可选用免疫调节剂。
4. 禁用肾上腺皮质激素(局部或全身)。

【病例分析 1】

患者男性,8 岁。

主诉:口内溃疡疼痛 4 天。

现病史:患儿 1 周前因感冒突然发烧,服用退热药、阿莫西林等药物治疗后逐渐好转。4 天前口腔内开始出现多个溃疡,下唇部出现多个成簇小水疱,就诊时患儿已退热,但口内溃疡疼痛明显,影响进食和说话,遂来医院就诊。无溃疡反复发作史。

既往史:无其他传染病史及其他特殊病史,否认药物过敏史。

检查:硬腭、上下唇内侧黏膜、两颊黏膜、舌腹等部位可见数十个大小不等的溃疡,较小者约 0.2 cm×0.2 cm,较大者约 0.8 cm×0.5 cm,周围黏膜充血明显。牙龈红肿,尤以前牙明显,探诊易出血。下唇唇红部与口周皮肤交界处见一约 0.5 cm×0.3 cm 糜烂面,表面有黄色结痂。

涂片检查:刮取上腭黏膜溃疡表面分泌物做涂片,可见多核巨细胞和核内嗜酸性包涵体。

诊断:原发性疱疹性口炎。

诊断思路

(1) 根据患儿的临床表现,急性发作,全身症状较重,口内和口周皮肤起疱,疱破后形成溃疡面,即可诊断。

（2）实验室检查见多核巨细胞和核内嗜酸性包涵体,可以确诊。

治疗

（1）全身支持疗法,维持体液平衡,加强营养。

（2）全身治疗

抗病毒药物:阿昔洛韦,每次 200 mg,口服,每天 4 次,5～10 天为 1 个疗程。

中药制剂:板蓝根、抗病毒颗粒剂、口炎清冲剂等口服。

如有继发性感染,可选用抗生素。

注意:儿童应根据药物说明书按体重计算每天药量。

（3）局部治疗

漱口液:氯己定溶液、复方硼酸溶液,具有杀菌消毒作用。

5％金霉素甘油糊剂或西瓜霜喷剂,涂敷患处。

【案例分析2】

患者男性,37 岁。

主诉:上唇起疱疼痛 2 天。

现病史:患者 2 天前觉左侧上唇发痒,有轻微疼痛,皮肤发红,随后开始起疱,有 3～4 个小水疱聚集在一起,后破溃。未用药物治疗,因疼痛前来医院就诊。于感冒后经常发作。

既往史:无系统性疾病史,否认药物过敏史。

检查:左侧上唇唇红部与口周皮肤交界处可见一约 0.3 cm×0.5 cm 糜烂面,表面有结痂,黏膜充血。口内黏膜未见异常。

诊断:继发性口腔单纯疱疹。

治疗

（1）局部应用抗病毒药物治疗。

（2）对症状较重者,可给予全身抗病毒及支持疗法。

诊断思路

（1）患者为成人,有唇疱疹病史,经常复发即可确诊。

（2）患者症状较轻,局部用药即可。对症状较重者,可全身抗病毒及支持疗法。

（二）口腔念珠菌病

【疾病特征】

1. 念珠菌性口炎

（1）急性假膜型(雪口):好发于出生 2～8 天的新生儿。初起为散在色白如雪的针头大小斑点,不久相互融合成白色丝绒状斑片,可被拭去,暴露出黏膜糜烂面。患儿烦躁啼哭,哺乳困难。

（2）急性红斑型(抗生素口炎):多见于长期使用广谱抗生素所致。黏膜充血糜烂,舌背乳头团块状萎缩。舌苔增厚。患者味觉异常或丧失、口腔干燥、黏膜灼痛。

（3）慢性红斑型(义齿性口炎):多见于装有全口义齿者,好发于上颌承托区。黏膜呈亮红色水肿,伴红斑表面颗粒形成,或有黄白色的条索状或斑点状假膜。

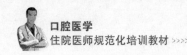

(4) 慢性增殖型(慢性肥厚型念珠菌口炎、念珠菌白斑):多见于颊黏膜、口角内侧三角区、舌背及腭部。质地致密伴白色角质的斑块,表面可有颗粒增生,粗糙而无弹性,不易拭去。

2. 念珠菌性唇炎:类似慢性唇炎表现,下唇多见,常伴口角炎和念珠菌口炎。

3. 念珠菌口角炎:常为双侧罹患,两侧口角皮肤与黏膜湿白、糜烂、皲裂、渗出、结痂、疼痛或出血。

4. 慢性黏膜皮肤念珠菌病:表现为反复发作或长期不愈的鹅口疮和口角炎,皮肤出现红斑状脱屑皮疹,疣状增生,表层角化增厚,甲床增厚。多从幼年时发病,常伴有内分泌或免疫功能异常、细胞免疫功能低下,有家族史等。

5. 艾滋病相关性口腔念珠菌病:艾滋病患者的口腔念珠菌感染甚为常见,多表现为假膜型和红斑型。

【诊断要点】

1. 病史和临床表现:可作出初步诊断。

2. 实验室检查:涂片检查,镜下可见菌丝和孢子。唾液分离培养有白色念珠菌。此外,还可通过免疫学和生化检查、组织病理学检查和基因诊断等。

【鉴别诊断】

1. 球菌性口炎:多发生于体弱和抵抗力低下患者。病损区为灰黄色假膜,致密且光滑,假膜易揭去,周围炎症反应明显。局部淋巴结肿大,可伴有全身反应。涂片及细菌检查可确诊。

2. 白斑、扁平苔藓等,多为慢性病程,病损为白色斑块,且白色损害不能拭去。

【治疗原则】

1. 去除各种诱因,如停用抗生素。

2. 局部药物治疗:2‰碳酸氢钠溶液和复方氯己定溶液漱口,抗真菌药物局部涂布。

3. 全身抗真菌药物治疗。

4. 增加机体免疫力。

5. 对癌前病变,应考虑手术切除。

【案例分析1】

患儿男性,3个月。

主诉:口内黏膜有白色斑片,伴有低热5天。

现病史:患儿5天前开始出现烦躁不安、啼哭、拒食,并有低热,开始发现口内黏膜上有小白点,后逐渐变大成斑片状,曾服用抗生素未见好转并有加重。

既往史:早产,无其他传染病史。

检查:口内黏膜广泛充血、水肿,两颊、舌缘、舌腹、舌背、软腭可见大片白色均匀斑块,斑片可用力揭去,露出红色糜烂黏膜,舌缘还可见数个白色散在小斑点。体温37.5℃。

实验室检查:白细胞 8×10^9/L;涂片检查可见菌丝和孢子;棉拭子培养可见白色念珠菌。

诊断:新生儿雪口病。

诊断思路:根据患儿年龄、临床表现,以及结合实验室检查结果可诊断为新生儿雪口病。

治疗

(1) 2％～4％碳酸氢钠溶液清洗口腔,使口腔保持碱性环境,不利于真菌生长。

(2) 制霉菌素涂擦患处。

(3) 注意隔离传染及卫生。哺乳工具应当经常消毒,并保持干燥。哺乳前清洁乳头。

【案例分析 2】

患者男性,56 岁。

主诉:发现左颊黏膜发白 2 月余。

现病史:患者 2 个多月前无意中发现左颊黏膜发白,无疼痛感觉,有粗糙感,进食刺激性食物时有疼痛感,遂来医院就诊。

既往史:无传染病史及其他特殊病史,否认药物过敏史。

个人史:吸烟史 36 年,每天 10 支。

检查:左颊口角内侧可见一红白相间的三角形斑块,约 1.5 cm×1 cm,表面不平,有许多小的白色颗粒突出于黏膜表面,黏膜充血。其他部位未见异常。

实验室检查:涂片未见菌丝、孢子,棉拭子培养可见白色念珠菌。

诊断:慢性增殖型念珠菌病。

诊断思路

(1) 病损发生于口角内侧黏膜,为红白相间的白色斑块,实验室检查有念珠菌的存在,并且患者有长期吸烟史。诊断为慢性增殖型念珠菌病。

(2) 因为慢性增殖型念珠菌病常合并发生白斑,其恶变率较高,应提高警惕。必要时可手术切除。

治疗

(1) 全身治疗:①抗真菌药物:氟康唑片,口服,首次一天 200 mg,以后每天 100 mg,连用 7～14 天。氟康唑耐受者,选用伊曲康唑胶囊,每天口服 100 mg。②增强机体免疫力:注射胸腺素、转移因子。

(2) 局部治疗:①消炎抗菌制剂漱口:2％～4％碳酸氢钠溶液或复方氯已定溶液;②抗真菌药物:制霉菌素、咪康唑或克霉唑局部涂布,每天 3 次。

(3) 嘱患者戒烟。

(4) 若有白斑,需增加对白斑的治疗和随访。

【案例分析 3】

患者女性,72 岁。

主诉:两侧口角糜烂 1 月余。

现病史:患者 1 个月前开始两侧口角糜烂,影响进食与说话,张口时疼痛较明显,有时可有出血。曾于外院就诊,并服用维生素 B_2 未见好转。患者佩戴全口义齿近 10 年,未曾更换。

检查:双侧口角区皲裂、糜烂伴渗出。全口牙列缺失,全口义齿颌面磨耗。

实验室检查:两侧口角涂片可见菌丝、孢子,棉拭子培养可见白色念珠菌。

诊断:念珠菌性口角炎。

鉴别诊断:本病应与维生素 B_2 缺乏引起的口角炎进行鉴别。维生素 B_2 缺乏引起的

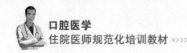

口角炎常为单侧发病,除口角炎外,还可能有唇炎、舌炎等其他症状,应用维生素 B_2 治疗有效。

治疗

(1) 局部用药:①2‰～4‰碳酸氢钠溶液,或复方氯已定溶液含漱;②抗真菌药物,如制霉菌素、咪康唑或克霉唑局部涂布;③义齿清洗消毒。

(2) 由于患者长期使用义齿,颌面磨耗,垂直距离短而引起口角炎,故建议患者更换新义齿,重新测量颌间距离。

(三) 带状疱疹

【疾病特征】

1. 夏秋季的发病率较高。有低热、乏力等前驱症状。

2. 病损发生于单侧颜面部和口腔黏膜,不超越中线。

3. 口腔黏膜密集水疱,破溃后形成糜烂面。

4. 常伴有神经痛,少数患者可持续 6 个月以上。

5. 本病终身免疫,极少复发。

【诊断要点】

1. 好发于老年体弱者。

2. 仅单侧发病,病损不越过中线。

3. 病损为小水疱,并且沿三叉神经分支呈带状分布。

4. 疼痛剧烈,不能耐受。

【鉴别诊断】

与单纯性疱疹相鉴别。

【治疗原则】

1. 全身抗病毒治疗,给予增强免疫、止痛及营养神经药物。

2. 局部消毒,控制继发性感染。

3. 注意防治眼部病变的发展。

【案例分析】

患者男性,72 岁。

主诉:左侧面部起疱,剧烈疼痛 3 天。

现病史:患者 3 天前开始觉左侧脸部皮肤有烧灼痛,发红,随后出现小水疱,口腔内同时出现溃疡。曾自行涂布西瓜霜喷剂未见好转。现疼痛剧烈而来医院就诊。

既往史:无传染病史及其他特殊病史。无复发性口腔阿弗他溃疡史。

检查:左侧颊部皮肤可见数个约 0.3 cm×0.3 cm 水疱,其中 2 个水疱已破溃,表面有黄色结痂。左侧下唇内侧黏膜、左侧舌背黏膜可见数个形状不规则溃疡,大小不一,表面有黄白色假膜,周围黏膜充血水肿。

诊断:带状疱疹。

诊断思路

(1) 患者为老年人,仅单侧发病,疼痛明显。

（2）病损为小水疱,沿三叉神经第 3 支呈带状分布,可以诊断为带状疱疹。

治疗:以抗病毒、消炎、止痛、防止继发性感染为主。

（1）抗病毒药物:宜早期应用,以减轻症状。阿昔洛韦,每次 200 mg,口服,每天 5 次;或静脉注射,5 mg/kg,每天 3 次。

（2）局部抗菌、消炎:复方氯已定溶液,含漱或面部患处湿敷,每天 3 次。

（3）镇痛:布洛芬,每次 0.3 g～0.6 g,口服,早晚各一次。

（4）神经营养药物:维生素 B_1 10 mg,每天 3 次,口服;维生素 B_{12} 0.15 mg,肌内注射,每天 1 次。

（四）球菌性口炎

【疾病特征】

1. 发病急,有全身症状。多发生于体弱和抵抗力低下的患者。
2. 口腔黏膜局部形成糜烂或溃疡,表面覆盖一层灰白色或黄褐色致密而光滑假膜。
3. 病损周围炎症反应明显,伴有口臭,局部淋巴结肿大。
4. 血常规检查示白细胞数增高。
5. 细菌学检查可辅助诊断。

【诊断要点】

根据疾病特征作出诊断。

【鉴别诊断】

1. 口腔念珠菌病:由白色念珠菌感染引起,病损为乳白色绒状假膜。涂片检查,镜下可见菌丝和孢子,细菌培养可见白色念珠菌。
2. 坏死性龈炎:见表 1-6。

表 1-6 球菌性口炎与坏死性龈口炎鉴别

球菌性口炎	坏死性龈口炎
黏膜广泛充血,龈缘无坏死	龈缘坏死
灰黄色光滑致密假膜	灰黑色假膜
口臭	典型腐败坏死性口臭
涂片见大量球菌	涂片见梭状杆菌和螺旋体

【治疗原则】

1. 控制感染,选择适宜的抗菌药物。
2. 局部抗菌消炎,收敛止痛。
3. 保持口腔卫生,积极治疗原发病灶。增强机体抵抗力有助于预防本病的发生。

【案例分析】

患者女性,31 岁。

主诉:左颊黏膜溃疡伴疼痛 4 天。

现病史:4 天前自觉全身不适,发热,体温 38℃。左侧颊黏膜疼痛,出现溃疡。患者自行

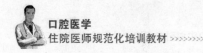

服用螺旋霉素,未见好转。曾有口腔溃疡反复发作史。

既往史:无系统性疾病。

检查:左颊黏膜可见一块与周围界线清楚约 2 cm×2 cm 溃疡,表面有黄白色假膜,略高于黏膜表面,致密光滑,稍用力可揭去,露出糜烂面。周围黏膜充血明显,有触痛。伴有非特异性口臭。可触及左侧颌下淋巴结,并有压痛。体温 37.8℃。

实验室检查:白细胞计数 $11.2×10^9$/L。

诊断:球菌性口炎。

诊断思路

(1) 发病急,伴有全身症状。

(2) 口腔黏膜糜烂或溃疡,表面覆盖灰白色或黄褐色致密而光滑假膜。

(3) 白细胞计数升高,$11.2×10^9$/L,提示有炎症。

治疗

(1) 全身用药:①根据细菌学检查和药敏试验选择有效抗菌药物;②维生素:维生素 C,每次 0.2 g,口服,每天 3 次;复合维生素 B,每次 2 片,口服,每天 3 次。

(2) 局部用药:①消炎防腐制剂:氯已定溶液含漱;②溶菌酶片 20 mg 含化,每天 4～6 次;地喹氯铵含片 0.5 mg 含化,每天 4～6 次。

二、变态反应性疾病

(一) 血管神经性水肿

【疾病特征】

1. 发病突然而急速,好发于皮下结缔组织疏松处。

2. 病变为局限性水肿,界限不清,按之韧而有弹性。

3. 肿胀发生在舌或软腭,可引起口腔功能障碍。发生于会厌,影响呼吸而导致窒息。

4. 病变迅速消失,数小时或 1～2 天内消退,且不留痕迹,但可复发。

5. 追溯过敏原,可以明确诊断。

【诊断要点】

根据疾病特征进行诊断。

【鉴别诊断】

颌面部蜂窝织炎:多为牙源性细菌感染,可找出病灶牙。肿胀发生缓慢,局部红、肿、热、痛,抗生素治疗有效。

【治疗原则】

1. 明确并隔离变应原。

2. 可于皮下注射 0.1%肾上腺素 0.25～0.5 ml,使黏膜和皮肤的血管收缩,抑制水肿。患有心血管疾病者慎用。

3. 给予抗组胺药和肾上腺皮质激素治疗。

4. 如发生窒息应立即施行气管切开术以抢救患者生命。

5. 对有感染疾病的患者,要控制感染,除去病灶。

【案例分析】

患者女性,21岁。

主诉:下唇肿胀1天。

现病史:昨晚食用海鲜后,下唇突然瘙痒,随后开始肿胀。

既往史:无传染病史及其他特殊病史。

检查:下唇肥厚肿胀,界限不明,按之柔韧有弹性。

诊断:血管神经性水肿。

诊断思路:根据患者发病突然而迅速,典型临床症状,再追溯到近期有摄入致敏食物史,可诊断为血管神经性水肿。

治疗

(1)明确并隔离海鲜变应原。

(2)患者症状较轻,给予抗组胺药物治疗,肿胀可消退。

(3)对于肿胀较严重者,可口服泼尼松,每天20~30 mg,共3天,同时给予10%葡萄糖酸钙溶液,静脉注射,每次1~2 g,每天1次。对于喉头水肿,呼吸困难者,密切观察病情的发展,必要时予以0.1%肾上腺皮质激素。如发生窒息,应立即施行气管切开术以抢救患者生命。

(3)反复肿胀不能消退者,4%曲安奈德注射液1 ml,等量2%利多卡因混合,病损基底部注射,1次/周,1~3次为1个疗程。

(二)多形性红斑

【疾病特征】

1. 青壮年多见,常在春、秋季节发病。

2. 起病急骤,病程为2~4周,有自限性。

3. 轻型:皮肤病损常呈对称散在分布。表现为虹膜状红斑,随后出现水疱或丘疹。偶有瘙痒感,无明显疼痛。

口腔病损分布广泛。黏膜充血水肿。常见大面积糜烂,表面假膜,易出血,疼痛明显。患者唾液增多,口臭明显,颌下淋巴结肿大,有压痛。

4. 重型:常有严重的全身症状。皮肤病损除红斑外,还出现大疱、丘疹、结节等,疱破后形成大片糜烂。

口腔表现与轻型者相同,合并有身体多腔孔黏膜受累称斯-约综合征。

5. 一般预后良好,但可复发。

【诊断要点】

1. 起病急骤,病程较短,有自限性,易复发。

2. 口腔黏膜广泛地充血、发红、水肿。并有大面积糜烂,表面渗出多,形成厚的假膜。

3. 皮肤可见红斑、丘疹等多种病损,虹膜状红斑有诊断意义。

4. 重型者全身症状较重,出现有身体多腔孔黏膜受累,则可确诊。

【鉴别诊断】

1. 疱疹性口炎:儿童多见,有前驱症状,临床表现为口腔黏膜有成簇小水疱,小水疱可

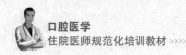

融合。除口周皮肤有时可见病损外,一般无皮损。

2. 寻常性天疱疮:临床表现为黏膜、皮肤的大疱。发疱此起彼伏.为长期性。不似多形性红斑为急性发病,且病程有自限性,相对短暂。

【治疗原则】

1. 积极寻找并清除可疑致病因素。

2. 口腔内有根尖周炎、牙周炎或全身其他疾病时应进行治疗,以除去可能致病的诱发因素。

3. 药物治疗,参见药物过敏性口炎。

4. 支持治疗,给予高营养、高蛋白食物,大量维生素以利于渡过有自限性的病程。

【案例分析】

患者男性,16岁。

主诉:口腔溃疡糜烂4天。

现病史:2年前无原因突然舌部起疱,迅速破溃、疼痛,影响进食。近6个月手、脚相继起疱,曾于当地医院治疗,未能确诊,给予泼尼松、消炎药、维生素治疗,病情好转。但数月后复发。此次口腔溃疡发病4天,遂来医院就诊。

既往史:无药物、食物过敏史。

检查:左侧舌缘可见大面积糜烂,面积约 $2 \text{ cm} \times 2.5 \text{ cm}$,表面渗出较多,形成假膜,右侧口角可见 $0.3 \text{ cm} \times 0.3 \text{ cm}$ 水疱,尚未破溃,上唇部有结痂。手掌、脚部可见虹膜状红斑,伴有轻度瘙痒。颌下淋巴结肿大,有压痛。全身乏力,食欲不振。

送检右口角组织,病理检查显示上皮下疱形成,上皮内水肿,无上皮松解现象,结缔组织水肿,炎症细胞浸润。

血常规:白细胞计数 $10.5 \times 10^9 / \text{L}$,中性粒细胞 0.70,嗜酸性粒细胞 0.03,淋巴细胞 0.40。红细胞计数 $5.0 \times 10^{12} / \text{L}$。

诊断:多形性渗出性红斑。

诊断思路

(1) 患者每年固定春、秋季发病,口腔典型病损,皮肤靶形红斑。

(2) 病理检查诊断为多形性渗出性红斑。

治疗

(1) 首先寻找过敏原,避免再次接触。

(2) 全身用药:①糖皮质激素:泼尼松,每天 25～45 mg,口服。②抗组胺药:弗雷他定,10 mg,每天1次,口服;或曲普利啶胶囊,每次 2.5～5 mg,每天2次,口服。

10% 葡萄糖酸钙溶液,用等量 5%～25% 葡萄糖注射液稀释,静脉注射,每次 1～2 g,每天1次。

维生素C注射液,加入输液静脉滴注,0.5～1 g/次,每天1次。

(3) 局部用药:①消炎防腐制剂:氯己定溶液,含漱及湿敷唇部,每天3次。②糖皮质激素制剂:0.01% 地塞米松溶液,含漱,每天3次;0.1% 曲安奈德软膏,涂敷,每天3次;或选用金霉素倍他米松糊剂,涂敷,每天3次。③止痛制剂:复方甘菊利多卡因凝胶,涂敷患处,疼痛时用。④生物制剂:重组人表皮生长因子喷剂,每天1次。

(三) 药物过敏性口炎

【疾病特征】

1. 为突然发生的急性炎症。发病前有用药史,且用药时间和发病的潜伏期符合。

2. 口腔黏膜红肿,有红斑、疱疹及大面积糜烂,且渗出多。

3. 皮肤有圆形红斑、虹膜状红斑、疱疹及丘疹等病变。病损有时表现为固定型药疹。

【诊断要点】

1. 发病前有用药史,用药和发病时间有因果关系。

2. 根据口腔和皮肤疾病特征来诊断。

3. 停用可疑致敏药物后,病损很快愈合。

【治疗原则】

1. 找出并立即停用可疑致敏药物,同时停用与可疑致敏药物结构相似的药物。

2. 给予抗组胺药和肾上腺皮质激素治疗。

3. 口腔局部以对症治疗及预防继发性感染为主。

【案例分析】

患者女性,58 岁。

主诉:口腔黏膜突发性疼痛、糜烂 1 天。

现病史:患者数日前服用头孢类药物,昨天突发口腔黏膜疼痛,伴有红肿。

既往史:否认系统性疾病,有青霉素过敏史。

检查:口腔黏膜广泛充血、发红、水肿,有糜烂面,渗出较多。手背皮肤出现红斑、丘疹。

诊断:药物过敏性口炎。

诊断思路

(1) 患者对青霉素过敏,对头孢类药物产生交叉过敏。且用药时间和发病的潜伏期符合。

(2) 口腔突发急性炎症,伴有皮肤病变。

(3) 根据病史及临床表现可诊断为药物过敏性口炎。

治疗

(1) 立即停用头孢类药物。

(2) 给予抗组胺药物,如开瑞坦 10 mg,每天 1 次。

(3) 泼尼松 10 mg,口服,每天 3 次。病情好转后逐渐减量。

(4) 氯己定漱口水含漱。

(5) 皮肤损害可用炉甘石洗剂、氢化可的松霜。

三、溃疡类疾病

(一) 复发性阿弗他溃疡

【疾病特征】

1. 反复发作的圆形或椭圆形溃疡,具有黄、红、凹、痛的临床特征(即病损面覆盖黄色假

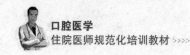

膜,周边有充血红晕带,中央凹陷,灼痛明显)。发作期长短不一。具有自限性。

2. 临床表现分为3种类型

(1) 轻型:浅表溃疡,3～5个,直径＜5 mm。7～10天愈合,不留瘢痕。一般无全身不适。

(2) 重型:溃疡大而深似"弹坑",1～2个,直径＞1 cm,病程为1～2个月,甚至更长,有瘢痕。伴低热乏力全身不适。

(3) 疱疹型:溃疡数目多,直径＜2 mm,病程与轻型相似,伴全身症状。

【诊断要点】

由于复发性阿弗他溃疡没有特异性实验室检测指标,因此诊断主要以病史特点(复发性、周期性、自限性)及临床特征(黄、红、凹、痛)为依据,一般无需特殊的实验室检查。

【治疗原则】

1. 局部治疗为主。局部应用糖皮质激素已成为治疗复发性阿弗他溃疡的一线药物。对于症状较重及复发频繁的患者,采用局部和全身联合用药。

2. 提倡规律的作息时间和良好的饮食习惯。

3. 加强心理疏导,缓解紧张情绪。

【案例分析1】

患者男性,40岁。

主诉:口腔溃疡反复发作2年,本次复发5天。

现病史:2年前口腔开始发生溃疡,以后反复发作,每次间隔7～8天,发作1～2周。近2年多为持续发作,此起彼伏,每次多处发生。曾服用维生素C、牛黄解毒片等,效果不明显。本次发作5天,口内有多处小溃疡,灼痛明显,影响说话、进食,唾液黏稠,口内发臭,来医院求治。

既往史:否认全身系统性疾病史,无药物过敏史。

检查:体温37.6℃。舌缘、上下唇黏膜、颊部散在粟粒大小的溃疡,数目有10多个,圆形或椭圆形,口腔黏膜鲜红色充血,溃疡表面有黄色假膜覆盖。颌下淋巴结肿大,有触痛。

诊断:复发性阿弗他溃疡(疱疹型)。

诊断思路

(1) 患者有明显的自发性疼痛,刺激加重,影响语言进食活动。

(2) 有明显的溃疡反复发作的病史。

(3) 溃疡呈圆形,直径为1～2 mm,周围组织充血,见红斑。

(4) 溃疡数目极多,为同时发生,散在分布。

鉴别诊断

(1) 创伤性溃疡:为持续性或非持续性机械刺激造成的口腔黏膜溃疡性损害,无反复发作的溃疡史、外伤史,溃疡外形与损伤因素相契合。去除局部因素后,局部用药,1～2周溃疡愈合。

(2) 鳞状细胞癌:是一种发生于口腔黏膜组织的恶性肿瘤,发生率较高,占口腔恶性肿瘤的90%,占全身恶性肿瘤的3‰～5‰。其好发于40岁以上的中老年人,溃疡深在,表面呈颗粒状或菜花状,外部不规则,周缘隆起,周围组织浸润明显,基底广泛硬结,自发性疼痛不明显,甲苯胺蓝染色阳性,活体组织病理检查可明确诊断。

(3) 疱疹性口炎:为Ⅰ型 HSV 引起的口腔黏膜疾病,好发于儿童和青少年。有发热、不适等明显的前驱症状,血清抗 HSV 抗体滴度改变。

治疗

(1) 局部治疗:目的在于促进溃疡愈合,减轻患者的疼痛。

肾上腺皮质激素:可用地塞米松糊剂涂布患处。

止痛剂:在疼痛明显或进食前涂布 0.5% 达克罗宁液或 2% 利多卡因。

抗菌剂:可用氯己定溶液或四环素悬液含漱。

(2) 全身治疗:目的在于控制溃疡复发,延长两次溃疡发作的间歇期,减少溃疡数。

免疫抑制剂:皮质激素、环磷酰胺等。

免疫增强剂:左旋咪唑、转移因子、核酸等。

【案例分析 2】

患者男性,54 岁。

主诉:口腔反复溃烂 1 年。

现病史:患者于 1 年前无明显诱因口腔黏膜开始溃烂,一般持续约 2 个月,间隔数日。近 6 个月来,几乎连续不断,无间歇期,溃烂数目为 2~3 个,疼痛明显,面积较大。曾在当地医院门诊,检查后诊断为"口腔溃疡",予以复合维生素 B 族、制菌霉素、罗红霉素、聚肌胞、转移因子、胸腺肽等治疗,效果不佳。现来我院门诊求治。患者发病以来食欲欠佳、大便干结、睡眠尚可。

既往史:曾有结核病史,已治愈。

检查:慢性病容,上唇黏膜可见约 0.2 cm×0.3 cm 大小的溃疡面,上覆黄色假膜,周边红晕,凹陷不明显。下唇黏膜近右侧口角处可见约 0.2 cm×0.1 cm 大小的溃疡面,覆有灰黄色假膜,凹陷明显,附近遗留瘢痕组织。右侧咽旁处可见约 1.0 cm×0.1 cm 大小的溃疡面,边缘尚规则,周围组织红肿且略微隆起,扪之较硬,附近可见灰白色条索状瘢痕组织。触两侧颌下淋巴结肿大。

诊断:复发性阿弗他溃疡(重型)。

诊断思路

(1) 表现为明显的自发性疼痛,刺激后加重,影响语言和进食活动。

(2) 有明显的溃疡反复发作病史。

鉴别诊断:创伤性溃疡、癌性溃疡、结核性溃疡和坏死涎腺化生鉴别(表 1-7)。

表 1-7 重型阿弗他溃疡与其他疾病的鉴别

鉴别要点	重型 RAU	创伤性溃疡	癌性溃疡	结核性溃疡	坏死涎腺化生
发病人群 好发部位	多见于中青年 唇、软腭、磨牙后区	不限 唇、颊、舌、磨牙后区	多见于老年人 舌腹舌缘、口底、软腭	多见于中青年 唇、前庭沟、舌	多见于男性 硬腭、硬软腭交界

续　表

鉴别要点	重型 RAU	创伤性溃疡	癌性溃疡	结核性溃疡	坏死涎腺化生
溃疡特征	深在,形状规则,边缘齐,无浸润性	深浅不一,形状不规则,与损伤因素契合	深浅不一,边缘不规则,周围有浸润,质硬,底部呈菜花状	深在,形状不规则,周围轻度浸润,底部可见肉芽组织	深及骨面,边缘可隆起,底部可见肉芽组织
周期性复发	有	无	无	无	无
自限性	有	无	无	无	有
全身情况	较好	好	弱或恶病质表现	肺结核体征	弱或较好
病理诊断	慢性炎症	慢性炎症	细胞癌病变	朗格汉斯	小涎腺坏死

治疗:同疱疹性阿弗他溃疡。

(二)创伤性血疱及溃疡

【疾病特征】

1. 创伤性血疱

(1)有食过烫食物、咀嚼大块干硬食物,或吞咽过快而擦伤口腔黏膜的病史。

(2)易发生于咀嚼一侧的软腭、腭垂、舌腭弓及软硬腭交界处。

2. 创伤性溃疡

(1)褥疮性溃疡:残根、残冠或不良修复体长期损伤黏膜,色泽灰白,疼痛不明显。

(2)Bednar 溃疡:由婴儿吮指或过硬的橡皮奶头引起。固定发生于硬腭、双侧翼钩处黏膜表面,双侧对称。

(3)Riga - Fede 溃疡:是指发生于儿童舌腹的溃疡。因过短的舌系带和过锐的新萌中切牙长期摩擦引起,舌系带处充血、肿胀、溃疡。

(4)自创性溃疡:多发生于青少年,有用铅笔尖捅刺黏膜的不良习惯。

(5)化学灼伤性溃疡:组织坏死表面有白色薄膜,溃疡表浅,疼痛明显。

(6)热灼性溃疡:有热灼史,初起疱,疱壁破溃后形成浅表溃疡。

【诊断要点】

1. 能发现明显的理化刺激印迹或自伤、灼伤等现病史。创伤性溃疡的部位和形态往往与机械性刺激因子吻合。

2. 去除刺激因素后,溃疡很快明显好转或愈合。若长期不愈者应做活检进行鉴别诊断。

3. 无复发史。

【治疗原则】

1. 去除刺激因素为主要措施,如拔除残根和残冠、修改不良修复体、改变婴儿喂食方式等。

2. 应用消炎防腐药物,如皮质散、冰硼散等。

3. 防止继发感染,氯己定溶液含漱等。

4. 对于有全身症状或继发感染等应服用抗生素。

5. 长期不愈的深大溃疡应做活检,防止癌变。

【案例分析】

患者男性,64 岁。

主诉:右侧舌腹部溃疡 4 个月。

现病史:患者 4 个月前发现右侧舌腹部有 1 个溃疡,自觉由于右下后牙残冠过尖所引起,无明显疼痛,未予治疗。约 3 个月前残冠于吃饭时劈裂并大部脱落,但溃疡仍未愈合,来医院就诊。

既往史:有高血压及心脏病病史,并于 6 年前心脏内植入起搏器。

检查:右侧舌腹近舌根部可见一约 1.0 cm×0.5 cm 溃疡,表面呈淡黄色,稍凹陷,周围约 1.5 cm 区域黏膜呈灰白色,质柔软无硬结,亦无明显疼痛。47、48 为残根,牙齿已经过调磨,但仍见 47、48 残根较高且不圆钝。口腔卫生状况良好,颌下淋巴结未触及。

诊断:创伤性溃疡。

诊断思路

(1) 为 47、48 残根刺激所造成。

(2) 无复发史。

治疗

(1) 去除局部刺激因素为首要措施,即心电监护下拔除 47、48 残根。

(2) 局部涂敷皮质散、冰硼散等消炎防腐药物;含漱氯己定溶液等以防继发感染。

(3) 对有全身症状或继发感染者应服用抗生素。

(三) 白塞病

【疾病特征】

1. 口腔溃疡:占白塞病的 70%～99%。症状和发作规律与复发性阿弗他溃疡相似。

2. 生殖器溃疡:占白塞病的 75%。大而深,直径可达 5 mm 左右,处于易受感染和摩擦的部位,常慢性愈合,疼痛剧烈,局部淋巴结肿大。

3. 皮肤损害:常见结节性红斑、毛囊炎及针刺反应。

4. 眼部病损:可表现为虹膜睫状体炎、前房积脓、结膜炎、角膜炎的前段病变;以及视神经乳头炎、青光眼、视网膜脱离等后段病变。

5. 其他少见病损和体征:关节炎、心血管损害、消化系统损害、神经系统、呼吸系统、泌尿系统损害。

【诊断要点】

关于白塞病的诊断标准多年来尚未统一。1990 年白塞病国际研讨会提出的诊断标准:以复发性口腔溃疡为基础,加以下任意两项即可确诊:复发性生殖器溃疡;眼疾(葡萄膜炎、视网膜炎等);皮肤病损(结节性红斑等);皮肤针刺反应阳性。

【治疗原则】

1. 口腔溃疡:参照复发性阿弗他溃疡的治疗方案。

2. 外阴溃疡:可用 1∶5 000 高锰酸钾坐浴,每晚 1 次,再用四环素软膏涂于患部。

3. 眼部轻型炎症:可用眼科的常规处理。如 0.5‰醋酸氢化可的松液或用其他抗生素类滴眼药滴眼。

4. 全身治疗:免疫抑制药物肾上腺皮质激素为首选,免疫增强剂如左旋咪唑、转移因子等。

【案例分析】

患者男性,22 岁。

主诉:口腔反复溃疡 5 年,伴皮肤结节、眼部不适、生殖器溃烂 6 个月。

现病史:5 年前患者口腔开始反复发生溃疡,每次发生口内黏膜多处溃烂,说话、进食极其困难。当地诊所静脉滴注青霉素加地塞米松,药量不详,一般 5 天可以控制症状。6 个月来,面部、四肢反复出现红色斑块,有触痛。同时有眼部充血、不适、生殖器反复溃烂。针刺部位有小脓疱,左肩关节间歇性疼痛伴肩部皮肤毛囊炎。患者自发病以来睡眠欠佳,小便次数减少,大便 2～3 天一次。

既往史:有胃炎史,已治愈。无药物过敏史。

检查:呈慢性痛苦病容,精神恍惚。舌及唇内侧黏膜有 7 个粟粒大小溃疡,左颊黏膜有一 1.0 cm×1.5 cm 的浅表溃疡。右颊黏膜有一 1.5 cm×1.5 cm 深溃疡,边缘形状不规则,似"弹坑状"。口内黏膜充血明显,溃疡表面覆盖黄白色假膜。颈至肩背部有多个毛囊炎皮损,部分皮疹顶端有小脓头。阴囊处可见 3 个直径约 0.5 cm 深的溃疡,表面有分泌物,触痛明显。双下肢胫前至踝周见散在 1.0 cm×1.5 cm 大小结节性红斑,新发病损周围有 1 cm 宽的鲜红色晕围绕,陈旧病损呈暗红色,有压痛。眼科检查:眼结膜充血。皮肤针刺反应阳性。

诊断:白塞病。

诊断思路

(1) 病变包括口腔、眼部、皮肤病损。

(2) 皮肤针刺反应阳性。

鉴别诊断

(1) 口腔溃疡的鉴别诊断:与复发性阿弗他溃疡、疱疹性口炎均以反复发作的口腔溃疡为基本特征,其病损形态相似,但前者累及多系统、多脏器,且有先后出现的口腔外病损特征。

(2) 白塞病与多系统损害的鉴别:见表 1-8。

表 1-8 白塞病与多系统损害的综合征鉴别

鉴别要点	白塞病	斯-约综合征	Reiter 综合征	克罗恩病
年龄	20～40 岁多见	各年龄段	青年	青壮年
性别	男性多见	男、女性相等	男性多见	男性多见
发热	偶有	微热,偶在病初有高热	常以高热发病	午后低热伴有乏力、体重下降
口腔	反复发作的单个或多个溃疡、边界清晰、不融合	大疱和广泛糜烂面,渗出多	偶发溃疡	颊:溃疡较深;唇:小结节;龈:肉芽肿样颗粒样增生

鉴别要点	白塞病	斯-约综合征	Reiter综合征	克罗恩病
生殖器	阴茎、阴囊、阴唇溃疡多见	阴茎、包皮、龟头溃疡多见	明显尿道炎	无
眼	虹膜睫状体炎、虹膜炎、视网膜脉络膜炎多见	虹膜炎少见、结膜炎、角膜炎多见	结膜炎多见	无
皮肤	下肢结节性红斑、面部痤疮样皮疹、毛囊炎、脓疱疹、针刺反应（＋）	面部多形性红斑、丘疹、水疱、糜烂、虹膜样损害,针刺反应（一）	无	无
关节	轻度红,伴有肿痛	轻度肿痛	显著多发性关节炎	无
其他	偶见消化、心血管、泌尿、神经系统等症状	少见	少见	腹痛、腹泻、便血
预后	眼部病变可导致失明,有神经症状者预后不良	一般预后良好,重型者预后严重不良	良好	严重者伴发肠梗阻、肠穿孔,甚至引起休克

治疗

（1）局部治疗

口腔：①肾上腺皮质激素：可用地塞米松糊剂涂布患处；②止痛剂：在疼痛明显或进食前涂布0.5％达克罗宁液或2％利多卡因；③抗菌剂：可用氯己定溶液或四环素悬液含漱。

眼：可用0.5％醋酸氢化可的松滴眼液滴眼。

生殖器：可用1∶5 000高锰酸钾溶液清洗,然后涂布可的松软膏。

皮肤：可的松软膏涂布。

（2）全身症状：①肾上腺皮质激素：可较长时间服用较大剂量泼尼松；②免疫抑制剂：应用皮质激素、环磷酰胺等；③秋水仙碱：每天0.5～0.6 mg,分2～3次,口服,注意不能过量服用；④非甾体抗炎药：如吲哚美辛、阿司匹林等。

四、大疱类疾病

天　疱　疮

【疾病特征】

1. 寻常型天疱疮

（1）表现为口腔黏膜的大疱,水疱易破,出现糜烂面。水疱破后残留疱壁,揭皮实验阳性,尼氏征阳性。

（2）皮肤损害多发生在前胸、颈部、腋下、腹股沟等受摩擦区域。正常皮肤上突然出现大小不等的水疱,疱不融合,水疱破后露出糜烂面。尼氏征阳性。

（3）皮肤损害的自觉症状为轻度瘙痒,糜烂时有疼痛。随着病情的发展,可不断出现新的水疱,由于大量失水、电解质和蛋白质从疱液中消耗,患者可出现恶病质,甚至并发感染而

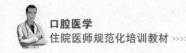
死亡。

（4）其他部位黏膜：除口腔外，鼻腔、眼、外生殖器、肛门等处黏膜均可发生与口腔黏膜相同的病损，往往不易恢复。

2. 增殖型天疱疮

（1）口腔病损与寻常型相同，唇红缘有显著增殖。

（2）皮肤病损常见于腋窝、脐部和肛门周围等皱褶部位。仍为大疱，尼氏征阳性。

（3）其他部位黏膜：鼻腔、阴唇、龟头等处均可发生同样损害。

3. 落叶型天疱疮

（1）口腔黏膜完全正常或微有红肿，若有糜烂常不严重。

（2）皮肤表现为松弛的大疱，水疱破后有黄褐色鳞屑痂，边缘翘起呈叶状，类似剥脱性皮炎。

4. 红斑型天疱疮

（1）口腔黏膜损害较少见。

（2）面部皮肤有对称性红斑及鳞屑痂。患者全身情况良好。

【诊断要点】

1. 患者口腔黏膜出现不明原因的水疱和大疱，疱壁松弛易破，不易愈合，并出现不规则糜烂面。

2. 全身皮肤均可受累，表现为皮肤上突然出现大小不等的水疱。

3. 患者体质下降，甚至恶病质。

4. 尼氏征和揭皮实验均为阳性。

5. 病理检查显示棘层细胞松解。

【鉴别诊断】

1. 多形性红斑：口腔黏膜出现大小不等的红斑、糜烂，上覆假膜。但尼氏征阴性。

2. 剥脱性龈炎：是牙龈非特异性炎症，牙龈缘及附着龈呈弥散性红斑，鲜红色，呈剥脱状。尼氏征和揭皮实验均为阴性。

3. 大疱性表皮松解症：口腔黏膜容易受食物的摩擦，以及温度的刺激而表皮脱落、糜烂，一处愈合后另一处又糜烂，口臭重。皮损的疱大小不等、数目不多，一般数日后愈合，尼氏征阴性。

【治疗原则】

1. 支持疗法：大疱和大面积糜烂可使血清蛋白及其他营养物质大量丢失，故应给予高蛋白、高维生素饮食。

2. 肾上腺皮质激素：为治疗该病的首选药物，泼尼松的起始量为 20～40 mg/d，重者起始量为 60～100 mg/d。起始量用至无新的皮损出现 1～2 周即可递减，药量＜30 mg/d 后减量要慎重，直至每天 5～15 mg/d 的维持量。对于严重天疱疮患者，可选用冲击疗法，以加快显效时间，降低不良反应。

3. 免疫抑制剂：如环磷酰胺、硫唑嘌呤或甲氨蝶呤与泼尼松等肾上腺皮质激素联合治疗，以达到减少后者药量，从而降低不良反应。

4. 局部用药：主要以消毒防腐类药物为主。口腔糜烂疼痛者，在进食前可用 1％～2％

丁卡因涂搽。

【案例分析】

患者男性,68 岁。

主诉:下唇疼痛,经常糜烂、出血 2 个月,伴发热 1 周。

现病史:数月前口干,下唇干燥、疼痛,随即出现水疱,水疱破溃后难以愈合。近 1 周起时有发热。

既往史:否认全身系统性疾病史。无药物过敏史。

检查:下唇唇红部 4 mm×3 mm 糜烂面,探针能无痛性伸入糜烂面边缘的黏膜下方,揭皮实验阳性。前胸皮肤可见一个水疱,尼氏征阳性。病理组织学检查:棘层和基底层以上出现棘层松解、上皮内疱。

诊断:天疱疮。

诊断思路

(1)患者口腔黏膜和皮肤出现不明原因的水疱和大疱,疱壁松弛易破。

(2)尼氏征和揭皮实验均为阳性。

(3)病理检查显示棘层细胞松解。

治疗

(1)泼尼松每天 30 mg,连续 10 天。具体用量视病情调整。

(2)局部用药,可选用适用口腔的皮质激素软膏、糊剂局部涂布,减轻口腔创面炎症,促使愈合。

(3)给予免疫调节剂,如雷公藤等。

(4)本病例有全身发热症状,可使用抗生素防止并发感染。

五、斑纹类疾病

(一)口腔白斑病

【疾病特征】

1. 斑块状:白色或灰白色匀质型斑块,斑块表面可有皲裂,平或稍高出黏膜表面,边界清楚,触之柔软,不粗糙或略粗糙,周围黏膜多数正常,或者多无症状或粗糙感。

2. 皱纸状:多发生于口底及舌腹。病损呈灰白色或垩白色,边界清楚,表面粗糙,但触之柔软,周围黏膜正常。患者除粗糙不适感外,亦可有刺激痛等症状。

3. 颗粒状:颊黏膜口角区多见。白色损害呈颗粒状突起,致黏膜表面不平整,病损间黏膜充血,似有小片状或点状糜烂,患者可有刺激痛。本型白斑多数可查到白色念珠菌感染。

4. 疣状:多发生于牙槽嵴、口底、唇、上腭等部位。损害呈灰白色,表面粗糙呈刺状或绒毛状突起,明显高出黏膜,质稍硬。

5. 溃疡状:增厚的白色斑块上有糜烂和溃疡,可有或无局部刺激因素,有疼痛感。

【诊断要点】

1. 根据临床表现、病理检查,辅以脱落细胞检查及甲苯胺蓝染色等对口腔白斑不难做

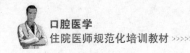

出诊断。

2.甲苯胺蓝染色法:将甲苯胺蓝涂于擦干的病损表面,0.5分钟后再用1‰醋酸洗去。深蓝色的着色部位为可疑恶变部位,此处可作为组织活检部位。

【治疗原则】

1.卫生宣教是口腔白斑早期预防的重点。

2.去除局部因素,如戒烟、禁酒、少吃烫、辣食物;去除残根、残冠、不良修复体等。观察1～3个月,病损未消失者须行组织活检。

3.对于非充血糜烂型的病损可用0.1‰～0.3‰维A酸软膏或1‰维A酸衍生物——维胺酸局部涂抹,每天1～2次。病损较轻时应减量。

4.口服维A酸类药物,如维胺酯胶丸(成人每次25～50 mg,口服,每天2～3次,共服用4～6周)

5.内服维生素AD(鱼肝油丸)或维生素A(每天5万单位)。

6.对有癌变倾向的病损类型、部位应定期严密复查,在观察、治疗过程中如有增生、硬结、溃疡等改变时,应及时手术切除并进行活检。

【案例分析】

患者男性,65岁。

主诉:发现左侧颊部黏膜白色斑块状病损3个月,无疼痛。

现病史:患者于3个月前体检时发现左侧颊黏膜白色斑块,有粗涩感,无明显疼痛不适症状。

既往史:吸烟史30余年,每天30支,饮酒史30年,每天100 ml。

检查:牙齿舌、腭侧烟斑沉着,口腔黏膜呈灰白色,左颊黏膜咬𬌗线部位有一个不规则斑块状病损,呈灰白色,略高于黏膜面,触诊斑块质硬。脱落细胞检查:可见脱落细胞核增大,核浓染,核膜模糊。

诊断:口腔白斑。

诊断思路

(1)有长期吸烟史。

(2)根据患者的临床表现、病理检查,辅以脱落细胞检查可以诊断。

3)脱落细胞检查是刮取病变区表面细胞,经巴氏染色,可见脱落细胞核增大1～5倍,核浆比例增加,核浓染,细胞异形性,胞质空泡形成,核膜模糊等。

鉴别诊断

(1)白色角化症:长期受到机械或化学因素刺激而引起白色角化斑块,去除刺激后,病变可逐渐变薄,最后可消失。

(2)白色水肿:临床表现为透明的灰白色光滑的"面纱样"斑片,可以部分刮去,病变多见于前磨牙和磨牙的咬𬌗线部位。

(3)扁平苔藓:白斑与扁平苔藓鉴别诊断见表1-9。

表 1-9　白斑与扁平苔藓的病理学鉴别诊断

组织病理学	扁平苔藓	白斑
角化层	过度或不全角化层较薄	较厚
粒细胞、棘细胞层	棘细胞层增生轻或萎缩	粒层明显、棘层肥厚
基底细胞液化变性	（＋）	（－）
基底膜界限	模糊不清	清晰可辨
上皮细胞下水疱	可见	（－）
炎细胞浸润部位	固有层	固有层和黏膜下层
分布	密集呈带状	散在
组成	以淋巴细胞为主	淋巴细胞与浆细胞
上皮异常增生	偶见	多见

治疗

（1）去除局部刺激因素,戒烟。

对于非充血、糜烂型病损可用 0.1％～0.3％维 A 酸软膏或 1％维 A 酸衍生物——维胺酸局部涂抹,每天 1～2 次。病损较轻时应减量。

口服维 A 酸类药物,如维胺酯胶丸(成人每次 25～50 mg,每天 2～3 次,口服,持续用药 4～6 周)。

内服维生素 AD(鱼肝油丸)或维生素 A(每天 5 万单位)。

（2）因该患者的脱落细胞有早期癌变,故应及时采用激光、冷光或外科手术切除。

(二) 口腔扁平苔藓

【疾病特征】

1. 网状型:灰白色条纹稍高于黏膜表面,交织成网状,多见于双颊、前庭沟、咽旁等部位。

2. 环状型:灰白色微小丘疹组成细条纹,稍高于黏膜表面呈环形、半环形,可发生与唇红、双颊、舌缘、舌腹等部位。

3. 条纹状:由丘疹连接成线纹,可呈直线或波浪形,组成树枝状、线条状、条索状病损。多见于前庭沟、附着龈、口底、舌腹部、颊部、腭黏膜等部位。

4. 斑块型:斑块大小不一,形状不规则,类圆形或不规则形,一般较硬且隆起,多发生于舌背。

5. 丘疹型:为灰白色针头大小丘疹,稍高于黏膜,散在或成簇发生,四周可见其他形状条纹。

6. 水疱型:疱为透明或半透明状,周围有斑纹或丘疹,疱破溃后形成糜烂面。可发生在颊、唇、前庭沟及翼颌韧带处。

7. 糜烂型:糜烂周围有白色条纹或丘疹,疼痛明显。常发生与颊、唇、前庭沟、磨牙后区、舌腹等部位。

8. 萎缩型:多见于舌背,为略显淡蓝色的白色斑块,微凹下,舌乳头萎缩致病损表面光滑。

【诊断要点】

扁平苔藓以中年女性多见,病损大多左右对称,由粟粒大小的白色或灰白色丘疹组成的条纹构成网状、环状、树枝状、斑块状病损,病变区域与正常黏膜之间无清晰的界限。白色条纹间及四周可为正常黏膜或有充血、糜烂、溃疡。必要时可进行组织活检。

【治疗原则】

1. 心理治疗:加强与患者的沟通,帮助其调整心理状态。

2. 局部治疗

(1) 去除局部刺激因素,消除感染性炎症。

(2) 维 A 酸类药物:对于角化程度比较高的患者适用。

(3) 肾上腺皮质激素:局部应用安全性高,可制成软膏等使用。

(4) 抗真菌药物:对于迁延不愈的扁平苔藓,应注意白色念珠菌感染可能。

3. 全身治疗

(1) 免疫抑制剂:治疗期间应定期复查肝肾功能。

1) 口服肾上腺皮质激素:泼尼松每天 15～30 mg,共用 1～3 周。

2) 雷公藤和昆明山海棠:雷公藤多苷片,每天剂量为 0.5～1 mg/kg, 2 个月为 1 个疗程,共用 1～4 个疗程。昆明山海棠片每次 0.5 g,每天 3 次。

3) 羟氯喹(氯喹):成人口服羟氯喹每次 125 mg,每天 2 次。用药期间每 3～6 个月应做眼科检查,并注意血象变化。

(2) 免疫调节剂:如左旋咪唑、转移因子和多抗甲素等。

【案例分析】

患者男性,55 岁。

主诉:双侧颊黏膜溃烂,舌部白色病损 3 个月。

现病史:3 个月前不明原因出现双侧颊黏膜溃烂,伴有辛辣刺激食物刺激痛,自查时发现病变部位及舌背部可见白色网纹。

既往史:否认全身系统性疾病史,无药物过敏史。

检查:双颊黏膜大片白色珠光网纹,左颊部可见 2 cm×1 cm 糜烂面,鲜红色,周围可见白色不规则的花纹,舌背正中部位可见 1 cm×1 cm 的白色病损区,无隆起,损害区舌乳头萎缩。活检病理检查显示:上皮过度不全角化,基底层液化变性,固有层有密集淋巴细胞呈带状浸润。

诊断思路

(1) 双颊病变,病损左右对称。

(2) 病变呈网纹状,病理为口腔扁平苔藓的典型病理表现。

鉴别诊断

(1) 扁平苔藓与白斑的鉴别详见第十章。

(2) 扁平苔藓与盘状红斑狼疮病理鉴别:见表 1-10。

表1-10   扁平苔藓与盘状红斑狼疮病理鉴别

病理变化	盘状红斑狼疮	扁平苔藓
角化层	过角化,不全角化,角质栓	过角化/不全角化
棘细胞层	上皮变薄,棘层萎缩较显著	以增生为主,棘层也可萎缩,
炎细胞分布	散在浸润	淋巴细胞浸润带
胶原纤维	变性、分解断裂	
黏膜下层	血管四周有炎细胞浸润	血管四周少有炎细胞浸润
免疫荧光试验检查	基底膜区荧光带	基膜上下胶样小体荧光颗粒

治疗

(1) 局部治疗:①去除口内局部刺激因素,保持口腔卫生,避免继发感染。②局部应用含有皮质激素制剂。③局部糜烂渗出,可用确炎舒松 0.5 ml 局部注射,每周 1 次。有助于促进糜烂面愈合,减少渗出。④角化明显者可用 0.05% 维 A 酸制剂涂抹。

(2) 全身治疗:①糜烂、溃疡或疱型患者可用羟氯喹口服,每天 0.2～0.3 g;②长期不愈的广泛性糜烂者可应用皮质激素治疗;③可适用于中医中药治疗。

(三) 口腔盘状红斑狼疮

【疾病特征】

1. 下唇唇红黏膜为好发部位。初起为暗红色丘疹或斑块,随后形成红斑样病损,片状糜烂,直径为 0.5 cm 左右,中心凹陷呈盘状,周围有红晕或可见毛细血管扩张,在红晕外围为见放射状白色短条纹。

2. 病区亦可超出唇红缘而累及皮肤,唇红与皮肤界限消失。

3. 唇红糜烂形成血痂,常继发感染而合并灰褐色脓痂。

4. 口腔黏膜病损易累及颊黏膜,亦可发生在舌背、舌腹、牙龈及软、硬腭。病损往往不对称,边界较清楚,较周围黏膜稍凹陷,典型病损四周呈放射状细短白纹。

5. 皮肤病损:好发于头面部等外露部位。初始为皮疹,呈持久性圆形或不规则红色斑,稍隆起,边界清楚,表面有毛细血管扩张和灰褐色附着性鳞屑覆盖。典型病损常发生在鼻梁和鼻侧,以及双侧颧部皮肤所构成的、状似蝴蝶形的区域,故称为"蝴蝶斑"。

6. 全身症状:部分患者伴有全身症状,如胃肠道症状、不规则发热、关节酸痛或关节炎、淋巴结肿大、心脏病变、肾脏病变、肝脾肿大等。

【诊断要点】

1. 皮肤黏膜病损特点和实验室检查即可做出诊断依据。

2. 活检具有重要意义。取病变组织时间应选择在糜烂愈合后 2 周。免疫荧光检查对诊断及鉴别诊断有意义。

【治疗原则】

早期诊断和早期治疗,以避免转型、癌变的发生。

【案例分析】

患者女性,43 岁。

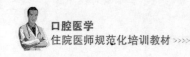

主诉:下唇溃烂、结痂1年。

现病史:1年前不明原因下唇开始溃烂,伴瘙痒、刺痛感觉。溃烂反复不愈,出血结痂,口服抗生素无效。随后鼻梁及面颊部出现红斑、丘疹,其上有鳞屑覆盖以及脱屑,有色素沉着。日晒后症状加重,在当地医院诊治,具体用药情况不详。发病以来精神欠佳。

既往史:否认全身系统性疾病史。无药物过敏史。

检查:下唇充血糜烂,覆盖有血痂,病损中央凹陷似盘状,周围有日光放射状白色条纹。唇红与周边皮肤分界不清楚。检查时创面易出血,鼻梁及双颊皮肤可见界限清楚的散在圆盘状红斑,中央微凹,周围皮肤色素沉着,状似蝴蝶,病损部位毛细血管扩张和鳞屑覆盖,去除鳞屑可见扩张的毛囊孔,取下的鳞屑状似图钉。

诊断:口腔盘状红斑狼疮。

诊断思路

(1)可发生于口腔黏膜的任何部位,以唇部尤其是下唇唇红部多见。

(2)典型损害为中央萎缩性红斑,周围组织隆起,环以放射状排列的纤细白色条纹。出现脱屑、糜烂。白色角化性斑块或斑点,毛细血管扩张等损害。

(3)陈旧性损害为白色萎缩性瘢痕。

(4)实验室检查少数病例出现抗核抗体或抗双链DNA抗体滴度阳性。

鉴别诊断

(1)慢性唇炎:特别是慢性糜烂性唇炎也好发于下唇,易与唇红部分的盘状红斑狼疮混淆。盘状红斑狼疮的唇红部损害可超过唇红缘,四周有白色放射状细纹。慢性唇炎有时也有白色纹,无放射状排列,病损不超出唇红缘。盘状红斑狼疮有皮肤病损,常位于头面部、上肢、胸部、颈部等,病损为红斑、毛囊角质栓、鳞屑、色素沉着或色素脱失、毛细血管扩张、萎缩等,而唇炎无皮肤病损。

(2)良性淋巴组织增生性唇炎:为好发于下唇的损害多见局限性淡黄色痂皮覆盖,其典型症状为阵发性剧烈瘙痒。组织病理表现为黏膜固有层淋巴细胞浸润,并形成淋巴滤泡样结构。

(3)扁平苔藓:扁平苔藓的皮肤病损呈对称性,发生于四肢伸侧或躯干,为浅紫色多角形扁平丘疹,患者自觉瘙痒。口腔黏膜损害为不规则形状的白色条纹或斑块,唇红部病损不超过唇红缘。盘状红斑狼疮的皮肤病损多发生于头面部、耳郭等,颧面部可有"蝴蝶斑"。病损呈圆形或椭圆形红斑,中央凹陷,毛囊孔扩张,鳞屑覆盖,有时鳞屑底面有角质栓。口腔黏膜损害呈圆形或椭圆形红斑或糜烂,中央萎缩变薄,四周有放射状细短白纹,唇红部病损往往超过唇红缘。

(4)与多形性红斑的鉴别见表1-11。

表1-11 盘状红斑狼疮与多形性红斑鉴别

鉴别要点	盘状红斑狼疮	多形性红斑
病因	不明确	不明确,可能是一种变态反应
年龄、性别	20~45岁,女性	青壮年,与性别无关
发病情况	发病缓慢,慢性病程	发病急骤,病程为2~6周

续　表

鉴别要点	盘状红斑狼疮	多形性红斑
前驱症状	无	头痛、发热、倦怠等
光敏感	有	无
好发部位	口腔:下唇唇红 皮肤:颜面部,以两颊、颧部、鼻部等暴露部位为主,常呈蝶形;其次为头皮和耳郭	口腔:下唇唇红 皮肤:颜面、头颈、手掌、足背及四肢伸侧
口腔病损	桃红色盘状红斑,周围有白色放射状花纹,易糜烂	大面积糜烂,有灰色假膜,无白花纹,唇红部大量血痂
皮肤损害	盘状红斑,附有鳞屑,可有角质栓,毛细血管扩张	虹膜状红斑或靶形红斑
组织病理	上皮萎缩为主	上皮内或上皮下疱
预后	一般良好,但有极少数可转呈 SLE	良好,但可复发,重症患者可伴有多窍性损害
癌变情况	为癌前病变,极少数可癌变	无癌变

治疗

（1）避免或减少日光照射。唇红部非糜烂性损害可涂抹5％二氧化钛软膏、5％对氨基苯甲酸酊、氧化锌糊剂等起遮光作用。

（2）局部治疗:对于局灶性的充血性糜烂,可用糖皮质激素的局部封闭疗法。环孢素A、他克莫司等免疫抑制剂的使用,0.1 mg/100 ml 他克莫司含漱液或复方环孢素 A 含漱液,含漱,每天 3 次。

（3）全身治疗

1）羟氯喹:是治疗盘状红斑狼疮的一线药物,使用方法为一次 100～200 mg,每天 2 次。

2）昆明山海棠和雷公藤:昆明山海棠一次 0.5 g,每天 3 次。雷公藤多苷片,每天 0.5～1 mg/kg。

3）糖皮质激素:在服用羟氯喹、雷公藤效果不明显时,可使用泼尼松,每天 10 mg。

4）沙利度胺:每天 100 mg,可加大剂量达每天 400 mg,每 4 周剂量减半或间断服用。

六、唇舌疾病

（一）慢性唇炎

【疾病特征】

1. 慢性脱屑性唇炎

（1）唇红部干燥、开裂,有黄白色或褐色脱屑、脱皮或细鳞屑。

（2）轻者有单层散在性脱屑,重者鳞屑重叠密集,可无痛地轻易撕下屑皮,暴露鳞屑下方鲜红的"无皮样"组织。

（3）继发感染时局部刺痛或灼痛。病情反复,持续数月甚至数年不愈。

2. 慢性糜烂性唇炎

（1）上下唇红部反复发作,表现为渗出、糜烂、结痂和剥脱。

（2）痂皮剥脱后形成出血性创面，伴有灼痛和发痒。

（3）病损部皲裂、渗出和结痂交替，使唇红部肿胀或慢性轻度增生，颌下淋巴结肿大。

（4）局部可暂时愈合，但常复发。

【诊断要点】

1. 慢性脱屑性唇炎唇红部干燥、开裂、脱屑、脱皮。有继发性感染时呈轻度水肿充血，局部灼痛。

2. 慢性糜烂性唇炎唇红部反复糜烂、渗出、结痂、剥脱。唇红部肿胀或慢性轻度增生，颌下淋巴结肿大。

【鉴别诊断】

1. 干燥综合征：唇红部干燥、皲裂和脱屑，伴有口干、眼干且合并结缔组织病等。

2. 慢性光化性唇炎：好发于夏季，与暴晒程度相关，脱屑呈糠状，痒感不明显。

3. 念珠菌感染性唇炎：唇部干燥脱屑，无假膜糜烂等表现。常伴有念珠菌口炎和口角炎。实验室检查可发现念珠菌。

【治疗原则】

1. 避免刺激因素，如咬唇、舔唇；戒烟酒，忌辛辣；避免风吹、寒冷刺激，保持唇部湿润。

2. 慢性脱屑性唇炎可用抗生素或激素类软膏，如金霉素眼膏、肤轻松软膏局部涂布。进食前用温水将残留的软膏洗净，然后涂布医用甘油。

3. 慢性糜烂性唇炎以湿敷为主要治疗手段。用浸有 0.1% 利凡诺溶液、3% 硼酸溶液、生理盐水等消毒抗炎溶液，或清热解毒中药药液的消毒纱布湿敷于患处，每天 1～2 次，每次 20 分钟。直至结痂消除，渗出停止，皲裂愈合，然后才能涂布软膏类药物。

4. 唇部湿敷联合微波治疗适合慢性糜烂性唇炎。

5. 局部注射曲安奈德（确炎舒松），有助于促进愈合，减少渗出。每周 1 次，每次 0.5 ml。

6. 中医中药治疗，强调祛风清热、补血润燥、淡渗利湿的原则。

【案例分析】

患者女性，23 岁。

主诉：下唇干燥、脱皮伴刺痛 2 个月。

现病史：2 个月前下唇红肿、疼痒，继而干燥、脱皮。时轻时重，反复发作。用过润唇膏，效果不明显。无明显诱因。有喜辣食习惯。

既往史：否认全身系统性疾病，无药物过敏史。

检查：下唇唇红部干燥、开裂、脱屑，唇部未扪及肿大腺体，颌下淋巴结无肿大。无口干、眼干及结缔组织病。发病前无日光暴晒史。

诊断：慢性脱屑性唇炎。

诊断思路

（1）患者下唇唇红部干燥、开裂、脱屑，病程反复，提示为慢性唇炎。

（2）无日光暴晒史，可与光化性唇炎鉴别。

（3）患者下唇黏膜未扪及肿大腺体，且唇部无肥厚，可与腺性唇炎鉴别。

治疗

（1）避免刺激因素，如咬唇、舐唇等不良习惯，戒烟酒，忌辛辣。

（2）抗生素软膏或激素类软膏，如金霉素软膏、肤轻松软膏局部涂布。

（二）口角炎

【疾病特征】

1. 对称性双侧口角区皮肤黏膜皲裂，常呈水平状。口角区皮肤被唾液湿润而呈苍白色。可有渗血、结痂或脓痂，或有糜烂。

2. 自觉口角瘙痒和疼痛。

3. 与病因有关的其他症状：可伴有舌炎、唇炎（营养不良性口角炎）；颌间距离过短，面下 1/3 变短的老年人（皱褶性口角炎）；以及白色念珠菌感染症状（真菌性口角炎）；口角糜烂、化脓、结痂（细菌性口角炎）。

【诊断要点】

1. 口角区炎症临床表现为诊断依据。

2. 结合其他症状，如唇舌部损害、全身症状、细菌培养、念珠菌镜检等可以明确诊断。

【治疗原则】

1. 病因治疗

（1）营养不良、维生素缺乏引起的口角炎：维生素 B_2，口服或肌内注射。

（2）颌间距离过短引起的口角炎：可做正常颌间距离的修复体或矫正器，减少口角区皱褶。

（3）白色念珠菌感染引起的口角炎：氟康唑每天 100 mg 口服。

（4）细菌感染引起的口角炎：根据细菌培养或药敏试验结果选用抗生素。

2. 对症治疗

（1）给予复方硼砂、氯己定及碳酸氢钠漱口液等局部清洁。

（2）无渗出时可涂布肤轻松软膏。

（3）白色念珠菌感染者可涂布 5％克霉唑软膏。

【案例分析】

患者男性，67 岁。

主诉：双侧口角皲裂、疼痛 2 周余。

现病史：双侧口角张口疼痛，易裂口，时有出血。

既往史：有糖尿病史，2 个月前因胃溃疡出血而入院治疗。

检查：双侧口角区皮肤黏膜皲裂，有渗血并结痂。口内无义齿，牙齿咬𬌗正常。

诊断：口角炎。

诊断思路

（1）根据患者临床表现可以明确诊断为口角炎。

（2）根据患者有糖尿病病史及消化道出血史，可以判断为营养不良性口角炎。

（3）根据细菌培养和镜检，判断是否合并感染。

治疗

（1）口角病损区湿敷，去除痂皮。

（2）局部治疗同上述治疗原则。

（3）全身治疗补充维生素 B_2、叶酸等。

（三）地图舌

【疾病特征】

1. 儿童多见。好发于舌背、舌缘和舌尖。病损由中央区和周边区组成。

2. 中央区丝状乳头萎缩微凹，黏膜充血，表现为表面光滑的剥脱样红斑。周边表现为丝状乳头增厚、呈黄白色弧线状分布。

3. 病损初起为小点状，逐渐扩大为地图样。病损有萎缩和修复同时发生的特点，使病变位置和形态不断变化，似在舌背上"游走"。

4. 病程有自限性，但可复发。

【诊断要点】

舌背部病损呈地图状形态，边扩展边修复，不断游走，即可诊断。

【鉴别诊断】

1. 扁平苔藓：以白色细小条纹损害为主，无游走变位特征。

2. 萎缩性舌炎：初始发生的舌乳头萎缩多在舌背中后方，逐渐发展至整个舌背。周边无明显增生高起的舌乳头。

3. 舌部红斑萎缩型念珠菌病：常伴有口干、烧灼感、口角炎，病损区涂片可见念珠菌菌丝。

【治疗原则】

1. 无明显不适者，一般无需治疗。

2. 避免局部刺激因素。

3. 口服维生素 B 族及烟酰胺药物。

4. 伴有沟纹舌和念珠菌感染，给予局部抗炎和对症治疗。可用 2% 碳酸氢钠溶液漱口，保持口腔清洁。

5. 心理疏导，消除恐惧心理。

6. 保持口腔卫生

【案例分析】

患儿男性，6 岁。

主诉：发现舌背部红色不规则斑块 2 个月。

现病史：舌背部红色斑块，位置不固定，时大时小，无疼痛不适。平时无明显偏食。

既往史：无系统性疾病及药物过敏史。

检查：舌背部红色不规则红色病损，丝状乳头萎缩。病损周边丝状乳头增厚，呈白色弧线状分布，与周围正常黏膜有明显边界。无触痛。

诊断：地图舌。

诊断思路：小儿患者，舌背部地图状形态不断游走，即可诊断为地图舌。

治疗

（1）避免局部刺激因素。

(2) 保持口腔卫生

(3) 无需药物治疗。

七、性传播类疾病

(一) 艾滋病的口腔损害

【疾病特征】

1. 口腔念珠菌病：是 HIV 感染的最初表现，临床表现为红斑型、假膜型、增生型白色念珠菌病及口角炎，病情反复或严重。

2. 口腔黏膜毛状白斑：是一种发生在口腔黏膜的白色绒毛状病变，对艾滋病有高度提示性。损害为斑块状或皱褶状，大小不一，不易擦掉。好发于舌缘的白色或灰白色斑块，有时可扩展到整个舌背面或蔓延至舌腹部。实验室检查可见白色念珠菌和菌丝。

3. 口腔卡波西肉瘤：好发于腭部和牙龈，呈单个或多个褐色、红色或蓝色、紫色的斑块及结节，可出现分叶、溃疡或出血。牙龈病损可表现为牙龈瘤样表现。

4. 与艾滋病相关的牙周病变

(1) 牙龈线性红斑：沿游离龈出现界限清楚的火红色线状充血，附着龈可有点状红斑。有自发性出血或刷牙后出血，患者口腔卫生情况良好。

(2) 艾滋病相关牙周病变：牙周附着短期内迅速丧失，进展快，但牙周袋不深，最后牙齿松动脱落。

(3) 急性坏死性牙龈炎：口内有特殊腐败恶臭。牙龈火红、水肿，龈缘及龈乳头有灰黄色坏死组织，极易出血。

(4) 坏死性牙周炎：以牙周软组织的坏死和缺损为特点，疼痛明显，牙松动。

5. 坏死性口炎：广泛的组织坏死，骨外露和坏死，严重者似走马牙疳。

6. 口腔病毒感染：单纯疱疹往往病情重、病程长、反复发作。带状疱疹主要沿三叉神经分布，病情严重持续时间长，甚至为播散性，预后不良。

7. 非霍奇金淋巴瘤：为确诊艾滋病的指征之一。常以颈、锁骨上淋巴结无痛性肿大为首要表现。口内损害好发于软腭、牙龈、舌根等部，为固定而有弹性的红色或紫色肿块。需通过分子生物学、免疫组化等技术进行确诊。

8. 口腔其他表现：突发性单侧或双侧颏神经分布区麻木；无原因的全口牙痛；复发性阿弗他溃疡；腮腺和颌下腺弥散性肿大；口腔软组织菜花状、扁平状和刺状乳头状瘤和疣。

【诊断要点】

根据疾病特征、HIV 感染史和实验室检测即可明确诊断。

【鉴别诊断】

1. 边缘性龈炎：龈缘的充血由菌斑和牙结石引起，去除菌斑和牙结石后充血消退。而 HIV 感染者的牙龈线性红斑对局部洁治无效，HIV 抗体检测阳性。

2. 口腔念珠菌病：一般多见于老人和婴幼儿，有诱因。而 HIV 感染者发生的白色念珠菌病多见于中青年人，无明显诱因，病情严重而反复。需进行 HIV 抗体检测。

3. 口腔白斑病和斑块型扁平苔藓：白斑临床表现为皱纸型、疣状结节型及颗粒型，病理

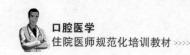
检查可伴有不同程度的上皮异常增生。舌部斑块型扁平苔藓为蓝白色、常伴舌背丝状乳头萎缩。颊部损害为白色网纹,病理检查可见基底细胞液化变性、固有层内淋巴细胞带状浸润等特征性表现,HIV抗体阴性。

4. 单纯疱疹、三叉神经带状疱疹:两病有自限性,病程为2周左右。艾滋病患者发生的疱疹损害病情严重,病程长达1个月以上。

5. 成人牙周炎:病情发展慢,治疗反应好。与艾滋病相关的牙周病病情发展迅速,短时间内迅速发生严重而广泛的牙周软组织破坏,骨吸收和附着丧失特别严重,牙齿呈进行性松动。

【治疗原则】

1. 对艾滋病患者进行抗病毒治疗,针对机会性感染和肿瘤进行治疗,以及支持对症治疗,并增强免疫功能。

2. 艾滋病患者口腔白色念珠菌可局部或全身使用抗真菌药物,碱性漱口液含漱。

3. 毛状白斑:局部可用维A酸和抗真菌剂。

4. Kaposi肉瘤:采用手术切除、烧灼刮除或冷冻治疗,可同时配合放疗、局部化疗。

5. 口腔疱疹:单纯疱疹可用阿昔洛韦每天200~800 mg,口服5天;或5~10 mg/kg,每8小时静脉滴注,连用5~7天。伴生殖器疱疹者,疗程延长至10天。带状疱疹可用阿昔洛韦每天800 mg或5~10 mg/kg,每8小时静脉滴注,连用7~10天。

6. 艾滋病患者的龈炎、牙周炎及坏死性口炎要进行常规洁刮治术,术后用氯己定溶液含漱。若病情严重,同时口服甲硝唑200~300 mg,每天3次,阿莫西林500 mg,每天3次,疗程为7~14天。

7. 乳头状瘤可采用手术切除或电烙、激光治疗,有复发的可能。

【案例分析】

患者男性,47岁。

主诉:牙龈出血6个月。

现病史:最近6个月牙龈经常出血,自行使用三七止血药止血。服用抗生素并采用漱口水效果不佳。2年前曾行牙周洁治。近2个月有低热。

既往史:全身乏力,一直在外院内科诊治。

检查:全口龈缘红肿充血,充血区宽约2 mm,牙齿无松动,未探及牙周袋,牙石少量。

外院实验室检查:HIV抗体检测阳性。

诊断:艾滋病,HIV相关龈炎。

诊断思路

(1) 仔细询问病史及全身情况,尤其是HIV抗体检测阳性可以明确诊断为艾滋病。

(2) 根据患者口腔临床表现,结合艾滋病的诊断,确诊为艾滋病相关牙龈炎。

治疗

(1) 根据我国艾滋病防治管理条例,应该由艾滋病防疫机构负责艾滋病原发病治疗,由口腔科负责口腔相关症状进行对症治疗。

(2) 检查血常规及凝血功能。

(3) 常规洁治术,因为艾滋病患者常有出血倾向,操作时动作要轻柔。

（4）术后氯己定漱口水含漱，同时口服甲硝唑和阿莫西林，疗程为 7～14 天。

（二）口腔梅毒

【疾病特征】

获得性梅毒（后天梅毒）

1. 一期梅毒

（1）主要症状为硬下疳，为圆形或椭圆形的单个无痛性溃疡，直径 1～2 mm，边缘清楚，周边隆起，基底平坦，肉红色，表面有少量浆液分泌物。

（2）腹股沟或患处附近淋巴结可肿大，常为数个，大小不等，质地硬，不粘连，无疼痛。淋巴结穿刺检查有大量的梅毒螺旋体。

（3）唇部下疳是一期梅毒最常见的口腔损害。唇及周围组织肿胀，其表面有黄色薄痂或为光滑面，可形成溃疡，触之较硬，颌下淋巴结肿大。

（4）舌部下疳多位于舌前，表面光滑呈粉红色，覆以灰白色假膜，触之稍硬，无痛，颏下及颌下淋巴结肿大。

2. 二期梅毒

（1）梅毒性黏膜炎，好发于颊、舌、腭、扁桃体、咽及喉部，表现为黏膜充血、红肿、糜烂和溃疡。伴有灼痛、口干等表现。损害如果累及声带，可有声音嘶哑或失声。

（2）梅毒黏膜斑，二期梅毒的特征性损害，可发生在口腔黏膜的任何部位，以唇黏膜最多见，其次为颊、舌和牙龈。损害为灰白色、光亮而微隆的斑块，易发生糜烂，表面覆盖灰白色假膜，周围有红晕。

3. 三期梅毒（晚期梅毒）

（1）皮肤损害主要为结节性梅毒疹和树胶肿。

（2）口腔黏膜损害主要是三期梅毒舌炎、舌白斑和树胶肿。

梅毒性舌炎呈萎缩性舌炎的表现。有时为分叶状，伴沟裂，表现为弥散性间质性舌炎。舌白斑易恶变为鳞癌。

硬腭树胶肿可造成口腔与鼻腔穿通，影响发声和吞咽功能。舌树胶肿好发于舌背，损害中央逐渐软化，如穿破可形成不规则的穿凿性溃疡，严重者造成组织缺损，影响舌体功能。

【诊断要点】

1. 各期的临床表现特征。

2. 不洁性交史、下疳史。

3. 实验室检查：梅毒螺旋体检查、梅毒血清试验和脑脊液检查。

【鉴别诊断】

1. 发生在唇舌部的硬下疳应与鳞癌相鉴别。从病史、梅毒血清学检查及活体组织学检查等方面进行区分。

2. 二期梅毒黏膜斑应与白斑、白色角化病、扁平苔藓、盘状红斑狼疮相鉴别。可从病史、皮肤与黏膜的临床表现、梅毒血清学检查、抗生素治疗效果等方面进行区分。

3. 硬腭树胶肿应与牙源性脓肿、恶性肉芽肿相鉴别。

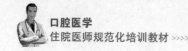
【治疗原则】

1. 诊断要明确,药物剂量要足够和规则,治疗后需追踪观察。

2. 首选青霉素,根据不同阶段及不同临床表现,选择不同的剂型、剂量和疗程。

【案例分析】

患者男性,48 岁。

主诉:下唇肿大变硬 3 个月。

现病史:下唇肿大,触之较硬,似软骨样,有时表面溃破,无痛痒。

既往史:否认系统性疾病。有冶游史。

检查:下唇肿胀,触之硬,表面黄色薄痂,颌下淋巴结肿大,梅毒血清学测试阳性,HIV阴性。

诊断:梅毒。

诊断思路

(1) 有冶游史,梅毒血清学测试阳性,可以明确诊断。

(2) 唇部的临床表现为唇下疳。

治疗

(1) 苄星青霉素 G 240 万单位,每周 1 次,共 3 次。普鲁卡因青霉素 G 肌注,每次 80 万单位,每天 1 次,连续 10～15 天,总量 800 万～1 200 万单位。

(2) 青霉素过敏者,可选用头孢曲松钠,每次 1.0 g,静滴。连续 10～14 天。

(三) 口腔淋病

【疾病特征】

1. 男性主要表现为淋菌性尿道炎。

2. 女性主要表现为淋菌性阴道炎、宫颈炎。

3. 淋菌性口炎,主要发生在有口交史的患者。

4. 淋菌性咽炎。

【诊断要点】

根据病史、临床表现和实验室检查进行诊断。

【鉴别诊断】

1. 急性球菌性口炎,临床上以形成假膜为特征。通过涂片检查和细菌培养可明确诊断。

2. 急性念珠菌性口炎,通过念珠菌涂片可明确诊断。

3. 急性坏死性龈口炎,发生于营养不良或免疫力低下的儿童和成年人。坏死区涂片和革兰染色可见大量螺旋体和梭形杆菌。

【治疗原则】

1. 早期诊断,及时治疗。

2. 用药规则,剂量足够。

3. 注意有无其他性病及支原体、衣原体感染。

【案例分析】

患者男性,52 岁。

主诉:口腔黏膜糜烂疼痛 1 周。

现病史:患者 10 天前突发尿道炎,经泌尿科检查诊断为淋菌性尿道炎。约 1 周前口腔黏膜糜烂。

既往史:无系统性疾病,有不良性交史。

检查:上腭黏膜充血、糜烂,上有黄色假膜覆盖。淋球菌培养阳性。

诊断:淋菌性口炎。

诊断思路

(1) 详细询问病史,根据临床表现和实验室检查进行诊断。

(2) 淋球菌培养阴性,如病史和体征可疑者,可检测淋球菌 DNA,或直接免疫荧光检查协助确诊。

治疗

(1) 头孢曲松钠每天 250 mg,1 次肌注。

(2) 口腔局部应用消炎含漱剂、抗生素搽剂。

(3) 临床症状和体征全部消失为治愈。治疗结束后 4~7 天内,淋球菌复查阴性。

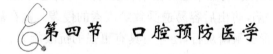

第四节 口腔预防医学

一、口臭

【疾病特点】

口臭通常是全身或局部疾病所反映出来的一种症状,是呼吸时从口腔呼出恶臭的总称,有全身和局部病理性和非病理性因素,其中与口腔健康状况密切相关。

如口腔卫生不良、广泛的龋病、牙龈炎、牙周炎、牙间食物嵌塞、黏膜溃疡性口炎、多毛舌、裂纹舌、大量吸烟、拔牙创伤愈合期、溃疡坏死组织等,其中成年人慢性牙周病是口臭的主要原因,此外,通过瘘管向口腔引流的牙源性囊肿也会引起口臭。

【预防与治疗】

只有明确诊断并治疗引起口臭的疾病,才能根除口臭。大多数口臭是由口腔局部因素引起的,首先需要治疗龋病、恢复牙间接触点、全口洁治、根治牙周袋、拔除不能修复的牙齿以及矫正其他牙𬌗缺陷,其次要指导患者改善口腔卫生,每天早晚坚持刷牙,饭后漱口,尽可能减少食物残渣的积聚和腐败,减少唾液停滞,减少蛋白质的分解产物,这样可以治疗大部分口臭的患者。

凡有口臭者,平时应格外注意劳逸结合,避免过劳;尽量戒烟,要避免酗酒;少吃刺激性食物;注意大便通畅,防止便秘;平时应养成良好的口腔卫生习惯,勤漱口刷牙等,这些措施均可预防口臭的发生。

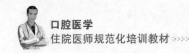
二、营养与口腔疾病

(一) 营养与龋病

营养对牙齿的影响主要分为两个阶段:牙齿萌出前和牙齿萌出后。

1. 牙萌出前的影响:在牙齿正形成与发育还未萌出的阶段,营养对牙的主要影响是改变牙齿的抗龋或易感龋的化学成分,如牙内葡糖蛋白含量增加,可能使牙齿结构脆弱,容易发生早期龋坏;如胎儿、儿童营养不良可导致釉质发育缺陷,增加对龋的易感性。

2. 牙萌出后的影响

(1) 碳水化合物与龋病:实验研究表明,食物中的糖类(碳水化合物)与龋病的发生呈明显的正相关,尤其是单糖与双糖,其分子量小,能迅速渗入牙菌斑内,被细菌直接利用,所以单糖和双糖被认为是致龋性很强的糖类,特别是蔗糖,其致龋性的强弱顺序如下:蔗糖>葡萄糖>麦芽糖、果糖>乳糖、山梨醇>木糖醇。

(2) 蛋白质、脂肪饮食与龋病:如果蛋白质供应不足,可造成牙齿的形态和萌出模式的改变,或牙齿对龋病的易感性增加;同时也可导致唾液腺发育异常从而使牙齿失去唾液的保护防御能力而易感龋。高脂肪饮食有抗致龋微生物的作用,形成的薄层脂肪分子覆盖于牙齿的表面,可以防止牙齿脱钙,减少龋病的发生。

(3) 矿物质和维生素与龋病:如果在牙齿生长发育期间缺乏钙和磷,牙齿在萌出前则出现釉质钙化不良和结构缺陷,萌出后容易遭受致龋因素的侵袭。氟在龋的预防中有重要作用,主要是在牙齿的表面形成氟磷灰石,使牙齿具有更强的抗酸能力。维生素 D 缺乏时,牙釉质和牙本质基质不能正常钙化。当维生素 C、维生素 B_6 缺乏时,可导致牙齿的抗龋力降低。

(二) 营养与牙周病

保护牙周健康的营养素有蛋白质、维生素 C、维生素 B 族、维生素 A 以及矿化营养素,如维生素 D、钙、磷等,主要因素有:①牙龈黏膜上皮的代谢需要一定量的维生素 A;②牙周膜中的结缔组织需要蛋白质与维生素 C,以便合成适当的胶原;③所有钙化组织,如支持牙的牙槽骨、根部牙骨质的矿化都需要适当的钙、磷和维生素 D;④牙周膜内的血管组织与其他任何组织一样,受到铁和叶酸的影响。营养不平衡可降低牙周组织对炎症及其最终损伤的抵抗力。

(三) 营养与口腔黏膜病

口腔黏膜病病因复杂,与营养缺乏、代谢障碍、免疫功能减退等密切相关,常是全身性或系统性疾病的口腔症状或先兆。口腔黏膜对营养缺乏的反应较为敏感,尤其是维生素缺乏,如 B 族维生素(B_1、B_2、B_{12})、维生素 A、维生素 C、叶酸及缺铁性贫血,均可引起较多类似口腔疾病的表现,如口角炎或口角裂纹、唇炎、舌炎、牙龈炎,还伴有许多口腔症状,如口腔黏膜充血、红肿、烧灼感、感觉过敏、疼痛、舌水肿等,甚至出现口腔疱疹、舌溃疡、吞咽困难等,严重影响进食和咀嚼。维生素 B_1 缺乏还可引起口腔颌面部神经炎。维生素 A 缺乏可表现为口腔白班。

（四）营养与口腔感染、创伤

1. 营养与口腔感染：感染能导致营养不良，而营养不良又能使感染过程恶化。当营养缺乏时，机体的防御屏障可不同程度地受到影响，皮肤、黏膜组织抵抗力下降，使口腔感染的机会增加，也可加重口腔感染的程度。

2. 营养与口腔创伤：一方面，营养不良可以降低口腔黏膜上皮的防御功能，使其容易遭受物理化学性损伤和其他原因引起的创伤；另一方面，口腔颌面部创伤影响营养素摄取。任何创伤愈合时，及时供给蛋白质均有助于胶原的合成、成纤维细胞与成骨细胞的形成。补充蛋白质还可以纠正创伤或术中的蛋白质损失，加速恢复，以及增加机体的免疫功能。

（五）与营养不良有关的口腔表征

1. 唇：维生素 B_2、烟酸与铁缺乏时，最常见的唇部症状是唇干裂及口角病损。

2. 牙：除了龋齿、氟牙症之外，还可出现线型釉质发育不全、黑色牙、错位牙。

3. 牙龈：维生素 C 缺乏病型表现为牙龈发红，呈海绵状，牙间龈乳头水肿和自发性出血。

4. 舌：舌实质与颜色的改变可以反映许多病理情况。慢性舌炎大部分与复合维生素 B，特别是烟酸、维生素 B_2、叶酸和维生素 B_{12} 缺乏有关；慢性铁缺乏也可诱发舌炎的发生。

三、牙周病的分级预防

【目的】
消除致病的始动因子及促进疾病发展的危险因素。

【原则】
牙周病的预防和控制应遵循三级预防的原则。

【内容】

1. 一级预防：亦称病因预防，是指在牙周组织受到损害之前防止致病因素的侵袭，或致病因素已侵袭到牙周组织，但尚未引起牙周病损之前立即将其去除。一级预防是最积极、最有效的预防措施。一级预防要定期进行口腔卫生保健，定期对牙周组织进行常规检查，最好每 6 个月一次，发现问题及时处理，以达到有效控制和消除菌斑、预防牙周病的目的。

2. 二级预防：亦称"三早预防"，即早期发现、早期诊断、早期治疗。它是在牙周疾病初期采取的预防措施。二级预防旨在减轻已发生的牙周组织病变的严重程度，控制其发展。其效果是在一级预防基础上取得的，长期效果与患者是否能长期坚持各种预防措施有关。

3. 三级预防：预防的对象是晚期牙周炎患者，即牙周组织病变已发展至较严重的程度，需做深袋刮治术、龈切除术或翻瓣术等复杂牙周治疗预防继发病或后遗症者，称为三级预防。三级预防旨在用各种药物和牙周手术方法最大限度地消除牙周组织病损，防止功能障碍，以义齿修复缺失牙，重建功能，并通过随访、精神疗法和口腔健康的维护以维持其疗效，

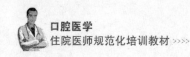
预防复发。同时,还应治疗相关的全身性疾病,如糖尿病、血液病、营养缺乏症,增强牙周组织的抵抗力和牙周组织的再生修复能力。牙周病的三级预防见表1-12。

表1-12 牙周病的三级预防(Grant、Stem和Eventt 1979)

一级预防		二级预防	三级预防	
促进健康	特殊性防护措施	早期诊断和早期治疗	防止功能障碍	康复
健康教育	训练控制菌斑方法	定期X线检查	治疗牙周脓肿	修复丧失的牙槽嵴和失牙,改善美观和功能
启发患者的主观能动性	有效的口腔卫生措施,刷牙、牙线、牙间清洁器	定期口腔检查	袋内刮治和根面平整	
定期口腔检查	去除不良修复	促进早期牙周损害的治疗、消除牙周袋	牙周手术治疗	
口腔卫生训练	纠正不良的习惯	促进所有牙周损害的治疗	松动固定	
足够的营养	恢复牙龈和骨质的形态	治疗与牙周病有关的其他口腔病损	拔除不能保留的患牙	
饮食调节 健康的生活条件	平面咬𬌗			

四、口腔癌的预防

口腔癌预防的含义包括:预防口腔癌的发生、预防口腔癌对邻近组织的损害、预防口腔癌的转移、预防因口腔癌丧失生命。

1. 减少致癌因素:吸烟及饮酒与口腔癌发生有明显的相关性,建议停止使用或减少到最低限度的使用是极为重要的。饮食上应减少脂肪摄入量,增加蔬菜、水果,平衡饮食;不饮过热的饮料。另外,应去除口腔内形成的和外来的各种慢性刺激因素,如及时处理残根、残冠、错位牙以及磨平尖锐的牙尖,去除不良修复体和不良的局部或全口义齿,以免口腔黏膜经常损伤和刺激。

2. 处理癌前病变:癌前病变是指有可能发展成癌的一种病理变化。许多口腔癌在发生前,都存在不同形式的癌前病变。最常见的口腔癌前病变有白斑、红斑和乳头状瘤,其他常见的癌前病变还有扁平苔藓、黑色素斑痣、疣、慢性溃疡、皲裂、瘢痕、瘘管、角化不良等。对于已经出现的病变,应该及早治疗,严密随访,一旦怀疑为癌前病变,应立即接受活组织检查和相应的治疗。

3. 发现早期症状:①久治不愈的慢性溃疡(不是指时愈时发或部位变迁的慢性溃疡)或因残根、残冠、不良义齿长期刺激引起的慢性创伤溃疡亦有癌变的可能;②长期不愈,且有日益加剧的疼痛,常伴随溃疡的病变;③进行性长大,活动度差的肿块,则应及时就诊;④颌骨内的恶性肿瘤,如侵犯感觉神经,可出现唇部麻木感;⑤对原因不明的区域性牙齿松动或移位引起的倾倒,往往考虑有无肿瘤存在;⑥腮腺区癌可侵犯面神经引起面部表情肌瘫痪,其不是突然出现而是逐渐发生的。

4. 加强防癌教育,提高公众对口腔癌警告标志的认识。

5. 定期防癌检查:是为了早期发现并提高早期治疗率,一般有较长的存活期和较好的生命质量。

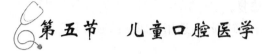

第五节　儿童口腔医学

一、乳牙龋病

【疾病特点】

1. 龋患率高,发病早。

2. 龋患牙位多。

3. 邻面龋发生率高。

4. 龋蚀范围广。

5. 进展快。

6. 自觉症状不明显。

7. 充填率低,充填后继发龋多。

8. 治疗难度大。

【特殊临床类型】

1. 奶瓶龋:长期人工喂养所致。好发牙面:上颌乳切牙唇面。病变特点:快速进展成广泛性龋。

2. 环行龋:发生于牙冠中 1/3 至颈 1/3,累及乳前牙唇面、邻面,围绕牙面,破坏广泛呈环状。

3. 猖獗龋:又称猛性龋,短时间内累及全口多颗牙齿的多个牙面,甚至不易患龋的下颌前牙、牙尖牙嵴。受累患牙很快形成龋洞,进而发展成牙髓炎、根尖周炎,最终形成残冠、残根。

【诊断要点】

无明显牙痛症状,查及牙体龋损,包括牙体色泽、形态及质地改变,可探及腐败软化牙本质,未探及穿髓点,冷诊检查牙髓活力正常,无叩痛及牙龈色泽正常。

【鉴别诊断】

1. 牙髓炎:有自发痛,牙髓活力异常。

2. 釉质发育不全:釉质表面有不同程度的实质性缺陷,甚至牙冠缺损,可呈黄褐色改变,探诊时损害局部硬而光滑,病变呈对称性,这些特征均有别于浅龋。

3. 根尖周炎:急性根尖周炎有明显的叩痛,可伴牙松动、牙龈红肿,牙髓活力迟钝或无活力,慢性根尖周炎可伴牙龈瘘管,X 线摄片显示有根尖阴影。

【治疗原则】

1. 乳前牙的修复

（1）单面或复面龋洞：可选用复合树脂或玻璃离子水门汀进行充填修复。

（2）龋损范围广、切角和切端有缺损：可用复合树脂行冠成形术。

2. 乳磨牙的修复

（1）单面龋：选用复合树脂、玻璃离子水门汀或银汞合金行充填修复。

（2）复面龋：除可用复合树脂、玻璃离子水门汀或银汞合金充填修复外，尚可选用银合金金属或复合树脂做嵌体修复。

（3）多面龋、龋损广、牙冠缺损多：选用金属成品冠修复。

3. 乳牙深龋的治疗

（1）无牙髓病症状，接近露髓的深龋，尽可能用深龋再矿化治疗后修复。

（2）无牙髓病症状，去除龋组织时露髓，做活髓切断术后修复。

4. 维护治疗

（1）针对患儿的患龋现状和龋病活跃性检测结果进行分析、归类。

（2）无龋或龋病活跃性弱者：行口腔卫生教育、刷牙指导、定期检查、局部应用氟化物和窝沟封闭剂。

（3）患龋严重、龋病活跃性强者：进行口腔卫生教育，结合菌斑染色强化刷牙指导、饮食及其习惯的指导，每3～6个月定期检查，局部应用氟化物和窝沟封闭剂，修复治疗时考虑抑制继发龋发生的措施。

【案例分析】

患儿男性，3岁。

主诉：上前牙变色伴缺损1月余。

现病史：1个月前家长发现患儿上前牙变黄，近日出现牙齿缺损，否认自发痛、夜间痛及冷热刺激痛。

既往史：否认全身系统性疾病史，无药物过敏史。

检查：51、61近中邻面龋伴切角缺损，色素沉着，探及软化牙本质，深度约2 mm，探诊敏感，未探及穿髓点，无叩痛，冷诊牙髓活力正常，牙龈无红肿，X线片显示51、61近中缺损较大，近髓腔，且髓腔大，根尖无阴影。

诊断：51、61深龋。

诊断思路

（1）患儿牙体有缺损，但无自发痛、夜间痛、冷热刺激痛等症状，提示牙髓暂无炎症发作。

（2）临床检查发现龋洞，达牙本质深层，色素沉着，质地软，提示为急性龋；探诊敏感，冷诊无明显不适。

（3）X线检查明确显示典型龋损形态（阳性体征），但根尖情况良好，可排除根尖周炎。

治疗

（1）去除51、61邻面龋坏组织，极有可能穿髓，穿髓后需局麻下行根管治疗；若未穿髓需氢氧化钙盖髓后复合树脂充填修复。

（2）常规医嘱，主要包括：①如有咬合不适可复诊调𬌗；②勿咬硬物以避免牙体以及充填物折裂；③建议定期（每6～12个月1次）进行口腔健康检查。

（3）口腔卫生宣教，早、晚两次刷牙，戒用奶瓶，可改用杯子喝奶，喝完奶后刷牙，临睡前刷牙。

二、年轻恒牙龋病

【疾病特点】

1. 第一恒磨牙患龋率最高，危害大。
2. 咬合面为最易患龋牙面，其次为邻接面。
3. 龋蚀多为急性，易演变为牙髓病、根尖周病。
4. 深龋近牙髓，可对冷刺激过敏。

【诊断要点】

牙体硬组织色、形、质的改变为诊断的重要依据，温度检测牙髓活力正常。必要时可用 X 线片检查龋蚀范围及其与牙髓腔的关系、确认有无根尖周病变等。对临床检查难以确诊的邻面龋亦可做 X 线片检查。

【治疗原则】

1. 前牙的修复：多用复合树脂充填修复；龋损范围广或涉及切角者可用复合树脂冠成形术。
2. 磨牙的修复：可选用复合树脂或银汞合金充填修复。
3. 萌出中未完全外露的龋洞：可暂用玻璃离子水门汀等做非创伤性修复治疗，待完全萌出后再进一步修复。必要时可切除牙殆面所覆之龈瓣，再做窝洞的修复。
4. 早期龋的处理及抑制：对白垩色斑样早期龋可局部用氟化物再矿化处理、观察。对易患龋的点隙窝沟，及时做窝沟封闭。

【案例分析】

患儿男性，7 岁。

主诉：右下后牙有黑点 1 个月。

现病史：1 个月前发现右下后牙变黑，无咀嚼、冷热不适。

既往史：否认全身系统性疾病史，无药物过敏史。

检查：46 萌出 2/3，殆面可见白垩色斑块，点隙裂沟深，内有色素沉着，探查有粗糙感，能卡住探针，无叩痛，牙龈色泽正常。冷诊牙髓活力正常。

诊断：46 殆面龋。

诊断思路

（1）牙体硬组织色、形、质的改变为诊断的重要依据，白垩色斑块，深窝沟内色素沉着是窝沟龋的主要表现，且正常点隙裂沟不能卡住探针。

（2）无咀嚼、冷热不适，无叩痛，冷诊牙髓活力正常可帮助排除牙髓以及根尖周疾病可能。

治疗

（1）去除 46 殆面龋坏组织，窝沟龋往往口小底大，去净龋坏组织极有可能近髓，此时需干燥窝洞后于洞底盖一薄层氢氧化钙制剂间接盖髓，聚羧酸锌水门汀作基，复合树脂或银汞合金充填修复。

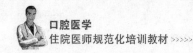

（2）对侧 36 可行窝沟封闭。

（3）口腔卫生宣教，定期复查（每 6 个月 1 次）。

三、乳牙牙髓病

（一）急性牙髓炎

【疾病特点】

1. 在患牙未受到任何外界刺激的情况下发生疼痛是急性牙髓炎的重要症状。患儿常在玩耍或睡觉时疼痛，有时可以从熟睡中痛醒。

2. 冷热温度刺激可诱发疼痛或使疼痛加重，但乳牙对温度刺激的反应不如成年人恒牙牙髓炎强烈。

3. 探查龋洞底较为敏感，如探到穿髓孔时即感到疼痛，有的可见少量脓液或血液自穿髓孔中溢出，溢出后疼痛缓解。

4. 来源于龋病的急性牙髓炎多是慢性牙髓炎急性发作，炎症已持续较长时间，多有叩诊疼痛。

5. X 线片显示根尖周正常，有的可见牙周膜间隙增宽等现象。

【诊断要点】

1. 患牙剧烈自发痛。

2. 冷热温度刺激可引起或加剧疼痛。

3. 患牙有龋或外伤史、充填物。

【鉴别诊断】

1. 龈乳头炎：自发痛为持续性胀痛，疼痛可定位，龈乳头有充血、水肿现象，食物嵌塞史。温度测验不敏感。

2. 急性上颌窦炎：持续性胀痛，多颗牙叩痛，上颌窦前壁压痛，可伴头痛、鼻塞、脓涕等上呼吸道感染症状。

【治疗原则】

1. 去除龋病腐质或充填物，扩大穿髓孔，建立髓腔引流，丁香油棉球安抚镇痛。

2. 待急性炎症消退后行牙髓治疗。

乳牙牙髓病治疗原则应力求简便有效，以达到消除感染和炎症的目的，尽力将患牙保存到替换时期。

【案例分析】

患儿男性，6 岁。

主诉：左上后牙自发痛 1 天。

现病史：患儿昨日左上后牙疼痛，夜间疼痛明显，伴有吵闹，无发热、感冒现象。

既往史：否认全身系统性疾病史，无药物过敏史。

检查：65 近中邻𬌗面龋，探及穿髓孔，探痛明显，可见血液溢出，叩痛阴性，牙龈色泽正常。冷诊敏感，X 线片显示 65 近中缺损较大，近髓腔，髓腔大，根尖无阴影。

诊断：65 急性牙髓炎。

诊断思路

(1) 患牙剧烈自发痛,夜间痛,这是牙髓炎的典型症状。

(2) 患牙有龋,探及穿髓点,有探痛,冷热温度刺激可引起或加剧疼痛,证实牙髓处于炎症状态。

(3) 无叩痛,牙龈色正常,X 线检查显示根尖无阴影,可帮助排除根尖周炎可能。

治疗

(1) 开髓引流,丁香油棉球安抚镇痛。

(2) 待急性炎症消退后行牙髓病治疗。

(二) 慢性牙髓炎

【疾病特点】

1. 多数患牙疼痛轻微,甚至无明显症状。有疼痛者表明牙髓已有炎症,反之,牙髓已有炎症者不一定都有症状。

2. 冷热温度刺激、食物碎片嵌入龋洞时可引起疼痛,但刺激去除后疼痛常持续一段时间。

3. 深龋若穿髓,探查穿髓孔时感觉疼痛。

4. 慢性增生性牙髓炎的患牙,可见增生的牙髓息肉突出穿髓孔,充满整个龋洞,常见于龋病穿髓孔较大的乳磨牙、外伤冠折露髓的乳前牙。

5. X 线片显示根尖周正常,或显示牙周膜间隙增宽、硬骨板破损等异常现象。

【诊断要点】

1. 可以定位患牙的长期咬合不适或冷热不适及自发痛。

2. 患牙深龋,已穿髓,牙髓仍有活力,可伴有增生的牙髓息肉;深龋未穿髓时伴明显的冷热诊刺激痛,并持续时间较长,须与深龋鉴别。

【鉴别诊断】

1. 深龋无自发痛,有进入龋洞的冷热诊刺激痛,持续时间短,并且在刺激去除后疼痛即可消失,无叩痛,慢性牙髓炎可有轻叩痛。

2. 伴有牙髓息肉时需与慢性牙龈增生及患牙髓底穿而引起的牙周膜增生相鉴别,临床可用探针检查息肉蒂部来源并摄片来帮助诊断。

【治疗原则】

牙髓切断术或牙髓摘除术。由于儿童患者对病史叙述不清,对检查的反应表达不准确以及对温度、电活力试验等反应欠敏感,常难以确定牙髓的状态,故治疗中在不易保存生活牙髓的情况下,尚应重视保存患牙。

【案例分析】

患儿女性,7 岁。

主诉:右下后牙咬合疼痛 3 周。

现病史:3 周前出现右下后牙咬合疼痛,该患牙有长期的冷热刺激不适,阵发性隐痛,无尖锐的自发痛;偶有进食后牙齿出血。

既往史:否认全身系统性疾病史,无药物过敏史。

检查:85 近中邻殆面龋伴牙髓增生充满龋洞,探痛不明显但易出血,叩痛阴性,冷诊敏感,牙龈色泽正常,X线片显示根尖周正常,髓底无硬骨板破坏。

诊断:85 慢性牙髓炎。

诊断思路

(1) 长期的冷热刺激痛,咬合痛。

(2) 85 近中邻殆面龋伴牙髓增生充满龋洞,冷诊敏感。

(3) X线片显示根尖周正常,髓底无硬骨板破坏。

治疗:牙髓切断术或牙髓摘除术。

(三) 牙髓坏死与坏疽

【疾病特点】

1. 一般无疼痛症状,但当引起根尖周组织炎症时可出现疼痛。

2. 牙齿多有变色。

3. 由龋源性牙髓炎症所致的牙髓坏疽,开髓时不痛,牙髓已无活力,探查根髓时也无反应,但多数伴有恶臭。

4. 若牙髓部分坏死,如乳磨牙冠髓坏死,根髓尚有活力;某一根髓已坏死,其他根髓仍有活力等,探诊时浅层牙髓不痛,而深层牙髓可感疼痛。当仅剩小部分根髓尚未坏死时,只在开髓后探查根髓时才会发生疼痛。牙髓部分坏死与坏疽的症状取决于尚未坏死的部分牙髓炎症的类型。

5. X线片显示根尖周或根分叉部位的硬板破损、骨质稀疏现象。

【诊断要点】

1. 牙髓已无活力。

2. 有牙髓炎史或牙齿外伤史。

3. 深龋穿髓无探痛,开髓后有恶臭为牙髓坏疽。

4. 浅层冠髓已经死亡,深层冠髓仍有活力;冠髓死亡,根髓仍有活力者均为牙髓部分坏死。

【鉴别诊断】

慢性根尖周炎。

【治疗原则】

治疗方案为根管治疗术。治疗原则是通过根管预备和药物消毒,去除根管内感染坏死组织,再用可被吸收的材料充填根管,消除坏死组织对根尖周和根分叉牙周组织的影响。

【案例分析】

患儿女性,8 岁。

主诉:右下后牙食物嵌塞咬合不适 4 周。

现病史:右下后牙曾有自发痛,冷热刺激痛,现无疼痛,但食物嵌塞不适明显。

既往史:否认全身系统性疾病史,无药物过敏史。

检查:84 远中邻殆面龋,破坏大,食物嵌塞明显,牙冠变色,探及穿髓孔,无疼痛,叩痛阴性,冷诊无反应,牙龈色泽正常。X线片显示根尖无阴影。

诊断:84 牙髓坏死。

诊断思路

(1) 远中邻𬌗面龋,牙冠变色。

(2) 探及穿髓孔,无疼痛,冷诊无反应,提示牙髓无活力。

(3) 无叩痛,牙龈色泽正常,X 线片显示根尖无阴影,可排除根尖周炎。

治疗:根管治疗。

四、年轻恒牙牙髓病

(一) 可复性牙髓炎

【疾病特点】

1. 当患牙受冷热、甜、酸等刺激时,即出现短暂、尖锐疼痛,对冷刺激更敏感。当去除刺激后,疼痛随即消失。

2. 有深龋,去净龋坏组织无穿髓孔,或前牙外伤冠折近髓,髓角透红。

【诊断要点】

1. 患牙对温度刺激,尤其对冷刺激敏感和反应迅速。

2. 无自发痛史。

3. 检查可见引起牙髓病变的龋病、牙齿外伤等牙体病损。

4. 有时与深龋难以区别,但经治疗均可保存全部生活牙髓。

【鉴别诊断】

1. 深龋:无自发痛,但有进入龋洞的冷热诊刺激痛,持续时间短,无叩痛,临床较难鉴别,可按可复性牙髓炎治疗。

2. 不可复性牙髓炎:明显的自发痛,刺激痛持续时间长,疼痛时间长后可有轻叩痛。

【治疗原则】

去除病原刺激,消除炎症。当刺激因素被消除后,牙髓的炎症得到控制,机体修复能力得以充分发挥,牙髓组织逐渐恢复正常。在去除龋坏组织后,洞底覆盖氢氧化钙制剂,用氧化锌丁香油水门汀暂时封闭窝洞,观察 2 周后无症状可更换永久充填材料。

【案例分析】

患儿女性,7 岁。

主诉:右下后牙冷、热刺激不适 3 天。

现病史:右下后牙冷、热、甜、酸刺激可诱发疼痛,去除刺激疼痛立即消失,无自发痛。

既往史:否认全身系统性疾病史,无药物过敏史。

检查:46 𬌗面深龋近髓,探诊敏感,未及穿髓点,叩痛阴性,牙龈色泽正常,冷诊较敏感。

诊断:46 可复性牙髓炎。

诊断思路:46 𬌗面深龋近髓,探诊敏感,说明牙髓有活力,冷诊较敏感,但可立即缓解,说明牙髓处于易激惹的炎症状态,无自发痛则提示牙髓炎症属于可复性。临床上可复性牙髓炎与深龋鉴别诊断尚有一定的难度,治疗上都可以采取安抚观察。

治疗:去龋,氢氧化钙盖髓,氧化锌丁香油水门汀暂封,观察 2 周后如无症状可更换永久

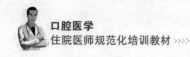

性充填材料,若刺激痛症状加重甚至伴自发痛,则需给予牙髓病治疗。

(二)急性牙髓炎

【疾病特点】

1. 自发性疼痛是年轻恒牙急性牙髓炎的主要症状,早期疼痛持续时间较短,缓解时间较长;晚期疼痛持续时间延长,缓解时间缩短。夜间疼痛时患儿不能很好入睡,或从熟睡中痛醒。

2. 冷热温度刺激可诱发疼痛或使疼痛加重,但年轻恒牙对温度刺激的反应不如成年人恒牙牙髓炎强烈。

3. 探查龋洞底较为敏感,如探到穿髓孔可导致疼痛,有的可见从穿髓孔处溢出少量脓液和血液,溢出后疼痛缓解。

4. 慢性牙髓炎急性发作者,炎症已持续相当长时间,可有叩痛。

5. X线片通常显示根尖周影像正常。随着病变范围的扩展,有的可见根尖周膜间隙增宽、硬骨板破损或骨小梁致密等异常现象。

【诊断要点】

1. 患牙剧烈自发痛、放射痛。

2. 冷热温度刺激可引起或加剧疼痛。

3. 患牙有深龋或外伤史、充填物。

【鉴别诊断】

1. 龈乳头炎:自发痛为持续性胀痛,疼痛可定位,龈乳头有充血、水肿现象及食物嵌塞史。温度测验不敏感。

2. 急性上颌窦炎:持续性胀痛,多颗牙叩痛,上颌窦前壁压痛,可伴头痛、鼻塞、脓涕等上呼吸道感染症状。

【治疗原则】

年轻恒牙牙髓组织与牙齿的营养、感觉及其发育密切相关。牙齿萌出后,牙根的继续发育有赖于牙髓的作用。因此,本疾病的治疗原则是尽力保存活髓组织,如不能保存全部活髓,也应保存根部活髓,此时可选择活髓切断术。如不能保存根部活髓,则应保存牙齿,此时可采用牙髓摘除术或根尖诱导成形术。

【案例分析】

患儿男性,7岁。

主诉:左上后牙区自发痛2天。

现病史:2天前左上后牙出现自发痛、夜间痛及冷热刺激痛,无全身不适;无上呼吸道感染症状。

既往史:否认全身系统性疾病史,无药物过敏史。

检查:26 船面深龋,探痛阳性,有轻叩痛,牙龈未及肿胀,冷诊敏感,X线片显示根管粗大,根尖孔呈喇叭口状,根尖周影像正常。

诊断:26 急性牙髓炎。

诊断思路

（1）特征性疼痛，自发痛、夜间痛及冷热刺激痛。

（2）冷诊牙髓活力敏感。

（3）X线显示根尖周正常。

治疗：根据患儿年龄、患牙根尖形成情况选择根尖诱导成形术。去除龋病腐质，扩大穿髓孔，建立髓腔引流，丁香油棉球安抚镇痛。待急性炎症消退后，行根尖诱导成形术。

（三）年轻恒牙牙髓坏死与坏疽

【疾病特点】

1. 有自发痛病史、外伤史或充填修复史。年轻恒牙牙髓坏死常可引起根尖周炎症而出现疼痛，或咀嚼时疼痛，或在儿童抵抗力下降时感患牙不适。

2. 牙齿多有变色。

3. 龋源性牙髓炎发展所致的牙髓坏疽伴有强烈的恶臭。

4. 牙髓部分坏死可以是小部分牙髓坏死，也可以是大部分牙髓坏死，如冠髓坏死，根髓尚有活力；某一根髓坏死，其他根髓仍有活力等。

牙髓部分坏死的临床症状取决于尚未坏死的牙髓炎症类型。如果是慢性牙髓炎症则表现出慢性牙髓炎的症状，如果是慢性牙髓炎急性发作可表现为急性炎症的症状。牙髓部分坏死时探查浅层牙髓不痛，而触及深层牙髓时可导致疼痛。当根部牙髓仅剩小部分未坏死时，只在开髓后探查根管深部才会导致疼痛。

5. X线片显示根尖周硬骨板破损，骨质稀疏或骨小梁致密现象。

【诊断要点】

1. 有牙髓炎史或牙齿外伤史。

2. 牙齿变色。

3. 穿髓孔无探痛，开髓后有恶臭为牙髓坏疽。

4. 浅层牙髓死亡而深层牙髓仍有活力，或冠髓已死亡而某根髓有活力可诊断为牙髓部分坏死。

【鉴别诊断】

慢性根尖周炎，牙龈充血、红肿或可探及瘘管口，X线检查显示患牙根尖骨密度降低或根周膜影像模糊、间隙增宽。

【治疗原则】

年轻恒牙牙髓坏死或坏疽的治疗方案为根尖诱导成形术。其治疗是在遵循根管治疗原则的基础上，通过清除根管内的坏死组织和感染物质，加强根管消毒，并经根管内药物诱导，使根尖继续形成，缩小根尖孔，封闭根端。

【案例分析】

患儿男性，11岁。

主诉：上前牙牙齿变色6个月。

现病史：2年前上前牙曾受外伤，近6个月发现牙齿逐渐变色，无明显疼痛症状。

既往史：否认全身系统性疾病史，无药物过敏史。

检查：11变色发灰，轻叩痛，无松动，牙龈无红肿。冷诊无反应，牙髓电活力测验无反

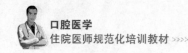

应,X线片显示患牙根尖孔较大,根尖周影像无明显异常。

诊断:11 牙髓坏死。

诊断思路

(1) 牙冠变色,冷诊无反应,牙髓活力测验无反应,提示牙髓无活力。

(2) X线片显示患牙根尖无明显异常,可排除根尖周炎。

治疗:根尖诱导成形术。

五、乳牙根尖周病

(一) 乳牙急性根尖周炎

【疾病特点】

1. 乳牙根尖周炎早期症状不明显,就诊时通常病变已十分严重。

2. 有剧烈的自发痛、咬合痛。

3. 患牙松动并且叩痛明显。

4. 牙龈充血红肿明显或伴有脓肿。

5. X线片可见患牙根周膜增宽或根尖周骨密度降低。

6. 急性炎症期间可出现颌面部肿胀,所属淋巴结肿大,甚至伴有全身症状。

【诊断要点】

1. 患牙有自发性疼痛、咀嚼痛、咬合痛。

2. 患牙穿髓孔可有溢脓、溢血。

3. 患牙松动和叩痛。

4. 患牙局部牙龈肿胀。

【鉴别诊断】

急性牙周脓肿患者有牙周病史,多数牙体完整,牙髓有活力,有深牙周袋,牙周脓肿局限于牙周袋壁、近龈缘,患牙有松动伴叩痛,X线检查显示牙槽嵴有破坏。

【治疗原则】

1. 开髓引流。

2. 已形成黏膜下脓肿者需在牙龈肿胀部位做局部切开排脓。

3. 抗菌药物的全身应用。

【案例分析】

患儿男性,5 岁。

主诉:左下后牙疼痛 2 天。

现病史:2 天前左下后牙出现疼痛,今日疼痛加剧伴左颊部肿胀,体温 37.8℃。

既往史:否认全身系统性疾病史,无药物过敏史。

检查:75 近中邻𬌗面深龋,探诊穿髓有溢脓,叩痛(＋＋),松动Ⅰ度,颊侧牙龈有脓肿,波动(＋),颊龈沟变浅,左颊肿胀伴皮温升高。冷诊无反应,X线片显示 75 根周膜间隙增宽。血常规示白细胞(WBC)11.2×10^9/L。

诊断

(1) 75 根尖周炎。

(2) 左颊部蜂窝织炎。

诊断思路

(1) 75 近中邻𬌗面深龋,探诊穿髓有溢脓提示牙髓已坏死。

(2) 叩痛(＋＋),松动Ⅰ,牙龈脓肿,波动(＋),颊龈沟变浅,提示根尖周脓肿形成。

(3) X 线 75 根周膜增宽,提示有根周骨质破坏。

治疗

(1) 开髓引流,建立根管引流通道。

(2) 黏膜下脓肿切开排脓。

(3) 抗菌药物的全身应用:①头孢拉定口服,每次 6.25～12.5 mg/kg,每天 4 次;或头孢拉定肌内注射或静滴,1 周岁以上儿童每天 50～100 mg/kg,分 4 次。②阿莫西林口服,每天 25～40 mg/kg,分 2～3 次。③甲硝唑口服,每天 20～50 mg/kg,分 3 次。

(二) 乳牙慢性根尖周炎

【疾病特点】

患牙根尖部或根分叉部有牙槽骨破坏。

1. 患牙可能有咀嚼痛、咬合痛。

2. 患牙深龋、外伤史、充填修复史。

3. 患牙有牙龈瘘管,或牙龈反复肿胀、溢脓史。

4. X 线片显示根尖部和根分叉部出现牙槽骨破坏病变。

【诊断要点】

1. 牙齿色形质的改变。

2. 牙龈瘘管或肿胀。

3. X 线检查可帮助确诊。

【鉴别诊断】

1. 牙髓坏死,X 线片无根尖阴影。

2. 非感染性根尖区病损,牙髓可有活力,X 线片显示牙周膜连续。

【治疗原则】

乳牙慢性根尖周炎的治疗方案为根管治疗术。

治疗原则是通过根管预备和药物消毒去除根管内感染物质,然后用可吸收的材料充填根管,以促进根尖周病愈合。

【注意事项】

患牙牙根吸收 1/2 以上,不宜行根管治疗,可做变异干尸术。若患牙牙根吸收明显,伴髓底破坏者建议消炎后拔除,以及替换患牙萌出需 1 年以上者则需间隙保持。

【案例分析】

患儿女性,4 岁。

主诉:左下后牙咬合痛 1 周。

现病史:1 周前左下后牙出现咬合痛,曾有自发痛及冷热刺激痛。

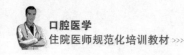

既往史：否认全身系统性疾病史，无药物过敏史。

检查：74 殆面深龋，探及穿髓点，探痛（－），叩痛（＋），松动Ⅰ度，牙龈略有红肿，冷诊无反应，X线片显示根尖阴影，边界不清，牙根无明显吸收。

诊断：74 慢性根尖周炎。

诊断思路

（1）74 殆面深龋，探及穿髓点，探痛（－），冷诊无反应，提示牙髓已坏死。

（2）咬合痛，叩痛（＋），松动Ⅰ度，牙龈略有红肿，提示根尖有炎症。

（3）X线片显示根尖阴影提示为慢性根尖周炎的急性发作。

治疗：根管治疗。

六、年轻恒牙根尖周病

（一）年轻恒牙急性根尖周炎

【疾病特点】

1. 自发性疼痛或剧烈、持续自发性跳痛，可定位患牙。

2. 有咬合痛，初期感患牙伸长或浮出，咬紧患牙可使疼痛暂时缓解，随着炎症发展，咬紧患牙反可使疼痛加重。

3. 患牙有深龋、牙齿发育异常等导致的牙体缺损，或有外伤史、充填修复史等。

4. 若穿通髓室，穿髓孔溢脓、溢血。

5. 患牙松动及叩痛明显。

6. 根尖部牙龈充血、肿胀、触痛或出现波动感。

7. 温度试验、电活力试验均无反应，牙髓失去活力。

8. 患牙相应面颊部软组织呈反应性水肿，有的肿胀较重，如上颌前牙急性根尖周炎可引起上唇肿胀；下颌切牙可引起下唇、颏部肿胀；下颌后牙可引起颊部或颌下部肿胀等。所属淋巴结肿大伴有触痛。

9. 全身感不舒适，体温升高。

10. X线片可见根尖周膜间隙增宽或有牙槽骨破坏的透射阴影像。

【诊断要点】

1. 患牙的疼痛性质为自发性跳痛，能定位，有伸长感和咬合痛等。

2. 穿髓点无探痛、叩痛明显、可有牙龈触痛等反应。

3. 患牙有龋洞或有修复体、牙体缺损或折裂现象。

4. 充血、肿胀。

5. 间隙感染时可有颌面部肿胀，局部淋巴结肿痛。

对于年轻恒牙，由于牙髓活力较强，有时发现牙髓还有活力但牙龈或颌面部肿胀的情况。

【鉴别诊断】

急性牙周脓肿牙髓可有活力，脓肿位置近龈缘，X线片可见近远中牙槽骨有吸收。

【治疗原则】

1. 开髓引流。

2. 切开排脓,已形成黏膜下脓肿者需在牙龈肿胀部位做局部切开排脓。

3. 抗生素的全身应用。

4. 急性炎症得到控制后行根尖诱导成形术。

【案例分析】

患儿男性,8 岁。

主诉:右上后牙自发性跳痛 2 天。

现病史:2 天前右上后牙出现自发性跳痛,今日疼痛加剧无法咬合,无冷热刺激痛,体温 37.8℃。

既往史:否认全身系统性疾病史,无药物过敏史。

检查:16 近中邻牙合面深龋,探诊(一),叩痛(++),松动Ⅰ度,牙龈脓肿,无波动,冷诊无反应,X 线片检查显示 16 根周膜间隙增宽,根尖孔略呈喇叭口状。血常规检查:白细胞 $11.9×10^9/L$,中性粒细胞 0.72。

诊断:16 急性根尖周炎。

诊断思路

(1) 能定位的自发性跳痛。

(2) 叩痛(++),松动Ⅰ度,牙龈脓肿,提示根尖炎症。

(3) X 线片检查显示 16 根周膜间隙增宽,进一步证实为急性根尖炎症。

(4) 白细胞 $11.9×10^9/L$,中性粒细胞 0.72,提示伴有全身感染。

治疗

(1) 建立根管引流。

(2) 抗生素等全身应用控制感染,其他治疗同上。

(3) 急性炎症得到控制后可行根尖诱导成形术。

(二)年轻恒牙慢性根尖周炎

【疾病特点】

1. 患牙多无自觉症状,有时自觉咀嚼无力或咬合不适。

2. 患牙有深龋、牙齿发育异常或其他牙体组织缺损,或有充填修复史、牙齿外伤史等。

3. 牙冠变色,失去光泽。

4. 温度试验、电活力试验均无反应,牙髓失去活力。

5. 有的患牙出现牙龈瘘管,大多数瘘管口位于根尖部的唇/颊侧牙龈表面,也有的位于舌/腭侧牙龈处,偶尔可见远离患牙。有的患牙可出现皮肤瘘管,如儿童下颌切牙的根尖周脓肿可穿破颏部皮肤形成颏瘘;下颌磨牙根尖周脓肿可穿破颊侧骨壁和皮肤形成颊瘘,穿过颌下部皮肤形成颌下瘘等。

6. X 线片显示根尖周牙槽骨破坏的透射影像。

【诊断要点】

1. 患牙有咀嚼痛、咬合痛。

2. 患牙有牙体硬组织缺损、充填修复史或牙齿外伤史。

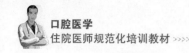

3. 有牙龈反复肿胀、溢脓,可有牙龈瘘管或皮肤瘘管。

4. X线片检查是年轻恒牙慢性根尖周炎诊断的主要依据。

【鉴别诊断】

慢性牙周炎可无牙体硬组织缺损、充填修复史或牙齿外伤史,牙髓活力常为正常,可探及较深牙周袋,X线片显示近远中牙槽骨吸收。

【治疗原则】

年轻恒牙慢性根尖周炎的治疗方案为根尖诱导成形术。

【案例分析】

患儿女性,10岁。

主诉:左下后牙咬合痛1个月。

现病史:1个月前左下后牙出现咬合痛,曾有自发痛,冷热刺激痛。

既往史:否认全身系统性疾病史,无药物过敏史。

检查:34殆面畸形中央尖磨耗明显,探诊穿髓,无探痛,叩痛(+),松动Ⅰ度,牙龈略有红肿,冷诊无反应,X线片显示根尖周阴影,边界不清,根尖孔成喇叭口状。

诊断

(1) 34畸形中央尖。

(2) 34慢性根尖周炎。

诊断思路

(1) 34殆面畸形中央尖磨耗明显,有时畸形中央尖完全被磨耗只能看到殆面中央黑点,提示畸形中央尖的存在。

(2) 长期可定位的咬合痛,叩痛(+),牙龈略有红肿,X线片示根尖阴影,提示根尖慢性炎症的存在。

治疗:根尖诱导成形术。

【注意事项】

年轻恒牙根尖周炎需根据根尖孔有无完全形成选择根管治疗术,或根尖诱导成形术。

七、儿童非龋性牙体组织病

(一) 釉质发育不全

【疾病特点】

1. 一般无自觉症状。

2. 轻症者釉质形态基本完整,仅呈白垩色或褐色斑。

3. 重症者在釉质表面出现带状或窝状棕色凹陷,严重者釉质呈蜂窝状缺损或完全无釉质。

4. 由系统性疾病引起者,受累牙呈对称性。

【诊断要点】

1. 牙釉质带状缺损。

2. 牙本质无破坏。

98

3. 多颗对称牙。

【鉴别诊断】

需与浅龋鉴别诊断。其常发生在点隙裂沟的牙釉质,为后天的损害,可累及牙本质,质湿软,能卡住探针。

【治疗原则】

1. 轻症患牙无须治疗,但应注意口腔卫生并进行防龋处理。

2. 重症患牙可用复合树脂贴面或瓷贴面修复。

【案例分析】

患儿男性,8岁。

主诉:新牙牙面有缺损伴色素2年余。

现病史:新牙萌出后牙面带状缺损,无其他不适。

既往史:否认全身系统性疾病史,无药物过敏史。

检查:16、12、11、21、22、26、31、32、36、41、42、46牙中1/3处表面可见带状缺损,探及牙本质层,质硬、无探痛和叩痛,牙龈无红肿。

诊断:16、12、11、21、22、26、31、32、36、41、42、46釉质发育不全。

治疗:患牙可用复合树脂贴面修复。

(二) 遗传性乳光牙

【疾病特点】

1. 乳、恒牙均可受累,牙齿变化主要表现在牙本质,而牙釉质基本正常。

2. 牙齿呈灰蓝色至棕红色的半透明乳光色。

3. 全口牙齿磨损明显,釉质脱落后暴露出牙本质,磨损加剧牙冠变短。

4. 牙髓腔早年宽大,之后由于牙本质堆积使其狭窄或完全闭塞。

5. X线片显示牙根短,髓腔钙化闭锁。

6. 可并发牙髓病、根尖周病或颞下颌关节功能紊乱等疾病。

7. 有家族遗传史。

【诊断要点】

1. 全口牙齿磨损明显。

2. 牙齿呈灰蓝的半透明乳光色。

3. X线检查显示牙根较短,髓腔内有钙化。

4. 有家族遗传史。

【鉴别诊断】

需与猖獗龋鉴别。其可累及全口牙齿,尤其是不易患龋的下颌前牙,牙釉质、牙本质同时迅速破坏,呈残根、残冠。

【治疗原则】

1. 轻度患者一般无须处理。

2. 重度者首先治疗并发症。

3. 乳牙列:戴覆罩𬌗面和切缘的塑料夹板;恒牙列:全冠修复或覆盖义齿修复,进行𬌗

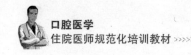

重建。

【案例分析】

患儿男性,12 岁。

主诉:新牙萌出后快速磨损 4 年。

现病史:新牙萌出后快速磨损,乳牙列时也存在严重磨损,父亲同样存在牙齿严重磨损。

既往史:否认全身系统性疾病史,无药物过敏史。

检查:全口恒牙切端或殆面磨损 1/3 左右,牙齿呈灰蓝的半透明乳光色,16、26、36、46 探及穿髓点,无活力,叩痛(＋),无松动,牙龈略有充血红肿,X 线检查显示牙周膜增宽,牙根较短,髓腔内可见钙化点。

诊断:遗传性乳光牙。

治疗:①第一磨牙均行根管治疗;②覆盖义齿修复,进行殆重建。

(三)氟斑牙

【疾病特点】

1. 患者牙齿发育期间生活在高氟区。

2. 在同一时期萌出的牙釉质上有白垩色到褐色的斑块,表面坚硬,严重者并发有釉质的实质缺损。

3. 多见于恒牙,发生于乳牙者甚少,程度较轻。

4. 重症可伴有全身骨骼或关节的增殖性改变及活动受限(氟骨症)。

【诊断要点】

1. 牙齿发育期间患者生活在高氟区。

2. 白垩色斑片,无釉质破坏。

3. 多颗牙对称发作。

【鉴别诊断】

釉质发育不全,白垩色边界明确,与釉质的生长线相平行吻合,无高氟区生活史。

【治疗原则】

1. 着色而无实质性缺损者,可用脱色法。

2. 有缺损者,可用复合树脂修复。

3. 重度氟斑牙,用贴面或冠修复。

【案例分析】

患者男性,14 岁。

主诉:牙面白垩色斑块数年。

现病史:前恒牙萌出时牙面伴白垩色斑块,7 岁前生活于山区,山区内有许多人的牙有类似情况。

既往史:否认全身系统性疾病史,无药物过敏史。

检查:16、12、11、21、22、26 唇颊面白垩色斑片,呈云雾状,釉质层无缺损,探痛、叩痛阴性,牙龈无红肿。

诊断:16、12、11、21、22、26 氟斑牙。

治疗:脱色或继观。

（四）四环素牙

【疾病特点】

1. 幼儿时期或母亲妊娠时期有服用四环素族药物史。
2. 牙体呈现弥漫的黄色或灰褐色改变,紫外线灯下显示荧光。
3. 牙冠外形一般正常,坚硬光滑,严重者可合并牙釉质发育不全。

【诊断要点】

1. 牙体呈灰褐色改变。
2. 幼儿时有服用四环素族药物史。

【鉴别诊断】

1. 釉质发育不全。
2. 氟斑牙。

【治疗原则】

1. 不伴有缺损者可用脱色法。
2. 重症者可用复合树脂贴面、全瓷贴面或冠修复。

（五）先天性梅毒牙

【疾病特点】

1. 损害多见于恒切牙和第一恒磨牙,少见于乳牙列。
2. 表现为半月形切牙、桑甚状磨牙或蕾状磨牙,可伴有牙齿数目和萌出异常。
3. X线片检查显示第一磨牙牙根较短。
4. 部分患者可有先天梅毒其他症状,如口周有深色、放射样条纹。
5. 双亲之一有梅毒史。
6. 梅毒血清学检查阳性。

【诊断要点】

1. 半月形切牙,蕾状磨牙。
2. 母亲妊娠时患有梅毒。
3. 梅毒血清学试验阳性。

【鉴别诊断】

1. 釉质发育不全。
2. 氟斑牙。

【治疗原则】

1. 梅毒血清试验阳性者应先行抗梅毒治疗。
2. 梅毒牙可用复合树脂或冠修复。
3. 妊娠早期应用抗生素抗梅毒治疗,是有效预防先天性梅毒的方法。

【案例分析】

患儿男性,10 岁。

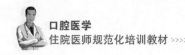

主诉:门牙有凹陷2年。

现病史:门牙凹陷2年,母亲妊娠时患有梅毒。

既往史:否认全身系统性疾病史,无药物过敏史。

检查:11、21、31、32、41、42切缘中央凹陷,切牙之间有较大间隙,16、26、36、46为蕾状磨牙,口角向颊部可见放射状瘢痕,前额隆突而鼻梁塌陷,梅毒血清试验阳性。

诊断:11、21、31、32、41、42、16、26、36、46梅毒牙。

治疗

1. 首先给予抗梅毒治疗,普鲁卡因青霉素G,每天5万单位/kg,肌注,连续10~14天。

2. 梅毒牙可采用复合树脂或冠修复。

(六)乳牙萌出异常

【疾病特点】

1. 乳牙早萌:诞生牙,新生期牙。

(1) 多见下颌中切牙,偶见上颌切牙或第一乳磨牙。

(2) 多数无牙根且只能与黏膜连接而无牙槽骨支持,极度松动。

(3) 乳牙釉质、牙本质菲薄并钙化不良。

2. 乳牙迟萌

(1) 多数或全口乳牙迟萌与儿童全身因素有关,如佝偻病、甲状腺功能低下及营养不良等。

(2) 佝偻病患者的乳牙可迟到14~15个月才萌出,且常伴牙釉质、牙本质发育异常。

【诊断要点】

1. 早萌

(1) 牙齿萌出时间明显超前于正常萌出时间。

(2) 患牙可有不同程度的松动。

(3) 有釉质发育不全现象。

(4) 牙根发育仅为根长的1/3。

2. 迟萌

(1) 牙齿萌出时间明显晚于正常萌出时间。

(2) X线片检查牙胚的发育状况、牙长轴方向、周围阻力及间隙大小等。

(3) 排除全身性疾病。

【鉴别诊断】

需与先天性缺牙鉴别。通过X线检查有无牙胚存在,可与乳牙迟萌进行鉴别。

【治疗原则】

1. 乳牙早萌

(1) 极度松动者,需及时拔除。

(2) 松动不明显者,可予以严密观察。当吮乳时,造成李弗溃疡,可调磨早萌下切牙的切缘。

2. 乳牙迟萌:查明原因,针对全身性疾病进行治疗,促进乳牙萌出。

(七) 釉珠

【疾病特点】

1. 牢固附着于牙骨质表面的釉质小块,大小似粟粒,呈球形。多位于磨牙根分叉或其附近。

2. 影响牙龈与牙体之间附着关系,形成滞留区,引起牙龈炎,妨碍龈下刮治术。

3. X线检查可被误诊为髓石或牙石。

【诊断要点】

根分叉处的球形突起,刮治器很难去除。

【鉴别诊断】

龈下牙石,龈下刮治器能去除。

【治疗原则】

一般无须治疗,需进一步处理时可将其磨去。

(八) 牙内陷

【疾病特点】

1. 常见于上颌侧切牙,其次是中切牙,偶见于尖牙。

2. 畸形舌侧窝患牙舌侧窝呈囊状凹陷。

3. 畸形舌侧沟,与畸形舌侧窝同时出现,为一纵形裂沟,向根方延伸,重者可达根尖将牙根分裂为二。

4. 畸形舌侧尖,在畸形舌侧窝的基础上,舌隆突呈圆锥形突起,有时突起形成一牙尖,牙髓组织亦可进入舌侧尖内,形成纤细髓角。

5. 牙中牙,牙呈圆锥形,较其正常形态稍大,舌侧窝深度内叠卷入,X线片检查显示深入凹陷部好似包含在牙中的一颗小牙。

【诊断要点】

临床根据舌窝深浅程度和舌窝形态变异进行诊断。

【治疗原则】

1. 探针尖可探入舌侧窝,应做充填治疗。

2. 出现牙髓炎或根尖周炎者,给予牙髓治疗。

3. 出现牙周感染者,若裂沟限于颈 1/3 应做牙周治疗,裂沟已达根尖,牙周组织广泛破坏,则应拔除患牙。

4. 根管畸形而无法进行根管治疗者可行根尖倒充填术、牙再植术。

(九) 畸形性中央尖

【疾病特点】

1. 多见于下颌前磨牙,尤其是下颌第二前磨牙最多见,常对称性发生。

2. 𬌗面中央窝处圆锥形突起。

3. 中央尖极易折断,呈圆形小环,可有露髓点及并发根尖周炎。

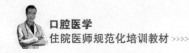
4. X线片可见髓室顶突入中央尖中。

【诊断要点】

1. 年轻患者,主诉根尖周炎或牙髓炎症状,无龋病及牙周损害。

2. 检查可发现畸形中央尖或折断后的特定形态,常呈对称性。

3. X片检查有时可见异常突起的髓角,如牙髓感染坏死根尖孔可呈喇叭口形。

【治疗原则】

1. 小而圆钝的中央尖且无症状者无须处理。

2. 无髓角伸入型中央尖,可多次少量调磨中央尖.每次间隔 2～3 周,一次磨除厚度＜0.5 mm,调磨后涂 75％氟化钠甘油。

3. 有髓角伸入型中央尖,可行活髓切断术。

4. 对已有根尖感染的年轻恒牙,可行根尖诱导形成术。

5. 成人畸形中央尖并发牙髓炎或根尖周炎,应做根管治疗术。

【案例分析】

患儿女性,10 岁。

主诉:左下后牙咬合痛 1 周。

现病史:1 周前左下后牙出现咬合痛,曾有自发痛、冷热刺激痛。

既往史:否认全身系统性疾病史,无药物过敏史。

检查:35 𬌗面畸形牙尖磨耗明显,可及穿髓点,探痛(一)叩痛(＋),松动Ⅰ度,冷诊无反应,牙龈略有红肿,X线检查显示根尖阴影,边界不清,根尖孔呈喇叭口状。45 𬌗面畸形牙尖,少量磨耗,无探痛及叩痛,牙龈无红肿。

诊断:1.35、45 畸形中央尖,2.35 根尖周炎。

治疗:①35 根尖诱导成形术;②45 少量多次调磨。

(十) 先天性缺牙

【疾病特点】

1. 个别或部分牙齿先天缺失

(1) 牙齿缺失的数目和位置可不一。

(2) 缺失牙数以 2 颗多见,其次是 1 颗,5 颗以上少见。

(3) 可发生在乳牙列或恒牙列。

(4) 恒牙列先天性缺失牙多见于上颌侧切牙、下颌第二前磨牙和第三磨牙。

(5) 乳牙列先天性缺失牙较少见,可见于上颌乳侧切牙、下颌乳侧切牙和乳尖牙。

2. 先天性无牙症:与遗传性疾病的外胚层发育不全综合征有关,表现为牙齿先天缺失、毛发稀疏和皮肤异常等,可分为无汗型和有汗型两类。

(1) 乳牙和恒牙均可发生,缺失牙数不等,或全部缺失,或仅有为数不多的几颗牙齿。

(2) 残存牙齿的牙体小,呈圆锥形,牙间距离稀疏。

(3) 无牙部位无牙槽嵴。

(4) 毛发和眉毛纤细、色浅、稀疏。

(5) 无汗或少汗,不能耐受高温。

(6) 皮肤干燥而多皱纹,尤在眼周围皮肤。

(7) 指甲发育不良、缺失或变厚。

(8) 患儿发育迟缓、矮小、前额部和眶上部隆凸而鼻梁下陷,上唇突出,耳郭明显。

【鉴别诊断】

与牙齿迟萌进行鉴别,X线片显示有牙胚存在。

【治疗原则】

1. 可做活动义齿修复缺失的牙齿,以恢复咀嚼功能,促进颌面骨骼和肌肉的发育。

2. 活动义齿必须随患儿颌骨的生长发育和年龄的增长而不断更换。

3. 儿童患者不宜采用种植体修复。

(十一) 多生牙

【疾病特点】

1. 可在牙列中多生一个或数个牙。

2. 多见于混合牙列和恒牙列,较少见于乳牙列。

3. 好发于上颌中切牙之间,其次是第三磨牙后。

4. 萌出的多生牙,形态多数为锥形牙,少数呈结节状。

5. 未萌出的多生牙表现为牙轴异常,通过X线片检查可确诊。

6. 多生牙可影响正常恒牙的发育和萌出,如迟萌可出现牙间间隙、牙齿移位、扭转等。

7. 可出现与正常牙融合、含牙囊肿或致邻牙牙根吸收。

【诊断要点】

依据牙齿数目、形态和位置等作出诊断,并经X线片检查可予以确诊。

【鉴别诊断】

1. 异位牙:牙数目正常,X线片检查可确诊。

2. 畸形舌尖:与该牙舌面相连接,X线检查可确诊。

【治疗原则】

1. 萌出的多生牙应及时拔除。

2. 埋伏的多生牙,若无不良影响可不做处理。如需拔除,手术操作时必须仔细、谨慎,勿损伤正在发育的邻牙牙根。

3. 若多生牙致邻牙牙根吸收或弯曲畸形,可拔除后者而保留多生牙,代替该邻牙。

八、乳牙列畸形

(一) 乳牙过早丧失

【疾病特点】

1. 上颌乳切牙因龋或外伤等形成过早丧失最为多见。

2. 乳牙过早丧失,邻牙向失牙间隙移动和倾斜,致缺牙间隙缩小。

3. 上颌乳磨牙过早丧失所致间隙缩小的现象和缩小量比下颌乳磨牙明显。

4. 早失后6个月内缩小量明显,1年后缩小量少。

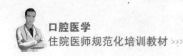

5. 间隙缩小与第一恒磨牙有关。在第一恒磨牙萌出前乳磨牙过早丧失后,间隙缩小明显。

6. 乳磨牙过早丧失后,间隙的缩小度最明显的是上颌第二乳磨牙、下颌第二乳磨牙,其次是上、下颌的第一乳磨牙。

【诊断要点】

1. 未到替换时期因各种原因导致的丧失。

2. X线片检查后继恒牙的发育状态和萌出状况。

3. 取制石膏模型检测分析牙列状况。

【治疗原则】

1. 虽说乳前牙过早丧失不如乳磨牙过早丧失的影响大,但因上、下颌的𬌗关系、美观、发音、心理等因素,尤在多个牙缺失、乳尖牙缺失时,或乳磨牙过早丧失易致牙列不齐,尤以第二乳磨牙为甚,应采用间隙保持器纠正。

2. 一般可选用的间隙保持器有下列几种。

(1) 活动式间隙保持器:适用于多个乳前牙缺失,如义齿状既有助于咀嚼、发音、美观,又能保持间隙。

(2) 丝圈式间隙保持器:适于个别乳磨牙缺失后,保持其间隙用。

(3) 远中导板间隙保持器:适用于第二乳磨牙缺失,既保持其间隙,又对尚未萌出或萌出中的第一恒磨牙作诱导。

(4) 舌弓式间隙保持器和Nance腭弓间隙保持器:用于多个乳磨牙缺失,维持间隙及牙弓周长。

【案例分析】

患儿男性,5岁。

主诉:左下后牙龈反复红肿2个月。

现病史:2个月内左下后牙龈红肿,影响进食。

既往史:否认全身系统性疾病史,无药物过敏史。

检查:75残冠松动Ⅱ度,叩痛明显,牙根尖外露,对应颊黏膜溃疡一枚,牙龈充血红肿,X线检查显示:75根尖阴影,36牙胚位于牙槽嵴顶下5 mm。

诊断:75根尖周炎,75残冠。

治疗:①消炎后75拔除;②远中导板间隙保持器。

(二)乳前牙反𬌗

【疾病特点】

1. 多为下颌过度前伸所致的功能性反𬌗或伴上下切牙错位的牙性反𬌗。

2. 少数患者因遗传因素有骨性Ⅲ类畸形的趋势,已表现出颅颌面结构异常,并出现反𬌗颜貌。

3. 上颌乳牙列的长度小于正常𬌗者,下颌前段牙弓长度和宽度均大于正常𬌗者。

4. 末端平面以垂直型多见,近中型为次,远中型最少。

【诊断要点】

1. 判断患者是否存在上下牙弓及颌骨矢状向不调,上颌前牙与对𬌗牙是否呈反𬌗关系。

2. 根据 Moyers 对Ⅲ类畸形的分类,明确所属类型。

(1)牙源性Ⅲ类畸形:患者上下颌骨形态、结构正常,仅由牙、牙槽错位形成,表现为上切牙舌向错位、下切牙唇向错位或两者皆有。个别前牙反𬌗对颅颌面生长发育无明显影响,而多数前牙反𬌗将影响颌骨发育,有形成骨性Ⅲ类畸形的倾向。

(2)功能性Ⅲ类畸形:是由于下颌骨运动受咬合障碍、不良进食习惯等影响,发生功能性前伸,形成多数前牙反𬌗,非因上颌骨或下颌骨的发育异常而引起。

(3)骨性Ⅲ类畸形:是由颌骨的形态发育异常和位置异常而引起,其上下颌骨的异常结构主要表现为上颌正常,下颌前突;上颌后缩,下颌正常;上颌后缩,下颌前突。

【治疗原则】

1. 咬撬法:适用于局部牙齿刚萌出阶段,反覆𬌗较浅者。此法对个别牙反𬌗有效。

2. 调𬌗法:适用于正中𬌗位时,反覆盖、反覆𬌗较小,有早接触、𬌗干扰,导致下颌前伸者。

3. 下颌联冠斜面导板:适用于功能性前牙反𬌗,反覆𬌗深、反覆盖小者。

4. 上颌𬌗垫矫治器:适用于上前牙舌向错位造成的乳前牙反𬌗,反覆盖较大,反覆𬌗中度者。

5. 头帽、颏兜:对于反覆盖过大的乳前牙反𬌗者,可先戴头帽、颏兜牵引下颌向后并抑制下颌骨的生长。

6. 下颌后退位𬌗垫:适用于由于𬌗干扰等原因造成的下颌功能性前伸,下颌前牙有散在间隙的患者。

【案例分析】

患儿男性,3 岁。

主诉:下前牙前突 2 年。

现病史:2 年前换牙后出现下前牙反包住上前牙。

既往史:否认全身系统性疾病史,无药物过敏史。

检查:51、61、71、81 反𬌗,反覆𬌗较深,覆盖浅,余牙咬合关系正常,颏部无前突。

诊断:51、61、71、81 反𬌗。

治疗:下颌联冠斜面导板。

(三)乳后牙反𬌗

【疾病特点】

1. 后牙反𬌗可发生在乳牙列期或恒牙列期,有个别牙反𬌗,也有多数牙反𬌗;可发生在单侧,也可发生在双侧。

2. 单侧多数后牙反𬌗,常合并前牙反𬌗,其下切牙中线、颏部及下颌多偏向反𬌗侧,导致颜面左右不对称。

3. 双侧多数后牙反𬌗,上牙弓及上颌颌骨宽度发育受限,上牙弓狭窄,面部表现狭长,但左右对称。

【诊断要点】

通过临床检查和模型测量,判断后牙反𬌗是上颌后牙舌向错位,还是下颌后牙颊向错

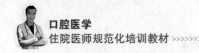

位,明确反𬌗牙数和反𬌗侧。

【治疗原则】

1. 下颌偏斜患者常因乳尖牙磨耗不足引起的𬌗干扰所致,可采用调𬌗的方法,去除乳尖牙的干扰以矫正下颌移位。

2. 一侧后牙反𬌗者,可戴单侧𬌗垫矫治器,即在正常𬌗的一侧后牙上做𬌗垫升高咬𬌗,使反𬌗侧脱离锁结;在反𬌗侧上颌后牙的腭侧置双曲舌簧,调整加力使反𬌗侧上颌后牙向颊侧移动以矫治反𬌗。后牙𬌗垫在解除反𬌗后,应及时分次磨减,以至完全磨除。注意矫正过程的调磨,以利建𬌗。

3. 双侧后牙反𬌗或单侧后牙反𬌗由于上牙弓狭窄所致者,可选用带分裂簧的活动矫治器、螺旋簧分裂基托矫治器或固定四角舌弓扩展牙弓。

【案例】

患儿男性,4岁。

主诉:左右面部不对称2年。

现病史:2年前发现左右面部不对称。

既往史:否认全身系统性疾病史,无药物过敏史。

检查:62~65、72~75反𬌗,覆盖浅,中线偏左,余牙咬𬌗关系正常,颏部偏左,左右不对称。

诊断:62~65、72~75反𬌗。

治疗:上颌𬌗垫扩弓。

(四)深覆𬌗

【疾病特点】

1. 上切牙垂直或内倾,上尖牙唇向倾斜。

2. 上下牙弓呈方形,牙弓长度变短。

3. 面下1/3高度较短,一般呈短方面形。

4. 上下颌骨一般发育正常,下颌角小,磨牙常呈远中错𬌗关系。

【诊断要点】

1. 判断患者上前牙切缘覆盖下前牙牙冠唇面长度是否>1/3,或者下前牙切缘咬合上前牙牙冠舌面是否>1/3。

2. 根据深覆𬌗的类型特点,明确所属类型。

(1)牙型主要是上下颌前牙及牙槽过长,后牙及后牙牙槽高度发育不足。颌骨的形态大小基本正常,面部畸形不明显。

(2)骨型不仅有牙型的表现,还伴有颌骨与面部的畸形。

【治疗原则】

1. 治疗原则是改正切牙长轴,抑制上下切牙的生长,促进后牙及后牙牙槽骨的生长。常用上颌功能矫治器。

2. 针对病因,采用矫治器纠正吮咬、异常吞咽等不良习惯;找出𬌗干扰,调磨干扰牙尖,使神经肌肉功能恢复正常,调整下颌位置而建立正常的咬合关系。

【案例】

患儿男性,4岁。

主诉:上前牙咬到下牙肉2年。

现病史:2年前发现上前牙咬到下牙肉,影响美观。

既往史:否认全身系统性疾病史,无药物过敏史。

检查:51、52、61、62内倾,深覆𬌗,切端完全覆盖下前牙,74、75、84、85萌出不足,颏部无明显后缩。

诊断:51、52、61、62深覆𬌗。

治疗:上颌功能矫治器;矫正口腔不良习惯。

九、儿童黏膜病

(一)疱疹性口炎

【疾病特点】

1. 好发于出生后6个月至5岁儿童,2～3岁达最高峰。多为原发性,亦有复发性。口腔各部位黏膜均可发生,包括角化良好的牙龈、舌背和硬腭等处的黏膜。

2. 发病时多有发热、烦躁、拒食、咳嗽或全身不适等先驱症状,2～3天后出现口腔体征。

3. 初起时,口腔黏膜充血、发红,并在发红黏膜上出现成簇的水疱,1～2 mm大小,疱壁薄易破裂。疱破后形成小溃疡,并扩大融合成稍大溃疡,或由簇集的小水疱破裂后融合成大的溃疡。

4. 溃疡边缘不规则或呈多环状,溃疡面上有灰白色或黄白色假膜。溃疡面大小、数目不等,在成簇的溃疡周围还可看到散在的小溃疡。

5. 舌背有明显的白苔。

6. 儿童患者常伴急性龈炎,牙龈充血、肿胀、易出血。

7. 口周皮肤也可出现损害,表现为红斑上的若干针头大小的小水疱,水疱破裂后可见黄色痂皮。

8. 颌下淋巴结肿大,伴有触痛。

9. 发病后3～5天症状显著,口腔体征出现后,全身症状逐渐消退。

【诊断要点】

1. 充血的口腔黏膜上出现数目众多,散在或丛集成簇并融合的小溃疡。

2. 累及牙龈时,牙龈充血、肿胀、易出血。

3. 患儿哭闹、拒食、流涎。

4. 口周皮肤出现疱疹。

【鉴别诊断】

1. 疱疹性咽峡炎:好发于软腭、悬雍垂、扁桃体等口咽部的小水疱,全身症状较轻。

2. 手-足-口病:手、足、口腔内同时出现小水疱。

【治疗原则】

1. 全身用药

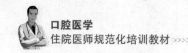
（1）症状发作 72 小时内，可使用阿昔洛韦混悬液，15 mg/kg，每天 5 次，共 7 天，后期可口服板蓝根冲剂等中成合剂类抗病毒口服液。

（2）口服维生素 C、复合维生素 B 等。

（3）抗生素药物预防继发感染，但禁用皮质类固醇药物。

（4）体温升高者可给予退热剂，必要时可考虑补液。

2. 局部治疗：选用碘苷喷雾剂、阿昔洛韦喷雾剂等局部涂布，硫酸锌液等含漱或局部湿敷。

【案例分析】

患儿女性，3 岁。

主诉：口内起疱伴发热 2 天。

现病史：2 天前口内出现水疱，患儿哭闹伴拒食，高热。

既往史：否认全身系统性疾病史，无药物过敏史。

检查：唇、颊、舌黏膜可见数 10 枚针头大小的小水疱，大部分水疱破裂融成溃疡，全口牙龈充血肿胀，触之易出血，口角皮肤数枚小水疱，口角糜烂，手足心未见小疱疹，体温 38℃，血常规：白细胞 $5.2×10^9$/L，中性粒细胞比例 0.48，淋巴细胞比例 0.60。

诊断：疱疹性口炎。

治疗

（1）全身支持治疗：口服阿昔洛韦混悬液；口服维生素 C、维生素 B；退热治疗；多饮水，加强休息。

（2）局部治疗：复方硼酸或 0.1% 依沙丫啶溶液漱口或清洁口腔；锡类散、西瓜霜等外涂。

（二）创伤性口炎

【疾病特点】

1. 下颌乳中切牙萌出过早，乳切牙切缘与舌系带和舌腹部摩擦造成局部黏膜溃疡，溃疡表面不平，呈灰白色，边缘清晰。病程长者溃疡边缘隆起，局部质硬、苍白，影响舌运动。此类溃疡位于舌系带中央的两侧，左右对称，又称 Riga - Feda 病。

2. 因吸吮拇指、橡胶乳头或玩具等摩擦造成上腭黏膜损伤，损伤为浅在性溃疡，呈圆形或椭圆形，单侧或双侧，又称 Bednar 溃疡。

3. 有明显急剧外伤史的黏膜损害，多有急性炎症表现。咬硬物出现血疱，壁薄，易破溃出血，破溃后呈现鲜红的表皮剥脱糜烂面，有烧灼样痛、进食或吞咽时痛，所属淋巴结肿大，1 周左右即可趋愈合。

4. 由乳牙残根引起的黏膜损害，早期黏膜鲜红，呈糜烂状，逐渐发展成溃疡，有渗出液。陈旧性损害，组织暗红色或紫红，中央凹陷，底部有黄白色或灰白色膜状物。

5. 儿童可因不良习惯，如习惯性咬舌、唇、颊等软组织，或以手指、异物等刺激上述组织，引起的溃疡，溃疡面与刺激物相邻或相吻合，称自伤性溃疡。

【诊断要点】

1. 有创伤史和损伤因素。

2. 有与损伤因素相吻合的病损部位、形态和特征。

3. 去除损伤因素后病损均能迅速好转和愈合。

【鉴别诊断】

与复发性阿弗他溃疡鉴别,其为复发性,可自愈,溃疡面圆形多见。

【治疗原则】

1. 去除致病因素:调磨锐利的乳牙切缘,拔除松动早萌的下乳切牙及根尖外露的乳牙残根、残冠,去除不良习惯和一切可疑的刺激因素。

2. 局部用药:局部涂布消毒防腐药物,防止继发感染,如金霉素药膜局部贴敷。

3. 保持口腔清洁:无刺激的药物漱口液或凉开水清洗口腔,保持清洁。

4. 全身用药:继发感染者应给予抗生素治疗,烫伤面积大者,尤其是咽部烫伤时,应给予适量激素,以防咽喉水肿引起窒息。

（三）接触性口炎

【疾病特点】

1. 可分为原发性和变态反应性,前者接触物具有强刺激作用,后者接触物本身并不具刺激性,仅过敏体质者发病。

2. 变态反应症状出现较晚,多为接触过敏原后 2～3 天出现。

3. 在接触变态反应原的部位出现非特异性的溃疡、糜烂、水肿,并向周围蔓延。

4. 去除变态反应原后,症状可持续存在。

【诊断要点】

1. 接触刺激物史。

2. 大面积充血、糜烂。

【鉴别诊断】

与疱疹性口炎鉴别,表现为多枚小水疱,破裂后形成小溃疡,融合后呈大糜烂面,病程相对长,全身症状明显。

【治疗原则】

1. 停止接触过敏原。

2. 给予非特异性抗过敏药物。

3. 较重的患者可应用皮质激素。

4. 治疗继发感染。

【案例】

患儿男性,6 岁。

主诉:口内破皮 2 小时。

现病史:患儿误饮花露水后口内黏膜红肿破溃。

既往史:否认全身系统性疾病史,无药物过敏史。

检查:全口黏膜充血、红肿,颊黏膜处可及糜烂面 0.5 cm×0.5 cm,其他全身情况未见异常。

诊断:接触性口炎。

治疗:①清洁口腔,去除刺激物;②复方硼酸或 0.1% 依沙丫啶溶液漱口;③锡类散、西

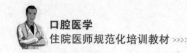

瓜霜等外涂。

(四) 药物性口炎

【疾病特点】

1. 有用药史,常见的有解热镇痛药、安眠镇静药、磺胺类药及抗生素类,用药后 1~3 天出现症状。

2. 一般全身反应轻。

3. 口腔损害常常最先发生,以舌背中部为好发部位。主要表现为单个或数个大小不等的水疱,水疱破溃后即成为规则或不规则的界限清楚的糜烂或溃疡面。

4. 皮肤损害主要表现为红斑,也可表现为丘疹、水疱或红斑上的水疱,损害可累及生殖器。

5. 严重者表现为中毒性表皮坏死松解症。

【诊断要点】

1. 服药史。

2. 口内黏膜充血糜烂。

3. 皮肤药物疹。

【鉴别诊断】

与疱疹性口炎鉴别诊断,特征同上。

【治疗原则】

1. 停用引起过敏的药物。

2. 加速药物代谢产物的排泄,如饮水、输液等。

3. 应用非特异性脱敏药物,如抗组按药、钙剂、维生素 C 等。

4. 病情严重者可酌情应用皮质激素。

5. 对症支持治疗用药力求简单,以及预防并发症。

(五) 地图舌

【疾病特点】

1. 多发于学龄前儿童,与身体素质有关,病因不明,可自愈。

2. 多发生于舌尖、舌背和舌侧缘,多数见于舌前 2/3 区,一般不超越人字沟。

3. 舌背丝状乳头增殖与萎缩,形如地图,增殖处发白,萎缩处发红。

4. 病变位置经常移动,移动速度不一,有的病变在同一部位可停留数日,有的经过数小时即发生移行。

5. 病变区角化过度,剥脱和恢复交替出现,此起彼伏,顽固复发,病程可延续数月或数年。

6. 一般无明显自觉症状,有时遇刺激性食物有烧灼样感。

【诊断要点】

1. 舌背部分丝状乳头增殖与部分萎缩,呈地图样改变。

2. 病变位置经常移动。

【鉴别诊断】

与舌溃疡鉴别,其位置固定,圆形破溃,疼痛明显。

【治疗原则】

1. 去除可能的致病因子,如驱虫。

2. 给予复合维生素制剂与锌制剂。

3. 局部对症处理。

4. 适用中医治疗。

【案例分析】

患儿男性,6岁。

主诉:舌背发花3周。

现病史:3周前患儿舌背出现花纹,位置不断改变,曾有发热史,近日进食差。

既往史:否认全身系统性疾病史,无药物过敏史。

检查:舌背部分丝状乳头增殖与部分萎缩,呈地图样改变,无触痛,余黏膜正常。

诊断:地图舌。

治疗:①均衡饮食;②给予复合维生素B;③0.1%依沙吖啶溶液或硼酸溶液漱口,注意口腔卫生。

(六)雪口病

【疾病特点】

1. 好发于婴幼儿唇、颊、舌、软腭等部位的黏膜。

2. 受损黏膜最初充血、水肿,随后表面出现散在凝乳状斑点,并逐渐扩大而相互融合,形成色白微突的片状假膜。假膜由纤维蛋白、脱落的上皮细胞、炎症细胞等构成,内含白色念珠菌菌丛。

3. 稍用力可擦去凝乳状假膜,如强行擦去,则可见假膜出血面,不久可在出血面上再度形成凝乳状斑片。

4. 患儿全身反应多不明显,部分婴儿可有低热、哭闹、拒食,有的患儿口内有酸腐味。

5. 若病变蔓延至咽、喉部,患儿可能出现哭声嘶哑,吞咽和呼吸困难等表现,此时应警惕引起窒息。

【诊断要点】

1. 口腔内出现凝乳状白色斑点或斑块,不易擦去,强行擦去后可留下出血的创面。

2. 可疑者可做涂片检查,如见到细菌菌丝和孢子则可确认是真菌感染。

【鉴别诊断】

与白喉鉴别。其全身症状明显,高热、萎靡、乏力、恶心、呕吐、面色苍白、呼吸急促、脉数等,若采用涂片和培养可找到白喉杆菌。

【治疗原则】

1. 去除因抗生素等应用的医源性诱发因素。

2. 局部用药

(1) 2%碳酸氢钠液轻轻擦洗口腔。

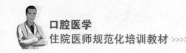

（2）用 1‰克霉唑液、10 万单位/ml 制霉菌素混悬液等局部涂布。

3. 全身用药,如口服克霉唑、制霉菌素等。

4. 消毒喂乳器和食具。

5. 母乳喂养者需清洁乳房和勤换内衣。

（七）疱疹性咽峡炎

【疾病特点】

1. 常见于 6 岁之前的儿童,为柯萨基病毒 A_4 所致。

2. 好发于软腭、悬雍垂、扁桃体等口咽部。

3. 初为成簇的小水疱,破裂后形成溃疡。

4. 损害少发于口腔较前部位。

5. 全身反应与前驱症状都较轻。

【诊断要点】

集中于咽部的成簇疱疹。

【鉴别诊断】

1. 疱疹性口炎。

2. 手-足-口病。

【治疗原则】

1. 全身用药

（1）口服板蓝根冲剂、利巴韦林等。

（2）口服维生素 C、复合维生素 B 等。

（3）抗生素药物预防继发感染,但禁用皮质类固醇药物。

2. 局部治疗:选用碘苷滴眼剂、阿昔洛韦滴眼剂等滴鼻。硫酸锌液等含漱。

（八）手-足-口病

【疾病特点】

1. 好发于儿童和青年,可地区流行,也可单发。

2. 口腔内损害为数个小水疱,迅速破裂,遗留轻度疼痛的浅溃疡,好发于舌、颊、腭部黏膜。

3. 皮肤损害为小水疱,周围环红晕,常见于手指和脚趾的背部及两侧,也可发生于手掌、足底和臀部。

4. 全身伴发持续性低热,病程通常为 5～8 天。

【诊断要点】

1. 好发于儿童,呈地区流行特点。

2. 口腔内为数个小水疱,同时手、足心可见数枚水疱。

【鉴别诊断】

与疱疹性口炎鉴别,其无手、足部的皮疹。

【治疗原则】

1. 全身治疗

(1) 全身支持治疗。

(2) 系统应用抗病毒药物,如阿昔洛韦。

(3) 中药治疗。

2. 局部治疗

(1) 保持口腔清洁。

(2) 局部镇痛治疗。

3. 局部应用抗病毒药物,如阿昔洛韦溶液或软膏。

【案例分析】

患儿女性,6岁。

主诉:口内起疱,手、足起疹2天。

现病史:2天前口内出现水疱,今日手、足心起疹,有所在幼儿园儿童群发现象。

既往史:否认全身系统性疾病史,无药物过敏史。

检查:唇、颊、舌黏膜可见数针头大小的小水疱,全口牙龈无充血肿胀,手、足心可见数枚水疱,体温36.7℃。

诊断:手-足-口病。

治疗

1. 全身治疗

(1) 全身支持治疗,多饮水,饮食加强蛋白质、维生素B、维生素C的摄入。

(2) 系统应用抗病毒药物,如阿昔洛韦。

2. 局部治疗。

3. 0.1%依沙吖啶溶液或硼酸溶液漱口,注意口腔卫生;皮肤可涂布阿昔洛韦软膏。

十、牙外伤

(一) 牙挫伤

【疾病特点】

1. 患牙有伸长不适感,常有叩痛及轻微松动。

2. 龈缘可有少量出血。

3. 牙髓在受伤后温度测试活力常为阴性,数周或数月后恢复,若仍无反应,说明牙髓可能已坏死。

【诊断要点】

1. 外伤史。

2. 临床表现常有叩痛及轻微松动,患牙有伸长不适感。

3. X线摄片排除牙脱位、牙折。

【鉴别诊断】

1. 牙脱位:牙松动明显,牙槽窝空虚。

2. 牙折:X线摄片可见牙折线。

【治疗原则】

1. 患牙休息 1～2 周,降低咬合;必要时做松牙固定。

2. 定期复查,注意观察牙髓活力情况,若发现有牙髓坏死应及时做根管治疗。

【案例分析】

患者男性,11 岁。

主诉:上前牙松动、不适 3 小时。

现病史:3 小时前上前牙被球打中后松动、不适。

既往史:否认全身系统性疾病史,无药物过敏史。

检查:11、21 略有唇倾,轻度松动,轻度叩痛,牙龈无明显红肿,X 线片检查未见明显根折线,牙周膜间隙无明显增宽。

诊断:11、21 牙挫伤。

治疗

(1) 调𬌗,软食,继续观察,必要时松牙给予固定。

(2) 定期复查,有牙髓坏死症状时应及时做根管治疗。

(二) 牙折

【疾病特点】

1. 冠折,为牙齿折断最常见的一种类型,好发于上颌中切牙的切角或切缘,临床上可分为 3 种类型,即单纯釉质折断、釉质折断暴露牙本质、牙冠折断露髓。

2. 根折,发生率明显少于冠折,且多见于年龄较大者,牙根基本发育完成的牙齿。临床上根折可分为根尖 1/3、根中 1/3 和近冠 1/3,X 线牙片检查是诊断根折的主要依据。

3. 冠根折,常波及牙髓。

4. 根据牙折程度,牙髓可出现暂时性活力丧失,若有牙髓感染可伴牙髓炎症状,如自发痛等。

5. 患牙常有叩痛、松动,牙龈可有撕裂、出血。

【诊断要点】

1. 外伤史。

2. 临床表现。

3. X 线片检查有助于诊断根折,但由于牙折线的走向和 X 线投照角度的变化,X 片不能显示全部根折线,此时宜做 CT 检查。

【治疗原则】

牙冠折断

1. 单纯釉质折断:小面积釉质折断,无须处理;折断面积大,可用复合树脂修复术。

2. 釉质折断暴露牙本质:盖髓术＋复合树脂修复术,检查咬合情况,调𬌗减少𬌗创伤,牙齿如松动明显应给予固定。

3. 牙冠折断露髓:年轻恒牙保存生活牙髓;穿髓孔直径＜0.5 mm 且外伤时间短可做直接盖髓治疗。穿髓孔直径＞0.5 mm,外伤时间长,牙髓部分呈暗红色时可行活髓切断术;如牙髓全部坏死时,应做根管治疗,若年轻恒牙根尖孔未形成,可做根尖诱导成形术。

4. 牙根折断:治疗原则使断端复位,固定患牙,消除𬌗创伤。

5. 近冠 1/3 根折:局麻下取出冠部,牙根未完全形成者,可行根尖诱导成形术,并做简单义齿修复牙冠,待牙根完全形成后根牵引;如牙根已完全形成,可直接给予根管治疗后做根牵引,修复牙冠。乳牙可予以拔除。

6. 根中 1/3 根折:患牙局麻下复位,固定 2～3 个月,定期复查,检查牙髓活力恢复情况,出现坏死时行根管治疗;乳牙予以拔除,牙根断离组织很少时,可保留残留根尖。

7. 根尖部 1/3 根折:临床上无松动,无明显咬合创伤时,无须处理,只需定期复查。如有明显松动并伴有咬合创伤时,应对患牙进行固定,定期复查。如发现根尖病变或牙髓钙化时,恒牙可在根管治疗后行根尖切除术和根尖倒充术,乳牙予以拔除。

（三）牙脱位

【疾病特点】

1. 牙轻度偏离移位称为不全脱位,牙完全离体者称为全脱位。
2. 牙部分脱出常有疼痛、松动和伸长,同时出现咬合障碍。
3. 牙嵌入脱位者,临床牙冠变短,切缘或牙𬌗面低于正常。
4. 完全脱位者,可见牙完全离体或仅有少许软组织相连。
5. 常伴有牙龈撕裂和牙槽突骨折。
6. 随时间推移常可发生各种并发症,如牙髓坏死、髓腔变窄、牙根外吸收及边缘性牙槽突吸收。

【诊断要点】

1. 外伤史。
2. 临床检查可发现各种移位表现或空虚牙槽窝。
3. X 线检查可以确诊。

【治疗原则】

治疗原则是保存患牙,近替牙期的乳牙应考虑拔除。

1. 部分脱位牙应在局麻下复位,结扎固定 4 周。术后定期复查,起初可每周 1 次,经过 1～2 个月后即可 3～6 个月复查一次。

2. 嵌入性脱位恒牙在复位后 2 周应做根管治疗,对嵌入性脱位的年轻恒牙,任其自然萌出。乳牙嵌入,一般不予拉出复位,以避免二次创伤。乳牙嵌入,牙冠偏向唇侧,乳牙根尖倾向恒牙胚,应立即拔除乳牙。

3. 完全脱位牙应立即做再植术,术后 3～4 周给予根管治疗。如果脱位＞2 小时就诊,应在体外完成根管治疗术后再行植入。

4. 年轻恒牙完全脱位,如就诊迅速或自行复位者,不要轻易拔髓,应定期观察。

5. 乳牙完全脱位不做再植术,乳牙外伤时应密切观察其可能对继承恒牙造成的伤害。

【案例】

患儿男性,8 岁。

主诉:上前牙脱落 30 分钟。

现病史:30 分钟前摔跤导致左上前牙脱落,保存于牛奶中。

既往史:否认全身系统性疾病史,无药物过敏史。

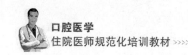

检查:21 位牙槽窝空虚,少量渗血,牙龈略有充血、红肿,脱落 21 牙根形成 3/4,11 轻度松动,有轻叩痛,牙龈略有充血,余牙未见明显异常,X 线片检查显示 11、21 区无明显骨折线,11 无牙折线。

诊断:21 牙脱位,11 牙挫伤。

治疗

(1) 21 复位。

(2) 21 钢丝结扎或树脂夹板结扎固位,患牙与固位牙比例 1:2。

(3) 定期复查。

(四)牙槽骨骨折

【疾病特点】

1. 可有牙龈撕裂、出血及肿胀。

2. 可触及黏膜下骨台阶及咬合紊乱。

3. 摇动损伤区某一牙时,可见邻近数牙及骨折片随之移动。

4. 可同时有牙折或牙脱位。

5. X 线牙片、咬𬌗片,或上、下颌骨全景 X 线片检查可见骨折线,用于明确诊断。

【鉴别诊断】

牙折。

【治疗原则】

1. 在恢复正常咬合关系的基础上复位固定,可用医用钢丝或牙弓夹板与两端健康牙结扎固定。固定时间>4 周。

2. 撕裂的牙龈应缝合,伴牙折者可同时进行处理。

【案例分析】

患儿男性,11 岁。

主诉:上前牙松动不适 3 小时。

现病史:2 小时前骑车摔跤导致上前牙松动和不适。

既往史:否认全身系统性疾病史,无药物过敏史。

检查:11、12、13、14 区牙龈撕裂,充血、红肿,四牙联合松动,有叩痛,松动Ⅱ度,13、14 咬合早接触,X 线片检查显示 11~14 区骨折线,13、14 半脱位。

诊断:牙槽骨骨折。

诊断思路

(1) 有外伤史。

(2) 13、14 咬合早接触,𬌗关系紊乱,考虑有骨折移位。

(3) 四牙联合松动、牙槽骨骨折特征性松动,可确诊。

治疗

(1) 复位。

(2) 牙弓夹板与两端健康牙结扎固定。

(3) 缝合撕裂牙龈。

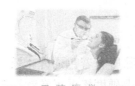

第二章

常用口腔内科学诊疗操作技能规范及评估要点

第一节 牙体牙髓

一、窝洞制备

（一）窝洞的分类

1. GV. Black 分类（现代版）

Ⅰ类洞：发生于所有牙面发育点隙裂沟的龋损所备成的窝洞，包括磨牙和前磨牙的𬌗面洞、上前牙腭面洞、下磨牙颊面𬌗 2/3 的颊面洞和颊𬌗面洞、上磨牙腭面𬌗 2/3 的腭面洞和腭𬌗面洞。

Ⅱ类洞：发生于后牙邻面的龋损所备的窝洞，包括磨牙和前磨牙的邻面洞、邻𬌗面洞、邻颊面洞、邻舌面洞和邻𬌗邻洞。

Ⅲ类洞：前牙邻面未累及切角的龋损所备成的窝洞，包括切牙和尖牙的邻面洞、邻舌面和邻唇面洞。

Ⅳ类洞：前牙邻面累及切角的龋损所备成的窝洞，包括切牙和尖牙的邻切洞。

Ⅴ类洞：所有牙的颊（唇）舌面颈 1/3 处的龋损所备成的窝洞，包括前牙和后牙颊舌面的颈 1/3 洞。

Ⅵ类洞：前牙切嵴上或后牙牙尖上发生的龋洞，以及双尖牙和磨牙的近中-𬌗-远中面洞。

2. 按窝洞涉及的牙面数分类：仅限于 1 个牙面的洞称为单面洞；包括 2 个牙面的洞称为双面洞；＞2 个以上牙面的洞称为复杂洞。

（二）窝洞制备基本原则

1. 去净龋坏组织：临床上一般根据牙本质的硬度和着色两个标准来判断，硬度探测为优先评判标准。

（1）硬度标准：通过术者用挖器、探针及钻针磨钻时的感觉来判断。龋坏牙本质一般质地较软，探针易刺入，去净后洞壁牙本质应接近正常硬度，在牙钻磨削时牙本质呈粉状即可

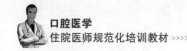
不必再除去。

（2）着色标准：临床上不必去除所有着色的牙本质，尤其是慢性龋，其洞底再矿化的牙本质通常较正常牙本质颜色深，只要硬度接近正常就不必再去除。可采用染色法帮助识别，如用1‰酸性品红丙二醇溶液染色，龋坏组织被染成红色，正常牙本质不被染色。

2. 保护牙髓组织

（1）间断操作，使用锋利器械，并用水冷却。

（2）不向髓腔方向加压，特别是在深龋时。

（3）对牙体组织结构、髓腔解剖形态及增龄变化有清楚了解，防止意外穿髓。

3. 尽量保留健康的牙体组织

（1）洞形做最低程度的扩展，特别是在颊舌径和牙髓方向。

（2）窝洞的龈缘只扩展到健康牙体组织，应尽量位于牙龈边缘的殆方。

（3）避免做预防性扩展，有发育缺损的殆面点隙裂沟可采用釉质成形术、窝沟封闭术或预防性树脂充填等方法处理。

● 釉质成形术：用火焰状金刚砂车针磨去浅的沟裂（沟裂深度＜釉质厚度的1/4～1/3）或将未完全融合的釉质磨圆钝，形成一光滑、碟形的表面，以利于清洁。磨去的厚度应小于釉质厚度的1/3。

（三）窝洞制备基本步骤

1. 进入病变区：暴露和扩大洞口，根据龋洞的不同情况采取不同的进入方式。

（1）若洞口暴露，可直接进入。

（2）若洞口隐蔽，如邻面龋损，则根据具体情况选择进入方式，详见表2-1。

表2-1　邻面龋窝洞入口选择

	后牙邻面龋		前牙邻面龋	
破坏程度	接触点未破坏	接触点破坏	唇面边缘嵴未破坏	唇面边缘嵴破坏
进入方式	磨除颊（舌）面与邻面的轴角区近牙颈部位，从颊面或舌面进入	磨除边缘嵴从合面进入	从舌（腭）面进入	从唇方进入

2. 除去龋坏牙本质：原则上应彻底去净龋坏软化牙本质。但深龋洞内，若彻底去净有可能导致牙髓暴露时应保留极近髓角或髓室区的少许软龋，具体治疗方案可参见深龋部分。

3. 设计和预备洞的外形

（1）以病变为基础设计外形。

（2）洞缘必须扩展到健康的牙体组织。

（3）外形线尽量避开牙尖和嵴等承受咬殆力的部位。

（4）外形线呈圆缓曲线，以减少应力集中，有利于材料充填。

（5）邻面的颊舌洞缘应位于接触区以外，分别进入楔状隙，龈缘与邻牙之间至少应有0.5 mm宽的间隙，不必扩展到龈下。

（6）必须保持在规定的深度扩展洞形。一般在釉质牙本质界下 0.2～0.8 mm 深。窝洞进入牙本质的深度＜0.2 mm，平滑面龋为 0.5 mm；在根面由于表面牙骨质薄，可达 0.8 mm。

4.预备抗力形和固位形

（1）窝洞的主要抗力形结构有以下几个方面。①洞深：一般要求在釉牙本质界下 0.2～0.5 mm，具体操作时还需进一步结合窝洞部位与所用的充填材料来决定洞深；②盒状洞形：基本特征为"底平，壁直，点、线角圆钝"；③阶梯结构：双面洞的𬌗面洞底与邻面洞的轴壁应形成阶梯，轴髓线角应圆钝，邻面的龈壁与牙长轴垂直且深度不小于 1 mm；④窝洞外形线：呈圆缓曲线并避开承受咬合力的尖、嵴；⑤去除无基釉和避免形成无基釉；⑥降低薄壁弱尖的高度。

（2）窝洞的基本固位形有以下几个方面。①侧壁固位：侧壁相互平行且具有一定深度；②倒凹固位：在洞底侧髓线角或点角处平洞底向侧壁牙本质作出潜入小凹或沿线角做固位沟，一般以 0.2 mm 深度为宜；③鸠尾固位：鸠尾峡的宽度一般在后牙为所在颊舌间距的 1/4～1/3，前牙为邻面洞舌方宽度 1/3～1/2。同时，鸠尾峡的位置应在轴髓线角的内侧，𬌗面洞底的𬌗方；④梯形固位：邻𬌗洞的邻面预备成龈方大于𬌗方的梯形。

5.制备洞缘：根据不同牙面釉柱排列方向的差异，使釉质壁的釉柱止于健康牙本质。洞面角的设计取决于修复材料的种类，如银汞合金为 90°，复合树脂可做短斜面。

（四）窝洞消毒

窝洞常用的消毒药有 25％麝香草酚乙醇溶液、樟脑粉及 75％乙醇等，但是否能达到消毒的要求尚存在争议。

（五）窝洞封闭、衬洞及垫底

1.浅窝洞：洞底距髓腔的牙本质厚度＞1.5～2 mm，不需垫底。如用银汞合金修复，则在洞壁涂布洞漆或粘结剂后直接充填，复合树脂则只能用粘结剂处理后充填。

2.中等深度的窝洞：洞底距髓腔的牙本质厚度＞1 mm，一般只垫一层磷酸锌粘固剂、聚羧酸锌粘固剂或玻璃离子粘固剂。除磷酸锌粘固剂先涂封闭剂以隔绝其对牙髓的化学刺激外，后两种材料可直接垫底，然后充填。

3.深度窝洞：需垫双层。第一层垫氧化锌丁香油酚粘固剂或氢氧化钙，如用复合树脂修复则不能垫氧化锌丁香油酚粘固剂，第二层垫磷酸锌粘固剂。如用聚羧酸锌粘固剂或玻璃离子粘固剂也可垫一层。如接近牙髓或可疑穿髓则应先垫氢氧化钙，上面再垫玻璃离子粘固剂或其他垫底材料。在垫底后方可涂布洞漆或粘结剂于洞壁和基底上。

4.垫底部位：只限于𬌗面髓壁和邻面轴壁，要求底平壁净，留出足够深度（1.5～2 mm）。

二、牙体修复治疗

（一）银汞合金修复术

1.适应证

（1）Ⅰ、Ⅱ类洞。

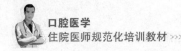

(2) 后牙Ⅴ类洞,特别是可摘义齿的基牙修复。

(3) 对美观要求不高的患者,尖牙远中邻面,龋损未累及唇面者。偶尔也用于下前牙邻面洞。

(4) 大面积龋损时配合附加固位钉的修复。

(5) 冠修复前的牙体充填。

2. 窝洞预备

(1) 符合窝洞预备的总原则(详见窝洞预备部分)。

(2) 窝洞必须具有一定的深度和宽度,使其有足够的强度和固位。

(3) 窝洞为典型的盒状洞形,必要时应增加辅助固位形,以使修复体具有良好固位。

(4) 洞面角应呈直角,不可在釉质侧壁形成无基釉和短斜面。

3. 银汞合金充填

(1) 护髓:洞漆、洞衬和(或)垫底。

(2) 双面洞在充填前应放置成形片和楔子。

(3) 银汞充填:①少量分次充填,每次送入窝洞的合金量在铺平后应<1 mm厚;②先选用小的银汞合金充填器将点、线角及倒凹、固位沟处压紧,再换较大的充填器向洞底和侧壁层层加压,并随时剔除多余汞,使充填的合金略高于洞缘,最后用较大的充填器与洞缘的釉质表面平行加压,以确保洞缘合金的强度;③双面洞一般先填充邻面洞部分,后填秴面洞;④应在6~7分钟内完成合金的调制到充填完毕的一系列工作。

(4) 雕刻成形:充填完成,先用雕刻器除去秴面及边缘嵴多余合金,然后取出楔子,松开成型片夹,取下夹子,而后用镊子或手将成形片紧贴邻牙从一侧邻间隙向颊秴或舌秴方向小心地拉出成形片。雕刻成形后的修复体外形应与窝洞的外形线相一致,要恢复牙的功能外形、边缘嵴、邻面接触关系、楔状间隙及牙颈部正常突度。

(5) 调整咬合:与对颌牙恢复正常咬合关系,正中及侧向咬合运动均无高点方可。

(6) 打磨抛光:24小时完全硬固后方可打磨抛光。磨光后的银汞合金细腻、有光泽。

(二) 复合树脂修复术

1. 适应证

(1) 前牙Ⅰ、Ⅲ、Ⅳ类洞的修复。

(2) 前牙和后牙Ⅴ类洞。

(3) 后牙Ⅰ、Ⅱ、Ⅳ类洞,承受咬合力小者可用后牙复合树脂修复。

(4) 形态和色泽异常牙的美容修复。

(5) 冠修复前的牙体充填。

(6) 大面积龋损的充填,必要时可增加固位钉和(或)沟槽固位。

2. 窝洞预备

(1) 点、线角圆钝,倒凹呈圆弧形。

(2) 洞形预备较银汞合金修复保守,不直接承受咬合力的部位可适当保留无基釉。龋损范围较小者,特别在有足够釉质壁的窝洞不必为制作固位形而磨除牙体组织,仅面积较广泛的龋损应视具体情况做些固位形。

(3) Ⅰ、Ⅱ类洞应尽量避免将洞缘置于咬合接触处。

（4）洞缘釉质壁应制备成斜面。

（5）注意勿用洞漆和含酚类物质的材料垫底。

3. 树脂修复

（1）色度选择：以邻牙为参照，在自然光下进行比色。

（2）牙面处理：酸蚀釉质，处理牙本质表面，冲洗、干燥后涂布粘结剂。

（3）放置成形片和楔子：前牙用聚酯薄膜成形片，后牙用不锈钢成形片。

（4）充填树脂：前牙填入树脂后，将聚酯薄膜转折，循一定方向牵拉，使薄膜紧贴唇面和舌面，用手指固定，然后用探针或雕刀迅速除去多余树脂，待树脂固化后放开成形片。

（5）修整外形：去除邻面充填物的悬突，调磨咬合高点，最后由粗至细进行抛光。

（三）玻璃离子粘固剂修复术

1. 适应证

（1）牙体缺损的修复：主要用于Ⅲ、Ⅴ类洞和后牙邻面单面洞等，不承受咀嚼压力的洞形及乳牙各类洞的修复。

（2）根面龋的修复。

（3）其他外伤牙折后暴露牙本质的覆盖，松动牙的固定及暂时性充填等。

（4）用作洞衬和垫底、窝沟封闭、粘结固定修复体、正畸附件及固位桩、钉等。

2. 窝洞预备

（1）对固位形的要求较宽松，不必做倒凹、鸠尾等固位形，只需去除龋坏牙本质，不做扩展，仅在必要时做附加固位形以增进固位。

（2）窝洞的点、线角应圆钝。

（3）洞缘不做斜面。

3. 充填材料

（1）牙面处理：首先用橡皮杯蘸浮石粉将窝洞清理干净，除洞底距牙髓不足 0.5 mm 的深洞需先用氢氧化钙衬洞外，一般不需要垫底。

（2）涂布底胶和（或）粘结剂：R‐GC 型玻璃离子配有底胶和粘结剂。

（3）充填材料：与复合树脂类似。

（4）涂隔水剂：化学固化玻璃离子粘固剂表面涂一层隔水剂，如釉质粘结剂。光固化型则不需要。

（5）修整外形及打磨：化学固化型应在 24 小时后进行，R‐GC 型在光固化后即可进行，方法同复合树脂修复术。

（四）三明治技术

1. 基本原理：用玻璃离子粘固剂作为基底材料粘结于牙本质，再用复合树脂修复牙体缺损，既能改善复合树脂与洞壁的密合性，阻断树脂对牙髓的刺激，又可以避免玻璃离子单独修复时其机械性能、耐磨性及美观性不足的缺点。

2. 操作步骤

（1）牙体预备。

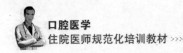

（2）玻璃离子粘固剂垫底，如缺损累及根面，玻璃离子粘固剂可延伸到龈缘。

（3）酸蚀粘固剂表面及洞壁釉质壁，冲洗、干燥。

（4）涂布粘结剂。

（5）复合树脂充填窝洞。

三、盖髓术

（一）直接盖髓术

1. 适应证

（1）根尖孔尚未形成，因机械性、外伤性因素露髓的年轻恒牙。

（2）意外露髓，穿髓直径＜0.5 mm 的恒牙。

（3）根尖已完全形成，机械性露髓范围较小的恒牙。

2. 禁忌证

（1）因龋露髓的乳牙。

（2）临床检查有慢性牙髓炎或根尖周炎表现的患牙。

3. 操作步骤

（1）制备洞形，清除龋坏组织。

（2）放置盖髓剂：用生理盐水缓慢地冲洗窝洞，隔湿，消毒棉球拭干窝洞，将氢氧化钙覆盖于暴露牙髓上，用氧化锌丁香油粘固剂暂封窝洞。

（3）永久充填：①观察 1～2 周后患牙无任何症状，且牙髓活力正常者可保留厚约 1 mm 暂封剂垫底，再用玻璃离子粘固剂或聚羧酸锌粘固剂或磷酸锌粘固剂做第二层垫底，银汞合金或复合树脂充填；②1～2 周后患牙对温度刺激仍敏感者可更换盖髓剂暂封后再观察，直到症状完全消失后再行永久充填；③患牙盖髓后出现自发痛、夜间痛等症状，应立即改行根管治疗术。

（二）间接盖髓术

1. 适应证

（1）深龋、外伤等造成近髓的患牙。

（2）深龋引起的可复性牙髓炎，牙髓活力测定在正常范围，X 线片显示根尖周组织正常的恒牙。

（3）无明显自发痛，除腐质未见穿髓却难以判断是慢性牙髓炎或可复性牙髓炎时，可采用间接盖髓术作为诊断性治疗。

2. 操作步骤

（1）去龋：尽可能去除所有龋坏组织，或仅保留少许近髓软龋。

（2）放置盖髓剂：消毒棉球拭干窝洞后放置氢氧化钙于近髓处，用氧化锌丁香油粘固剂暂封窝洞，或直接在窝洞中放入氧化锌丁香油粘固剂暂封。

（3）充填：①观察 1～2 周后，如果无任何症状且牙髓活力正常者，可保留部分暂封剂垫底再行永久充填；②对曾保留有少许软龋的窝洞，可在 6～8 周后去净原有软龋再行垫底充填；③盖髓治疗后对温度刺激仍敏感时可更换盖髓剂暂封观察，待症状消失后再行充填。

四、牙髓切断术

1. 适应证：根尖发育未完成的年轻恒牙，无论龋源性、外伤性或机械性露髓，均可行牙髓切断术以保存活髓，直到牙根发育完成后再行牙髓摘除及根管充填。若牙髓切断术失败，可进行根尖诱导成形术或根尖外科治疗。

2. 操作步骤

（1）隔湿患牙：对患牙进行局麻，用橡皮障或棉卷隔湿，全程须掌握无菌操作。

（2）除去龋坏组织，并以 3％过氧化氢溶液清洗窝洞。

（3）揭髓室顶。

（4）切除冠髓：使牙髓在齐根管口处成整齐地断面，髓室与根管无明显分界线者，可在相当于牙颈缘稍深处切断。

（5）止血：可用小棉球蘸少许生理盐水或 0.1％肾上腺素置根管口压迫断面帮助止血。注意不要使用气枪，以免造成组织脱水和损伤。

（6）放置盖髓剂：将氢氧化钙覆盖在牙髓断面上，厚约 1 mm，操作中不要将氢氧化钙压入牙髓组织，然后用氧化锌丁香油粘固剂暂封窝洞。

（7）永久充填：可于盖髓后即行永久充填，亦可观察 1～2 周后若无症状则保留深层的暂封剂，磷酸锌粘固剂垫底，银汞合金或复合树脂充填。

五、根管治疗术

（一）适应证

1. 牙髓病

（1）不能保存活髓的各型牙髓炎。

（2）牙髓钙化，但治疗前提是可去除髓腔内的钙化物，通畅根管达根尖。

（3）牙内吸收。

（4）牙髓坏死。

2. 各型根尖周病：急性根尖周炎患牙须在急性症状缓解后再开始进行根管治疗术。

3. 外伤牙

（1）牙根已发育完成，牙冠折断牙髓暴露者。

（2）牙冠折断虽未露髓，但修复设计需进行全冠或桩核冠修复者。

（3）根折患牙断根尚可保留用于修复者。

4. 某些非龋牙体硬组织疾病

（1）重度的釉质发育不全、氟牙症、四环素牙等牙发育异常患牙需行全冠或桩核冠修复者。

（2）重度磨损患牙出现严重的牙本质敏感症状，又无法用脱敏治疗缓解者。

（3）隐裂牙需行全冠修复者。

（4）牙根纵裂患牙需行截根手术的非裂根管。

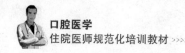

5. 牙周-牙髓联合病变患牙。

6. 因一次修复需要,如错位、扭转或过长而无其他牙体牙髓病损的牙,或牙冠大面积缺损、残根而需行全冠、桩核冠修复的患牙。

7. 因颌面外科需要,某些颌骨手术所涉及的牙。

8. 移植牙、再植牙。

(二) 操作步骤

1. 髓腔开通:使根管器械尽可能循直线方向进入根管,开髓后的洞壁应光滑平整无凸凹、无台阶,与根管壁连成一线。

2. 确定根管工作长度

(1) 感觉法:根据术者的手感和患者的痛感来确定器械是否到达根尖孔。

(2) X线数字成像技术:将器械插入根管内,拍摄数字化 X 线片。

(3) 电测法:通过测定根尖孔牙周膜与口腔黏膜的电阻值来确定牙根长度,已有商品化的测定仪。

3. 根管预备

(1) 总原则

1) 在无痛、无菌的条件下操作,避免医源性根管内感染或将感染物质推出根尖孔。

2) 根管预备应局限在解剖根尖孔以内的根管空间,所有操作必须在掌握工作长度的基础上进行。

3) 保持根管原有的解剖位置,避免出现根管偏移,使管径扩大且具有一定锥度。

4) 根管的冠 1/3 部分应充分扩大,以提供足够的空间,利于根管冲洗和牙胶的加压充填。

5) 在近根尖孔处形成根充挡,以利于根管充填时将根充材料在根管内压紧填实并限制超充。

(2) 常用根管预备方法

1) 标准法:器械从小号到大号逐号依次使用,每号钻或锉均要在根管内完全内完全达到工作长度,根管扩大到器械尖端附近数毫米处见到白色牙本质碎屑后再扩大 2~3 号器械为止。一般认为根管应扩大到至少 35~40 号。

2) 逐步后退法(step-back):先预备根尖段,每号锉均达工作长度,预备主尖锉至比初尖锉大 3 号;再预备根管中段,每增大一号器械插入根管的深度减少 1 mm,每次更换器械前都必须用主尖锉插入到原有工作长度,去除牙本质碎屑,维持根管通畅;然后是根冠段预备,用 G 钻或大号手用 K 锉,方法同根管中段预备,使根管口处呈漏斗状;最后用主尖锉锉平中、上段细微台阶,达到光滑管壁。疏通根管的目的。

3) 改良逐步后退法:在预备弯曲根管过程中,首先采用 GG 钻等大锥度器械进行根管冠部预处理,将根管口和根管冠方 1/3~2/3 敞开,去除牙本质阻力,减小根管弯曲度,使器械易于到达根尖,然后用常规的不锈钢或镍钛合金器械采用逐步后退法预备弯曲根管。

4) 逐步深入法(step-down):开通髓腔后,用 15 号 H 锉或 K 锉缓缓深入根管至遇到阻力为止,测量此长度,以该长度预备根管上、中部,器械的运动以提拉为主,待器械号达 25 号是换用 2 号 G 钻,比锉在根管中的长度短 2 mm,以极小的根尖向压力预备根管,继而用 3 号 G 钻再减短 2 mm,以提拉动作将根管上段敞开呈漏斗状,最后预备根尖段,方法同逐步后退法中的根尖段预备。

5) 冠根向深入法(crown down):许多镍钛器械例如 ProTaper 等均采用该法,先预备根冠部,再预备根中部,最后预备根尖部。

4. 根管消毒

(1) 活髓牙牙髓摘除时一般不需要根管封药,提倡根管预备与充填一次完成。

(2) 感染根管尤其是有严重的肿痛症状或活动性渗出时应经过根管封药。一般主张有挥发性的药物,如甲醛甲酚(FC)可蘸在棉球上放置于根管口,非挥发性糊剂类药物,如氢氧化钙用螺旋输送器送入到根管的深部。

5. 根管充填

(1) 充填时机:根管预备和消毒后,如无自觉症状、无明显叩痛、无严重气味、无大量渗出液和无急性根尖周炎症状,即可充填根管。

(2) 常用充填方法

1) 侧压充填法:按工作长度和所预备的根管大小选择一合适的主牙胶尖,然后将糊剂送入根管,将选好的主牙胶尖插入根管直至工作长度,若根管内尚未满,用侧压器在主牙胶尖一侧压出空间后插入副牙胶尖,如此反复操作至根管填塞紧密,充填器不能再向根管深部插入为止。用热器械将髓室内多余的牙胶尖切除,并擦净多余糊剂,最后充填窝洞。

2) 垂直加压法:先将一根合适的非标准型牙胶尖插入根管,用携热器将根管内牙胶分段软化,垂直充填器加压充填使根尖 1/3 根管完全密合,再加入牙胶段,继续加热,充填直至完成。

3) 连续波充填技术:热牙胶垂直加压充填时,在主牙胶尖就位、烫断、去除冠段牙胶后,如果 System B 系统的加热器设计为垂直加压器,且加压器的锥度与非标准型牙胶尖的锥度相匹配,可在加热的同时进行加压充填,该方法被称为连续波充填技术。此技术可大大简化热牙胶充填时根尖段根管的充填。

六、根尖诱导成形术

1. 适应证:牙根未完全形成之前而发生牙髓严重病变或尖周炎症的年轻恒牙,在消除感染或治愈尖周炎的基础上,用药物诱导根尖部的牙髓和(或)根尖周组织形成硬组织,使牙根继续发育并使根尖形成。

2. 操作步骤

(1) 根管预备:开髓的位置和大小应尽可能使根管器械循直线方向进入根管,器械进入根管的深度需比 X 线片显示的根尖短 1～2 mm,仔细清理根管并用生理盐水反复冲洗,去除根管内坏死牙髓组织。

(2) 根管消毒:吸干根管,封消毒力强、刺激性小的药物于根管内,如木榴油、樟脑酚、碘仿糊剂或抗生素制剂等,每周更换 1 次,至无渗出或无症状为止。有尖周病变的患牙,可封入抗生素糊剂,每 1～3 个月更换 1 次,直至尖周炎症控制为止。

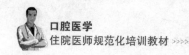
(3) 药物诱导:根管内填入可诱导根尖形成的药物,如氢氧化钙。

(4) 暂时充填窝洞,随访观察:在治疗后每 3～6 个月复查一次,注意有无临床症状,如疼痛、肿胀、窦道、叩痛、松动等,还应摄 X 线片观察根尖情况和根尖形成状态。

(5) 常规根管充填:根管永久充填指征:无临床症状,包括患牙无明显松动,牙龈窦道闭合,根管内药物干燥;X 线片显示尖周病变愈合,牙根继续发育,根管内探查根尖端有钙化物沉积。根管充填后可继续随访观察。

七、常用根尖手术

(一) 适应证和禁忌证

1. 适应证

(1) 广泛的根尖周骨质破坏,保守治疗难以治愈者。

(2) 根管钙化、根管严重弯曲或已做桩冠而未行根管治疗者。

(3) 大量根管充填材料超充,且有临床症状或根尖周病变者。

(4) 由医源性、内吸收或外吸收引起的根管侧穿或牙根吸收。

(5) 根管器械折断超出根尖,且根尖病变不愈者。

(6) 根折伴有根尖断端移位,死髓。

(7) 根管治疗反复失败,症状不消者。

(8) 由于时间限定,患者不能再来复诊者,可根管治疗与外科治疗并一次完成。

2. 禁忌证

(1) 患牙位置邻近重要器官,有损伤危险或带来严重后果者。

(2) 严重的全身性疾病,如高血压、血友病、重度贫血、心内膜炎、风湿性心脏病、糖尿病、肾炎及有出血倾向疾病等,对年老体弱者手术也应慎重。

(3) 急性根尖周炎病例,最好待急性期过后再手术,以免感染扩散。

(4) 严重牙周、根尖周联合病变,牙周支持组织过少。

(二) 翻瓣

1. 切口设计原则

(1) 瓣基底的宽度至少要与其游离端相等,从而使瓣膜复位后有足够的血供和足够的邻近组织,以免发生坏死。

(2) 瓣膜边缘的下方应有健康的骨组织而不能够悬空,否则会发生塌陷,造成不良愈合。

(3) 垂直切口应选择在两个骨隆起间的凹陷处,不要延伸到颊黏膜皱襞。

(4) 位于牙槽嵴顶的垂直切口终端应设计在牙齿的近中或远中轴角处。

(5) 切口必须整洁,使边缘复位时不被撕裂。

(6) 牙周组织应当是健康的。

2. 瓣膜形态

(1) 半月形瓣:为全厚黏骨膜瓣,切口在邻牙附近,半月形,龈瓣的边缘延长至附着龈。

（2）扇形瓣：为全厚黏骨膜瓣，垂直切口应选择在拟行手术区域的两侧，位于两牙根隆起之间的凹槽内，从距颊黏膜皱襞1～2 mm处起，止于距龈缘4.0 mm处。横切口应在附着龈上，与龈外形一致，止于对侧牙的远中。横切口必须越过唇系带，止于对侧上中切牙或侧切牙的远中。

（3）三角形瓣（龈沟内瓣）：为全厚黏骨膜瓣，在拟行手术患牙的近中或远中1～2颗牙处的牙根隆起间的沟槽中做垂直切口，切口从距颊黏膜皱襞1～2 mm处起切至目标牙的近中或远中唇侧轴角处，再从这个位点沿牙龈沟内做水平连续切口直到术区对侧的2～3颗牙位，形成三角形瓣的水平边，沟内切口必须紧贴骨和游离龈组织，包括牙龈乳头。

（三）依据不同情况分别选择手术方法

1. 根尖刮治术：将根尖周病变的软组织、坏死骨组织及感染的牙骨质刮净，而不切除根尖。根尖刮治术亦可看成是根尖切除术的前期准备。

2. 根尖切除术：一般只用于前牙、前磨牙，磨牙视解剖情况可酌情处理。显露患牙根尖后用刮匙刮净尖周肉芽等病变组织，用裂钻或凿切断去除根尖约2 mm，并将根周骨质与牙根断面锉磨平滑，切除根尖时要尽量少切牙根，保留牙骨质，为使牙稳固，至少要保留牙根的2/3。

3. 折断根尖摘除术：与根尖切除术方法相同，根尖部开窗后，将折断的根尖去除，刮除尖周病变组织后即可缝合。

4. 根尖倒充填术：该手术既可弥补常规根管治疗术，同时也完善了根尖切除术等根尖手术。根尖切除后，牙根断面切成唇、颊向的斜面，用4～6号球钻从根管末端将根管向冠侧钻磨一纵沟，长3～4 mm，然后用球钻再向四周少许扩大，使之形成一个烧瓶状洞形。当手术视野不够时常预备成根尖Ⅱ类洞。清理、洁净后以玻璃离子粘固剂、复合树脂、金箔或银汞合金充填，其中玻璃离子粘固剂是较为理想的根尖倒充填材料。充填时用油纱布、骨蜡或橡皮障将根尖周骨腔和粘骨膜覆盖。

5. 根尖外露封闭术：适用于长期根尖周病变导致的牙周纤维溶解，牙槽骨吸收，根尖部外露。手术是在根管治疗基础上，行根尖切除术和根管倒充填，剪去根尖外露孔周边的上皮，作潜行分离再缝合。若根尖切除后，根端在骨组织内，则只需用生理盐水冲洗后缝合；如切除后尚有2 mm以上的根端未被骨组织覆盖，则用浸有pH＝1的枸橼酸小棉球仔细处理露出的根面30秒钟，切勿接触周边软组织，再以生理盐水冲洗，缝合伤口。

（四）清创缝合

将黏骨膜瓣复回原处，间断缝合，必要时给予抗菌药物。1周内不可用该牙咬硬物，饭后盐水漱口，保持口腔清洁，1周后拆线，伤口2周内可愈合。

（五）定期随访观察

术后6个月、1年定期摄X线片复查，比较骨质愈合情况。一般情况下术后6个月至1年骨腔被新生骨质填满。理想的修复是牙根面上形成硬骨板，并且和根周硬骨板相连接。

八、牙的漂白治疗

(一) 诊室内漂白术

1. 适应证

(1) 完整的氟斑牙。

(2) 轻中度四环素牙。

(3) 外染色牙和其他原因引起的轻中度变色牙。

2. 操作步骤

(1) 治疗前先用凡士林涂布牙龈及软组织表面以保护牙龈及软组织。

(2) 治疗前去除牙表面附着的菌斑及色素,然后用小刷子蘸不含氟的漂白粉清洁牙面,冲洗后隔湿,上橡皮障。

(3) 在牙表面放置含过氧化氢漂白液的纱布或凝胶。

(4) 使用漂白灯或激光、红外线灯加热装置照射,温度不可过高。

(5) 治疗结束后冲洗牙面,移去橡皮障及凡士林。

(6) 如患者有牙敏感症状后其他不适应适当处理。

(7) 治疗时间一般为每周 1 次,每次 30~45 分钟,根据治疗效果持续 2~6 次。

(二) 家庭漂白术(夜间漂白术或托盘漂白术)

1. 适应证

(1) 外源性着色、内源性着色及增龄性牙变色效果好。

(2) 对氟斑牙有不同程度的漂白效果。

(3) 对四环素牙,尤其是中、重度四环素牙效果稍差。

2. 操作步骤

(1) 藻酸盐印模材料取模,灌制石膏模型。

(2) 在石膏模型上加工、修整托盘,托盘达龈下 0.5 mm 处。

(3) 经医生指导,在托盘内加入漂白凝胶,戴上后去除多余漂白剂。

(4) 治疗期间勿饮水及漱口,睡觉前戴入,第 2 天晨取出,再用清水漱口。若在白天使用,平均每 1.5~2 小时更换 1 次漂白剂,但每天使用需<12 小时。

(5) 2~6 周为 1 个疗程。

(6) 嘱若有问题及不良反应出现及时就诊。

第二节　牙　周　病

一、牙周基础治疗

(一) 牙周病的治疗计划

1. 控制菌斑和消除炎症:牙周炎的患者每天必须彻底地清除菌斑,才能消除牙周炎的炎症,减少出血等症状,从而有利于维护牙周组织的健康状态。

2. 恢复牙周组织的生理形态:牙周组织因炎症破坏导致的病损如牙周袋、牙龈退缩、骨缺损、牙松动移位等,需要通过一系列的治疗才能得以控制,同时要及时恢复牙体边缘嵴及邻面接触点以减少食物嵌塞从而有利于菌斑控制。

3. 恢复牙周组织的功能:修复缺牙,调𬌗以恢复咬𬌗功能。纠正不良咬𬌗习惯。

4. 维持长期疗效,防止复发:进行口腔卫生指导,坚持自我菌斑控制,戒烟,定期复查、复治以求长期保存牙齿。

(二)牙周病治疗程序

1. 基础治疗:包括口腔宣教;施行洁治术、根面平整术;消除菌斑滞留因素及局部刺激因素;拔除无保留价值的牙;在炎症控制后进行必要的咬𬌗调整;经上述治疗后炎症不能控制可辅以药物治疗,包括全身、局部用药;改善局部或全身影响因素如吸烟、用药情况、系统性疾病的控制等。

2. 牙周手术治疗:包括翻瓣术、植骨术、引导性组织再生、膜龈术及牙种植术。

3. 修复治疗:一般在牙周手术后 2~3 个月开始进行。可行永久性固定修复或可摘式义齿修复,必要时可同时固定松动牙,也可行正畸治疗。

4. 牙周支持治疗:定期复查、复治。复查包括:患者菌斑控制的情况及牙周袋深度、附着水平、牙槽骨高度、密度及形态、咬𬌗情况、牙松动度、危险因素的控制情况等。复治包括:根据复查发现的问题制订治疗计划并进行治疗。

(三)牙周治疗中应控制医院内感染

1. 病史采集及必要的检查:认真询问病史,尤其是传染性疾病如肝炎、结核等。要按照"一致对待"原则,即假定每位患者均有血源性传播的感染性疾病,在诊治过程中一律按严格的防交叉感染原则进行,必要时做有关的检验检查,以便决定其恰当的治疗。

2. 治疗器械的消毒:根据治疗过程将牙周治疗器械分类并分别采用不同的消毒方法。

3. 保护性屏障:医生在治疗过程中应使用防护性屏障,如口罩、帽子、面罩、手套、工作服等,避免或减少接触病原菌。污染的手套不得任意触摸周围的物品,治疗结束后应清洗手套上的血污后再摘除手套。尽量使用已消毒的一次性用品,采用脚控开关来调节治疗椅,对于照明灯扶手、开关等则可用一次性覆盖物覆盖。一次性器械及覆盖物在用毕后应妥善、单独回收,统一销毁。

4. 减少治疗椅周围空气中的细菌量:有人报道在口腔超声洁治时诊椅周围的 60 cm 直径范围内的器械,空气等均会受到污染。嘱患者用 1.5%、3%过氧化氢或 0.12%氯己定液等含漱液鼓漱一分钟,可大大减少超声波洁治时的气雾污染。诊室内应保持良好的通风。工作人员不要在诊室内饮水和进食。

5. 治疗台水管系统的消毒:在每位患者治疗结束后再空放水 30 秒,以冲净手机中残存的细菌及液体,于每天开始工作前用清水冲 1 至数分钟。

(四)菌斑控制

菌斑控制(plaque control)是治疗和预防牙周病的必需措施,是牙周病基础治疗的重点。它始终贯穿于牙周病治疗的过程中,仔细、耐心地指导患者掌握控制菌斑的方法,进行个性化菌斑控制方法的指导。

1. 显示菌斑的方法:常用的菌斑显示剂有中性红等制成的溶液或片剂。溶液使用的方法有两种:一种是涂布法,将蘸有菌斑显示液的棉球轻轻涂布于全口牙的颊舌面及邻间隙处,漱口后,牙面上的菌斑即可着色。另一种方法将菌斑显示液滴在患者舌尖数滴,让其用舌尖舔各个牙面,然后漱口,菌斑即可被显示。菌斑显示片适合牙患者在家中使用,自我检查菌斑的量和部位,使用时将片剂嚼碎,用舌尖将碎片舔牙齿各面,漱口后即可对镜自我检查,观察着色的部位。患者每次就诊时,医生也可用菌斑显示剂检查并记录其菌斑控制程度,并将结果反馈给患者,以鼓励并增强其控制菌斑的信心。

菌斑记录:采用国际上广泛使用的菌斑记录卡,每个牙分为 4 个牙面,凡显示有菌斑的牙面,可在卡的相应部位的格内划道,然后计算有菌斑牙面的百分率,计算方法如下:①被检牙的总数×4=总牙面数;②有菌斑的牙面数除以总牙面数×100=菌斑百分率(%)。

例如:被检牙的总数为 28(牙)×4(面)=112,有菌斑的牙面数为 24,则菌斑率为 24/112×100%=21.4%

根据菌斑记录卡反映的信息,通常患者在首次菌斑染色记录时,阳性百分率较高,但在接受口腔卫生指导后,若能认真地按要求执行,菌斑记录的百分率都会明显下降,若已达到 <20%,则属基本被控制。

2. 菌斑控制的方法:常用的有机械和化学的方法,但以机械清除菌斑的效果最为确切。如刷牙,主张每天早晚各刷一次,也可午饭后增加一次,要刷得彻底。

(1)牙刷选择的原则:是牙刷的头部宜小些,要在口腔内便于转动,且能清洁各个部位的牙面。刷牙方法:对牙周病患者,清除菌斑的重点为龈沟附近和邻间隙,以水平颤动法(由Bass 提出)较为适宜,选用软毛牙刷,以避免损伤牙龈。对牙龈退缩的患者以竖转动法(Rolling 法),较常用,选用中等硬毛或软毛的牙刷,刷毛不进入龈沟,故牙刷不会损伤牙龈,而且去菌斑的作用较为有力。以上两种方法也可综合运用,以取得较好的效果。

牙膏可明显增加刷牙效果,近年来含药物的牙膏种类较多,就其作用而言,主要为防龋、抑菌、止血、脱敏及减轻口臭等,但药物仅起辅助作用,主要靠机械清扫作用。

牙线是以多股细尼龙丝组成,也可用细丝线或涤纶线代替,对清除牙邻面的菌斑很有效,尤其对牙间乳头无明显退缩的牙间隙最为适用。

(2)牙签:在牙周治疗后牙间乳头退缩或牙间隙增大的情况下,可用来清洁邻面菌斑和根分叉区。应选用硬质木制或塑料的光滑无毛刺的牙签,将邻间隙两侧的牙(根)面上的菌斑"刮"净。注意勿损伤牙龈或强行进入牙间乳头完好处。对于无牙龈乳头退缩者,不宜使用牙签。

(3)牙间隙刷:牙间隙刷的刷头为金属丝,其四周附带有柔软的刷毛,专刷牙间隙牙(根)面的菌斑,更适用于牙龈退缩患者,对于牙邻面外形不规则或有凹面时,牙间隙刷较牙签更利于去除菌斑。

（4）化学药物控制菌斑：应用有效的化学药物来抑制菌斑的形成或杀灭菌斑中的细菌是控制菌斑的另一条途径。如氯己定溶液含漱剂，或含有中药成分的含漱口剂等，但只能作为辅助性措施，因为药物的作用只限于一定的时间和部位，需持续应用，不易到达牙周袋内。同时，还必须发现并纠正那些导致菌斑滞留的因素，如充填物的悬突、不良冠缘和食物嵌塞等。

（5）特殊人群的菌斑控制：对因疾病或年龄幼小而缺乏生活自理能力的部分人群，需要有他人的帮助来控制菌斑。

（五）超声龈上洁治

【适应证】

1. 牙龈炎、牙周炎，洁治术和刮治术是牙周疾病治疗的第一步。

2. 预防性治疗，牙周维护期治疗。

3. 其他治疗的准备工作，如取模、大型口腔内手术。

【操作要点】

1. 踩下开关后，工作尖端应有雾状水喷出。

2. 尖端与牙面平行或 $<15°$ 角轻轻接触。

3. 只振击牙石或烟斑，不宜反复击打在釉质或牙骨质上。

4. 洁治操作完成后应用探针检查并将遗漏牙石补充清除。

【注意事项】

1. 工作尖功率过大会损伤牙面，一般建议用 $0.5\,N$，应采用面接触，尖与牙面尽量平行。

2. 超声洁治术禁用于置有老式的心脏起搏器的患者。新型的起搏器具有屏障功能，不在禁忌之列。

3. 对于肝炎、肺结核、艾滋病患者不宜使用超声洁牙，以免血液和病菌形成气溶胶污染空气。

4. 对于钛种植体要使用专门的洁治设备。

5. 注意保护有修复体的患牙，避免使修复体脱位导致继发龋。

（六）龈下刮治和根面平整

【适应证】

与龈上洁治适应证相同，仅在有龈下牙石时使用龈下刮治和根面平整。

【操作要点】

操作时工作端应与牙根面平行，到达袋底后，先 $45°$ 探查牙石，再 $80°$ 进行刮治，即将露在牙周袋外面的部分与牙长轴平行即可。

1. 使用通用型时，前端 $1/3$ 与根面紧贴，两侧刃都可以使用。

2. 使用 Gracey 时，有牙位特异性，注意只有单侧刃（外侧刃）可以使用。

【注意事项】

1. 刮治前应用探针探明牙周袋形态和深度，知道牙石量再行刮治。

2. 每刮治一下应该与前一下重叠。

3. 一般应分区段，如前牙区、后牙区分别刮治，牙石量多或易出血者可分次进行。

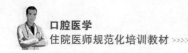

4. 冲洗完后可轻压袋壁,使之贴附,有利于止血和组织再生修复。

(七) 殆治疗——调殆、选磨法

【适应证】

1. 单个牙或者多数牙的早接触、殆干扰。

2. 食物嵌塞。

【操作要点】

1. 对于早接触和殆干扰:分为正中殆、前伸殆、侧向殆调磨,选磨部位方法如下。

(1) 若正中殆有早接触,非正中殆时协调,说明个别牙尖在正中殆时早接触,调磨牙尖相对应的舌窝和合面窝。

(2) 若正中殆协调,非正中殆不协调,调磨与该牙尖相对应的斜面。前牙、上颌牙舌侧面;磨牙、上颌磨牙颊尖的舌斜面和下颌磨牙舌尖的颊斜面。

(3) 若正中殆和非正中殆都不协调,直接调磨牙尖和切缘。

2. 对于食物嵌塞:可重建或调整边缘嵴,重建食物溢出沟,恢复牙尖的生理形态,加大外展隙。

【注意事项】

1. 必须先准确定位再调磨,可用咬殆纸或蜡片确定。

2. 调磨侧向力时,应注意将侧向力转为垂直力,并消除过大殆力。

3. 调磨功能尖时应十分小心,避免降低牙尖高度,影响正中殆。

(八) 松牙固定术

【适应证】

1. 牙周治疗后,松动牙妨碍咀嚼或不适。

2. 外伤松动的患牙。

3. 患牙剩余的牙周支持组织不能承受正常咬殆力,在正常咀嚼时患牙动度加重。

【操作要点】

1. 钢丝结扎法:钢丝结扎时可使用 8 字结扎法,并在结扎钢丝附近的牙面用 50% 磷酸酸蚀牙面 1 分钟,用光敏树脂覆盖钢丝,既加固结扎效果又利于美观。

2. 树脂夹板法:光敏树脂黏合夹板,50% 磷酸酸蚀粘结面 1 分钟,前牙唇颊面,利用树脂粘结技术将松动牙齿和健康牙齿通过树脂夹板粘结在一起。

3. 邻间隙树脂粘结法:使用可乐丽的 super bound,按照使用说明书处理邻面釉质,将自固化的双组分流动树脂刷在邻间隙,将松动牙齿和健康牙齿粘结。

【注意事项】

1. 固定时患牙应保持原位,避免有应力作用,以免造成新的创伤,以及避免造成创伤殆。

2. 加强口腔卫生宣教、菌斑控制,避免咀嚼硬物和黏性大的食物。

二、牙周病的药物治疗

牙周病为多因素疾病,其病因和发病机制十分复杂。药物治疗是基础治疗和手术治疗的一种辅助手段,必须合理用药。治疗牙周炎药物有全身用药和局部用药,全身药物主要包括抗生素、非甾体类抗炎药以及中药等,口服给药是临床上常用的方法。

(一)全身用药

1. 硝基咪唑类药物:是常用的治疗厌氧菌感染的药物。①该类药物的第一代产品甲硝唑(metronidazole),又名灭滴灵,常规剂量为每次口服 200 mg,一天 3～4 次,连续服用 5～7 天为 1 个疗程。②替硝唑(tinidazole),首日口服 2 g,以后每天 2 次,每次 0.5 g,连续服用 3～4 天为 1 个疗程。③奥硝唑(ornidazole,ONZ),成人每次 500 mg,每天 2 次,连服 3 天为 1 个疗程。

2. 四环素族药物:①四环素,250 mg,每天 4 次,连续服用 2 周为 1 个疗程;②米诺环素,每天 2 次,每次 100 mg,连续服用 1 周;③多西环素,首日 100 mg,服用 2 次,以后每次 50 mg,每天 2 次,共服 1 周。

3. 青霉素类药物:阿莫西林,每次口服 500 mg,每天 3 次,连续服用 7 天为 1 个疗程。

4. 大环内酯类药物:螺旋霉素,每次口服 200 mg。每天 4 次,连续服用 5～7 天为 1 个疗程。

5. 非甾体类药物:氟比洛芬、布洛芬、芬必得等。

6. 预防骨质疏松的药物:双磷酸盐类(bisphosphonates BPS),阿仑磷酸盐。

(二)局部用药

1. 含漱药物:0.2％氯己定(chlorhexidine)又名洗必泰,每天含漱 2 次,每次 10 ml,含漱 1 分钟;3％过氧化氢液或 0.2％氯己定鼓漱 1 分钟;0.05％西吡氯烷溶液含漱;0.15％三氯羟苯醚含漱液含漱 4 周;0.05％或 0.1％氟化亚锡液含漱。

2. 涂布消炎收敛药物:碘伏可置于脓肿引流后的牙周袋内,有较好的消炎作用。碘甘油,具有一定的抑菌、消炎收敛作用。碘酚,有腐蚀坏死组织,消除溢脓,减少炎性渗出等作用。

3. 冲洗用药物:3％过氧化氢液对于治疗急性牙周感染,如急性坏死性溃疡性龈炎有较好的疗效,洁治术及根面平整术后用 3％过氧化氢冲洗,有助于清除袋内残余的牙石碎片及肉芽组织。0.12％～0.2％氯己定以及 0.5％聚维酮碘可用于牙周袋冲洗。

4. 缓释及控释抗菌药物:2％米诺环素软膏商品名为"派丽奥"(periocline),是一种可吸收型软膏状缓释剂,将软膏导入牙周袋的深部,软膏遇水变硬形成膜状,可在牙周袋内缓慢释放其药物成分,并在较长时间内保持局部较高的药物浓度。25％的甲硝唑凝胶和甲硝唑药棒是常用的甲硝唑的缓释剂型。

5. 翻瓣时的根面处理剂

(1)釉基质蛋白:来自上皮根鞘,在牙骨质形成和牙周组织黏附中起重要作用,主要由釉蛋白、非牙釉蛋白和蛋白酶等构成。釉蛋白对羟磷灰石和胶原具有高度亲和力,并且能够诱导骨组织形成,促进生物矿化,是釉基质蛋白中促进牙周组织再生的主要活性成分。目前市场上有一款釉基质蛋白的产品,即 Emdogain®(Biora AB, Malmö, Sweden),用其对根面和牙周袋壁进行 2～3 分钟处理即可。

(2)EDTA:能有效去除玷污层、暴露胶原、增加牙本质小管直径,牙本质小管直径的增加为牙龈成纤维细胞的附着提供了更适宜的环境;充分的胶原暴露又可为生物活性物质如生长因子提供固位,利于牙周组织再生。根面处理时间为 2～3 分钟。

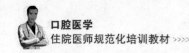

（3）盐酸多西环素/米诺环素：不仅能抑制多种牙周致病菌，还能降低龈沟液中胶原酶的活性，减少其对牙周组织的损害。根面处理时间为 2～3 分钟。

三、牙周手术治疗

（一）牙龈切除术和成形术

【适应证】

1. 牙龈纤维性、药物性增生，牙周基础治疗后仍不恢复者。

2. 后牙区中等深度（4～6 mm）的骨上袋，袋底不超过膜龈联合，附着龈宽度足够。

3. 牙龈瘤和妊娠瘤者。

4. 需要切龈助萌者。

【操作要点】

1. 常规麻醉、消毒、定位。

2. 切口位置应在定位点连线根方的 1～2 mm。

3. 15 号刀刃口斜向冠方，45°角切入牙龈直达根面，11 号尖刀在邻面牙间处将牙龈乳头切断。

4. 去除病变和邻面牙间龈组织，彻底龈下刮治和根面平整。

5. 修整牙龈外形，冲洗，上塞治剂。

【注意事项】

1. 定位时可使用探针和印迹镊，以出血点为标记。

2. 切龈时控制角度，避免角度过大暴露牙槽骨。

（二）牙周翻瓣术

【适应证】

1. 深牙周袋，基础治疗后牙周袋仍深达 5 mm 以上，或牙龈探诊仍出血。

2. 袋底超过膜龈联合，不宜做牙龈切除。

3. 需要做骨修整或植骨。

【操作要点】

1. 水平切口，范围包括术区患牙及近中远中方向邻牙 1～2 颗。

（1）内斜切口，在距龈缘 1～2 mm 处以与牙长轴呈 0°～10°角度进刀，用 11 号或 15 号刀片，提插式的切割到牙槽嵴顶，切开后，用骨膜剥离子翻开龈瓣，暴露切口根方。

（2）沟内切口，沿牙面从牙周袋底进入，直至牙槽嵴顶，将欲切除的病变组织从牙面分离。

（3）牙间水平切口，垂直牙面切至牙槽嵴顶的冠方，离断病变组织。

2. 纵向切口，呈梯形切口设计，口小底大。切口从龈缘开始，经过附着龈，直至膜龈联合根方或黏膜转折处。

3. 刮治和根面平整，多采用手工机械。

4. 根面处理，一般用相应药物处理 2～3 分钟或按照说明书操作（选择的药物见"牙周病的药物治疗"部分）。

5. 弯剪刀修剪龈瓣内表面,生理盐水冲洗,手法复位使瓣与骨面紧贴。

6. 缝合,一般采取牙间间断缝合或悬吊缝合。

【注意事项】

1. 做水平切口时,注意保护牙龈乳头,尤其是前牙区。

2. 复位瓣的附着水平不同,可分为牙颈部、牙槽嵴顶处以及根向复位。

3. 在有植骨和再生性手术时,使用悬吊缝合,更紧密的封闭植入材料。

(三) 牙周翻瓣植骨术(GTR)

【适应证】

1. 二壁及三壁骨下袋。

2. Ⅱ°根分叉病变。

3. 根尖周脓肿切开截根手术前牙龈必须能覆盖骨面或根分叉区。

【操作要点】

1. 若患牙有牙周炎症,做内斜切口,但要注意龈瓣组织最后能覆盖骨面;若无牙周炎症,可以直接沟内切口。

2. 翻瓣时充分暴露牙槽骨,注意黏骨膜瓣基底要有骨的支撑。

3. 视患牙情况决定是否予以根面刮治和平整。

4. 骨或者其替代品的植入。

5. 若是引导性组织再生术(GTR),还应该植入薄膜,使其完全覆盖骨缺损创面并多出 2～3 mm,悬吊缝合并固定在患牙颈部。

6. 黏骨膜瓣复位,覆盖骨缺损创面(薄膜),做褥式缝合,密闭植入物。

7. 放置牙周塞治剂。

8. 术后服用抗生素,2 周后拆线。

【注意事项】

1. 注意翻瓣时黏骨膜瓣基底要有骨的支撑,不然瓣容易塌陷坏死。

2. 植入骨或者其替代品时,量适当,平齐骨缺损口即可。

3. 薄膜植入时注意完全覆盖骨窗口。

4. 缝合一定要紧密。

(四) 牙冠延长术

【适应证】

1. 牙冠折断或龋损至龈缘以下,牙槽骨中牙根长度足够,恢复后冠根比≤1∶1。

2. 前牙牙冠短小,露龈笑,患者要求做美学修复。

【操作要点】

1. 根据需要恢复牙冠的高度选择切口,一般为内斜切口。

2. 翻瓣,去除不需要的牙龈。

3. 骨修整,根据生物学宽度和事先测定的高度进行牙槽嵴顶的修整。

4. 根面平整,清除暴露区域根面的牙周纤维。

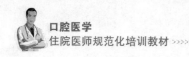

5. 用小剪刀修整龈瓣内侧壁,复位,间断缝合。

6. 放置牙周塞治剂,2 周后拆线。

【注意事项】

1. 术前给予良好的菌斑控制。

2. 前牙美学区应该取研究模型,做美学导板,以良好定位,有利于术后美观性的恢复。

3. 牙槽嵴修整时,注意利用牙周生物学宽度恢复牙龈高度,同时注意牙槽嵴与周围邻牙的平滑过渡。

4. 建议在 2 个月后进行修复治疗,在 3 个月后进行美观性设计。

(五) 牙半切除术

【适应证】

下颌磨牙的一个牙根的牙周组织破坏严重,而另一个健康,可行完善的根管治疗者。

【操作要点】

1. 术前对要保留的牙根进行完善的根管治疗。

2. 若根分叉部位未暴露于口腔,行常规的翻瓣术;若已暴露于口腔可不行翻瓣术。

3. 用金刚砂车针从根分叉部位将患牙两根离断。

4. 拔除患根,常规拔牙创处理。

5. 翻瓣者行缝合处理。

6. 在伤口愈合后(3 个月左右)利用保留的牙根行全冠修复。

【注意事项】

1. 要保留的牙根根管治疗一定要完善。

2. 用车针离断牙体时可尽量多保留健康的牙体组织,但也要注意冠根比例的协调,避免对根尖牙周膜造成过大的压应力。

3. 对患牙根分叉处的骨嵴进行必要的骨修整,以利于保留的牙根表面的菌斑控制。

(六) 游离龈瓣移植术

【适应证】

1. 增加附着龈宽度。

2. 消除异常系带和附着。

3. 加深口腔前庭。

4. 附盖暴露根面。

【操作要点】

1. 受瓣区预备:沿膜龈联合做深约 1 mm 的部分厚水平切口,切口向近远中延伸,超出一个牙的宽度。翻瓣时受体床要向根方多拓展 3 mm,生理盐水纱布覆盖备用。

2. 供瓣区预备:一般取腭部切口,先用锡箔确定需要移植的大小,再在其外缘 1 mm 处做切口。在近中切口时,用组织镊提起翻开的瓣缘,做部分厚切口慢慢分离移植瓣,获取均匀带有 1 mm 厚的上皮和结缔组织的移植瓣。

3. 缝合、固定移植瓣

（1）将移植瓣边缘覆盖于受体部位，用缝合针穿透移植瓣，与受体部位的骨膜相缝合。

（2）移植瓣的冠部缝合，不要缝合瓣的底部，穿透瓣缝合于受区的牙龈。

（3）在移植瓣的根方骨膜做水平褥式缝合，围绕牙颈部悬吊，打结于舌侧。

（4）用无菌生理盐水压迫移植瓣5分钟，防止打结后的血肿，避免其影响愈合。

【注意事项】

1. 受区水平切口避免损伤骨膜。

2. 受区和供区均是部分厚切口。

3. 覆盖暴露的根面时，邻牙也一定是部分厚切口，以保证牙龈的血液供应。

四、牙周病的预防和疗效维护

有效的预防和控制措施，保持牙面清洁，消除牙龈的炎症是预防牙周疾病的关键。

1. 牙龈炎的预防：持之以恒地及时清除牙面菌斑，保持相对清洁的牙面。每隔6～12个月接受一次专业性的洁治术。

2. 牙周炎的预防：综合考虑菌斑、咬𬌗创伤、宿主反应、环境因素、遗传基因等因素，首先消除菌斑、牙石以及其他局部刺激因素，消除牙龈的炎症是预防牙周炎最根本的手段，对牙周炎患者要强调早诊断、早治疗，以阻止病损的加重和发展。

3. 牙周维护是指治疗结束后应立即进入维护阶段（maintenance phase）：又称"牙周支持治疗"（supportive periodontal therapy，SPT）。主要包括：①对患者全身健康状况的评估，如糖尿病等疾病的控制情况、用药情况、是否戒烟等；②对牙周组织的评估：包括菌斑指数，菌斑面积占20％以下者较为满意，40％以下者为可接受。可用菌斑显示剂向患者展示其口腔卫生情况，然后进行沟通和指导。探诊后出血（BOP）：一般认为全口BOP（＋）的位点应在20％～25％以下，对BOP（＋）位点＞25％者，要进行较频繁的SPT。探诊内容：要检查附着水平和出血情况、根分叉病变、牙松动度、咬合关系、医源性因素、有无根面龋、溢脓、牙的功能状态、修复体和基台的情况、种植体的稳定性及其他与疾病进展相关的情况等。每隔6～12个月对全口牙或个别重点牙拍摄X线片监测牙槽骨的变化具有重要意义。

4. 实行必要的治疗：根据检查所见进行相应的治疗。对于探诊深度＜3 mm的部位无需做龈下刮治，以免造成进一步的附着丧失。对探诊深度仍在4～5 mm，但菌斑控制良好且BOP（－）的部位要坚持SPT，严密监测，不需要采取复杂的治疗（如手术等）。若有较广泛的复发或加重，则应重新制定全面的治疗计划。对牙周炎复发（recurrence）的患者应及时中断维护治疗，进行必要的牙周治疗。

5. 复查间隔期及治疗时间的确定：在维护治疗的初期每3个月复查一次。复诊间隔期不宜＞6个月。对不重视口腔卫生及依从性差的患者，最好1～2个月复查一次，待疗效稳定后则可逐步延长间隔期。每次维护治疗需费时45～60分钟。一般可根据以下因素来确定：口腔中牙齿及种植体的数目，患者的依从性，菌斑控制状况，全身健康状况及其他牙周危险因素，以往维护治疗的间隔期，机械性治疗的难易程度，牙周并发症的发生情况，牙周袋的深度及分布情况。

6. 牙周风险评估系统（periodontal risk assessment，PRA）：2003年Lang和Tonetti建

立了一个评估系统,包括 6 个因素,每个因素又分为低、中、高 3 个危险级别:①BOP 百分比,<10％和>25％分别为低、高复发危险度;②牙周探诊深度>5 mm 的牙周袋数量,检出 4 个和 8 个分别为低、高复发危险度;③除智齿外的牙丧失数,丧失 4 个和 8 个牙分别为低、高复发危险度;④病变最严重后牙的牙槽骨丧失量与患者年龄之比(BL/Age),如一名 40 岁的患者,病损最严重后牙的牙槽骨丧失量为根长的 20％,则 BL/Age＝20/40＝0.5,BL/Age0.5 和1.0 分别为低、高复发危险度;⑤全身系统疾病或易感因素,如糖尿病,如有则为高复发危险度;⑥环境因素,如吸烟,戒烟 5 年以上或不吸烟则为低复发危险度,每天吸烟>20 支,则为高危险度。

第三节 口腔预防

一、窝沟封闭

【概述】

窝沟封闭又称点隙裂沟封闭,是指不去除牙体组织,在𬌗面、颊面或舌面的点隙裂沟涂布一层黏结性树脂,保护牙釉质不受细菌及代谢产物侵蚀,达到预防龋病发生的一种有效防龋方法。

【适应证】

1. 深窝沟或可疑龋。

2. 初萌乳、恒牙:乳磨牙 3～4 岁,第一恒磨牙 6～7 岁,第二恒磨牙 11～13 岁。

【操作方法与要点】

1. 清洁牙面:低速手机锥形毛刷或橡皮杯清洁牙面;清洁剂不可使用含有油质的清洁剂或细磨料,可用浮石粉或不含氟牙膏,清洁完再用尖锐探针清出残留于窝沟中的清洁剂。

2. 酸蚀:酸蚀面积为受封闭的范围,包括𬌗面、下颌磨牙的颊沟或上颌磨牙腭沟,一般为牙尖斜面 2/3。恒牙酸蚀 20～30 秒,乳牙酸蚀 60 秒。

注意事项:酸蚀过程中不要擦拭酸蚀牙面,避免破坏牙釉面,降低粘结力。

3. 冲洗和干燥:用水枪加压冲洗牙面 10～15 秒,需彻底清除牙釉质表面的酸蚀剂和反应产物;冲洗后立即用干棉卷隔湿吹干,保持牙面干燥,不被唾液污染是封闭成功的关键。如果操作中酸蚀牙面被唾液污染,则应再次冲洗牙面,彻底干燥后重复酸蚀,酸蚀牙面干燥后呈白垩色,如果酸蚀后的牙釉质无这种现象,应再次酸蚀。

4. 涂布封闭剂:同一方向涂布封闭剂,避免产生气泡;在不妨碍咬合的情况下,封闭剂应具有一定的厚度,以达到足够的抗压强度。

5. 固化:目前常用的封闭剂为光固化产品,需使用专用光源光照固化,照射距离为离牙尖 1 mm,时间一般为 20～40 秒。

6. 检查:用探针进行全面检查,有欠缺部分重新封闭,3～6 个月后复查封闭剂保留情况,如有脱落,应及时重做。

【封闭剂材料】

封闭剂的发展经过 4 个阶段:第一代封闭剂是 365 nm 紫外光固化封闭剂;第二代封闭剂采用 Bis - GMA 配方,为自凝固化;第三代为可见光固化剂,如美国生产的 Consise 等固化剂;第四代封闭材料含氟和释放氟的窝沟封闭剂,如美国生产的 Pulpdent 等。

二、预防性树脂充填

【概述】

仅去除窝沟处的病变牙釉质或牙本质,根据龋损的大小,采用酸蚀技术和树脂材料充填早期窝沟龋,并在殆面上一层封闭剂,是一种窝沟封闭与窝沟龋充填相结合的预防性措施。

【适应证】

1. 窝沟有龋损并能卡住探针。

2. 窝沟较深。

3. 沟裂有早期龋迹象,釉质混浊或呈白垩色。

4. 无邻面龋损。

【操作方法与要点】

1. 用圆球钻除去窝沟龋坏组织,不作预防性扩展。

2. 清洁牙面,冲洗干燥。

3. 酸蚀龋洞与殆面,前牙酸蚀要垫底。

4. 龋洞内涂一层粘结剂后用树脂材料充填,材料凝固后再涂一层封闭剂。

5. 检查充填是否完全及有无咬合高点。

【充填材料】

流动纳米树脂。

三、非创伤性修复治疗

【概述】

使用手用器械清除龋坏组织,然后用有粘结、耐压和耐磨性能较好的新型玻璃离子水门汀将龋洞充填。

【适应证】

乳牙及恒牙釉质及牙本质浅龋,手动器械可进入的龋洞;无牙髓暴露及可疑牙髓炎。

【操作方法与要点】

1. 洞形准备

(1)隔湿、擦去菌斑、清洁牙表面、调整龋洞口大小,洞口小则用手斧扩大入口,清理破碎釉片。

(2)用挖匙伸入龋洞刮出腐质,接近髓腔腐质应保留,并保持龋洞干燥。

(3)令患者咬合,如对颌牙尖接触洞口,应做调整咬合。

2. 清洁:用处理剂涂窝洞壁(一般用 10% 弱聚丙烯酸),用小棉球蘸处理剂涂布 10 秒后立即冲洗两次并干燥。

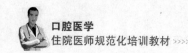

3. 混合与调拌：根据产品要求，用调和刀调拌充填材料粉及液体，在 20～30 秒完成。若材料失去光泽变干，需重新调拌。

4. 充填：需充分隔湿、干燥龋洞，材料放入洞内后用挖匙凸面压实以避免气泡，材料应稍高于牙面并将余下的点隙窝沟一起充填。在材料半干的状态下，用咬𬌗纸检测咬合情况，如果咬合高则用器械去除多余材料。最后嘱咐患者 2 小时内不要进食。

【充填材料】

玻璃离子水门汀。

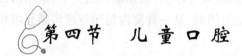

第四节　儿童口腔

一、乳牙龋病的治疗

（一）药物治疗

【适应证】

主要用于龋损面广泛的浅龋或剥脱状的环状龋等不易制备洞形的乳牙，常见于乳前牙邻面和唇面，有时也可见于乳磨牙𬌗面和颊面。

【操作步骤】

1. 修整外形：当龋蚀周围有明显的无基釉或尖锐边缘时，去除无基釉和尖锐边缘，修整外形，形成自洁区。

2. 清洁牙面、干燥隔湿：涂药前去除牙面上的软垢，清洁牙面时禁用含碳酸钙的摩擦剂，因为药物中的氟离子易与钙离子结合形成氟化钙，影响氟化物对牙齿的作用。涂药前用棉卷隔湿吹干，辅以吸唾器，以免唾液污染牙面或将药物溢染他处。

3. 涂药：反复涂擦 2～3 分钟，每周涂 1～2 次，3 周为 1 个疗程。

注意：使用腐蚀性的药物时，药棉切忌浸药过多，结束时应拭去过多的药液，以免流及黏膜造成损伤。涂擦氟剂后 30 分钟内禁止漱口和进食。

【常用药物】

2％氟化钠溶液、8％氟化亚锡溶液、酸性氟磷酸盐溶液、硝酸银溶液、38％氟化氨银等，除硝酸银、氟化氨银外均无腐蚀性，可用于不合作的患儿。

（二）牙体修复治疗

银汞合金修复术

【适应证】

1. 用于Ⅰ、Ⅱ类龋洞。

2. 冠修复前的牙体充填。

【窝洞预备】

1. 符合窝洞预备的总原则（详见本章第一节"窝洞预备"章节）。

2. 在制备洞形时应考虑到乳牙牙体解剖组织结构的特点,如釉牙本质薄、牙髓腔大、髓角高、牙颈部缩窄、乳磨牙殆面的颊舌径小以及易磨耗等。

在制备乳磨牙Ⅰ类洞时,殆面窝沟分别发生龋者,若嵴完整,相隔之窝可分别形成各自的洞形。反之,嵴已受损而不明显,应连成单一的洞形。颊面或舌面窝沟龋局限时,可形成圆形或椭圆形洞形。若龋蚀扩展到颊、舌面沟时,应形成颊或舌复面洞形。由于乳磨牙殆面颊舌径短,所制备洞形的颊壁、舌壁不能过薄,否则易发生折裂。一般颊壁与舌壁之间的距离最好为颊、舌侧牙尖间距离的1/3~1/2。乳牙颈部明显收缩,若邻壁过薄亦易折裂,此时应做Ⅱ类洞修复。

在制备乳磨牙Ⅱ类洞时,殆面洞形制备的原则与Ⅰ类洞相同。鸠尾峡的宽度应为颊舌牙尖间距离的1/3左右。由于乳牙颈部收缩明显,故龈壁越近牙颈方向,轴壁越近牙髓,易露髓。为避免露髓,轴壁可作成倾斜状与牙髓保持一定的距离。轴髓壁与殆髓壁所形成的线角应修整成圆钝状,防止台阶的楔形力将充填体折断。由于乳磨牙牙颈部釉柱为水平向,龈壁亦作成水平状。颊、舌壁向邻面处与牙表面相交处以 90° 为理想角度,角度过大或过小易使该处的充填体或牙体发生折裂,导致充填失败。当乳牙接触点、龈缘或龋蚀较近殆面时,可制备成无台阶形复面洞。

3. 去除感染的软化牙本质,临床上可根据下列各点分辨是否有感染的软化牙本质残留。

(1)牙本质的硬度:以探针或挖匙探挖,正常的牙本质是硬的。

(2)牙本质的色泽:正常的牙本质为淡黄色,龋蚀牙本质呈黑褐色或褐色。

(3)涂药鉴别法,如二甲苯、龋蚀显示液。

【操作要点】

1. 操作时,应先用裂钻去除洞口的游离釉质,使视野更清晰。

2. 禁忌先用圆钻在洞壁或深处转动,以免在洞壁形成无基釉,或因视野不清而造成意外穿髓。

3. 制作殆面Ⅰ类洞时,应避免在髓角突出区制作倒凹。

4. 龋洞较深时,颊壁、舌壁和殆髓壁所形成的线角应稍圆钝,以免穿髓。

5. 殆髓壁局部龋蚀特别深时,为避免意外穿髓,不必强调底平。

6. 洞形不能过浅,特别于殆面中央窝处,过浅则充填体呈薄片而易折裂。

【银汞合金充填】

1. 护髓:洞漆、洞衬和(或)垫底。

(1)乳牙所承受的咀嚼压力虽不如恒牙大,但乳牙窝洞的部位不同、深度不一,所选用的垫底材料也有所区别,主要从材料的抗压力和对牙髓的刺激性加以综合考虑。

(2)在邻面的单面窝洞,可在轴髓壁选用硬质氢氧化钙粘固剂或氧化锌丁香油酚粘固剂垫底。

(3)在乳磨牙殆面的窝洞,因所受的咀嚼压力较大,不宜用氧化锌丁香油水门汀垫底,可选用磷酸锌水门汀、玻璃离子水门汀或聚羧酸锌水门汀垫底,其中后者对牙髓的刺激性较小。近牙髓腔的窝洞应注意用硬质氢氧化钙制固剂先间接盖髓,然后再加所选择的水门汀垫底。

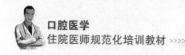

2. 双面洞在充填前应放置成形片和楔子。

3. 银汞充填

（1）少量分次充填，每次送入窝洞的合金量在铺平后宜<1 mm 厚度。

（2）先选用小的银汞合金充填器将点、线角及倒凹、固位沟处压紧，再换较大的充填器向洞底和侧壁层层加压，并随时剔除多余汞，使充填的合金略高于洞缘，最后用较大的充填器与洞缘的釉质表面平行加压以确保洞缘合金的强度。

（3）双面洞一般先填充邻面洞部分，后填殆面洞。

（4）应在 6～7 分钟内完成合金的调制到充填完毕的一系列工作。

4. 雕刻成形：充填完成，先用雕刻器除去殆面及边缘嵴多余合金，然后取出楔子，松开成型片夹，取下夹子，而后用镊子或手将成形片紧贴邻牙从一侧邻间隙向颊殆或舌殆方向谨慎地拉出成形片。雕刻成形后的修复体外形应与窝洞的外形线一致，也应考虑到生理间隙的特点，不必勉强恢复接触点，尽可能恢复原形但不拘泥于牙尖嵌合的修复。

5. 调整咬合：与对颌牙恢复正常咬合关系，正中及侧向咬合运动均无高点方可。

6. 打磨抛光：24 小时完全硬固后方可打磨抛光。磨光后的银汞合金细腻、有光泽。

复合树脂修复术

【适应证】

1. 前牙和后牙Ⅰ～Ⅴ类洞的修复。

2. 形态和色泽异常牙的美容修复。

3. 冠修复前的牙体充填。

【窝洞预备】

1. 点、线角为圆钝，倒凹呈圆弧形。

2. 洞形预备较银汞合金修复保守，不直接承受咬合力的部位可适当保留无基釉。龋损范围较小者，特别在有足够釉质壁的窝洞无须制作为固位形而磨除牙体组织，仅面积较广泛的龋损应视具体情况做成固位形。

3. Ⅰ、Ⅱ类洞应尽量避免将洞缘置于咬合接触处。

4. 洞缘釉质壁应制备成斜面。

5. 注意勿用洞漆和含酚类物质的材料垫底。

【树脂修复】

1. 色度选择：以邻牙为参照，在自然光下进行比色。

2. 牙面处理：酸蚀釉质，处理牙本质表面，冲洗、干燥后涂布粘结剂。

3. 放置成形片和楔子：前牙用聚酯薄膜成形片，后牙用不锈钢成形片。

4. 充填树脂：前牙填入树脂后，将聚酯薄膜转折，循一定方向牵拉，使薄膜紧贴唇面和舌面，用手指固定，然后用探针或雕刀迅速除去多余树脂，待树脂固化后放开成形片。

5. 修整外形：去除邻面充填物的悬突，调磨咬合高点，最后由粗至细进行抛光。

复合树脂的粘接力和边缘封闭性强，色泽稳定与牙相似，临床已广泛应用，乳前牙和乳磨牙都可使用。应用复合树脂充填时，为避免对牙髓造成的刺激，在近髓处可用氢氧化钙护髓，以保护牙髓。

玻璃离子水门汀修复术

【适应证】

适用于乳前牙Ⅰ类、Ⅲ类和Ⅳ类洞形,乳磨牙颊、舌面Ⅰ类和Ⅴ类洞形。

【窝洞预备】

1. 对固位形的要求较宽松,不必做倒凹、鸠尾等固位形,只需去除龋坏牙本质,无须扩展,仅在必要时做附加固位形以增强固位。

2. 窝洞的点、线角呈圆钝形。

3. 洞缘不做斜面。

【充填材料】

1. 牙面处理:首先用橡皮杯蘸浮石粉将窝洞清理干净,除洞底距牙髓不足 0.5 mm 的深洞需先用氢氧化钙衬于洞外,一般无须垫底。

2. 涂布底胶和(或)粘结剂:R-GC 型玻璃离子配有底胶和粘结剂。

3. 充填材料:与复合树脂类似。

4. 涂隔水剂:化学固化玻璃离子粘固剂表面涂一层隔水剂,如釉质粘结剂。光固化型则不需要。

5. 修整外形及打磨:化学固化型应在 24 小时后进行,R-GC 型在光固化后即可进行,方法同复合树脂修复术。

金属成品冠修复

【适应证】

1. 牙体缺损范围广,难以获得抗力形和固位形者。

2. 牙颈部龋蚀致窝洞已无法制备龈壁者。

3. 一个牙患有多面龋者。

4. 釉质发育不全牙或部分冠折牙。

5. 龋病活跃性强,易发生继发性龋者。

6. 在间隙保持器中进行固位者。

【操作步骤】

1. 牙体制备

(1) 邻面制备:经牙体的切割使近远中面相平行,或使牙体呈很轻微的圆锥形。若第二乳磨牙为牙列最后一颗牙时,远中面的制备比近中面稍深达龈下。

(2) 颊舌面制备时,应注意颊面近颈部 1/3 处特别隆起,此处应较多地切削,但应掌握适度,以免使牙体与成品冠间的空隙过大。颊舌面与邻面相交处应制备成圆钝状移行。

𬌗面制备应注意对𬌗关系,着重切割𬌗面嵴,一般以去除 1.0 mm 的牙体表面为佳。牙颈部不能有台阶。

2. 成品冠的选择:按牙类及其大小选择合适的成品冠。成品冠的大小有两种表示法,一是以成品冠近远中径大小定为各号码,另一种是在成品冠舌面印有此冠周径的大小,以 mm 计数。若用前者,应测修复牙的近远中径;若用后者,则应测修复牙比隆起部稍缩窄的近颈部的周长。测量常欠精确,故临床操作时需反复试比,才能最终选定。

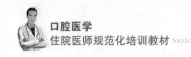
为减少患儿的不适,也可以用间接法试合。即在牙体制备完成后,对该牙局部取模,翻制石膏模型,在模型上反复试合,缩短在患儿口腔内操作的时间和次数。

3. 修整成品冠:参照所制备牙的牙冠高度及颈缘曲线形态,剪除、修整成品冠的高度及颈缘,颈缘以达龈下 0.5～1.0 mm 为妥。用各种冠钳调整面的凹凸、恢复牙冠应有的隆起、缩紧牙颈部,完成其合适的解剖形态。

4. 磨光颈缘,试戴合适:金属剪修剪过的颈缘必须用细砂轮、橡皮轮等进行磨光,以免修剪过的颈缘刺伤牙龈。粘固前必须试戴,仔细检查𬌗面有无过高、牙颈部是否密合、成品冠的轴向及其在牙列中是否协调,并观察其与邻牙的关系等。

5. 经确认为适用的成品冠后,用复合树脂或磷酸锌粘固剂等进行粘固。

二、年轻恒牙龋的治疗

年轻恒牙龋的治疗与普通恒牙龋治疗相同,可参考牙体牙髓病学中恒牙龋的治疗,但因年轻恒牙的特点,修复操作时需注意以下几点。

1. 由于年轻恒牙牙体的硬组织硬度比成熟恒牙差,弹性、抗压力及抗曲挠力低,故制备洞形时,宜减速切削,避免牙本质产生裂纹。

2. 年轻恒牙牙髓腔宽大、髓角尖高,龋多为急性龋,龋蚀组织染色淡,分界不清晰,去龋和备洞时需谨慎操作。可利用龋蚀显示液,用球钻低速去龋。去除深部软化牙本质时,也可用刮匙刮除,避免不必要的露髓。

3. 由于牙本质小管粗大,髓腔又接近牙齿表面,牙髓易受细菌、化学及物理等外来刺激的影响,修复时要保护牙髓。近髓时应做间接盖髓,并妥善垫底及选用对牙髓无刺激的材料。

4. 磨牙的𬌗面牙尖、沟、嵴清晰,窝沟形态复杂,制备洞形时很难确定洞形的边缘。可以在用复合树脂的同时加用窝沟封闭剂。

5. 萌出过程中的恒牙,若龋洞部分被牙龈覆盖,亦应按洞形制备原则扩展至龈下。必要时于扩洞前推压或切除牙龈,便于制备好洞形。若龋洞洞缘与龈缘在同一水平,可仅去除龋蚀后修复,待全部萌出后再按预防扩大的原则进行永久充填。

6. 混合列时期的年轻恒牙在牙列中有活跃的垂直向及水平向的移动度,所以在修复牙体时以恢复牙冠的解剖外形为目的,不强调恢复牙齿间的接触点。

7. 年轻恒牙不断萌出,龈缘不断退缩,做冠修复时应选用不锈钢预成冠,可以少磨除牙体组织,以后再做永久性修复。

年轻恒牙深龋的治疗:年轻恒牙牙根若尚未发育完善,应该尽量保持牙髓活力以利于牙齿的进一步发育。若估计去净腐质可能露髓时,宜保留部分软化牙本质,可采用氢氧化钙间接盖髓并妥善垫底后充填。10～12 周后再次治疗,去除软化牙本质,确定未露髓,再做间接盖髓、垫底、充填,此法又称二次去腐法或间接牙髓治疗法。

三、乳牙牙髓病及根尖周病的治疗

(一) 盖髓术

盖髓术(pulp capping)是使用药物覆盖于近髓的牙本质上或露髓的牙髓创面上,使牙髓病变恢复保存生活牙髓的治疗方法。目前常用的盖髓剂首选氢氧化钙类制剂。

间 接 盖 髓 术

【适应证】

应用于深龋近髓或外伤牙冠折断近髓无明显牙髓炎症的患牙;症状轻微的轻度牙髓充血的患牙。

【操作步骤】

1. 去龋、制备洞形:去尽龋洞周壁和洞底的软龋,制备洞形。

2. 盖髓:生理盐水冲洗,棉球拭干,覆盖盖髓剂。

3. 垫底后充填。

如果不能明确牙髓状况需要观察牙髓反应时,也可用氧化锌丁香油糊剂暂时充填观察,4～6周后若无症状再去除表层暂时的充填材料,垫底后永久充填。

直 接 盖 髓 术

【适应证】

应用于备洞时的意外穿髓,露髓孔直径<1 mm的患牙,外伤冠折新鲜露髓的患牙。

【操作步骤】

首先隔湿,露髓的患牙立即用橡皮障或消毒棉卷隔离唾液;其次消毒手术区;然后覆盖盖髓剂;最后丁香油氧化锌糊剂或聚羧酸水门汀垫底后充填。也可以用丁香油氧化锌糊剂暂时充填观察,4～6周后若无症状,再行常规充填。

(二) 牙髓切断术

牙髓切断术有活髓断髓术和失活后断髓术。失活后断髓术又称干尸术。

氢氧化钙活髓切断术

在局部麻醉下将冠部牙髓组织切断并去除,保留根部生活牙髓的治疗方法。手术前准备常规器械、氢氧化钙类制剂。术前 X 线片检查了解根尖周组织及牙根吸收情况,牙根吸收1/2时不宜做活髓切断术。

【适应证】

1. 深龋,部分冠髓牙髓炎。

2. 前牙外伤冠折露髓的牙齿。

【治疗步骤】

1. 局部麻醉:局部麻醉,隔离手术区并用吸引器排除唾液污染。

2. 制备洞形:消毒手术区域,去净洞壁龋蚀组织,制备洞形。

3. 切除冠髓:冲洗窝洞,用消毒钻针循洞底周缘钻磨,除去髓室顶,冲洗窝洞内残屑,用锐利刮匙或中号圆钻针去除部分或全部室内髓组织。

4. 止血:生理盐水冲洗后再用消毒棉球轻压止血。

5. 盖髓:牙髓组织断面止血后,将新鲜调制的氢氧化钙糊剂均匀覆盖于断面,厚度约1 mm,轻压与根髓密合。

6. 充填:氧化锌丁香油糊剂或聚羧酸水门汀垫底,常规充填。

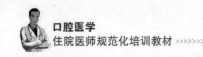

甲醛甲酚(FC)或戊二醛断髓术

在局麻下切除冠髓之后,用 FC 或戊二醛处理牙髓断面并覆盖此糊剂,利用 FC 或戊二醛的作用,使与其接触的组织固定的活髓切断方法。

手术前准备常规治疗器械,FC 或戊二醛制剂。术前 X 线片了解根尖周组织及牙根吸收情况,牙根吸收 1/2 时不宜做活髓切断术。

【适应证】

应用于乳牙深龋,部分冠髓牙髓炎。

【治疗步骤】

治疗步骤:(1)～(4)与"氢氧化钙活髓切断术"相同。

(5)盖髓:髓组织断面止血后,将蘸有 2% 戊二醛或 1∶5 甲醛甲酚溶液的棉球置于牙髓断面,使之与髓组织接触 2～3 分钟,并避免使用压力将药液压入根管内。取出含药棉球,髓断面覆以甲醛甲酚或戊二醛糊剂,厚度为 1 mm,轻压使其与根髓贴合。

(6)充填:聚羧酸锌水门汀垫底,常规充填。

【注意事项】

牙髓切断术可以一次完成并充填。临床上也可以用暂封材料做暂时充填窝洞,观察 1～2 周,无异常时再换永久充填。断髓后有暗红色出血,不易止血或髓室内有坏死、化脓现象时,应改做根管治疗。此外,牙髓切断术后应定期复查,如有炎症反应或叩痛,应改做根管治疗。

干 尸 术

干尸术又称死髓切断术,通过干髓剂的作用,使根髓干燥、硬化、固定,成为无菌干化组织的治疗方法。

【适应证】

应用于乳磨牙牙髓炎。

【治疗步骤】

1. 牙髓失活:去龋,开扩龋洞口,暴露穿髓孔,穿髓孔>0.5 mm,于穿髓孔处放置 6～8 号球钻大小失活剂,然后再用氧化锌丁香油糊剂或磷酸锌水门汀封闭窝洞。窝洞需严实封闭,防止失活剂外溢。封闭失活剂时间一般为 7～10 天。

2. 干髓充填:去除失活剂,去尽龋蚀组织,制备洞形,揭去髓室顶,切除冠髓及清理髓室,并冲洗干燥,置甲醛甲酚棉浴 3 分钟,将多聚甲醛干髓剂覆盖于根髓断面,磷酸锌粘固粉垫底,做永久性充填。

乳牙失活不宜选用亚砷酸,应选用金属砷、多聚甲醛失活剂。但是需注意避免失活剂溢出根髓断面而造成软组织烧伤。干髓术后牙齿经常出现牙根早吸收,临床应慎用。

牙髓摘除术

局麻下或牙髓失活后,将全部牙髓摘除,预备根管,采用能被吸收的根管充填材料充填根管,保留患牙的方法。

【适应证】

牙髓炎症涉及根髓,不宜行牙髓切断术的患牙。

【术前准备】

常规治疗器械,根管充填材料。拍摄 X 线片了解乳牙牙根和恒牙牙胚情况。

【治疗步骤】

(1) 给予局麻。

(2) 开髓:去除龋坏组织,制备洞形,揭去髓室顶,充分暴露髓腔,去除冠髓。

(3) 摘除牙髓:用拔髓针摘除根髓,预备根管,进行冲洗和吸干。

(4) 充填根管:用根管器械将根管充填糊剂反复导入根管至根尖,并垫底和充填。

(三)根管治疗术

【适应证】

(1) 牙髓坏死而应保留的乳牙。

(2) 根尖周炎症而具有保留价值的乳牙。

【乳牙根管治疗步骤】

1. 开髓:去除龋坏组织制备洞形,开髓,揭去髓室顶。

2. 根管预备:去除髓室和根管内坏死牙髓组织,使用根管器械扩锉根管。

3. 根管消毒:3%过氧化氢溶液、5.25%次氯酸钠溶液或生理盐水冲洗根管,并吸干。髓室内放置蘸有甲醛甲酚、樟脑酚或木榴油的不饱和小棉球,氧化锌丁香油水门汀暂封窝洞。

4. 根管充填:3~7 天后如果无症状,去除原来暂时封闭物,并冲洗和吸干。在有效的隔湿条件下,将根管充填材料导入或注入根管,垫底常规充填。若炎症未能控制也可更换药物,待炎症缓解后再进行根管充填。

【注意事项】

1. 根管预备时勿将根管器械超出根尖孔,以免将感染物质推出根尖孔或损伤恒牙胚。

2. 因乳牙牙根近替牙期时存在生理性吸收,故乳牙根管充填材料必须是可吸收材料。常用的根充材料有氧化锌丁香油糊剂、氧化锌碘仿糊剂、氢氧化钙碘仿糊剂和抗生素糊剂等。

3. 术前需拍摄 X 线片,了解根尖周病变和牙根吸收情况。

4. 不宜对乳磨牙牙龈瘘管进行深搔刮术,以免损伤恒牙胚。

四、年轻恒牙牙髓病和根尖周病治疗

(一)直接盖髓术

【适应证】

1. 根尖孔尚未形成,因机械性、外伤性因素露髓的年轻恒牙。

2. 意外露髓,穿髓直径<0.5 mm 的恒牙。

3. 根尖已完全形成,机械性露髓范围较小的恒牙。

【禁忌证】

临床检查有慢性牙髓炎或根尖周炎表现的患牙(这一部分是关于年轻恒牙的治疗,不涉

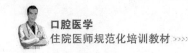

及乳牙)。

【操作步骤】

1. 制备洞形,清除龋坏组织。

2. 放置盖髓剂:用生理盐水缓慢冲洗窝洞,隔湿,消毒棉球擦干窝洞,将氢氧化钙覆盖于暴露牙髓上,然后用氧化锌丁香油水门汀暂封窝洞。

3. 永久性充填:①观察1~2周后患牙无任何症状,且牙髓活力正常者可保留厚约1 mm暂封剂垫底,再用玻璃离子、聚羧酸锌或磷酸锌水门汀做第二层垫底,银汞合金或复合树脂充填;②1~2周后患牙对温度刺激仍敏感者可更换盖髓剂暂封后再观察,直至症状完全消失后再行永久性充填;③患牙盖髓后出现自发痛、夜间痛等症状,应立即改行根管治疗术。

(二) 间接盖髓术

【适应证】

1. 深龋、外伤等造成近髓的患牙。

2. 深龋引起的可复性牙髓炎,牙髓活力测定在正常范围,X线片检查显示根尖周组织正常的恒牙。

3. 无明显自发痛,除腐质未见穿髓而难以判断是慢性牙髓炎还是可复性牙髓炎时,可采用间接盖髓术作为诊断性治疗。

【操作步骤】

1. 去龋:尽可能去除所有龋坏组织,或仅保留少许近髓软龋。

2. 放置盖髓剂:消毒棉球拭干窝洞后放置氢氧化钙于近髓处,用氧化锌丁香油水门汀暂封窝洞,或直接在窝洞中放入氧化锌丁香油水门汀暂封。

3. 充填:①观察1~2周后,如果无任何症状且牙髓活力正常者,可保留部分暂封剂垫底再行永久充填;②对曾保留少许软龋的窝洞,可在6~8周后去净原有软龋再行垫底充填;③盖髓治疗后对温度刺激仍敏感时可更换盖髓剂暂封观察,待症状消失后再行充填。

(三) 牙髓切断术

【适应证】

根尖发育未完成的年轻恒牙,无论龋源性、外伤性或机械性露髓,均可行牙髓切断术以保存活髓,直至牙根发育完成后再行牙髓摘除及根管充填。若牙髓切断术失败,可进行根尖诱导成形术或根尖外科治疗。

【操作步骤】

1. 隔湿患牙:对患牙进行局麻,用橡皮障或棉卷隔湿,全程注意无菌操作。

2. 除去龋坏组织,并以3%过氧化氢溶液清洗窝洞。

3. 揭髓室顶。

4. 切除冠髓:使牙髓在齐根管口处呈整齐断面,髓室与根管无明显分界线者,可在相当于牙颈缘稍深处切断。

5. 止血:可用小棉球蘸少许生理盐水或0.1%肾上腺素置根管口压迫断面止血。注意避免使用气枪,以免造成组织脱水和损伤。

6. 放置盖髓剂:将氢氧化钙覆盖于牙髓断面上,厚约 1 mm,操作中避免将氢氧化钙压入牙髓组织内,然后用氧化锌丁香油水门汀暂封窝洞。

7. 永久充填:可于盖髓后即行永久性充填,或观察 1～2 周后若无症状可保留深层的暂封剂,磷酸锌水门汀垫底,银汞合金或复合树脂充填。

(四) 根尖诱导成形术

【适应证】

牙根未完全形成前发生严重牙髓病变或根尖周炎症的年轻恒牙,在消除感染或治愈根尖周炎的基础上,用药物诱导根尖部的牙髓和(或)根尖周组织形成硬组织,使牙根继续发育并形成根尖。

【操作步骤】

1. 根管预备:开髓的位置和大小应尽可能使根管器械循直线方向进入根管,器械进入根管的深度需比 X 线片检查显示的根尖短 1～2 mm,仔细清理根管并用生理盐水反复冲洗,去除根管内坏死牙髓组织。

2. 根管消毒:吸干根管,注入消毒力强、刺激性小的药物于根管内,如木榴油、樟脑酚、碘仿糊剂或抗生素等,每周更换 1 次,至无渗出或无症状为止。有根尖周病变的患牙,可封入抗生素糊剂,每 1～3 个月更换 1 次,直至尖周炎症控制为止。

3. 药物诱导:根管内填入可诱导根尖形成的药物,如氢氧化钙。

4. 暂时充填窝洞,随访观察:在治疗后每 3～6 个月复查一次,注意有无临床症状,如疼痛、肿胀、窦道、叩痛、松动等,X 线片检查观察根尖情况和根尖形成状态。

5. 常规根管充填:根管永久性充填指征,包括无临床症状,如患牙无明显松动、牙龈窦道闭合、根管内药物干燥;X 线片检查显示根尖周病变愈合,牙根继续发育,根管内探查根尖端有钙化物沉积。根管充填后可继续随访观察。

五、年轻恒牙外伤的治疗

1. 牙震荡主要影响牙周和牙髓组织,牙体组织完整或仅表现为釉质裂纹,无硬组织缺损及牙齿脱位。

(1) 临床表现:牙齿酸痛,咬合不适,叩诊不同程度疼痛。X 线片检查显示根尖周无异常或牙周间隙增宽。临床检查应注意有无殆创伤。牙髓组织近期表现为充血、出血和感觉丧失;远期表现为牙髓钙化、牙根吸收、创伤性囊肿和牙根发育异常。

(2) 治疗:消除殆创伤,减少和避免不良刺激,预防感染,釉质裂纹涂以无刺激性的保护涂料或复合树脂粘结剂。定期追踪复查。

2. 牙折临床上按部位分为牙冠折断、牙根折断和冠一根折。

(1) 牙冠折断:分为单纯釉质折断、冠折暴露牙本质和冠折露髓。

1) 单纯釉质折断:多发生在上颌中切牙切角或切缘,没有暴露牙本质。一般无自觉症状,有时粗糙面可磨破唇舌黏膜。小面积折断无须处理,边缘较锐利者可以将边缘磨光。另

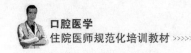

外,定期复查观察牙髓变化。

2) 冠折牙本质暴露:牙齿出现冷热刺激症状,其疼痛程度与牙本质暴露面积和牙根发育程度有关。暴露面积较大时,可见牙本质下面的粉红色牙髓。检查探诊时避免用力,以免穿透牙本质而暴露牙髓。冠折牙本质暴露无论面积大小都应及时采取间接盖髓术保护牙髓,可用生理盐水清洗牙面,氢氧化钙类制剂覆盖牙本质断面,采用玻璃离子水门汀或复合体暂时充填。检查咬合情况,去除𬌗创伤;若牙齿松动时可采取松牙固定术。病情稳定后,根据牙齿缺损情况进行外形修复,术后需定期复查,如拍摄 X 线片了解根尖周及牙齿发育情况。检查牙髓活力可判断牙髓变化,及时进行治疗。

3) 冠折露髓:由于牙髓外露,临床症状较为明显,如有冷热刺激痛,以及触痛明显。不敢用舌舔牙齿甚至影响进食。年轻恒牙外伤牙髓暴露后不及时处理,可引起感染、坏死,或出现牙髓组织增生。年轻恒牙牙根未发育完善,应该尽量保存生活牙髓。外伤时间短、露髓孔小可采取直接盖髓术,但临床上直接盖髓术成功率低,一般采取牙髓切断术。有牙髓炎症或牙髓坏死的年轻恒牙可采取根尖诱导成形术,术后需定期复查观察牙根发育情况、治疗效果、术后有无根管钙化,并及时采取相应措施。

(2) 牙根折断:包括根尖 1/3、根中 1/3 和近冠 1/3 折断。

1) 主要症状是牙齿松动、牙冠稍显伸长,有咬合创伤。越近冠方的根折,症状越明显。X 线片检查是诊断根折的主要依据。由于根折线显像变化较多,临床上容易出现遗漏,应该结合临床症状进行综合判断,必要时变换投照角度再次做 X 线检查。

2) 治疗原则:断端复位,固定患牙,一般固定 2～3 个月。消除𬌗创伤。术后定期复查,如出现牙髓症状,应进行根管治疗。

(3) 冠-根折断:牙釉质、牙本质和牙骨质同时折断,在牙冠牙根部均有折断。其分成横折和纵劈。冠-根折比较复杂,应根据情况采取断冠粘接术、龈切术和去骨术后牙冠修复,或根管-正畸联合治疗方法。

3. 牙齿移位包括牙齿挫入、侧向移位、部分脱出和牙齿全脱出。牙齿全脱出常见于单个年轻恒牙,上颌中切牙多发。牙齿全脱位时应该立即进行再植术,其步骤有以下几个方面。

(1) 牙齿储存:牙齿脱出后应该妥善保存牙齿,尽快到医院治疗。储存条件和储存时间的长短对于成功愈合非常重要。生理盐水及其他液体,如血液、组织培养液、牛奶和唾液也可作为储存液。

(2) 清洁患牙:应用生理盐水清洗患牙,切忌刮牙根面。

(3) 清洗牙槽窝:应用生理盐水冲洗牙槽窝,去除异物及污物。

(4) 植入患牙:用力要小,防止对牙髓和牙周膜的损伤。

(5) 固定患牙:急诊可采取缝线固定,以后制作全牙列𬌗垫固定口𬌗垫既可避免咬合创伤,又有一定生理动度,有利于再植牙的愈合。固定时间 2～3 周为宜。

(6) 抗生素应用:再植术后口服抗生素 1 周。

(7) 牙髓治疗:2 周内完成根管治疗,药物选用氢氧化钙制剂。

(8) 定期复查,一般 1 个月内每周复查一次,6 个月内每月复查一次。观察牙根愈合情况。

六、年轻恒牙畸形中央尖的治疗

1. 低而圆钝的中央尖无须处理,让其自行磨损。

2. 为防止中央尖折断和出现并发症,可采用分次磨除法或充填法。分次磨除法,每次磨除厚度<0.5 mm,磨去后涂以75%氟化钠甘油,间隔4~6周一次,直到完全磨去。逐渐磨除有利于刺激修复性牙本质形成,避免牙髓暴露。髓角高的中央尖有露髓的危险,不宜采用此处理方法。

3. 充填法是在局部麻醉下一次磨去中央尖,制备洞形,洞底覆盖氢氧化钙制剂,然后充填修复。制洞时露髓,可行直接盖髓术。充填法和盖髓术比较可靠,能使牙髓保存活力,牙根继续发育。

4. 中央尖折断并出现轻度牙髓炎症时可行活髓切断术。此法可保存部分生活牙髓,有利于牙根继续发育。

5. 牙根尚未发育完成而牙髓已经感染坏死或伴有根尖周病变者则应进行根尖诱导成形术,诱导牙根继续发育完成。

6. 牙根过短且根尖周病变范围过大的患牙,可予以拔除。

七、乳牙列、混合牙列畸形的治疗

缺隙保持器是一种用来保持缺隙的装置。它是由医生在牙齿的石膏模型上制作好后,戴在乳磨牙早失儿童口中的一种装置。缺隙保持器主要由带环和不锈钢丝组成,在缺隙一端的牙齿上作带环,把不锈钢丝弯成的附丝焊在带环上,附丝游离端抵在缺隙另一端的牙齿上,这样就可以起到维持缺隙距离的作用。

缺隙保持器除了保持缺隙近远中距离的作用外还应满足以下要求:①保留个别牙的功能性移动;②不妨碍颌骨的正常发育和恒牙的萌出;③不妨碍牙齿和牙槽骨高度的增长;④不损伤牙齿及口腔软组织的健康;⑤能适应牙槽骨的增长而进行缺隙近远中径的调整。

【适应证】

乳牙早失后,X线片检查显示恒牙胚发育正常,并且它的表面尚有骨组织覆盖或虽无骨组织覆盖,缺隙已经开始缩小,这时应该选择缺隙保持器。若X线片检查显示恒牙胚表面并无骨组织覆盖,缺隙大于恒牙胚的宽度时,可暂不做缺隙保持器,但需要定期观察。如果发现恒牙胚先天缺失,可不必进行保持。如果因乳牙早失而导致儿童用舌舔缺隙牙的习惯,有可能形成局部开𬌗,此时需做缺隙保持器。

【种类】

1. 半固定保持器

(1) 远中导板保持器:适应于第二乳磨牙早失、第一恒磨牙尚未萌出或萌出不足。

(2) 带环(全冠)丝圈保持器:适应于单侧或双侧单个乳磨牙早失;第二乳磨牙早失,第一恒磨牙完全萌出。如果基牙牙冠破坏较大,可以制作预成冠式丝圈保持器。

(3) 充填式保持器:适应于单个乳磨牙早失,间隙两侧的牙齿近缺隙面有邻面龋洞及牙髓需做根管治疗者。

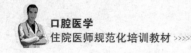

2. 固定保持器

(1) 舌弓保持器。

(2) Nance腭弓式缺隙保持器:适应于两侧都存在第二乳磨牙或第一恒磨牙,全口多个牙缺失,近期内继承恒牙即将萌出,或不能配合佩戴功能性活动保持器者。因适时拔除第二乳磨牙需对其间隙进行保持时,该装置利用两个最远端的牙齿,焊接环绕整个牙弓的舌侧弓丝,保持牙弓周长不变。

3. 可摘式功能性保持器:适应于缺牙多于两个乳磨牙、两侧缺失多于一个乳磨牙,或伴有前牙缺失。

功能保持器相当于局部义齿,它不仅保持缺牙的近远中长度,还能保持垂直高度和恢复咬合功能。其可以改变前牙缺失造成的上唇塌陷,有利于发音和美观,改进和克服不良习惯。但是,这种保持器需要患者密切配合。

乳牙如果无法保留过早拔除后,一般2周左右制作间隙保持器,保持器还要定期复查,及时更换。

【活动矫治器注意事项】

1. 每餐饭后用清水把矫治器清洗干净,清洗时勿用热水,以免变形。

2. 上体育课或其他需要停戴矫治器时,应将矫治器放入专用盒内以免损坏。

3. 初戴矫治器时,可有唾液较多,吞咽、说话、睡觉、饮食不习惯,须慢慢适应,一般1周后可以适应。

4. 初戴矫治装置时,有时牙齿或肌肉出现酸痛属于正常反应。若这种感觉持续5天以上需及时复诊。

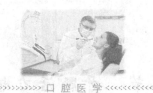

第三章
口腔内科常用辅助检查

第一节　牙髓活力温度测试

牙髓活力温度测试是根据患牙对冷或热刺激的反应来检查牙髓状态的一种诊断方法，分为冷诊法和热诊法，$<10℃$为冷刺激，$>60℃$为热刺激。

1. 测试前准备

（1）向患者说明测验的目的和可能出现的感觉，并嘱患者有"感觉"时举手示意。

（2）先测验可疑牙对侧或邻近$1\sim2$颗正常牙作为对照。

（3）测试前将待测牙所在区域隔湿，用棉球擦干牙面，并放置吸唾器。

2. 冷诊法：可选用冷水、小冰棒、二氧化碳、雪或氯乙烷作为冷刺激源。刺激部位为待测牙的唇（颊）面颈1/3或中1/3处，如采用冷水要从可疑牙后面的牙开始；如采用下冰棒，要避免融化的冰水接触牙龈而导致假阳性反应。

3. 热诊法：可选用热水、热牙胶或加热的金属器械作为刺激源。刺激部位为待测牙的唇（颊）面颈1/3或中1/3处。

4. 临床意义

（1）无反应，提示牙髓已坏死。

（2）出现短暂的轻度或中度不适或疼痛，表示牙髓正常。

（3）产生疼痛但刺激源去除后疼痛即刻消失，表明为可复性牙髓炎。

（4）疼痛反应在去除刺激源偶仍然持续一定时间，表示牙髓存在不可复性炎症。一般情况下急性牙髓炎表现为快速而剧烈的疼痛；慢性牙髓炎则表现为迟缓且不严重的疼痛。有时冷刺激可缓解急性化脓性牙髓炎的疼痛反应。

5. 可能出现假阳性反应的情况

（1）牙髓过度钙化。

（2）根尖未完全形成。

（3）近期受外伤的患牙。

（4）患者在检查前使用过止痛药或麻醉剂。

第二节 牙髓活力电测试

牙髓活力电测验是通过牙髓电测验器来检测牙髓对电刺激的反应,从而帮助判断牙髓状态。一般公认牙髓活力电测验器在判断牙髓是死髓还是活髓方面比较可靠,但不能用于判断牙髓病变的性质。

1. 测试前准备

(1) 测验前应向患者说明测验的目的以使患者放松配合,同时嘱患者出现"麻刺感"时即抬手示意。

(2) 隔湿待测牙,吹干牙面,并放置吸唾器。若牙颈部有结石存在须洁治干净。

(3) 探头蘸生理盐水或在探头上涂一层牙膏作为电流导体。

(4) 先测试待测牙对侧同名牙,或正常邻牙作为对照。

2. 电活力测试

(1) 探头放置在牙唇(颊)面中 1/3 处,也可在颈 1/3 处但不可接触牙龈。

(2) 电测仪的电流数值由 0 开始缓慢增大,直至患者有反应时移开探头并记录该电流值。一般重复两次取平均值。

3. 临床意义

(1) 待测牙与对照牙反应一样,提示待测牙牙髓正常。

(2) 反应值较大,表示牙髓有变性改变。

(3) 反应值较小,表明牙髓处于较敏感状态。

(4) 无反应说明牙髓已经坏死。

4. 可能出现假阳性反应的情况

(1) 探头或电极接触了大面积的金属修复体或牙龈。

(2) 未充分隔湿或干燥受试牙。

(3) 液化性坏死的牙髓。

(4) 患者过度紧张或焦虑,以致在探头刚接触牙面或被问知感受时即抬手。

5. 可能出现假阴性反应的情况

(1) 患者事先用过镇痛剂、麻醉剂或酒精饮料等。

(2) 探头或电极未能有效地接触釉质。

(3) 根尖尚未发育完全的新萌出牙。

(4) 根管内过度钙化的牙。

(5) 刚受过外伤的患牙。

(6) 电测仪电池耗尽。

6. 常见不适宜进行电活力测试的情况

(1) 受外伤 6 周以内的牙。

(2) 萌出不久的牙。

(3) 不能隔湿或保持干燥的牙。

（4）有全冠修复的牙。

7. 禁忌证：禁用于安装有心脏起搏器的患者

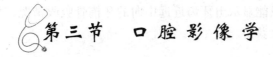

一、牙体牙髓影像学检查

X线片检查在牙体、牙髓及根尖周疾病的诊断和治疗过程中具有重要作用。

1. 诊断方面：可用于识别：①龋损情况：如龋损部位、范围及有无邻面龋、继发龋等；②牙体发育畸形：如有无畸形中央尖和畸形舌侧窝等；③牙根的情况：如根内、外吸收，根部牙折，牙根发育不全，根牙骨质增生等；④髓室及根管情况：如髓石、髓室及根管大小，牙内吸收及髓腔钙化等；⑤根尖及根尖周围情况：如根尖肉芽肿、脓肿、囊肿及致密性骨炎等。

2. 治疗方面：治疗前用于协助确定治疗计划，治疗中用于观察髓室大小，牙根和根管数目、大小、形态、弯曲情况以及根管长度测定等，治疗后判定根管充填结果及各种疗法的远期疗效等。

3. X线片检查的局限性

（1）常规的X线片检查不能准确反映根尖周骨质破坏的多少。一般情况下，实际存在的病变程度要比X线片上显示的严重。

（2）硬骨板完整与否在诊断上具有重要意义，但它的表现在很大程度上取决于牙根的形状、位置、X线投射的方向和照片的质量。一些临床上牙髓健康的牙齿可能在X线片上并未见根尖周有明确的硬骨板。

（3）X线片只能显示一个二维（平面）的图像，由于影响重叠往往造成误诊。因此根尖周病变决不能单靠X线片做出诊断，一定要结合其他检查，如冷热诊、电诊等结果确定。同时为了获得牙的三维影像，可以在保持原垂直投照角度下改变球管的水平投照角度10°～15°再拍摄一张X线片。其规律为：解剖标志影像的移动方向与球管的移动方向相反时，则解剖标志物应在颊侧。此即颊侧目的物规律，为记忆方便归纳为6个字，即"舌侧同，颊侧反"。

二、牙周影像学检查

最常用到的是根尖片，如果患者有大范围的牙周炎表现，曲面体层片（全景片）则显示其优势，可以了解全口牙齿的牙周情况且放射量要小于全口牙齿根尖片的放射量总和。

1. 牙槽骨的水平性吸收：牙槽骨从牙槽嵴顶呈水平方向向根尖方向高度降低，吸收程度比较均匀。主要表现为牙槽间隔的牙槽嵴顶的高度降低，由尖变平，并逐渐向根尖吸收。

2. 牙槽骨的垂直性吸收：在牙齿的一侧或局部牙槽骨发生的一种楔形的牙槽骨吸收，一般高度不减。如果两侧的牙槽骨均出现吸收，在影像学可表现为弧形吸收；更有甚者，如

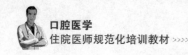

果牙槽骨吸收至根尖,引起牙周牙髓联合病变,还可以表现为烧瓶样吸收。

3. 牙槽骨的混合性吸收:多表现在牙周炎晚期的患者,多数牙位出现水平性吸收,同时又有部分牙位的牙槽骨吸收至根尖,表现为垂直性吸收。

根尖片和全景片都只能显示出牙齿近远中向的牙槽骨吸收情况,对于颊舌侧的情况只有通过 CT 或者 CBCT 来获得。

三、儿牙影像学检查

(一)龋

对于邻面或牙颈部的浅龋,需采用 X 线检查协助诊断,常用的有根尖片或𬌗翼片。X 线检查表现为三角形或圆弧形的密度减低区,边缘不光滑。注意观察龋坏范围和髓腔的关系。

(二)牙髓病

X 线检查仅对牙内吸收和牙髓钙化有诊断价值,常用根尖 X 线摄片。

(三)根尖周病

常用根尖片,急性期早期 X 线检查一般看不出根尖周骨质改变,有时牙周膜间隙稍微增宽;慢性期在根尖区出现一边界清楚、边缘不光滑的小范围骨质破坏的低密度区,骨硬板消失,外周可有骨质增生反应。

(四)牙发育异常

1. 畸形中央尖:大多数患牙中央尖发生磨耗和破损,导致牙髓和根尖感染,造成根尖发育障碍。X 线片检查显示牙根变短,髓腔粗大,牙根不能形成,根尖孔扩大呈喇叭形,常伴根尖周骨质吸收等感染征象。

2. 釉质发育不全:X 线片检查显示牙冠部密度减低,牙冠磨耗变短小,与邻牙接触点消失。

3. 遗传性乳光牙本质:牙冠严重磨损,变短小,邻牙间隙增大,牙本质在髓腔侧的异常形成致使髓室和根管部分或全部闭塞,牙根短而尖细。

4. 多生牙:常用根尖片或曲面体层片,X 线片检查可确定多生牙的数目、位置、形态以及与邻牙的关系,必要时可用埋伏多生牙定位投照确定多生牙位于牙列唇颊侧或舌腭侧,多生牙位移与投照位移方向一致的,多生牙位于牙列舌腭侧,多生牙位移与投照位移方向相反的,多生牙位于牙列唇颊侧(SLOB 规则)。进一步明确多生牙与邻牙三维的位置关系可拍 CT。

5. 先天性缺牙:常用曲面体层片,确定恒牙胚的缺失情况。

(五)牙外伤

有条件情况下应对每一位外伤牙齿都要拍摄 X 线片,最常用的是根尖摄片或曲面体层摄片(全景片),确认患牙有无根折、移位情况和牙槽骨有无损伤。同时还应注意对邻牙和对颌牙进行检查,由于二维影像存在重叠,影响诊断,必要时可做 CT 检查。

　　牙外伤通过 X 线片检查观察以下几个方面:①牙冠、牙根有无折断及状态;②牙槽骨、颌骨有无骨折及状态;③牙周组织情况;④邻牙、牙胚的情况;⑤牙根形成与吸收情况;⑥乳牙与继承恒牙关系;⑦陈旧性外伤应注意牙根有无吸收及吸收方式。

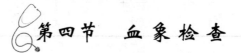

第四节　血象检查

一、成人血象检查

　　在牙周基础治疗中,我们最常用的就是超声洁治。龈上洁治会出血,同时因为超声可产生液体小分子,悬浮于空气中,可造成空气的玷污。

　　1. 血常规需关注的指标:见表 3 - 1。

表 3 - 1　血常规需关注的指标

项　　目	正常值
血红蛋白(Hb)	男性 120~160 g/L　女性 110~150 g/L
红细胞(RBC)	男性 $(4.0\sim5.5)\times10^{12}$/L　女性 $(3.5\sim5.0)\times10^{12}$/L
白细胞(WBC)	成人 $(4.0\sim10.0)\times10^9$/L
血小板计数(PLT)	$(100\sim300)\times10^9$/L

　　血红蛋白和红细胞计数可暗示患者是否有贫血,白细胞计数等可暗示患者是否最近有感染,血小板计数则可以暗示患者的凝血功能。

　　2. 洁牙可引起出血,治疗前应该检查患者的凝血功能(表 3 - 2)。

表 3 - 2　凝血功能检测

检查项目	正常值
凝血酶原时间(PT)	11~14 s
活化部分凝血活酶时间(APTT)	25~37 s
凝血酶时间(TT)	12~16 s
纤维蛋白原(FIB)	2~4 g/L

　　3. 如果患者自述有肝脏疾患,还应该检查乙肝指标(表 3 - 3)。

表 3-3　乙型肝炎血清学检测

HBV 标记物	急性乙型肝炎	HBV 感染恢复期	慢性乙型肝炎	非活动性携带者	乙肝疫苗成功	隐匿性乙型肝炎
HBsAg	+	−	+	+	−	−
HBsAb	−	+	−	−	+	−/+
HBeAg	+	−	+/−	−	−	−/+
HBeAb	−	+	−/+	+	−	−/+
HBcAb	+	+	+	+	−	−/+

　　如果发现了有艾滋病相关性牙龈炎或者牙周炎的患者,还应该筛查艾滋病毒。可以查抗 HIV 抗体、P24 抗原检测和 CD4$^+$ 淋巴细胞检测,以及其他实验室检查结果。

二、儿童血象检查

　　1. 由于一些病毒感染而引发的疾病,例如,疱疹性口炎、疱疹性咽峡炎、流行性腮腺炎,在病毒感染早期血常规检查表现为白细胞计数降低,淋巴细胞计数增加;感染晚期因合并其他细菌感染可引起白细胞计数增加(表 3-4)。

表 3-4　各年龄段婴幼儿血液细胞成分平均正常值(均值)

项目	英文缩写	第1天	第2~7天	第2周	3个月	6个月	1~2岁	4~5岁
红细胞(×10^{12}/L)	RBC	5.7~6.4	5.2~5.7	4.2	3.9	4.2	4.3	4.4
血红蛋白(g/L)	HGB	180~195	163~180	150	111	123	118	134
白细胞(×10^9/L)	WBC	20	15	12	12	12	11	8
中性粒细胞(%)	N	0.65	0.40	0.35	0.3	0.31	0.36	0.58
淋巴细胞(%)	L	0.20	0.40	0.55	0.63	0.6	0.56	0.34
血小板(×10^9/L)	PLT	150~250	150~250	150~250	250	250~300	250~300	250~300

　　如果淋巴细胞计数增加而白细胞计数降低,提示有病毒感染,需全身应用抗病毒药物;如果白细胞计数或中性粒细胞比例、C 反应蛋白增加,提示有细菌感染,需全身应用抗生素。

　　2. 流行性腮腺炎,血淀粉酶及尿淀粉酶升高,而化脓性腮腺炎血淀粉酶及尿淀粉酶正常,临床可通过血淀粉酶检查对两者进行鉴别诊断。

　　血清淀粉酶(AMS)正常值:①酶速率法(37℃):血清:20~90 U/L;②碘比色:血清:800~1 800 U/L;③BMD 法:成人:25~125 U/L;年龄>70 岁:28~119 U/L。

　　3. 先天性梅毒牙患者梅毒血清试验阳性,首先需进行抗梅毒治疗。梅毒血清试验是用于梅毒疾病的诊断试验。根据所用抗原不同,梅毒血清试验分为非梅毒螺旋体抗原血清试验和梅毒螺旋体抗原血清试验。临床上是两种结果均为阳性可以确诊为梅毒感染,即为现症梅毒,需要开始进行梅毒相关治疗。

第二篇

口腔外科

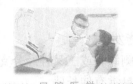

第四章
常见口腔外科疾病诊疗常规及病例分析

第一节 颌骨骨髓炎

颌骨骨髓炎是由于细菌感染及物理或化学因素,造成骨膜、骨皮质、骨髓和髓腔内的血管、神经等整个骨组织的炎性病变。根据病因的不同可分为化脓性颌骨骨髓炎、特异性颌骨骨髓炎、放射性颌骨骨髓炎及化学性颌骨骨髓炎。根据病变部位又可分为中央性颌骨骨髓炎和边缘性颌骨骨髓炎。疾病发展过程可分为急性和慢性。临床最常见的是由于牙源性感染引起的化脓性颌骨骨髓炎。近年来,随着肿瘤放射治疗的发展,放射性颌骨骨髓炎的患者也日益增多。

一、化脓性颌骨骨髓炎

本病青壮年多发,男性多于女性,主要发生于下颌骨。上颌骨骨髓炎多见于婴幼儿。致病菌主要为金黄色葡萄球菌,其次为溶血性链球菌和其他化脓菌,临床上常见的是混合性感染。根据感染原因和病变特点可分为中央性颌骨骨髓炎和边缘性颌骨骨髓炎。

(一) 中央性颌骨骨髓炎

【疾病特征】

1. 中央性颌骨骨髓炎是发生于骨髓质并可累及骨皮质、骨膜的化脓性炎症。

2. 感染来源,多在急性化脓性根尖周炎及根尖脓肿基础上发生。因外伤感染、血行感染引起的骨髓炎较少见。

3. 感染途径,炎症首先在骨髓腔内发展,循颌骨中央向外扩散,累及骨皮质和骨膜。如感染未经控制,可在骨髓腔内不断扩散,形成弥漫型颌骨骨髓炎,并可突破骨膜侵犯邻近组织,造成口腔黏膜或皮肤的破溃和瘘管形成。

4. 因下颌骨骨板致密,单一血管供应,侧支循环少,炎症不易穿破引流,所以中央性颌骨骨髓炎大多发生在下颌骨。

5. 按临床发展过程可分为急性期和慢性期。

(1) 急性期

1) 全身症状明显,寒战高热,体温可达 $39\sim40℃$,白细胞计数增高,甚至出现全身中毒症状。败血症、颅内感染等也有可能发生。

2）病变区牙剧烈疼痛，可向同侧颌骨或三叉神经分支区放射。

3）牙齿松动，叩痛，无法咀嚼，自觉有伸长感。

4）炎症区域周围的软组织肿胀，可有脓液自松动牙的龈袋溢出。晚期口腔黏膜和面部皮肤可破溃、溢脓，并出现相应间隙感染的临床表现。

5）下颌骨急性中央性骨髓炎常沿下牙槽神经管扩散，可伴有下唇麻木症状。

6）病变累及下颌支、髁状突及喙突时，可激惹升颌肌群痉挛出现张口受限。

7）上颌骨骨髓炎，常伴有化脓性上颌窦炎，炎症可迅速向眶下、颊部、颧部、翼腭凹及颞下等部位扩散，或直接侵入眼眶，导致眶周或球后脓肿。

8）若急性期未得到及时治疗，常在发病2周后转为慢性期。

（2）慢性期

1）多为急性颌骨骨髓炎的延续，是由于急性骨髓炎治疗不及时所致。

2）全身症状减轻，体温正常或仍有低热，饮食睡眠恢复正常。如病情仍迁延不愈，可引起机体慢性消耗性中毒，甚至消瘦贫血。

3）局部炎症逐渐消退，疼痛、充血和水肿等症状好转，但脓肿切开引流部位仍排脓不愈。

4）口腔内及颌面部皮肤形成多数瘘管，瘘管内大量肉芽组织增生，触之易出血，长期排脓。

5）死骨形成。有时瘘孔内有小块死骨片排出，如有大块死骨形成可发生病理性骨折，致咬𬌗紊乱和面部畸形。

6）慢性期时，X线检查可见骨质破坏、死骨形成或病理性骨折，同时可有骨膜反应性增生。

7）慢性期时，若机体抵抗力下降、窦道阻塞、脓液淤积，炎症又会急性发作。

【诊断要点】

1. 常有急性化脓性根尖周炎及根尖脓肿病史。

2. 急性期全身及局部症状明显，与间隙感染表现相似。

3. 患牙及其相邻牙出现叩痛、松动、牙槽溢脓。

4. 患牙龋坏明显，或有大面积充填物修复，或为残根、残冠。

5. 下颌骨骨髓炎急性期即可出现下唇麻木症状。

6. 慢性期时可见瘘管形成并长期溢脓，瘘管内大量炎性肉芽组织生长，探诊易出血。死骨形成后，可自瘘管内排出。

7. X线检查在急性期时看不到骨质破坏，在慢性期时方有意义。所以X线检查一般在首次急性发病后2～4周进行，可表现为骨质破坏和骨质增生。

【鉴别诊断】

1. 下颌骨中心性癌：早期临床表现与颌骨中央性骨髓炎相类似，会有局部疼痛、多数牙松动和下唇麻木等症状。但骨髓炎有明确炎症病史，X线表现除骨质破坏外，同时存在增生修复的表现，如骨膜增生性反应，而下颌骨中心性癌则表现为骨质虫蚀样破坏，边缘不规则。如临床及X线无法鉴别，可以拔除病变牙后自牙槽窝内取组织活检，以明确诊断。

2. 上颌窦癌：如肿瘤位于上颌窦下壁时，往往先出现口腔症状，此时如误诊拔牙后，肿瘤会自牙槽窝内向外生长形成溃疡。X 线、CT、MRI 检查可显示上颌窦骨壁破坏及肿瘤累及范围，颌骨骨髓炎则表现为牙槽骨吸收与牙根密切相关，上颌窦底骨质正常。

【治疗原则】

早期治疗各种牙源性感染，对于预防颌骨骨髓炎有积极的意义。如感染已经发生，则应及时对症处理。

1. 急性期

（1）治疗原则：早期控制炎症，局部引流减压，全身支持疗法，增强机体抵抗能力。由于急性颌骨骨髓炎起病急、病情发展迅速，可引起严重并发症，应首先注意全身治疗，防止病情恶化。

（2）治疗方案

1）根据临床表现、细菌培养及药敏试验给予足量、有效抗生素，以控制感染。

2）给予全身支持治疗，补充营养，必要时予以补液、输血，以增强机体抵抗力。

3）一旦确诊骨髓炎，急性期应尽早拔除病灶牙，使脓液从牙槽窝得到引流，防止感染在骨髓腔内扩散，以起到减压和引流的作用。如拔牙后症状仍未减轻可凿开骨皮质敞开髓腔，以保持引流通畅。

4）如形成软组织脓肿或骨膜下脓肿时，应及时切开引流，并保持其通畅，以防再次急性发作。

5）剧烈疼痛者，应给予镇痛剂。

6）保持口腔清洁。

2. 慢性期

（1）治疗原则：改善机体状况，保持引流通畅，及时拔除病灶牙，彻底清除病灶、去除死骨，并辅以药物治疗。

（2）治疗方案

1）药物治疗，使用抗生素和多种维生素以控制感染和促进死骨分离。同时调节饮食、增强体质，为手术治疗提供条件。

2）慢性中央性骨髓炎常有大块死骨形成，需行死骨摘除术以彻底清除病灶。

3）有条件者可采用高压氧治疗，有利于血管再生和骨组织生成，并有抑菌、杀菌作用。

（二）边缘性颌骨骨髓炎

【疾病特征】

继发于骨膜炎或骨膜下脓肿的骨密质外板的炎性病变，常在颌周间隙感染基础上发生。

1. 感染来源：最多为下颌智齿引起，多有下颌智齿冠周炎或咬肌间隙感染史。

2. 感染途径：炎症首先累及咬肌间隙或翼下颌间隙，随后侵犯骨膜发生骨膜炎，形成骨膜下脓肿，再损坏骨皮质，造成皮质骨坏死。如治疗不及时，炎症可向颌骨深层骨髓腔扩散。

3. 下颌骨为好发部位，其中又以下颌升支、下颌角最多见。

4. 按疾病过程可分为急性和慢性；按骨质损坏的病理及影像学特点可分为骨质增生型和骨质溶解型。

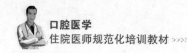

（1）急性期

1）有下颌智齿冠周炎急性发作史。

2）张口受限。

3）咬肌区红肿、压痛明显。

4）如脓肿形成，可有凹陷性水肿。

5）早期难以确诊，症状与咬肌间隙、颞下颌间隙感染相似。

6）患者可有发热、白细胞计数增高等全身症状。

（2）慢性期

1）病程延续较长且反复发作。

2）下颌角腮腺咬肌区出现炎性浸润硬块、轻微压痛，无波动感。

3）不同程度张口受限，进食困难。

4）脓肿自行穿破处或切开引流区，可见长期溢脓的瘘管，有时脓液内混杂有死骨碎屑。循瘘管探查，可触及粗涩骨面，当瘘管阻塞时，炎症又可急性发作。炎症发展深入到骨髓腔时，感染在骨髓腔内扩散，则可并发中央性骨髓炎。

5）一般全身症状不明显。

6）X线摄片检查可见骨质疏松脱钙，骨皮质不光滑，有小片死骨形成，或骨质增生硬化。

【诊断要点】

1. 有下颌智齿冠周炎病史。

2. 边缘性骨髓炎急性期症状与间隙感染表现相似，多数是在脓肿形成后进行切开引流时才发现骨面粗糙，经X线摄片检查后才予以确诊。

3. 慢性期瘘管形成后，长期溢脓经久不愈，可有小片死骨排出，用探针自瘘管内探查可触及骨面粗糙。

4. X线表现为骨皮质疏松脱钙、表面粗糙，或骨质增生硬化。有时可见小块薄片状死骨，与周围正常骨组织边界不清。

【鉴别诊断】

1. 中央性颌骨骨髓炎：常有急性化脓性根尖周炎及根尖脓肿病史，炎症先后破坏骨髓、骨密质，再形成骨膜下脓肿或蜂窝织炎。而边缘性骨髓炎常继发于下颌智齿冠周炎，先形成骨膜下脓肿或蜂窝织炎，再破坏骨密质，很少破坏骨松质。中央性骨髓炎所累及的牙多数松动、牙周有明显炎症；边缘性骨髓炎的病源牙多无明显松动或牙周炎症。中央性骨髓炎可形成大块死骨，X线检查可见死骨与周围骨质边界清晰；而边缘性骨髓炎形成的死骨较小，呈薄片状，与周围骨质边界不清。

2. 颌骨成骨性骨肉瘤：早期为无痛性肿块，继发感染后可出现炎症表现；而边缘性骨髓炎一开始即出现肿痛等炎症反应。成骨性骨肉瘤患部可出现间歇性麻木和疼痛，很快转变为持续性剧痛。X线表现为溶骨性改变或日光放射状骨质增生；边缘性骨髓炎则表现为骨皮质疏松脱钙或骨质增生，无放射状骨质增生。需通过病理检查确诊。

【治疗要点】

1. 急性期：全身抗炎支持，如咬肌间隙脓肿形成则需切开引流。

2. 慢性期:需行病灶清除术。慢性边缘性颌骨骨髓炎所形成的死骨较表浅,故其病灶清除以刮除为主。手术时暴露下颌升支,仔细检查下颌骨内、外侧骨板,彻底清除病变骨质及增生或溶解的骨膜至坚硬骨面,同时刮净脓性肉芽组织,拔除病灶牙。术中注意清除咬肌骨膜面残留死骨片。留置引流条至无分泌物溢出后抽除。

【案例分析 1】

患者女性,32 岁。

主诉:左颊面部反复肿痛 3 月余。

现病史:患者 3 个月前自觉左下后牙牙龈肿胀疼痛,经口服抗生素治疗 1 周后症状缓解。近 3 个月以来,患者自觉劳累后左下后牙区肿胀不适,伴有张口受限,遂至医院就诊。

既往史:既往无全身系统性疾病史。

检查:左下颌角区明显红肿,皮温升高,压之凹陷性水肿,中心皮肤呈暗紫色,张口度 2 cm。38 周围牙龈及黏膜肿胀充血,移行沟变浅,触痛明显。X 线片检查显示,38 近中低位阻生,近中牙槽骨吸收明显。下颌角外斜线处骨皮质增生致密,可见条状骨膜反应影。

诊断:左下颌骨边缘性骨髓炎。

治疗方案

(1) 38 冠周局部冲洗、上药,抗感染处理。

(2) 局部麻醉下行口外脓肿切开引流,术后保持引流通畅。

(3) 全身抗感染及支持治疗,做药物敏感试验,选择相应敏感抗生素。

(4) 感染控制后,择期行骨髓炎病灶清除术。

(5) 择期拔除病灶牙。

病情分析

(1) 诊断依据:患者年龄轻,病程长,有智齿冠周炎病史。X 线表现为骨质吸收与骨质增生影,为边缘性骨髓炎骨质改变。

(2) 治疗方案的选择:应以局部治疗为主,全身治疗为辅。急性期以控制感染为主,脓肿形成则需早期切开引流;慢性期对于临床检查已经有死骨形成或者有瘘孔的,应以外科方法去除已经形成的死骨和彻底刮除病灶方能治愈。

【案例分析 2】

患者女性,67 岁。

主诉:左下后牙治疗后疼痛加剧 10 余天。

现病史:患者 10 天前因下颌后牙夜间痛在外院就诊,诊断为左下颌第一前磨牙急性牙髓炎,经牙髓失活后,夜间疼痛缓解,因牙龈肿痛及咬合痛遂至来医院治疗。

既往史:否认全身系统性疾病史。

检查:34、35 牙间隙处牙龈肿胀充血、溢脓,探诊易出血,叩痛剧烈,松动 I°。进一步检查发现邻牙间隙内残存少量牙髓失活剂(三氧化二砷)。X 线检查显示两牙之间牙槽骨吸收明显。

诊断:左下颌骨边缘性骨髓炎(化学药物刺激性)。

治疗:局麻下去除失活剂及坏死牙龈组织,将周围死骨彻底清除干净,生理盐水和双氧

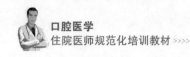

水冲洗后,置碘甘油消炎。全身抗感染及支持治疗,予以漱口液口内含漱。

病情分析:牙髓炎患者封砷剂失活牙髓时,如龋洞位于邻面颈部时,需从殆面开髓失活,以防止砷剂外泄造成颌骨边缘性骨髓炎。

(三) 新生儿颌骨骨髓炎

新生儿颌骨骨髓炎是指在新生儿出生后 3 个月内发生的化脓性中央性颌骨骨髓炎,临床上比较少见。主要发生在上颌骨。感染来源主要为血源性,其次为局部创伤感染,最常见的病原菌为金黄色葡萄球菌。

【疾病特征】

患儿发病突然,全身感染症状重,可出现昏睡、意识不清等中毒症状。白细胞计数明显增高,中性粒细胞增加。患儿最初表现为眶下及内眦部皮肤红肿,病变迅速向眼睑周围扩散,发展为眶周蜂窝织炎。随后感染很快波及上牙槽嵴而出现上牙龈及硬腭黏膜红肿,形成骨膜下脓肿、眶下区皮下脓肿。在龈缘、腭部及鼻腔破溃溢出,形成瘘管。后期从瘘口排出颗粒状死骨及坏死牙胚。新生儿颌骨骨髓炎死骨形成后,影响了上颌骨和牙颌系统的发育,加上面部瘘管造成的瘢痕,可遗留严重的面颌畸形。如未有效控制炎症,可发生严重并发症,如脑脓肿、败血症等,甚至危及患儿生命。

由于新生儿骨质钙化程度低及不能合作等因素,X 线检查在诊断死骨形成上帮助不大。

【诊断要点】

1. 起病急,全身症状严重。

2. 早期为面部、眶下皮肤红肿,很快发展成眶周蜂窝织炎,并累及口内牙龈和硬腭黏膜。炎症突破骨膜形成瘘管后转为慢性。

【鉴别诊断】

需与眶周蜂窝织炎鉴别。新生儿颌骨骨髓炎常因出现眶部症状而先至眼科就诊,从而忽视了上颌骨病变,常需与眶周蜂窝织炎相鉴别。眶周蜂窝织炎常见于 6 个月以上的婴儿,并且不会出现口内及硬腭部的肿胀。

【治疗原则】

1. 早期确诊、早期治疗。

2. 首先应用足量有效抗生素,可先选广谱抗生素,待细菌培养及药敏试验后再及时调整抗生素的应用。同时,给予必要的对症治疗及支持疗法,注意水、电解质平衡,重症患儿予以输血或输血浆。

3. 一旦脓肿形成,应早期切开引流。如全身中毒症状明显,即使脓肿未形成,也可局部切开引流,以缓解全身中毒症状。

4. 不急于行死骨清除术,尽量建立通畅引流。慢性期应先冲洗瘘管,排出已分离的死骨片或坏死牙胚。必须手术时也仅摘除已分离的死骨,尽量保留骨质,否则会加重颌骨破坏和损伤牙胚,影响颌骨发育,造成术后畸形。

若已发生面部瘢痕及畸形,可待二期整复。

二、放射性颌骨坏死(骨髓炎)

1. 头颈部恶性肿瘤在进行大剂量放射治疗后,引起放射性颌骨坏死,继发感染而发生放射性颌骨骨髓炎,是放射、损伤、感染 3 种因素的总和。

2. 放射性颌骨坏死的发生与放射源、个体耐受性、照射方式,尤其是放射总剂量密切相关。放射剂量越大,组织萎缩性变越严重。一般在放射剂量＞60 Gy,颌骨即可发生无菌性坏死。

3. 随着放射线在头颈部恶性肿瘤治疗中的日趋普及,放射性颌骨骨坏死和其继发性颌骨骨髓炎日益增多。其病程绵延反复,常引起颌面部缺损畸形,严重影响患者生存质量。

【疾病特征】

1. 病程较长,往往在放射治疗后数月乃至数年才出现症状。

2. 下颌骨多见,与上颌骨的比为(2~4)∶1。

3. 患者全身衰弱、消瘦、贫血,呈慢性消耗性衰竭。

4. 初期呈持续性针刺样剧痛,可向邻近区域放射,常伴有口腔黏膜的破溃、肿胀。随着病程的发展,口腔黏膜或面部皮肤瘘管形成,经久不愈,长期流脓;拔牙或其他损伤后创口经久不愈,导致黑褐色死骨外露。此时,由于病变组织的坏死脱落,建立了有效的引流,疼痛缓解为慢性钝痛。

5. 死骨分离速度缓慢,死骨与正常骨之间界限不清。

6. 患者唾液分泌减少,牙容易发生猖獗龋,继发牙源性感染。

7. 病变发生于下颌支时,因咀嚼肌萎缩及纤维化可出现明显的张口受限。

X 线检查可见病变区骨质破坏、密度降低、有斑块状透光区、无骨质增生和骨膜反应,有时可见病理性骨折。

【诊断要点】

1. 有头颈部恶性肿瘤放射治疗史。

2. 放射区出现经久不愈瘘口或拔牙后创口不愈,骨组织外露呈黑褐色。

3. 患者呈慢性消耗性衰竭、消瘦及贫血。

【预防】

1. 制订周密的放疗方案。放射治疗前,应估计到可能发生放射性骨坏死,而采取相应的预防措施,在提高放射治疗生存率的同时将并发症的发生率降至最低,改善患者的生存质量。

2. 在放疗开始前,应常规进行口腔洁治,清除牙石。对口腔内可能引起感染的病灶牙应积极处理。龋齿治疗时应选用非金属材料充填,并去除口腔内的金属充填物和金属修复体。拔除残根、残冠、阻生牙及患有重度牙周炎的患牙。拔牙一般安排在放射治疗前 2~3 周,这样可以减少放疗后因牙齿的炎症而诱发放射性骨坏死的风险。

3. 放疗开始后,嘱患者戒烟、戒酒,避免刺激性食物。发现口腔内溃疡时应积极处理并加强口腔护理。

4. 在放射治疗结束后,仍应注意口腔清洁,定期检查,及时充填龋齿。局部含氟药物的运用可预防放射治疗后继发龋的发生,从而减少因继发的牙髓或根尖周炎症诱发颌骨放射性骨坏死的风险。一般在放疗结束后 3 年方可考虑拔牙,且每次宜拔 1~2 个牙。术前、术后均应使用抗生素预防感染,术中尽可能将创伤减至最低。

【治疗原则】

1. 全身支持治疗:患者由于处于全身慢性消耗性衰竭状态,需加强营养,必要时予以输血,以改善全身状况,为手术创造条件。

2. 抗生素应用:适时应用抗生素控制感染,如给予含抗生素的漱口液含漱或局部冲洗。疼痛剧烈者应对症予以镇痛药物。

3. 高压氧治疗:在排除肿瘤复发可能后可行高压氧治疗,以促进死骨分离。高压氧治疗对颌骨放射性骨坏死的早期效果明显,有利于病变组织的愈合;如死骨形成后则效果很差。同时,对于继发感染形成放射性骨髓炎的患者不建议使用高压氧治疗。

4. 注意保持口腔卫生:戒烟、戒酒,避免刺激性食物损伤口腔黏膜,尽力保持和维护口腔黏膜的完整性。

5. 死骨未分离前,可在局部用低浓度过氧化氢溶液或抗生素溶液反复冲洗,并用咬骨钳分次咬除暴露于口腔内的死骨,以减少感染和局部刺激。

6. 手术治疗

(1) 死骨摘除:是一种姑息性的治疗方法,通过一次或多次手术将坏死的骨组织及周围累及的软组织尽量清除彻底,将碘仿纱条填塞入创面内,待肉芽组织自行覆盖或之后进行 II 期修复。此类手术的主要目的在于去除坏死组织,改善引流。

(2) 颌骨切除术:在诊断明确、患者全身条件允许的情况下,可在早期行死骨切除术(无须等死骨完全分离后才行手术)。原则上应在正常骨组织内施行手术,以防复发。对于受累的软组织,应在切除颌骨同时一并切除,防止术后创口不愈。

(3) 遗留的组织缺损可做同期或 II 期修复。随着显微外科技术的发展,采用血管化骨(肌)皮组织瓣移植来修复颌骨和软组织缺损被认为是颌骨放射性骨坏死术后重建的理想方法。由于移植的血管化骨(肌)皮组织瓣具有丰富的血供,在利于保持移植组织活性的同时改善了放射损伤后受植区的血液供应。根据缺损范围大小,可选择髂骨肌皮瓣、腓骨肌皮瓣、肩胛骨皮瓣等。

【案例分析】

患者男性,61 岁。

主诉:右颊面部瘘管反复溢脓 1 年余。

现病史:患者 7 年前因软腭恶性肿瘤手术,术后予以放疗。患者 2 年前拔除右下后牙多枚残根后,创口经久不愈,经局部对症治疗后症状无明显好转,6 个月前出现面部瘘管,反复溢脓。

既往史:高血压史 5 年余,长期规则用药,目前血压 140/90 mmHg。

检查:面容消瘦,张口度约二指半。右颊面部可见一瘘口,少许溢脓,循瘘管可探及下颌骨及死骨片,骨面粗糙。44 残根 45、46、47 缺失,牙槽骨暴露,牙龈充血、肿胀。右上颌骨及硬、软腭组织缺损,创面愈合良好。X 线检查:右下后牙区骨密度降低,见斑块状透光影。

诊断:右下颌骨放射性骨髓炎。

治疗方案

(1) 局部对症治疗:局麻下行瘘管冲洗及搔刮术,去除肉芽组织与死骨片;用咬骨钳去除部分牙槽骨,给予过氧化氢及抗生素交替冲洗,以减少刺激和感染。

(2) 全身抗感染和支持治疗,以改善全身状况。

(3) 在感染控制及机体耐受时,择期行死骨摘除及组织缺损修复术,手术时受累软组织及瘘管应一并切除。组织缺损较小时,可将邻近组织拉拢后严密缝合;缺损较大时,需将邻近组织转瓣修复或用血管化骨(肌)皮组织瓣予以修复。

病情分析

(1) 放疗术后的患者由于血供较差,容易发生感染导致组织坏死,必须要拔牙者,需在放疗结束3~5年后进行。拔牙过程中应尽量减少创伤,术前、术后均预防性应用抗生素。如需拔除多个牙时,应该分次进行,拔牙次序为先易后难,尽量减少感染机会。如在拔牙过程中发现拔牙创口有感染迹象,应立即停止,及时对症处理。待感染控制后,方可进行下一步操作。

(2) 高压氧治疗可促进死骨分离,早期效果明显,但可能造成肿瘤转移。故需在治疗前行 CT、X 线检查或 PET－CT 检查,排除肿瘤复发可能时方可行高压氧治疗。

(3) 放射性颌骨骨髓炎应以预防为主,从放疗方案的设计到口腔内病灶牙的处理,均应在放疗前尽可能考虑周全,这样才能尽量减少放射性颌骨骨髓炎的发生。

第二节 智齿冠周炎

智齿冠周炎是指智齿(第三磨牙)萌出不全或阻生时,牙冠周围软组织发生的炎症,是口腔颌面外科门诊的常见病之一,大多发生在 20~30 岁智齿萌出期的年轻人。智齿冠周炎发病主要为局部因素如冠周盲袋、牙位不正、对颌牙创伤等,亦与全身性因素相关,如上呼吸道感染、体弱、疲劳等。

【疾病特征】

1. 冠周炎通常可分为急性冠周炎和慢性冠周炎。

2. 急性期早期表现为局部肿痛不适,咀嚼、吞咽时疼痛。

3. 如感染未经控制,可出现明显的自发性或放射性疼痛,面颊部肿胀明显,咀嚼肌受累引起不同程度的张口受限,咀嚼、吞咽困难等症状。智齿冠周牙龈红肿明显,盲袋溢脓,颊侧或远中脓肿形成。还可以并发相邻间隙感染,出现相应症状。

4. 急性期常伴有全身症状出现,如发热、畏寒、头痛、白细胞计数升高等。

5. 慢性冠周炎者临床上多无自觉症状,仅表现为局部轻微红肿、压痛,冠周溃疡或咬痕。

6. 局部检查可探及智齿萌出不全,也可通过 X 线检查发现智齿的存在。反复发作的智齿冠周炎在 X 线片表现为冠周骨组织破坏。表现为冠部周围骨间隙变大,皮质骨白线不连续,部分边界模糊,周围骨质明显吸收。近中或水平位阻生智齿还可见不同程度的根周骨吸

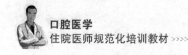

收,邻牙远中牙根暴露。

7. 智齿冠周炎可直接蔓延或经淋巴管扩散,引起邻近组织及间隙的感染。常见的扩散途径如下:①炎症向磨牙后区扩散,形成骨膜下脓肿,脓肿可由咬肌前缘和颊肌后缘间形成皮下脓肿,并可穿破皮肤形成面颊瘘;②炎症沿下颌骨外斜线向前,在下颌第一磨牙颊侧前庭黏骨膜下形成脓肿,破溃后形成瘘管;③炎症沿下颌支外侧或内侧向后扩散,可分别引起咬肌间隙、翼下颌间隙感染。此外,亦可导致颊间隙、下颌下间隙。口底间隙、咽旁间隙感染或扁桃体周脓肿的发生,还可导致边缘性骨髓炎。同时,炎症可经由血循环扩散,引起脓血症、脓毒血症及全身中毒性休克等严重并发症。

【诊断要点】

冠周炎的诊断一般并不困难,通过询问病史、临床症状和局部检查基本可以确诊。X线检查可帮助确定阻生牙的位置、牙根形态、生长方向和牙周状况。

【鉴别诊断】

1. 单纯牙龈咬𬌗创伤:表现为第二磨牙的远中牙龈黏膜糜烂、溃疡,表面有压痕。主要是由于对𬌗牙伸长导致的咬合创伤。X线检查可见第二磨牙远中无阻生牙存在。一般拔除对𬌗牙即可止痛。

2. 第二磨牙牙髓炎或根尖周炎:近中斜位或水平位阻生智齿引起的第二磨牙远中颈部龋,由于位置隐蔽不易早期发现。当龋坏发展至急性牙髓炎或根尖周炎时,因智齿的存在易误诊为冠周炎。X线检查可见第二磨牙远中龋或有根尖阴影,常伴有第二磨牙冷热刺激痛或叩痛,即可明确诊断。

3. 下颌第一磨牙根尖周炎:有时下颌冠周炎反复感染,在口腔前庭下颌第一磨牙龈颊沟处出现瘘管,这是急性炎症时骨膜下脓肿向阻力薄弱的嚼肌前缘侵犯所致,此时应注意,不要误诊为下颌第一磨牙的感染。X线检查可见阻生齿存在,下颌第一磨牙根尖无阴影。临床检查可见第一磨牙无叩痛、龋坏。

4. 肿物继发感染:如果肿物为早期无明显症状者,同时有智齿存在,易误诊为冠周炎,需行X线检查以排除颌骨囊肿或肿瘤可能。如牙龈出现溃疡、糜烂或组织增生时,需考虑牙龈癌,必要时可行病理检查以明确诊断。

【治疗原则】

1. 智齿冠周炎的治疗原则:①急性期应以消炎、镇痛、切开引流、防止扩散,增强全身抵抗力的治疗为主;②慢性期则应根据智齿的生长情况,去除病灶牙,以防止复发。

2. 冠周冲洗、涂药:用生理盐水、3%过氧化氢溶液反复交替冲洗龈袋,冲洗时应将弯针头插入远中盲袋深部缓慢冲洗,如仅在盲袋浅部冲洗则无法将袋内积物冲净。拭干后用牙科镊子置入具有安抚、消炎、烧灼、止痛作用的药物,如碘甘油或碘酊等。上药前需询问有无碘过敏史。本方法具有较好的消炎、镇痛、清洁作用。

3. 局部含漱:应用温热生理盐水或其他含漱液口内含漱,具有保持口腔卫生和改善局部血液循环的作用。仅适用于亚急性期和炎症平稳期,在炎症急性发展和全身情况不佳时忌用,以防止炎症扩散。

4. 切开引流:冠周脓肿已经形成者可行脓肿切开引流术。如冠周龈瓣较厚、盲袋紧闭而引起引流不畅者,则无论有无脓肿形成均需行切开引流。可在表麻下沿近、远中向切开盲袋,切开后用3%过氧化氢溶液和生理盐水交替冲洗,置入引流条建立引流。

5. 抗感染及支持治疗:在局部治疗基础上,结合患者全身情况,合理使用抗生素和解热止痛药物。因其常见致病菌为金黄色葡萄球菌,可使用抗金黄色葡萄球菌抗生素。伴有全身不适者,应予以增加营养、注意休息、合适饮食等全身支持治疗。张口受限导致进食困难者,可予以静脉输液,以补充营养、维持水电解质平衡。

炎症控制后,应根据智齿的生长情况进行处理,选择拔牙或龈瓣切除术,以避免冠周炎再复发。如有长期不愈的瘘管,须在拔牙同时刮除瘘管内的肉芽组织。龈瓣切除术仅适用于牙位正常且有足够萌出位置的智齿,并与对颌牙有正常的咬殆关系。手术采用局部浸润麻醉,龈瓣切除范围以将智齿远中牙冠完全或大部暴露不再复发冠周炎为准。切除后在远中创面内填放适量碘仿纱条,以促进上皮生长,可缝合1~2针作为固定。

【案例分析】

患者女性,26岁。

主诉:右下后牙肿痛1周,口腔异味。

现病史:患者1周前劳累后觉右下后牙牙龈肿胀不适,未予治疗。4天前自觉肿痛加剧,张口受限,发热不适,遂至医院就诊,予以抗生素治疗,症状好转。昨日起感觉口腔内有咸味,随即就诊。

既往史:近3年内曾有类似发作史4次。否认全身系统性疾病史。

检查:神清,表情痛苦,咬肌区肿胀,未及凹陷性水肿,张口度2.0 cm。48近中倾斜,远中龈瓣充血肿胀、触痛,颊侧移行沟变浅,颊黏膜充血,颊龈瘘形成并有脓性分泌物渗出。X线检查可见48近中冠下方牙槽骨吸收影。

诊断:48急性冠周炎。

治疗

(1) 口内脓肿切开引流,留置引流条保持引流通畅。

(2) 冠周冲洗以清除龈袋内食物残渣、脓液等。

(3) 予以抗感染药物及全身支持治疗。

(4) 感染控制后择期拔除智齿。

病例分析:患者3年内有类似发作史4次,故在确诊时需排除边缘性骨髓炎可能,可通过X线检查以明确。该患者X线检查未见边缘性骨髓炎表现,故可排除。

第三节 颌面部外伤

一、牙槽骨骨折

【疾病特征】

1. 常发生于儿童、青少年及成年患者,通常由于摔倒、运动损伤、交通事故等引起。

2. 多见于上颌前牙区。

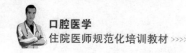
3. 常合并牙损伤(如牙挫伤、冠折、根折、冠根联合折及牙脱位等)及周围牙龈、唇等软组织的撕裂。当摇动损伤区的牙时,可见邻近数牙及骨折片随之移动。

4. 咬合关系紊乱。

5. 影像学检查,颌骨 X 线片、X 线牙片、CT 等可见骨折线。

【诊断要点】

1. 有明确外伤史。

2. 多个患牙及其根尖部牙槽骨可整体移动,软组织存在撕裂伤。

3. 咬合紊乱。

【治疗原则】

1. 手法复位骨折段,恢复正常的咬合关系。

2. 早期稳定骨折段,用牙弓夹板及金属丝与骨折段外的正常邻牙固定,牙弓夹板至少跨过骨折线 3 个牙位,固定 4 周。仅有牙槽骨骨折,而不伴发上、下颌颌骨骨折者,可做单颌牙弓夹板固定。

3. 严密关闭软组织创面,防止骨组织暴露,以避免细菌侵入。

4. 伴有牙损伤(冠、根折,牙髓坏死等)需治疗患牙。

【案例分析】

患者女性,18 岁。

主诉:车祸致多个下前牙松动 2 天。

现病史:患者 2 天前乘车时发生车祸,颏部撞击车体后出现下颌多个前牙松动、影响咬合。

既往史:全身无系统性疾病。

检查:31、32 伸长、早接触,松动Ⅲ°,电活力检查提示 31、32 牙髓活力降低,31、41 间牙龈撕裂,摇动时可见 31、32 及根尖部牙槽骨一起晃动。口腔全景片检查显示 31、32 处牙槽突连续性中断。

诊断

(1) 31、32 牙槽突骨折。

(2) 31、32 牙外伤。

诊断思路

(1) 患者有明确车祸外伤史,临床检查可见 31、32 及其根尖部牙槽骨可整体移动,31、41 间牙龈存在撕裂伤,伴有咬合紊乱,口腔全景片检查显示 31、32 牙槽突连续性中断,诊断为牙槽突骨折。

(2) 31、32 伸长、早接触,电活力检查提示 31、32 牙髓活力降低,表明存在牙髓病变,属牙外伤表现。

治疗

(1) 手法复位 31、32 及其骨折段。

(2) 严密关闭软组织创面及 31、41 间撕裂的牙龈。

(3) 下颌单颌牙弓夹板固定 4 周。

(4) 31、32 牙髓治疗。

二、上颌骨骨折

【疾病特征】

1. 上颌骨受到巨大外力如车祸、高空摔落、钝器伤等作用后,根据受力部位的不同,导致相应上颌骨薄弱线的骨折。

2. 上颌骨骨折分类

(1) Le Fort Ⅰ型骨折:又称上颌骨低位骨折或水平骨折。骨折线从梨状孔水平、牙槽突上方向两侧水平延伸至上颌翼突缝。

(2) Le Fort Ⅱ型骨折:又称上颌骨中位骨折或锥形骨折。骨折线自鼻额缝向两侧横过鼻梁、眶内侧壁、眶底和颧上颌缝,再沿上颌骨侧壁至翼突。有时可波及筛窦达颅前窝,出现脑脊液鼻漏。

(3) Le Fort Ⅲ型骨折:又称上颌骨高位骨折或颅面分离骨折。骨折线自鼻额缝向两侧横过鼻梁、眶部、经颧额缝向后达翼突,形成颅面分离,常导致面中部拉长和凹陷。此型骨折多伴有颅底骨折或颅脑损伤,出现耳、鼻出血或脑脊液漏。

3. 严重的上颌骨骨折,如 Le Fort Ⅱ型、Le Fort Ⅲ型骨折常伴有颅脑外伤、颅底骨折,可有脑脊液鼻漏或耳漏。

4. 眶内、眶周组织出血、水肿,导致"眼镜症"或"熊猫眼"。

5. 面部畸形,主要是凹陷畸形,如面中部"盘形面"、"马面"等。

6. 神经症状,主要是眶下神经受损导致其支配的皮肤、黏膜区域感觉障碍。

7. 眼球可有移位、内陷,导致运动受限、复视等。

8. 骨折段移位,一般常出现上颌骨向后下方向移位。

9. 咬合关系紊乱。常出现早接触,甚至前牙开𬌗。

10. 影像学检查:X线华特氏位片、X线颅底位片、CT、三维 CT 等可显示骨折线。

【诊断要点】

1. 有明确外伤史。

2. Le Fort Ⅱ型、Le Fort Ⅲ型骨折常伴有颅脑外伤、颅底骨折,可有脑脊液鼻漏或耳漏。

3. 眶周、眶内组织水肿、出血,面部凹陷、伸长。

4. 眼球内陷导致运动受限、复视。

5. 咬合关系紊乱。

【治疗原则】

1. 如合并颅脑或重要脏器损伤,全身情况不佳,应首先抢救患者生命,待全身情况好转后再行骨折处理。昏迷的患者禁止行颌间固定。

2. 伤后短期内骨折未发生错位愈合,或小儿、老年人不适宜手术者,可考虑非手术治疗:上下颌牙弓夹板固定后行颌间牵引、颅颌牵引复位等。如行颌间牵引需固定 4~6 周,并辅以头帽颏兜托颌骨向上制动 4~6 周。

3. 开放性骨折、复杂性骨折、有骨缺损的骨折、移位明显的骨折、陈旧性骨折可行手术治疗。随着坚固内固定(rigid internal fixation,RIF)技术的进步,手术治疗上颌骨骨折已被广泛应用。Le Fort Ⅰ型、Ⅱ型骨折等低位上颌骨骨折一般选用口内上颌前庭切口入路;Le Fort Ⅲ型等上颌骨高位骨折,通常采用冠状切口入路,配合口内切口和面部小切口入路。骨折无需全断面对位,但需注意恢复颧牙槽嵴等垂直力柱。一般术中不对上颌窦做专门处理,如果上颌窦没有炎症,无须搔刮,应尽量保留上颌窦黏膜,除非上颌窦已有感染,才考虑同期做上颌窦根治术。

4. 上颌骨骨折一般都为低应力骨折,可选用钛金属小型接骨板固定,或选用可吸收材料接骨板固定。

5. 手术后为稳定咬合关系,颌间固定 2～3 天。

6. 术后进流食 2 周,软食 4～6 周。

【案例分析】

患者男性,56 岁。

主诉:钝器撞击右侧面部致咬合乏力伴视物重影 20 天。

现病史:患者 20 天前被人用钝器撞击右侧面部,当即出现右侧面部肿胀、出血。受伤后患者神智清晰,否认头晕、头痛、呕吐史,送至当地医院急诊科行外伤清创缝合术。患者外伤后即出现咬合障碍,并伴有视物重影症状。

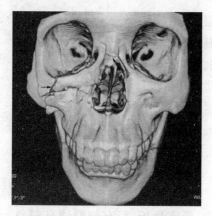

图 4-1　右上颌骨 Le Fort Ⅱ型骨折(箭头所示)

既往史:全身无其他系统性疾病。

检查:右侧眶周瘀血、肿胀,"眼镜症"明显,右侧面中 1/3 凹陷并伴有伸长,呈"马脸"状。张口轻度受限,张口度约 2.2 cm,17、18 与 47、48 早接触,前牙及左侧后牙开𬌗,鼻腔及外耳道未见明显分泌物。三维 CT 见右侧上颌骨骨折线符合 Le Fort Ⅱ型骨折、右侧颧牙槽嵴连续性中断(图 4-1)。

诊断:右侧上颌骨 Le Fort Ⅱ型骨折。

诊断思路

(1) 患者有明确外伤史。

(2) 检查可见右侧面中 1/3 凹陷、伸长,咬合关系紊乱,有复视,存在轻度颅面分离症状。

(3) CT 检查见右侧上颌骨骨折线符合 Le Fort Ⅱ型骨折。

(4) 外伤后患者神智清晰,无头晕、头痛、呕吐,且鼻腔及外耳道无明显分泌物,可基本排除颅脑外伤及颅底骨折等。

治疗

(1) 上、下颌牙弓夹板固定,颌间牵引咬合关系至基本正常。

(2) 口内右上颌前庭沟切口入路,骨折复位、恢复右侧颧牙槽嵴承力支柱,咬合关系对位,钛金属小型接骨板固定。

(3) 术后颌间牵引稳定咬合关系 2～3 天。

(4) 术后进流食 2 周,软食 4～6 周。

三、下颌骨骨折

【疾病特征】

1. 下颌骨占据面下 1/3 及两侧面中 1/3，位置突出，较易受损伤而致骨折。

2. 骨折多发生于下颌骨力学上薄弱区域：正中联合、颏孔区、下颌角、髁突、颈部等。

3. 骨折段移位及异常动度：下颌骨骨折常因致伤力、肌肉牵拉、牙齿的存在而使骨折段发生移位，移位后的骨折段可存在异常活动度及骨摩擦音。

4. 咬合关系紊乱：可出现早接触、开𬌗、反𬌗等多种情况。

5. 神经症状：下颌骨骨折时常因损伤下牙槽神经而出现下唇感觉障碍。

6. 功能障碍：主要表现为张口受限，进食困难。

7. 牙龈撕裂和牙齿损伤：口内骨折线周围的牙龈撕裂和出血，还可伴有牙齿松动、折断、移位等。

8. 骨折发生移位后，可造成面部畸形，其中以下颌偏斜畸形较为常见。

9. 影像学检查：下颌 X 线全景片、头颅后前位片、CT、三维 CT 等均可显示骨折线。

【诊断要点】

1. 有明确外伤史。

2. 因损伤下牙槽神经而致下唇麻木。

3. 下颌骨异常骨活动及骨摩擦音。

4. 张口受限。

5. 咬合关系紊乱。

【治疗原则】

1. 非手术治疗：骨折发生后 1～2 周内，较为简单的骨折，可在手法复位或牵引复位至咬合关系基本正常后，颌间牵引固定 4～6 周。对于无牙颌或牙齿大部分缺失的患者，难以用普通的带钩牙弓夹板固定，可以使用颌间固定(inter maxillary fixation, IMF)螺钉旋入牙槽嵴代替牙齿固位做颌间固定。

2. 手术治疗：骨折发生 2～3 周以上或陈旧性骨折、较为复杂的骨折、开放性骨折、无牙颌、感染的下颌骨骨折等，需手术切开复位后坚固内固定。如术后咬合关系不佳，需颌间牵引至正常咬合关系。下颌角骨折可选用沿下颌角切口行常规钛板坚固内固定，也可选择口内磨牙后区角形切口、外斜线张力带固定；颏及颏旁骨折用口内下颌前庭沟切口，复位后动力加压接骨板(dynamic compression plate, DCP)加压固定或拉力螺钉固定；下颌骨体部骨折可用口外切口或口内切口，骨折复位后用小型接骨板固定，也可直接用拉力螺钉进行固定。

3. 术后给予流食 2 周，软食 4～6 周。

4. 对于骨折线所涉及的牙齿，除影响复位的下颌智齿、有明显感染的牙齿以及牙颈部以下折断的牙齿，应尽量保留，以利于骨折的复位固定和后期的咬合重建。

【案例分析】

患者女性，28 岁。

主诉:摔倒后颏部着地致进食困难 2 天。

现病史:患者 2 天前不慎摔倒,颏部着地,当即出现进食困难,神智清晰,否认头晕、头痛、呕吐史。

既往史:全身无明显系统性疾病。

检查:右侧颏部肿胀较明显,表面皮肤可见瘀斑,张口度约 2.5 cm。口内咬合关系紊乱,43、44 间可触及骨台阶样感,存在异常骨活动及骨摩擦音,43、44 间牙龈撕裂,少量渗血,43、44 无明显松动,右侧下唇略有麻木。CT 平扫及三维重建见 43、44 间下颌骨骨皮质连续性中断(图 4-2、图 4-3)。

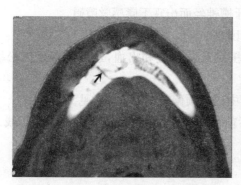 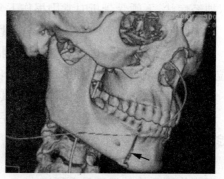

图 4-2　轴位 CT 扫描示:43、44 间骨连续性中断(箭头所示)　　图 4-3　CT 三维重建后见 43、44 间骨折线(箭头所示)

诊断:右下颌骨颏孔区骨折。

诊断思路

(1) 患者有明确颏部外伤史。

(2) 检查见 43、44 间可触及骨台阶样感,存在异常骨活动及骨摩擦音,右侧下唇感觉迟钝。

(3) CT 平扫及三维重建显示:43、44 间下颌骨骨皮质连续性中断。

治疗

(1) 上下颌牙弓夹板固定,颌间牵引至咬合关系基本正常。

(2) 口内下颌前庭沟切口,骨折复位后钛板坚固内固定,严密关闭软组织伤口。

(3) 术后流食 2 周,软食 4~6 周。

四、髁突骨折

【疾病特征】

1. 关节区受打击常常造成髁突直接骨折,颏部和下颌角受打击可导致髁突因对冲伤而造成间接骨折。直接骨折多发生在髁突头,间接骨折多发生在髁突颈或髁突颈下。

2. 髁突骨折可因外耳道破裂而出现外耳道出血。

3. 髁突骨折后,一般表现为关节区疼痛、肿胀、张口受限。于耳屏前或外耳道前壁触诊,髁突运动减弱或消失。

4. 单侧骨折时,殆关系呈患侧后牙接触,前牙和健侧后牙开殆;双侧骨折时,殆关系呈后牙接触,前牙开殆。

5. 髁突骨折按其骨折线所在的平面分为以下几种。

(1) 髁突头骨折:位于髁突颈狭窄处以上部分的骨折。

(2) 髁突颈骨折:为囊外骨折。

(3) 髁突颈下骨折:位于髁突以下从前方的乙状切迹最深点到下颌支后凹的最深点。

6. 影像学检查:主要包括 X 线片(如头颅后前位、下颌全景片、薛氏位片)、CT、三维 CT 等可从不同角度显示骨折部位。

【诊断要点】

1. 髁突直接或间接对冲伤等外伤史。

2. 髁突活动减弱或消失。

3. 患侧后牙早接触,健侧开殆。如为双发髁突骨折,则出现双侧后牙早接触,前牙开殆。

4. 影像学证据。

【治疗原则】

1. 髁突骨折:是否需要手术,主要取决于以下 3 个因素。

(1) 骨折线高低:低位髁突颈和髁突颈下骨折倾向于手术复位固定。

(2) 骨折块移位程度:严重移位或脱位的骨折倾向于手术复位固定。

(3) 升支垂直高度:升支垂直高度明显降低继发错殆者倾向手术复位固定。

(4) 髁突移位角度:髁突骨折后,髁突与移位角度明显者倾向手术复位固定。

一般认为,髁突颈和髁突颈下骨折移位角度>30°～45°,升支垂直高度降低 4～5 mm,应作为手术治疗的适应证。

2. 非主动治疗:主要针对髁突骨折没有明显移位的患者,给予软食并定期随访。

3. 保守治疗

(1) 在儿童,几乎所有类型的髁突骨折首先采用保守治疗。骨折早期,可戴一个 1～2 mm 厚的软殆垫,用以降低髁突,缓解急性期症状,同时用头帽颏兜托下颌向前上,在殆垫的引导下纠正错殆,并适当制动,7～10 天后开始进行张口训练,与此同时要特别警惕出现继发关节强直的可能。

(2) 在成人,髁突骨折但殆关系正常者,只需用头帽颏兜制动 1～2 周,随即配合理疗进行张口训练即可。如骨折移位形成错殆,必须通过颌间牵引恢复殆关系。

4. 手术治疗:髁突骨折坚固内固定主要有两种方法:小型接骨板固定、轴向拉力螺钉固定。

(1) 小型接骨板固定

1) 手术时机:最好在伤后 12 小时内进行,因此时软组织尚未出现明显肿胀,但由于患者受到就诊条件限制,一般难以做到。因而手术一般选择在骨折 5～7 天后,肿胀已基本消退时进行。

2) 手术入路:低位髁突颈和髁突颈下骨折,常采用颌后切口;高位髁突颈骨折,采用耳屏前切口;髁突颈斜行骨折可采用两者联合切口。

3) 骨折复位：骨折复位时，先用巾钳夹持下颌角，将下颌升支向下牵拉以扩展复位空间，找到骨折块，解剖复位。

4) 接骨板的放置与固定：按生物力学固定原则，接骨板应放置在张应力区，作张力带固定，否则就会影响固定稳定性。

（2）轴向拉力螺钉固定：一般适用于低位髁突颈和髁突颈下横断面骨折，选择环下颌角切口，骨折复位后在骨折线下方升支外侧去除部分皮质骨，打入拉力螺钉，旋入螺帽，直至产生拉力效果。

【案例分析】

患者男性，28 岁。

主诉：摔倒后颏部着地致张口困难 2 天。

现病史：患者 2 天前不慎摔倒，颏部着地，当时即出现左侧耳屏前肿胀、疼痛，伴有张口受限。

既往史：患者无明显系统性疾病。

检查：面部不对称，左面部软组织肿胀，左侧耳前区压痛明显，髁突活动减弱，可扪及骨摩擦音；张口受限，下颌中线向左侧偏移，左侧后牙早接触，右侧开𬌗。CT 检查显示左侧髁突颈部骨皮质连续性中断、骨折断端移位（图 4-4、图 4-5）。

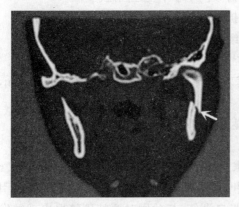 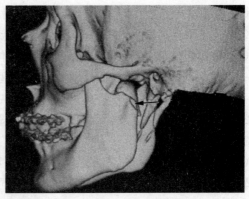

图 4-4　冠状位 CT 扫描显示髁突颈骨折（箭头所示）　　图 4-5　三维 CT 显示髁突向前内移位明显，下颌升支高度降低（箭头所示）

诊断：左侧髁突颈部骨折。

诊断思路

（1）患者虽在致伤时为颏部着地，但结合患者出现左侧髁突活动减弱、张口受限、左侧后牙早接触及升支高度降低等症状和体征，应考虑为颏部外伤而导致的髁突对冲伤。

（2）因骨折位于左侧髁突颈部，且升支高度降低，存在手术适应证，故行经颌后切口髁突颈骨折切开复位内固定术。

（3）与以下疾病进行鉴别诊断：关节挫伤及关节内血肿：关节钝挫伤引起的创伤性关节炎急性期多表现为急性创伤性滑膜炎、关节腔内出血等，部分病例可发生急性关节盘创伤病变；临床上亦可表现为关节疼痛、肿胀及开口受限等症状，但多不如伴有骨折病例严重。可通过影像学检查进一步明确诊断。

治疗

（1）术前上下颌牙弓夹板固定，颌间弹性牵引至基本正常咬合关系。

（2）颌后切口进路，复位髁突颈部，钛金属小型接骨板固定。

（3）术后流食 2 周，软食 4～6 周。

五、颧骨颧弓骨折

【疾病特征】

1. 颧骨、颧弓是面侧部比较突出的部分，常因斗殴、车祸、高空摔伤而发生骨折。

2. 骨折常发生在颧骨与上颌骨、额骨、蝶骨和颞骨相关联的薄弱部位，故也称为颧上颌骨复合体骨折。

3. 颧面部塌陷畸形。

4. 张口受限。

5. 眼球内陷、移位，产生复视。

6. 眶下区麻木。

7. 眶周、眼睑、结膜下瘀斑。

8. 颧骨颧弓骨折分类：1961 年 Knight 和 North 提出六分类法，简称 KN 分类。

Ⅰ型：骨折无移位。

Ⅱ型：单纯颧弓骨折。

Ⅲ型：颧骨体骨折、向后外下移位，无转位。

Ⅳ型：颧骨体骨折，内转位，左侧逆时针、右侧顺时针，X 线片显示眶下缘向下、颧骨额突向内移位。

Ⅴ型：颧骨体骨折，外转位，左侧顺时针、右侧逆时针，X 线片显示眶下缘向上、颧骨额突向外移位。

Ⅵ型：复杂型骨折。

Ⅱ型、Ⅴ型骨折复位后相对稳定，无需特别固定；Ⅲ型、Ⅳ型、Ⅵ型骨折复位后不稳定，应给予妥善固定。

9. 影像学检查：华特氏位、CT、三维 CT 等可帮助确定骨折线。

【诊断要点】

1. 有明确外伤史。

2. 颧面部塌陷。

3. 可有张口受限、复视等功能障碍。

4. 影像学证据。

【治疗原则】

1. 如仅有轻度移位、畸形不明显，无明显功能障碍者（如张口受限、复视等），可选择巾钳牵拉复位、颧弓单齿钩切开复位、口内入路切开复位、前庭沟入路切开复位、下颌升支前缘入路切开复位、颞部入路切开复位等无需固定、创伤较小的保守治疗。

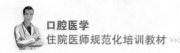

2. 陈旧性骨折、畸形明显,有明显张口受限、复视等功能障碍者,需手术切开复位后坚固内固定。手术切口常选择口内前庭切口入路,根据需要可附加眉弓切口和下睑缘切口,当伴发颧弓骨折移位时需要做头皮冠状切口。

3. 颧骨骨折复位固定后,要根据 CT 提示进一步探查眶底,如眶底缺损直径>5 mm,应用眶底板或其他材料、自体骨(肋骨或顶骨骨板)进行修补,恢复眶容积,改善眼球内陷、复视等症状。

4. 可吸收内固定材料可应用于颧骨颧弓骨折的固定,因为这是面部骨骼的一个低应力区。可吸收接骨板的优点是随着骨折愈合,植入体可自动吸收,以便骨折及时承载,发生功能性改建,而不会产生应力遮挡,接骨板和螺钉也无需二次取出。

【案例分析】

患者女性,48 岁。

主诉:骑车摔倒致张口受限、视物重影 4 天。

现病史:患者 4 天前骑车时不慎摔倒,右侧面部着地,受伤后即出现右侧面部塌陷、张口受限并伴有视物重影。

既往史:患者既往有高血压病史,否认其他系统性疾病。

检查:右侧眼球内陷,右侧颧面部塌陷明显,右侧眶周、结膜水肿、瘀斑,右侧眶外侧壁、颧弓可触及明显骨台阶样感。张口中度受限,张口度 1.8 cm,咬合关系可。CT 检查显示右侧颧上颌骨骨皮质连续性中断(图 4-6、图 4-7)。

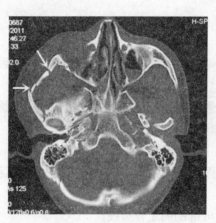
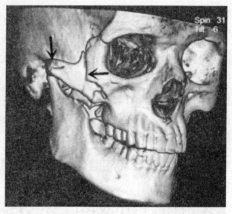

图 4-6　轴位 CT 扫描显示右颧弓连续　　图 4-7　三维 CT 显示:颧骨、颧弓、上颌骨均
　　　　性中断(箭头所示)　　　　　　　　　　有骨折线且移位明显(箭头所示)

诊断:右侧颧上颌骨骨折。

诊断思路

(1) 有明确的外伤史。

(2) 右面部塌陷、张口受限、右眼复视。

(3) 影像学证据。

治疗:右侧上颌前庭进路+右侧下睑缘进路,骨折复位后钛板坚固内固定。

第四节　颞下颌关节疾病

一、颞下颌关节紊乱病

【疾病特征】

1. 好发于青壮年,发病率女性高于男性。

2. 病程长,反复发作。每次发作与劳累、紧张、忧虑、寒冷及不良咬合习惯有关。

3. 关节区疼痛:疼痛部位包括颞下颌关节及周围咀嚼肌;疼痛形式有自发痛及下颌运动时疼痛,如开口时疼痛和咀嚼痛。

4. 关节运动障碍和(或)下颌运动异常:如开口度、开口型异常,关节绞锁。

5. 关节弹响或杂音。

6. 其他:如头痛、耳闷、耳鸣、听力下降等。

7. 该病常分为以下类型

(1) 功能紊乱类:翼外肌功能亢进、咀嚼肌痉挛、关节盘后区损伤等。

(2) 结构紊乱类:关节囊和关节盘附着松弛,关节盘、髁突相对移位。

(3) 器质性破坏:关节盘穿孔、破裂,髁突骨质破坏。

【诊断要点】

由于颞下颌关节紊乱病的分类及命名较复杂,至今且尚未完全统一。本节将常见颞下颌关节紊乱病的鉴别诊断要点按关节运动障碍或下颌运动异常、关节弹响或杂音,以及疼痛三大临床表现以表格形式归纳如下,供大家参考(表4-1)。

【鉴别诊断】

1. 肿瘤:颞下颌关节区或颌面深部肿瘤也可引起张口受限及疼痛。如颞下颌关节良性和恶性肿瘤、颞下窝肿瘤、翼腭窝肿瘤、上颌窦后壁肿瘤及腮腺恶性肿瘤等,可根据病史及借助影像学检查(增强CT或MRI)进一步鉴别。

2. 各种颞下颌关节的急、慢性炎症:如颞下颌关节急性化脓性关节炎,类风湿性关节炎累及颞下颌关节,急性或慢性创伤性关节炎等。一般均有感染史和创伤史,结合检查不难鉴别。

3. 耳源性疾病:各种外耳道、中耳的急性化脓性疾病可累及颞下颌关节区,影响开口和咀嚼,可借助耳科检查加以鉴别。

4. 癔症性牙关紧闭:属于神经官能症的一种,多为年轻女性患者,常有癔症史,无器质性病变基础,发病急,常因受某种精神刺激而发病,可突然出现开口困难或牙关紧闭,如伴有全身其他肌痉挛或抽搐时,易鉴别。

5. 破伤风牙关紧闭:一般都有外伤史,前期常有全身乏力、头晕、咀嚼不适及肌肉酸痛,面部呈特殊的"苦笑"面容或伴有面肌抽搐,症状为持续性发展,可伴有颈项强直、角弓反张。

表4-1 常见颞下颌关节紊乱性疾病的临床鉴别诊断要点

分期		开口度	开口型	弹响	疼痛性质	其他
咀嚼肌紊乱类	肌筋膜疼痛功能紊乱综合征(肌筋膜痛)	轻度~中度受限	可偏患侧	无特异性	局限性,钝性肌痛,扳机点痛,牵涉痛;常见翼外肌,局部封闭可缓解	可伴急性错殆感觉
	翼外肌痉挛	中度~重度受限	偏向患侧	不出现	突发,急性肌痛,为深在,持续性疼痛;肌肉附着点压痛;翼外肌激惹实验阳性*	可伴急性错殆表现,髁突动度减小,肌电图检查示肌电活动明显增加
	翼外肌功能亢进	过大,最大开口位时常呈半脱位	偏向健侧	开口末闭口初单声清脆弹响	一般无	开口位X线平片可见髁突越过关节结节
关节结构紊乱类	可复性关节盘前移位	无明显改变	先偏向患侧后恢复正常	单声,清脆,往返脆性	可出现轻微疼痛	薛氏位片见前间隙变宽后间隙变窄,MRI或造影检查可证实
	不可复性关节盘前移位	明显受限,后期可逐渐增大	偏向患侧	无,曾有弹响或绞锁史	急性期疼痛明显,慢性期减轻	X线片,MRI,关节造影检查可证实
	其他类型的关节盘移位	无特异性	无特异性	无特异性	无特异性	可借助影像学,特别是MRI检查明确
	关节囊扩张伴关节附着松弛	过大或呈半脱位	偏向健侧	开口末闭口初钝响,可伴有绞锁响及双侧方弹响	伴滑膜炎可有有关节区疼痛	关节造影可见关节囊扩张,关节附着松弛
炎性疾病	滑膜炎和关节囊炎,关节盘后区损伤	中度受限	偏向患侧	不出现	开口痛,咀嚼痛及明显压痛,位于关节外侧或髁突后方	关节积液时髁突下移位,伴患侧咬合障碍,关节镜见双板区滑膜充血,渗出
器质性破坏	骨关节病	关节运动受限	偏向患侧	连续摩擦音,破碎音或其他杂音	关节区有压痛点,疼痛随功能活动而加重	X线片可见髁突骨质改变,程度可能与症状不一致
	关节盘穿孔,破裂	常有受限	不规则	多声破碎音或摩擦音	关节区或关节周围疼痛	平片可见有髁突骨质改变,造影可见上下腔交通且较灵敏 MRI灵敏

*翼外肌激惹试验:下颌在受阻状态下继续作前伸运动时出现耳前区深部的疼痛。

6. 茎突过长综合征：常伴有咽痛、咽部异物感或梗阻感，吞咽时加重，有时可有耳鸣、流涎、失眠等神经衰弱表现，影像学常显示茎突长度过长或偏斜、弯曲等。

7. 颈椎病：疼痛与开口、咀嚼等无关，常与颈部姿势及活动状态有关，可伴有手的感觉和运动异常，借助影像学检查可加以鉴别。

8. 颞下颌关节特异性感染：如结核性颞下颌关节炎、梅毒性颞下颌关节炎、放线菌病性颞下颌关节炎等。可借助各自的病原学检查进行鉴别。

【治疗原则】

颞下颌关节紊乱病的治疗目的应该是消除疼痛，减轻不良负荷，恢复功能，从而提高生活质量。治疗前需对病情作出正确的诊断和分析，选择适宜的治疗方法，多采用综合治疗方案，按一定的治疗程序进行，即由简到繁、由保守治疗到非保守治疗、由可逆性治疗到不可逆性治疗。总体遵循以下原则。

1. 初发无器质性病变者，以保守治疗为主，包括各种药物对症治疗、物理治疗、局部封闭、关节腔内药物注射和冲洗治疗、殆治疗（如殆垫、调殆等）、心理支持疗法、肌训练疗法、修复治疗、正畸治疗。

2. 在治疗关节局部症状的同时，应关注患者的全身状况及精神状态，并给予积极的心理支持治疗。

3. 对患者反复进行健康宣教，使其能理解疾病性质及相关的发病因素，以便于能够控制生活中的不良行为（如大张口、咬硬物、单侧咀嚼、紧咬牙习惯等），进行自我保护，自我治疗。

4. 治疗过程中，需遵循一个合理的循序渐进的治疗程序。应先用可逆性保守治疗，如药物对症治疗、物理治疗、局部封闭、殆垫治疗等，然后再选择不可逆性保守治疗，如调殆、正畸和修复治疗，最后考虑手术治疗，包括关节镜外科及开放性手术。

5. 如关节疾患明确是由殆因素造成，简单的调殆即能解决问题，则首选相应的调殆治疗。

6. 有明确手术指征者，如关节器质性病变、关节强直等，首先考虑手术治疗，但需严格掌握手术适应证。

7. 近年来，一些治疗新方法逐渐发展起来，具有较好的应用前景。

（1）关节腔灌洗术：可清除关节内炎症介质、致炎物质以及免疫复合物等，减弱或阻断在关节内的恶性自身免疫循环。

（2）黏弹补充疗法：关节软骨的营养来自滑液，滑液还有润滑作用，减少关节运动时的摩擦力，研究发现滑液的高黏特性是由透明质酸所致。此疗法即在关节腔内注入透明质酸作为补充，具有减少摩擦力、保护软骨细胞、抑制关节内粘连、促进滑膜细胞再生和合成透明质酸、封闭痛觉感受器等功能，缺点是价格比较昂贵。

（3）关节镜外科：目前颞下颌关节镜的应用已从单纯诊断性关节镜转向治疗性关节镜及诊治同时进行。应用关节镜不仅可以清洗、剥离粘连的关节，还可以复位固定移位的关节盘，甚至可以做髁突表面磨削及高位髁突切除、取出关节腔内的游离体等，在诸多方面已开始逐渐替代开放性关节手术治疗颞下颌关节紊乱病。

（4）硫酸氨基葡萄糖的应用：硫酸氨基葡萄糖是关节软骨重要成分之一。研究表明硫

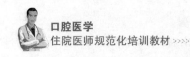
酸氨基葡萄糖能保护软骨,即有抗炎作用,还能控制疼痛、减轻和逆转骨关节退行性变进展的作用,同时不良反应甚少,可长期使用。但在颞下颌关节紊乱病的应用仍需大量临床实践和总结。

【案例分析1】

患者女性,28岁。

主诉:咬苹果后双侧耳前区疼痛伴张口受限3天。

现病史:患者3天前于"咬苹果"后出现双侧耳前区的疼痛,伴有张口受限,自敷"虎皮膏",未使用其他药物,3天来疼痛症状未有明显改善,张口受限略有好转。

既往史:患者长期有双侧颞下颌关节弹响史。否认类风湿性关节炎及其他系统性疾病史。

检查:双侧耳屏前压痛,张口度2.5cm,张口型先向左后向右,但向右幅度不如向左明显,张、闭口未及弹响,咬合关系正常,38、48近中斜位阻生。下颌前伸、侧方运动无疼痛。薛氏位片示张口位时双侧髁突位于关节结节后下方,关节前间隙增宽。

诊断:双侧颞下颌关节盘不可复性前移位伴关节盘后区损伤。

诊断思路

(1)患者于咬苹果(大张口)后出现上述症状,大张口为诱因,加重了关节的负担。

(2)患者长期有双侧关节弹响病史,提示原本存在双侧关节盘可复性前移位。关节盘前移可导致关节盘后区损伤产生疼痛。

(3)专科检查双侧关节区有压痛,张口受限,张、闭口未及弹响,结合X线检查可诊断为双侧颞下颌关节盘不可复性前移位。若有条件可做MRI检查,可明确关节盘的位置。

治疗

(1)止痛对症治疗:口服消炎止痛药物、局部涂擦止痛软膏等。

(2)进行健康教育,避免加重关节负担及创伤的行为。

(3)急性期过后进行理疗。

(4)保守治疗无效可考虑关节镜手术,甚至开放性手术治疗。

【案例分析2】

患者男性,33岁。

主诉:大张口时右侧关节区弹响伴下颌偏斜6个月。

现病史:患者自述6个月前无明显诱因下大张口时右侧颞下颌关节区出现弹响,同时下颌向左偏斜,无关节疼痛、张口受限等表现,未经治疗。

既往史:既往无颞下颌关节疼痛、弹响、张口受限病史,否认系统性疾病史及药物过敏史。

检查:面型基本对称无畸形,双侧耳屏前无红肿、压痛,张口度4.5cm,张口型向左偏斜,张口末、闭口初可及单声清脆弹响,下颌做侧向、前伸运动无弹响;右侧后牙反𬌗,38、48近中斜位阻生,冠周无红肿。X线检查无阳性表现。

诊断:右侧翼外肌功能亢进。

诊断思路

(1)张口度过大,为4.5cm。

（2）张口末、闭口初单声清脆弹响。

（3）张口型偏向左侧。

治疗

（1）2%利多卡因 4 ml 行翼外肌封闭，1 次/天，5～7 次为 1 个疗程，根据开口度及弹响情况调整。

（2）配合肌训练，减少最大开口位时翼外肌收缩力量。

二、颞下颌关节脱位

（一）急性前脱位

【疾病特征】

1. 下颌运动异常，呈开口状，不能闭口，唾液外流，咀嚼、吞咽困难。

2. 双侧脱位者，前牙呈开𬌗，仅在磨牙区有部分接触；下颌前伸、颏部前突、两颊变平、鼻唇沟可变浅或消失、脸形相应变长；耳屏前方触诊凹陷，在颧弓下方可触及脱位的髁突；X 线片检查显示关节窝空虚，髁突位于关节结节前上方。

3. 单侧脱位者，上述症状仅见于患侧，中线偏向健侧，健侧后牙反𬌗。

【诊断要点】

1. 有大开口或创伤史。

2. 开闭口困难，下颌处于前伸位。

3. 耳屏前空虚，髁突脱出关节窝，可于颧弓下触及脱位的髁突。

4. X 线片可见髁突脱位于关节结节前上方。

5. 单侧脱位者症状表现在患侧，颏部中线及下前牙中线偏向健侧，健侧后牙呈反𬌗。

【鉴别诊断】

髁突颈部骨折：骨折可致局部血肿，髁突移位，动度异常，X 线片检查可明确诊断。

【治疗原则】

1. 及时行手法复位，可选用口内法或口外法。复位前让患者做好思想准备，精神不宜紧张，咀嚼肌放松，必要时复位前可行颞下颌关节和咀嚼肌封闭或应用镇静剂。

2. 复位后限制下颌运动 2～3 周，开口度不宜＞1～1.5 cm，可用颅颌绷带、颌间弹性牵引、弹力颏兜等。

3. 对药物引起的脱位，应选择不良反应小的替代药物。

4. 对外伤引起的脱位，若合并髁突骨折，下颌升支高度降低者，若条件允许可于磨牙区放置𬌗垫，先行颌间牵引，恢复下颌升支高度及咬合关系后，根据髁突骨折情况选择保守治疗或开放性手术治疗。

【病例分析】

患者男性，35 岁。

主诉：下颌受撞击致不能闭口 30 分钟。

现病史：患者 30 分钟前因乘坐小汽车急刹车致下颌撞击在中控台从而无法闭口，否认昏迷、呕吐史及外耳道溢液，能回忆当时情况。

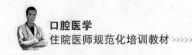

既往史:否认颞下颌关节病史,否认系统性疾病史及药物过敏史。

检查:患者呈开口状态,颏部青紫,双侧耳屏前空虚,双侧颧弓下方可触及髁突,髁突动度小,下颌前伸,前牙开𬌗,X线片可见双侧髁突位于关节结节前方,未见下颌骨骨皮质连续性中断。

诊断:双侧颞下颌关节急性前脱位。

诊断思路

(1) 患者有明确的外伤病因。

(2) 临床表现符合双侧颞下颌关节前脱位表现。

(3) X线片检查排除骨折。

(4) 根据以上表现,可诊断为双侧颞下颌关节急性前脱位。

治疗

(1) 口内法手法复位。

(2) 颅颌绷带固定,嘱患者限制张口 2～3 周,给予半流饮食。

(3) 口服止痛药物对症处理。

(二) 复发性脱位(习惯性脱位)

【疾病特征】

1. 可为单侧,亦可为双侧。

2. 在下颌做大开口运动时发生,临床表现与急性前脱位相同。

3. 反复发作病史,有时下颌正常生理运动即可诱发。

4. 关节造影可见关节囊扩大,关节诸韧带附着松弛。

【诊断要点】

1. 临床表现似急性前脱位,但有时可自行复位。

2. 反复发作病史,下颌正常生理运动即可诱发,老年人、重病患者更易发生。

3. 关节造影可见关节囊松弛,关节附着撕脱;X线检查除表现为关节前脱位外,髁突、关节结节变平。

【鉴别诊断】

1. 髁突骨折:应有明确外伤史,X线片及 CT 检查可明确诊断。

2. 颞下颌关节肿瘤:因肿瘤生长致髁突移位,常为单侧性,逐渐加重,可影响开口度、开口型,影像学检查可进一步鉴别。

【治疗原则】

1. 手法复位,限制下颌运动。

2. 关节囊内硬化剂注射,使关节囊纤维化,从而限制髁突过度运动,但若使用不当,可引起严重并发症,如面神经瘫痪、骨关节炎等,应慎用。常用硬化剂有 50% 葡萄糖注射液、无水乙醇、鱼肝油酸钠等。

3. 翼外肌内药物注射,尤其适用于老年痴呆或精神障碍患者,药物可选用 A 型肉毒杆菌毒素。

4. 手术治疗以限制髁突运动,去除阻碍髁突滑动的解剖结构。手术方法包括:关节囊紧缩术、关节结节增高术、关节结节凿平术、颧弓切开术、翼外肌切开术及关节镜外科手术等。

【病例分析】

患者女性,55 岁。

主诉:打哈欠后不能闭口 1 小时。

现病史:患者于 1 小时前打哈欠后发现无法闭口,遂来医院就诊。

既往史:患者有反复颞下颌关节脱位病史,平均每月发生 1～2 次,多于大张口运动后发生。否认系统性疾病史。

检查:患者呈开口状态,唾液外流,双侧耳屏前空虚,双侧颧弓下方可触及髁突,下颌前伸,前牙开𬌗。

诊断:双侧颞下颌关节复发性脱位。

诊断思路

(1) 患者有明确的关节脱位反复发作病史,此次发作打哈欠诱因明确。

(2) 临床检查符合颞下颌关节前脱位的临床表现。

根据以上表现,可诊断为双侧颞下颌关节复发性脱位。

治疗

(1) 给予手法复位,颅颌绷带固定,限制下颌运动,控制最大张口度在 1 cm 以内 2～3 个月。

(2) 向患者告知治疗后仍有复发可能,可能需进一步选择创伤性治疗措施。

(三) 陈旧性脱位

【疾病特征】

1. 为急性前脱位或复发性脱位未及时复位所致,脱位时间越久,症状越重,复位越困难。

2. 临床症状基本同前脱位,但下颌可做一定程度的运动。

3. X 线片检查可见髁突位于关节结节前上方。

【诊断要点】

1. 临床症状和前脱位相同,但下颌可做一定程度的开闭口运动。

2. 前脱位数周或数月未复位者。

3. X 线片检查可见髁突位于关节结节前上方。

【鉴别诊断】

颞下颌关节肿瘤:因肿瘤生长致髁突移位,常为单侧性,逐渐加重,可影响开口度、开口型,影像学检查可进行鉴别。

【治疗原则】

1. 因脱位时间过长,单纯手法复位较困难,可在全麻肌松药的作用下行手法复位。手法复位失败,可试行于后牙置斜坡状𬌗垫后行颌间弹性牵引复位,也可考虑行手术复位。

2. 术后配合颌间牵引,复位后下颌制动 3 周。

3. 脱位时间过长,手术无法复位时,可考虑切除粘连的髁突。

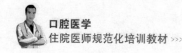
【病例分析】

患者女性,65 岁。

主诉:装义齿后无法咬合 3 周。

现病史:患者于 3 周前在私人诊所行全口义齿修复,修复后全口义齿戴入无法正常咬合,不戴义齿时亦无法正常闭合,同时伴有耳屏前疼痛,认为属全口义齿修复后正常反应故未进一步诊治。3 周来疼痛症状逐渐缓解,但咬合情况无明显改善,故来医院就诊。

既往史:否认系统性疾病史及药物过敏史。

检查:患者呈开口状态,但上下唇仍可闭合,双侧耳屏前空虚,颧弓下方可触及髁突,无触压痛。全口无牙殆,上、下全口义齿戴入后可见前牙开殆,后牙早接触,固位不稳。薛氏位片可见双侧髁突位于关节结节前上方。

诊断:双侧颞下颌关节陈旧性脱位。

诊断思路

(1)患者因全口义齿修复后无法正常闭口、咬合,义齿修复时大张口可能为诱因,未及时诊断和处理。

(2)临床表现及 X 线表现支持颞下颌关节前脱位。

(3)脱位时间较长,已有 3 周,未及时复位。

根据以上表现,可诊断为双侧颞下颌关节陈旧性脱位。

治疗

(1)试行口内法手法复位,未能成功。因患者为无牙殆,口内黏膜易因暴力撕裂,且患者下颌骨高度不足,为避免复位过程中用力过猛致下颌骨骨折,故放弃口内法手法复位。口外法亦未能完成复位。

(2)事先取模,制作全口殆垫,尽量恢复垂直距离;经鼻插管全麻下,给予肌松药,试行手法复位成功。术后第一天殆垫就位后行颅颌绷带固定,维持 3 周以上,嘱患者限制张口运动。

(3)重新制作合适的义齿,嘱患者今后避免大张口。

三、颞下颌关节强直

(一)关节内强直(真性关节强直)

【疾病特征】

1. 多发生于 15 岁以前的儿童,病因多为创伤及化脓性炎症,病程可达数年之久。可分为纤维性强直和骨性强直。

2. 临床表现主要为进行性开口困难至不能开口,面下部发育障碍、畸形,殆关系紊乱,髁突动度减弱或消失,下颌角前切迹加深,呼吸困难等。

3. 纤维性强直者开口度可达数毫米,骨性强直累及双侧关节者则表现为牙关紧闭。

4. 儿童骨性强直,因下颌骨具有弹性,仍可轻微开口。

5. X 线片表现纤维性强直关节间隙变窄、模糊不清,骨质破坏;骨性强直关节间隙消失,髁突与关节窝融合呈骨球。

【诊断要点】

1. 有涉及颞下颌关节的创伤史、手术史或化脓性感染史。

2. 长期进行性开口困难或完全不能开口。

3. 在做开、闭口运动或侧方运动时,髁突动度明显减弱或消失。

4. 儿童时期发生的真性强直者有明显面下部发育畸形及牙列紊乱。

5. 纤维性强直下颌可有一定的开口度。

6. 影像学检查可进一步证实。

【鉴别诊断】

1. 关节内强直与关节外强直鉴别诊断见表 4-2。

2. 此外还需与癔症性牙关紧闭、破伤风性牙关紧闭、肿瘤、智齿冠周炎致牙关紧闭等相鉴别。

表 4-2 关节内、外强直的鉴别诊断

鉴别点	关节内强直	关节外强直
病史	有化脓性炎症病史、关节外伤史、手术史等,类风湿关节炎所致少见	口腔溃烂、上下颌骨骨折史、烧伤、放射治疗史、手术致颌间瘢痕挛缩等
颌间瘢痕	无	有
面下部发育	严重畸形(成年后患病者不明显)	畸形较轻(成年后患病者无影响)
咬合关系	严重错乱(成年后患病者不明显)	轻度错乱(成年后患病者无影响)
X 线表现	关节间隙消失,髁突和关节窝融合呈骨球状(纤维性强直的关节间隙存在但模糊)	关节间隙清晰可见,上下颌间间隙可以变窄,密度增高或骨性融合
MRI 表现	关节盘影像消失(纤维性强直关节盘有时可见);外侧强直者,内侧头上方结构清晰	关节结构正常,关节盘影像可见

【治疗原则】

1. 纤维性强直行髁突切除术,骨性强直行颞下颌关节成形术。

2. 目前国内较多采用自体肋软骨移植进行重建,恢复下颌升支高度。

3. 手术应尽量保留原有关节盘,以降低强直复发概率,若关节盘无法保留,可考虑插入带血管蒂的颞肌筋膜瓣或其他替代物。

4. 术后 5~10 天开始进行张口训练,以避免强直复发。

【病例分析】

患者男性,20 岁。

主诉:高空坠落后进行性张口受限 16 年,不能张口 3 年。

现病史:患者 4 岁时从高空坠落,下颌颏部着地,致双侧髁突骨折,当时行保守治疗,之后呈进行性张口受限伴咬合关系紊乱及面下部发育畸形,3 年前开始不能张口。现为改善张口及进食功能,来医院就诊。

既往史:否认系统性疾病史及药物过敏史,4 岁时自高空坠落致双侧髁突骨折,无手术史。

检查:面下部畸形,下颌短小,颏部后缩,双侧耳屏前略有突出,可扪及骨球,髁突无动

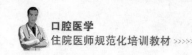

度,开口度＜3 mm,下前牙前倾,咬合关系紊乱,口腔卫生情况差。三维CT显示双侧髁突、关节窝、颧骨融合成巨大的骨球,关节间隙消失。

诊断:双侧颞下颌关节内强直。

诊断思路

(1)有明确的外伤史。

(2)进行性开口受限,髁突动度消失。

(3)面部呈"鸟嘴"畸形,咬合关系紊乱。

(4)三维CT显示双侧髁突、关节窝、颧骨融合成巨大的骨球,关节间隙消失。

根据以上表现,可诊断为双侧颞下颌关节内强直。

治疗

(1)明确患者需求仅为能够开口,目前无经济实力承受正颌外科手术及髁突重建手术。

(2)术前准备,备血、备皮。

(3)全麻下行双侧颞下颌关节成形术,术中因关节面界限不清,注意勿穿通颅底伤及硬脑膜;另外需注意保护面神经及髁突颈部深面的颌内动脉。

(4)术后配合张口训练。

(5)定期复查。

(二)关节外强直(假性关节强直/颌间挛缩)

【疾病特征】

1. 病变由位于关节外、上下颌间、上颌后份与下颌升支间、上下牙槽间的软组织或肌肉受损伤所产生的瘢痕挛缩所引起,患者常有严重外伤史、感染史、放疗史或不正确的外科手术史。

2. 临床表现为不同程度的开口受限、面颊部瘢痕挛缩或缺损畸形、髁突动度减弱或消失、颌骨发育畸形等。

3. X线片检查表现为关节结构正常,关节间隙清晰可见,偶可见颌间间隙狭窄,可有高密度影像。

【诊断要点】

1. 有创伤、放射治疗、Ⅲ°烧伤及坏疽性口炎等引起颌间瘢痕的病史。

2. 长期进行性开口困难或不能开口。

3. 髁突动度减弱或消失。

4. 面颊部可查及范围不等的颌间瘢痕。

5. X线片或CT髁突、关节窝、关节间隙清晰可见,偶可见颌间间隙狭窄,可有高密度影像。

【鉴别诊断】

应与颞下颌关节内强直、肿瘤、咀嚼肌痉挛、癔症及破伤风所致牙关紧闭等进行鉴别。

【治疗原则】

外科手术,包括以下方法:切断、切除颌间挛缩的瘢痕;凿开颌间粘连的骨质,恢复开口度;用移植皮片或皮瓣消灭创面;如伴有唇颊组织畸形,也应同时修复。

【病例分析】

患者女性,57 岁。

主诉:左颊部手术后张口渐减小 1 年。

现病史:患者因左颊部白斑恶变于 1 年前行左颊部肿块扩大切除术,术中创面覆盖"口腔生物膜"并打包加压。术后 1 月起患者自觉张口度较前减小,坚持张口训练,但 1 年来张口度仍逐渐减小,为求进一步治疗,来医院就诊。

既往史:否认外伤史、关节疾病史及系统性疾病史、药物过敏史。

检查:面部对称无畸形,双侧颞下颌关节区无红肿、压痛,髁突动度存在,张口度 1 cm,咬合关系正常,左颊黏膜翼下颌皱襞外侧可见粉白色瘢痕,触诊质硬无弹性。X 线片检查见髁突位于关节窝内,关节间隙正常。

诊断:左侧颞下颌关节外强直

诊断思路

(1) 患者 1 年前有颊部手术史,术后张口受限渐加重。

(2) 左颊黏膜存在瘢痕粘连。

(3) 面部无明显畸形,X 线片表现颞下颌关节结构正常。

据此,可诊断为颞下颌关节外强直(颌间瘢痕挛缩)。

治疗:手术切除左颊黏膜瘢痕,缺损区域以大腿内侧取中厚皮片移植,并打包加压包扎,2 周后拆线。嘱患者进行张口训练,避免再次出现瘢痕挛缩。

第五节　涎　腺　疾　病

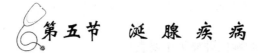

一、急性化脓性腮腺炎

【疾病特征】

1. 唾液流量减少、导管逆行感染、机体抵抗力下降、腮腺区损伤及邻近组织急性炎症的扩散均可引起急性化脓性腮腺炎。

2. 多见于慢性腮腺炎急性发作,单侧腺体受累为主;如双侧同时发病,多为并发于全身疾病或腹部大型手术后。

3. 受累腺体肿大、疼痛、压痛,导管口红肿,可有溢脓。

4. 脓液穿破腮腺包膜后,可扩散形成蜂窝织炎。

5. 可有全身中毒症状,高热,白细胞总数增加,中性粒细胞比例明显上升,核左移,可出现中毒颗粒。

6. 肿胀压迫也可能发生暂时性面瘫,炎症消退后可复原。

【诊断要点】

1. 腮腺区肿胀伴疼痛。

2. 张口轻度受限,受累腺体肿大、疼痛、压痛,导管口红肿,有脓性分泌物溢出。

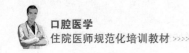

【治疗原则】

1. 抗感染治疗：由于致病菌主要为金黄色葡萄球菌，可选择第一代头孢和半合成青霉素等抗革兰阳性球菌的抗生素。也可根据脓液或血液培养加药敏试验的结果，选择最敏感的抗生素。

2. 支持疗法：纠正机体脱水及电解质紊乱，维持体液平衡，加强营养，提高机体抵抗力。

3. 局部治疗：炎症早期局部可给予热敷、理疗，也可饮用酸性饮料或口服 1% 毛果芸香碱以增加涎液分泌，促使脓液自导管口排出。

4. 使用温热消毒漱口液，保持口腔清洁，利于控制感染。

5. 脓肿已形成时应及时行切开引流。

6. 反复发作，治疗无效，造影显示腺体破坏、脓腔形成、导管扩张者，可行保留面神经腮腺切除术。

【案例分析】

患者女性，28 岁。

主诉：左腮腺区肿胀伴疼痛 3 天。

现病史：3 天前自觉左耳下区肿胀，当时无发热及其他全身不适，未予重视，后疼痛及肿胀逐渐加重，未行任何治疗。

既往史：全身无其他系统性疾病，无腮腺区感染史，无牙痛史。

检查：面部不对称，左侧以耳垂为中心弥漫性肿大，皮肤发红，皮温增高，压痛明显，张口轻度受限，左侧腮腺导管口红、肿，挤压腺体有少量淡黄色脓性分泌物溢出。

诊断：左侧急性化脓性腮腺炎。

诊断思路

（1）患者起病急，以左腮腺区肿痛为主要表现。

（2）既往无牙源性感染和腮腺区肿痛史。

（3）临床检查发现左侧以耳垂为中心弥漫性肿大，皮温增高，张口轻度受限，提示有腮腺区急性感染。

（4）腮腺导管口红、肿，挤压腺体有少量淡黄色脓性分泌物溢出，为诊断急性化脓性腮腺炎提供了依据。

（5）鉴别诊断

1）流行性腮腺炎：儿童多见，可双侧同时或先后受累。腮腺肿大、疼痛，但导管口无红肿及脓性分泌物。白细胞总数正常或稍高，淋巴细胞比例升高，急性期血液中淀粉酶可能升高，之后可出现尿淀粉酶升高。

2）嚼肌间隙感染：主要系牙源性感染所致，常有牙痛史。肿胀中心及压痛点位于下颌角部，张口受限明显，腮腺导管口无红肿，分泌物清亮。

3）假性腮腺炎：即腮腺内化脓性淋巴结炎。其病变范围较局限，不易涉及整个腮腺区，局部症状也不如腮腺炎明显，且导管口无红肿，挤压腮腺无脓性分泌物流出。

治疗

（1）积极予以抗炎及支持治疗。

（2）保持口腔清洁，饮用酸性饮料或口服 1% 毛果芸香碱以增加涎液分泌。

（3）若病情控制不佳导致脓肿形成时,应及时切开引流。

二、慢性复发性腮腺炎

【疾病特征】

1. 慢性复发性腮腺炎分为儿童复发性腮腺炎和成人复发性腮腺炎。

2. 男性多见,可单侧或双侧发病。

3. 腮腺区反复肿胀伴不适,挤压腮腺可见导管口有脓液或胶冻状液体溢出。

4. 年龄越小,复发间隔时间越短,青春期后一般逐渐自愈,少数有迁延至成人期后痊愈。

5. 腮腺造影显示末梢导管呈点、球状扩张,排空迟缓,主导管及腺内导管未见异常。

【诊断要点】

1. 单侧或双侧腮腺区反复肿胀,幼时多有双侧腮腺区反复肿胀史。

2. 腮腺区轻微肿胀,导管口有少量胶冻样分泌物溢出。

3. 腮腺造影显示末梢导管扩张,主导管及腺内导管无异常。

【治疗原则】

1. 儿童及成人慢性复发性腮腺炎均有自愈性,治疗以增强抵抗力、减少发作为原则。

2. 抗生素可以缩短病程和减轻严重程度,但一般主张在有急性炎症表现时使用。

【案例分析】

患者男性,22 岁。

主诉:右腮腺区反复肿胀 5 月余。

现病史:5 个月前出现右耳屏前肿胀,无疼痛、发热等不适,1 周后肿胀逐渐消退,此后多次出现耳屏前肿胀,自行服用抗感染药物后可缓解。

既往史:全身无其他系统性疾病;6 岁时曾有双侧腮腺区反复肿胀史。

检查:面部尚对称,右侧腮腺区轻微肿胀,无明显触痛,张闭口无受限,右侧腮腺导管口轻微肿胀,有少量胶冻样分泌物溢出。

诊断:右侧慢性复发性腮腺炎。

诊断思路

（1）患者以右腮腺区反复肿胀为主要表现,慢性病程。

（2）既往有双侧腮腺区反复肿胀史,但无全身系统性疾病。

（3）临床检查发现右腮腺区轻微肿胀,导管口轻微肿胀,有少量胶冻样分泌物溢出,提示腮腺区有慢性炎症;同时结合患者病史,可明确诊断为慢性复发性腮腺炎。

（4）鉴别诊断

1）儿童慢性复发性腮腺炎需与流行性腮腺炎相鉴别,后者常双侧同时或先后发病,伴有高热,肿胀更明显,腮腺导管口分泌物正常,罹患后多终身免疫,无反复肿胀史。

2）成人慢性复发性腮腺炎需与舍格伦综合征继发性感染相鉴别,后者多见于中年女性,无自幼发病史,常有口干、眼干及全身自身免疫性疾病,腮腺造影显示主导管扩张不整、边缘毛糙,呈洋葱皮样或花边样改变。

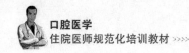

治疗

(1) 保持口腔卫生,多饮水,每天按摩腺体帮助排空唾液。

(2) 若炎症控制不佳,肿胀明显时可应用抗生素。

三、慢性阻塞性腮腺炎

【疾病特征】

1. 男性多于女性,大多发生于中年,多为单侧受累,也可为双侧。

2. 腮腺反复肿胀,约有半数患者肿胀与进食有关。

3. 多数患者有局部因素,如导管口周围瘢痕、导管结石或异物阻塞。

4. 晨起时症状明显,挤压腺体后可有"咸味"液体流出。病程较长者可在颊黏膜下扪及粗硬、呈条索状的腮腺导管。

5. 腮腺造影显示主导管、叶间导管、小叶间导管部分狭窄、部分扩张,呈腊肠样改变;部分伴有"点状扩张",但均先有主导管扩张、延及叶间、小叶间导管后,才出现"点状扩张"。

【诊断要点】

1. 腮腺区反复肿胀。

2. 肿胀与进食明显有关,且晨起时口内有"咸味"液体。

3. 腮腺区扪诊质韧,导管口无红肿,可扪及条索状腮腺导管。

4. 腮腺造影先有主导管扩张、延及叶间、小叶间导管后,可出现"点状扩张"。

【治疗原则】

1. 以去除病因为主,如去除涎石和黏液栓子、扩张导管。

2. 保守治疗,如自后向前按摩腮腺促使分泌物排出、口含维生素 C 片或进酸性饮食促使唾液分泌排出等。

3. 保守治疗无效者可考虑手术治疗,包括导管结扎术或保留面神经腮腺浅叶切除术。

【案例分析】

患者男性,45 岁。

主诉:右腮腺区反复肿胀 6 月余。

现病史:患者 6 个月前进食后出现右腮腺区肿胀,当时无明显疼痛、发热等不适,未予治疗,症状逐渐缓解。此后肿胀症状频繁出现,且晨起时自觉口内有"咸味"液体流出。

既往史:全身无其他系统性疾病。

检查:面部基本对称,右侧腮腺区扪诊质韧,无明显触压痛,张闭口无受限,右侧腮腺导管口无红肿,可扪及条索状腮腺导管。

诊断:右侧慢性阻塞性腮腺炎。

诊断思路

(1) 患者以右腮腺区反复肿胀为主要表现,慢性病程。

(2) 既往无全身系统性疾病。

(3) 临床检查发现右腮腺质地变韧,但无明显触痛,提示存在慢性炎症。

(4) 腮腺导管口无红肿,可扪及条索状腮腺导管,为诊断慢性阻塞性腮腺炎提供了依据。

（5）鉴别诊断

1）慢性复发性腮腺炎：儿童和成人均可发生，腮腺区反复肿胀，挤压腮腺可见导管口有脓液或胶冻状液体溢出，腮腺造影显示末梢导管呈点、球状扩张，主导管及腺内导管未见异常。

2）需与舍格伦综合征继发性感染相鉴别，多见于中年女性，无自幼发病史，常有口干、眼干及全身自身免疫性疾病，腮腺造影显示主导管扩张不整，边缘毛糙，呈洋葱皮样或花边样改变。

治疗

（1）根据患者目前症状，可考虑在涎腺内镜下冲洗导管，去除涎石或黏液栓子。

（2）同时配合腺体按摩、盐水含漱等措施，促进涎液分泌。

（3）若症状持续加重或不能缓解，可根据病情予以导管内给药（如碘化油、抗生素）。

（4）如保守治疗无效可考虑手术治疗。

四、下颌下腺炎

【疾病特征】

1. 下颌下腺炎主要是指慢性下颌下腺炎，当有急性感染时可转变为急性下颌下腺炎。

2. 下颌下腺炎主要由导管阻塞逆行感染引起，而涎石又是引起导管阻塞最常见和最主要的原因。

3. 慢性下颌下腺炎病史较长，可反复肿胀，偶有刺痛，胀痛与进食有关。

4. 肿胀反复发作后可能导致腺体萎缩、变硬，部分可发展为慢性硬化性下颌下腺炎。

5. 影像学检查可发现明显的结石或导管扩张。

【诊断要点】

1. 下颌下区反复肿胀。

2. 肿痛与进食有关。

3. 双合诊下颌下腺增大，质地较硬，轻微压痛。

4. 咬合片检查可有阳性结石。

【治疗原则】

1. 及早去除病因，如摘除涎石。

2. 若发病期长，下颌下腺已纤维化而失去功能，或在腺体内有结石，皆应做下颌下腺切除术。

3. 慢性硬化性下颌下腺炎一般行手术摘除下颌下腺。

【案例分析】

患者男性，56岁。

主诉：右下颌下区肿胀2年余。

现病史：患者2年前发现右下颌下区肿胀，但无明显疼痛，未予治疗。后肿胀频繁发生，并伴有进食后肿痛加重。

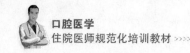

既往史:全身无其他系统性疾病;无牙源性感染史。

检查:面部对称,右侧下颌下区稍饱满,双合诊可触及增大之下颌下腺,界限清,质地较硬,轻微压痛,导管口及舌下皱襞轻度水肿充血,咬合片可见下颌下腺前部类椭圆形高密度影。

诊断:右侧慢性下颌下腺炎。

诊断思路

(1)患者以右下颌下区反复肿胀为主要表现,慢性病程。

(2)病程中有明显导管阻塞症状,疼痛与进食有关。

(3)既往无全身系统性疾病和牙源性感染史。

(4)临床检查发现右下颌下腺变大,质地变硬,可能与腺体反复肿大有关。

(5)下颌下腺导管口轻度水肿充血,咬合片可见类椭圆形高密度影,为诊断慢性下颌下腺炎提供了依据。

(6)鉴别诊断

1)下颌下区慢性淋巴结炎:有较长反复肿大史,肿大的淋巴结位于下颌下缘内下方,较下颌下腺表浅而活动,下颌下腺导管口正常,挤压下颌下腺可见清亮液体流出。

2)下颌下腺肿瘤:呈持续增大,且无炎症表现和导管口异常表现。

治疗:去除导管结石;如症状无法缓解或结石不易取出,可行下颌下腺摘除术。

五、涎石症

【疾病特征】

1. 发病频率高低依次为:下颌下腺、腮腺、舌下腺及其他小唾液腺。

2. 进餐时腺体肿痛,餐后 2～3 小时慢慢消退。

3. 导管口黏膜红肿,挤压腺体可见少许混浊或脓性分泌物溢出。

4. 双合诊常可触及导管前部结石。

5. 涎石阻塞导管可引起腺体继发感染,并反复发作。

6. 下颌下腺常先有结石,然后继发炎症,腮腺往往先有炎症,之后形成结石。

7. 下颌下腺导管内结石大而光滑,腮腺导管内结石较尖锐,且疼痛程度更加剧烈。

8. X 线片、CT、MRI 检查均可见结石或腮腺导管扩张。

9. 下颌下腺导管结石多为阳性结石,而腮腺导管结石多为阴性结石。

【诊断要点】

1. 通常病程较长,以下颌下区肿痛为主。

2. 肿痛在进食时明显,进餐后可缓解。

3. 双合诊下颌下腺增大,质地较硬,轻微压痛,导管内少量混浊分泌物溢出。

4. 依靠 X 线片、CT、MRI 检查确诊。

【治疗原则】

1. 涎石的处理取决于症状持续的时间、反复发作的次数、结石的大小,最重要的是涎石所在部位。

2. 小的涎石可采用保守治疗,进酸食以促进唾液分泌、利于结石排出。

3. 下颌下腺导管前部较大的涎石,如果腺体尚未纤维化,可采用手术方法摘除,也可在涎腺内镜下碎石或取石。腺体内或导管后段结石、腺体反复感染者,通常需要行下颌下腺摘除术或腮腺浅叶切除术。

【案例分析】

患者女性,48 岁。

主诉:右下颌下区肿痛反复发作 2 年余。

现病史:患者 2 年前进食时发现右下颌下区肿胀,并伴有疼痛,进食后肿痛逐渐缓解。当时未进行进一步治疗,此后肿痛明显加重,反复发作,时好时坏。

既往史:全身无其他系统性疾病。

检查:面部对称,右侧下颌下区扪诊质韧,双合诊可触及增大的下颌下腺,界限清,质地较硬,伴有轻微压痛,导管口轻度水肿充血,挤压腺体可见少量混浊分泌物溢出;咬合片可见下颌下腺后部椭圆形高密度影。

诊断:右侧下颌下腺导管结石。

诊断思路

(1)患者以右下颌下区反复肿胀为主要表现,慢性病程,肿胀与进食有关。

(2)既往无全身系统性疾病。

(3)临床检查发现右下颌下腺质地变韧,可能与炎症反复刺激有关。

(4)下颌下腺导管口轻度水肿充血,咬合片可见类椭圆形高密度影,为诊断下颌下腺导管结石提供了依据。

(5)鉴别诊断

1)下颌下淋巴结核:涎石多呈球状钙化,而淋巴结核钙化多呈点状,无一定规律,且与涎腺导管无关。

2)舌下腺肿瘤:多无导管阻塞症状,但亦有极少数因肿瘤压迫下颌下腺导管出现不全阻塞症状,但下颌下腺导管内无结石。

3)下颌下腺肿瘤:呈持续增大,且无炎症表现和导管口异常表现。恶性肿瘤可累及舌神经、舌下神经引起相应功能障碍。

4)颌下淋巴结炎:位置表浅,常有触痛,可反复肿大,与进食无关。下颌下腺导管口及分泌正常。

治疗:根据患者影像学检查及临床表现,结合患者病史,予以右下颌下腺摘除术。

六、黏液囊肿

【疾病特征】

1. 最常见的唾液腺瘤样病变。

2. 80%为外渗性黏液囊肿,多由创伤引起。

3. 潴留性黏液囊肿较少见,主要由小涎石或导管系统弯曲,使导管系统部分阻塞所致。

4. 好发于下唇内侧,其次为颊、舌尖腹侧。

5. 呈半透明状,或浅蓝色小泡,状似水泡,质地软有弹性。

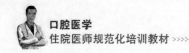
6. 易被咬破,流出蛋清样黏稠液体后囊肿消失;多次复发后表现为较厚的白色瘢痕状突起,囊肿透明度减低。

【诊断要点】

1. 下唇部无痛性、质软肿块。

2. 肿物被咬破后可有蛋清样黏稠液体流出,肿块消失,后又缓慢出现。

3. 下唇内侧可见直径约 1 cm 肿块,表面黏膜透明,质软,界限清楚,无触痛,不活动。

【治疗原则】

最常用的治疗方法是手术切除。但应注意:若黏液囊肿手术处理不当,复发率可高达 15%～30%,可能与切除不完全或小唾液腺反复损伤有关。如果将囊肿连同损伤的小涎腺一并切除,一般不易复发。

【案例分析】

患者女性,18 岁。

主诉:下唇部无痛性肿块 1 年余。

现病史:患者 1 年前无意间发现下唇部有一"黄豆"大小肿块,质软,无疼痛,未予重视。发病以来,肿物多次被咬破,后又逐渐增大。

既往史:全身无其他系统性疾病。

检查:下唇内侧可见 1 cm×0.5 cm 大小的肿块,其表面黏膜透明、质软、界限清楚、无触痛,不活动。

诊断:下唇部黏液腺囊肿。

诊断思路

(1) 患者以下唇部无痛性肿块为主要表现,慢性病程。

(2) 肿物被咬破后可有消长史。

(3) 既往无全身系统性疾病。

(4) 临床检查肿块部位、大小、质地明确,为诊断黏液腺囊肿提供了依据。

治疗:将囊肿连同损伤的小涎腺一并切除。

七、舌下腺囊肿

【疾病特征】

1. 常见于青少年,分为单纯型、口外型或潜突型、哑铃型或混合型。

2. 单纯型最多见,常位于下颌舌骨肌以上的舌下区,呈浅紫蓝色,质地柔软,可有波动感;囊肿较大时可将舌抬起,状似"重舌",又称"蛤蟆肿",并可影响语言和吞咽。

3. 口外型或潜突型主要表现为下颌下区肿物,触之柔软,与皮肤不粘连,而口内的口底区囊肿反而表现不明显。

4. 哑铃型或混合型兼有以上两型的特点。

5. 穿刺可抽出蛋清样黏稠液体,囊液流出后囊肿可暂时消失,待自行愈合后囊肿可再次增大如前。

6. 囊肿大到一定程度时,可压迫通气道,导致呼吸困难。

【诊断要点】

1. 多发于青少年的口底部或下颌下区无痛性肿块。

2. 肿物被咬破后消失,之后又缓慢出现。

3. 肿物表现为蓝紫色突起、质地柔软、界限清楚、无触痛及无明显波动感,穿刺可见蛋清样黏稠液体。

【治疗原则】

1. 根治的方法是彻底切除舌下腺,治愈率可达100%。对囊肿的处理则将囊液吸净即可,即使残留部分囊壁组织也不引起复发。

2. 对于潜突型囊肿,可在切除舌下腺后,将囊液吸净,下颌下区加压包扎,切勿在下颌下区做切口摘除囊肿。

3. 对于全身情况不能耐受舌下腺摘除术的患者或婴幼儿,可做简单的袋形缝合术,但应注意袋形缝合术的治愈率仅为43%～63%。

【案例分析】

患者女性,13岁。

主诉:左侧口底部无痛性肿块10月余。

现病史:患者10月前无意间发现左侧口底部出现一个蓝紫色突起,质软、无疼痛,未予以重视。此后肿物多次被咬破,并伴有黏稠样液体流出。

既往史:全身无其他系统性疾病。

检查:32－35舌侧可见一个蓝紫色突起,质地柔软、界限清楚、无触痛及无明显波动感;左侧下颌下腺导管口无红肿,分泌物正常;穿刺可见蛋清样黏稠液体。

诊断:左侧舌下腺囊肿。

诊断思路

(1) 患者以口底部无痛性肿块为主要表现,慢性病程。

(2) 肿物被咬破后可有消长史,并有黏稠样液体流出。

(3) 既往无全身系统性疾病。

(4) 临床检查发现口底突起明显,表面黏膜呈蓝紫色,穿刺可见蛋清样黏稠液体,为明确诊断舌下腺囊肿提供了依据。

(5) 鉴别诊断

1) 口底皮样囊肿:好发于口底中部,囊壁较厚,表面颜色与口底黏膜相似,触诊有面团样柔韧感,无波动感,穿刺可见囊腔内容物为半固体状皮脂性分泌物。

2) 下颌下区囊性水瘤:多见于婴幼儿,有明显波动感,穿刺囊液稀薄清亮,无黏液,涂片镜检可见淋巴细胞。

治疗:行左舌下腺摘除术。

八、多形性腺瘤

【疾病特征】

1. 又称"混合瘤",多发生于腮腺、腭腺、下颌下腺,少见于其他小涎腺。

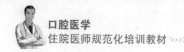

2. 生长缓慢,可长达数年或十几年。

3. 肿块隆起明显,质硬、边界清、呈结节状、与皮肤及基底不粘连,活动性好,但发生于腭部的除外。

4. 腮腺深叶肿瘤可致同侧的咽侧或软腭膨隆。

5. 短期内突然迅速增大疼痛,粘连,破溃甚至面瘫,应考虑恶变可能。

6. 影像学检查或唾液腺造影等检查有助于诊断。

【诊断要点】

1. 多发于腮腺区无痛性肿块,病程较长。

2. 肿块呈进行性增大,但无明显疼痛或其他不适。

3. 肿块表面呈结节状、质地中等、界限清楚、无触痛及无明显波动感;腮腺深叶肿瘤可致同侧的咽侧壁或软腭膨隆。

【治疗原则】

1. 根治性治疗方法为手术切除,如腮腺浅叶切除或颌下腺摘除。应注意其包膜多不完整,需在肿瘤包膜外的正常组织处切除。

2. 手术时应注意相应神经的保护,同时避免弄破肿瘤包膜或进入瘤腔,导致肿瘤再植。

3. 腮腺多形性腺瘤术后应对术区加压包扎 2 周,防止涎液囊肿、涎瘘发生。

【案例分析】

患者男性,52 岁。

主诉:左侧腮腺区无痛性肿块 3 年余。

现病史:患者 3 年前洗脸时发现左侧耳垂下方出现一个"蚕豆"大小肿块,质软,无疼痛,未予以重视。此后肿块呈渐进性增大,但无明显疼痛或其他不适。

既往史:全身无系统性疾病。

检查:无面神经受累表现,左侧以耳垂为中心可见 2 cm×3 cm 肿块,表面呈结节状、质地中等、界限清楚、无触痛及无明显波动感;左侧腮腺导管口无红肿,分泌物正常;左侧咽侧壁无明显隆起。

诊断:左腮腺多形性腺瘤。

诊断思路

(1) 患者中年男性,以左侧腮腺区无痛性肿块为主要表现。

(2) 肿块呈渐进性增大。

(3) 既往无全身系统性疾病。

(4) 临床检查肿块以耳垂为中心,表面呈结节状,质地中等,界限清楚,无触痛,腮腺导管口无红肿,分泌物正常。

(5) 左侧咽侧壁无隆起,排除了腮腺深叶肿瘤的可能性。

(6) 鉴别诊断

1) 慢性淋巴结炎:多发生于耳前区,可有消长史,局部可发生粘连,并常伴发中耳炎、慢性咽炎等炎症性疾病,抗感染治疗肿块可明显缩小。

2) 腮腺淋巴结核:多有结核病史,抗结核治疗有效,针吸活检有助于诊断。

3) 腮腺区其他肿瘤:类型较多,较多见的主要为沃辛瘤。多好发于中老年男性,常位于腮腺尾极,肿块无痛、无其他自觉症状,有时大时小表现,质地较多形性腺瘤偏软。

治疗

(1) 解剖面神经左腮腺浅叶及肿块切除术。

(2) 术中注意保护面神经,防止术后面瘫。

(3) 术后腮腺区加压包扎2周。

九、腺样囊性癌

【疾病特征】

1. 常见的唾液腺恶性肿瘤,多发生于腭部小唾液腺和腮腺,下颌下腺次之,舌下腺肿瘤多为腺样囊性癌。

2. 女性多于男性,肿块形态不规则、质硬、固定,可有明显触痛,累及黏膜者常可见呈网状扩张的毛细血管。

3. 肿瘤浸润性极强,与周围组织无界限。

4. 肿瘤易沿神经鞘膜及组织间隙扩散,常出现神经症状,如局部疼痛、面瘫、舌麻木或舌下神经麻痹。

5. 肿瘤易发生远处转移,以血行性转移为主,转移部位以肺最常见,但带瘤生存期较长。

6. 肿瘤的区域淋巴结转移率较低。但舌根部的腺样囊性癌淋巴结转移率较高。

【诊断要点】

1. 多发生于腭部小唾液腺和腮腺。

2. 肿块呈进行性增大,早期疼痛明显。

3. 肿瘤易沿神经扩散,常出现神经症状。

4. 肿瘤易发生远处转移,但区域淋巴结转移率较低。

【治疗原则】

1. 以手术切除为主,保证足够的手术切缘。

2. 术后常规补充放疗。

3. 由于腺样囊性癌颈淋巴结转移率低,除原发于舌根者外,一般主张行治疗性颈淋巴清扫术。

4. 鉴于远处转移率高,应遵循术前禁忌切开活检、术后给予化疗的原则。

【案例分析】

患者女性,47岁。

主诉:左侧腮腺区疼痛性肿块3年余。

现病史:患者3年前无意中发现左侧腮腺区出现一个"蚕豆"大小肿块,质软、有轻微疼痛,予以抗感染治疗,效果不佳。此后肿块呈进行性增大,且疼痛逐渐加重。

既往史:全身无系统性疾病。

检查:无面神经受累表现,左侧耳垂前下方可见2 cm×3 cm肿块,表面呈结节状,质地偏硬,界限不清,固定,与周围组织粘连明显,伴有触痛;左侧腮腺导管口无红肿,分泌物

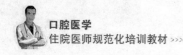

正常。

诊断:左腮腺区腺样囊性癌。

诊断思路

(1)患者中年女性,以左侧腮腺区疼痛性肿块为主要表现。

(2)肿块呈进行性增大,抗感染治疗无效,且疼痛逐渐加重。

(3)既往无全身系统性疾病。

(4)临床检查肿块位于耳垂前下方,表面呈结节状,质地偏硬、界限不清、固定,与周围组织粘连明显,提示为恶性肿瘤可能性大。

(5)早期主要与腮腺多形性腺瘤鉴别。后者虽质地也较硬,但活动度好,且不会出现疼痛或面神经麻痹。涎腺造影不具有恶性肿瘤特征。最终还需依靠组织病理学检查。

治疗

(1)解剖面神经左腮腺浅叶及肿块切除术。

(2)术中根据冷冻切片检查结果,进一步确定手术切缘和面神经保留与否。

(3)术后辅以放疗。

第六节 神经疾病

一、三叉神经痛

【疾病特征】

1. 三叉神经痛以 40 岁以上中、老年人多见,女性略多于男性。

2. 三叉神经痛多为单侧发病,右侧多于左侧,疼痛常局限于三叉神经某一分支分布区域,以第 2~3 支最易受累及;第 1 支者少见,为 2%~5%;疼痛范围不超越面部中线,亦不超出三叉神经分布区域;偶有双侧三叉神经痛者。

3. 疼痛性质为电击、针刺、烧灼、刀割样,并沿神经分布区放射。

4. 三叉神经痛的发作常无预兆,但有一般规律。常呈阵发性疼痛,持续数秒至数分钟后骤然消失;发作时每天疼痛数次至数十次;随着病程的进展,发作次数增多;夜间安静状态下发作次数减少,入睡后一般不发作;间歇与缓解期如常人。

5. 扳机点多在三叉神经分布区域内,为单一或多个敏感部位,如洗脸、说话、进食,甚至风吹等均可引起疼痛发作。

6. 患者常有痛苦表情,伴有患侧面肌抽搐、流泪、流涕、结膜充血等症状。

7. 口腔颌面部与神经系统检查一般无阳性体征。少数患者有面部感觉减退,此类患者应进一步询问病史,尤其询问既往是否有高血压病史。同时进行全面的神经系统检查,必要时包括腰穿、颅底和内听道 X 线摄片、颅脑 CT、MRI 等检查,可与继发性三叉神经痛鉴别。久病者可见局部皮肤粗糙、色素沉着,系疼痛时患者反复揉搓痛处所致。曾做神经毁损治疗者,相应部位的皮肤感觉异常。

8. 神经干阻滞麻醉可暂时抑制疼痛发作,也可用于确定和鉴别患支。卡马西平可有效控制疼痛,亦可作为诊断参考。

【诊断要点】

根据典型病史可以做出诊断,但尚需进行全面的神经系统检查,包括颅底和内听道 X 线片、颅脑 CT、MRI 等检查,以便与继发性三叉神经痛鉴别。

【鉴别诊断】

1. 牙与牙源性疾患:阵发性或持续性疼痛,有病源牙,无扳机点。

2. 鼻窦反应:持续性钝痛,鼻塞脓涕,X 线片显示窦腔异常,抗感染治疗有效。

3. 疱疹性神经痛:持续性烧灼样痛,面部有带状疱疹表征或病史。

4. 颞下窝及翼腭窝恶性肿瘤:持续性疼痛,开口受限,面部感觉异常,X 线片可见相应骨质破坏。

5. 颅内疾患:持续性疼痛或持续时间较长的阵发性痛,常伴有其他脑神经症状和神经功能异常,CT 或 MRI 检查可见阳性征象。对于年轻患者或双侧疼痛患者、常规治疗无效者应高度警惕。

6. 青光眼:单侧青光眼急性发作易误诊为三叉神经第 1 支痛。青光眼为持续性痛,无放射性,伴有呕吐、球结合膜充血、前房变浅及眼压增高等。

7. 偏头痛:疼痛部位超出三叉神经范围,发作前多有视觉先兆,如视力模糊、暗点等,头痛高峰可伴呕吐;疼痛为持续性,时间长,往往数小时至数日。

8. 三叉神经炎:病史短,疼痛呈持续性,三叉神经分布区感觉过度敏感或减退,可伴有运动障碍。神经炎多在感冒或副鼻窦炎后等发病。

9. 舌咽神经痛:易与三叉神经第 3 支痛相混淆。舌咽神经痛的部位通常为软腭、扁桃体、咽侧壁、舌根及外耳道等处,吞咽动作可诱发疼痛。用 1% 可卡因喷洒口咽部位,疼痛可消失。

【治疗原则】

行头颅 MR 和(或)MRA 检查,以除外颅内病变引起的继发性三叉神经痛,并寻找压迫三叉神经产生疼痛的"责任"血管。如经影像学检查确认三叉神经为血管压迫,且患者愿意接受手术、身体状况适合颅内手术时,首选微血管减压术治疗。如患者不能接受微血管减压术,可采用药物治疗或射频温控热凝术等方法治疗。

1. 药物治疗

(1)卡马西平 100 mg,每天 2～3 次,口服。效果不佳时以每天 100 mg 递增至止痛,再连续服用 2 周以上,逐渐减少每次剂量和用药次数达到维持剂量。最大剂量可达 1 200 mg/d。服药期间定期检查血常规、尿常规、肝肾功能。

(2)苯妥英钠 100 mg,每天 2～3 次。根据效果增减剂量和用药次数,方法与卡马西平相同。最大剂量为 600 mg/d。

(3)巴氯芬 5～10 mg,每天 3 次,每隔 1 天增加 10 mg,直至患者疼痛缓解或出现不良反应,一般维持剂量为 50～60 mg,症状缓解后 4～6 周逐渐减少剂量,不可突然停药,否则可能出现幻视或疼痛复发。

(4)七叶莲、野木瓜、氯硝西泮、奥卡西平等也为临床常用药物。

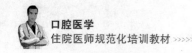

2. 注射疗法:选用甘油、无水乙醇等药物,注射于患侧的神经干或三叉神经半月节。

3. 手术疗法

(1) 三叉神经周围支撕脱术。

(2) 经皮三叉神经半月节及感觉根射频温控热凝术。

(3) 微血管减压术,是目前公认最理想功能外科手术方法。常见的责任血管有小脑上动脉(75%)、小脑前下动脉(10%)、基底动脉;其他少见的责任血管还有小脑后下动脉、变异血管(如永存性三叉动脉)、脑桥横静脉、外侧静脉及基底静脉丛等;责任血管可以是一支也可以是多支,既可以是动脉也可以是静脉。

除以上 3 种临床常用方法外,三叉神经疼痛的治疗方式还有:半月节微球囊加压术、三叉神经感觉根切断术及三叉神经脊髓束切断术等。

【案例分析】

患者女性,65 岁。

主诉:右侧面部间歇性、阵发性疼痛 2 年余,加重 1 个月。

现病史:2 年前因刷牙时出现右侧面部阵发性疼痛,疼痛性质为针刺样、刀割样、烧灼样间断疼痛,可达数分钟之久,疼痛范围主要局限在右侧上颌部,轻触右眉可诱发电击样疼痛,情绪激动也可诱发疼痛。疼痛反复发作,多次因疼痛拔牙,但拔牙后疼痛无缓解。

既往史:无系统性疾病史,否认右侧颌面部带状疱疹病史。

检查:颌面部皮肤无明显色素沉着,各组鼻窦区无压痛,眼压正常。口内卫生情况差,14、15、16、17 缺失,余牙未见龋坏。

诊断:右三叉神经痛(Ⅱ)。

诊断思路

(1) 患者为老年女性,属三叉神经痛好发人群。

(2) 患者疼痛局限在右侧上颌部,性质为针刺样、刀割样、烧灼样间断疼痛,有明显扳机点,属三叉神经痛的典型临床表现。

(3) 多次因疼痛拔牙,但疼痛无缓解,可以排除牙髓炎。

(4) 否认右侧颌面部带状疱疹病史,可以排除带状疱疹后疼痛。

(5) 各组鼻窦区无压痛,眼压正常,可除外鼻窦炎及青光眼。

(6) 给予患者药物治疗或局部阻滞麻醉,一方面可以缓解患者疼痛;另一方面也是诊断性治疗。

(7) 行头颅 MR 和(或)MRA 检查,可以除外颅内病变引起的继发性三叉神经痛,并寻找压迫三叉神经产生疼痛的"责任"血管。

治疗

(1) 给予药物(如卡马西平)对症治疗,如疼痛剧烈,必要时可给予局部阻滞麻醉缓解患者疼痛。

(2) 首选微血管减压术治疗,如不能行微血管减压术治疗,可改选神经毁损治疗,如三叉神经周围支撕脱术、三叉神经半月节及感觉根射频温控热凝术或药物注射术。

二、贝尔氏面瘫

【疾病特征】

1. 贝尔氏面瘫多发于 20～40 岁人群,男性多于女性。

2. 起病急,多在晨起时发现;发展快,24 小时可达高峰;可有局部寒冷刺激史。

3. 患侧额纹消失,皱额、蹙眉功能障碍。

4. 患侧睑裂增大,眼睑闭合不全;可伴下睑外翻、溢泪。

5. 患侧鼓腮、吹哨、露齿功能障碍,鼻唇沟变浅或消失,口角下垂,人中、口裂向健侧歪斜,笑时明显。

6. 神经电图、磁刺激运动诱发电位与肌电图检查对诊断、疗效和预后判断有意义。

7. 可根据味觉、听觉、泪液分泌的检查结果,来判断面神经的病变部位。

(1) 鼓索下:仅患侧面部表情肌瘫痪。

(2) 鼓索与镫骨肌神经之间:患侧面部表情肌瘫痪,舌前 2/3 味觉丧失、涎腺分泌功能障碍。

(3) 镫骨肌与膝神经节之间:患侧面部表情肌瘫痪,舌前 2/3 味觉丧失及听觉功能障碍。

(4) 膝神经节:患侧面部表情肌瘫痪,舌前 2/3 味觉丧失、听觉、涎腺及泪腺分泌功能障碍。

【诊断要点】

根据典型病史及临床检查不难做出诊断,但尚需做颅脑 MR 等检查,以除外颅内占位性病变引起的面瘫。

【鉴别诊断】

1. 雷-亨综合征:带状疱疹病毒感染膝神经节所致。临床表现除面瘫外,尚有外耳道、耳郭皮肤疱疹及局部疼痛,可伴有耳鸣、听觉过敏。

2. 中枢性面神经麻痹:因脑外伤、颅内出血或肿物等引起。眼裂以下表情肌瘫痪,抬眉、皱额等功能正常,可伴有相应肢体等功能障碍。

3. 糖尿病性神经疾患:年长者多见,多有糖尿病病史且病程久。常呈对称性周围神经受损,并出现相应的临床症状、体征,颅神经受累及少见。实验室检查常见血糖升高。

【治疗原则】

行颅脑 MR 检查,以除外颅内占位引起的面瘫。早期大剂量激素冲击治疗,辅以抗病毒药物、改善微循环药物、B 族维生素及神经营养药物,保护患侧角膜。发病 1～2 周内为急性期,以控制炎症水肿为主;2 周至 2 年为恢复期,以恢复功能为主。2 年以上为后遗症期,以矫正畸形为主。

1. 药物治疗

(1) 肾上腺皮质激素:激素治疗宜尽早应用,24 小时内效果最佳。具体为泼尼松 10～20 mg,每天 3 次,饭后服;或每天 60 mg 顿服,连服 3～6 天后逐渐减量,10 天为 1 个疗程;或地塞米松 10 mg,静脉滴注,连用 3～5 天。

（2）抗病毒药物：利巴韦林 500 mg，每天 2 次，静脉滴注，共用 5～7 天；或阿昔洛韦 200 mg，每天 3 次，口服，共用 5～7 天，或阿昔洛韦 400 mg，每天 1 次，静脉滴注，连用 3～5 天；其他常用药物有干扰素及中药板蓝根。

（3）改善微循环的药物：地巴唑 5～10 mg，每天 3 次，口服；氟桂利嗪 5 mg，每天 1 次，口服；尼莫地平 30～60 mg，每天 3 次，口服；右旋糖酐- 40 250 ml，每天 2 次，静脉滴注；其他常用药物有烟酸、复方丹参及葛根等。

（4）维生素类：维生素 B_1 100 mg、维生素 B_{12} 0.5～1 mg，每天 1 次，肌内注射，10～15 次为 1 个疗程；弥可保（活性维生素 B_{12}）500 μg，每天 3 次，口服，或 500 μg 肌注或静脉注射。

（5）抗胆碱酯酶药：加兰他敏 2.5 mg，每天 1 次，肌内注射；或 10 mg，每天 3 次，口服。

2. 物理疗法：急性期可在颌后至乳突区热敷、红外线、超短波治疗；恢复期可用按摩或离子透入，瘫痪面肌按摩。

3. 预防发生角膜炎：可滴眼药、带眼罩、减少户外活动。

4. 手术治疗：经上述治疗 2 个月无效者，可考虑面神经管减压术。2 年后仍有面瘫者可酌情考虑肌肉筋膜悬吊、带神经血管的肌肉移植等治疗。

【案例分析】

患者男性，50 岁。

主诉：左口角歪斜伴左眼闭合不全 5 小时。

现病史：晨起即发现左口角歪斜、左眼闭合不全，左侧面部无表情、左眼易流眼泪，但躯干四肢活动自如。

既往史：无全身系统性疾病。

检查：颜面部不对称，左侧额纹消失，左眼闭合不全，易流眼泪；左侧鼻唇沟变浅，左口角下垂，口裂向健侧歪斜，笑时明显，鼓腮、吹哨、露齿功能障碍。舌体运动如常，舌前 2/3 味觉丧失、涎腺分泌功能障碍。

诊断：左侧贝尔氏面瘫。

诊断思路

（1）患者为中年男性，起病急。

（2）有典型的周围性面瘫的病史及症状。

（3）身体四肢活动自如，可以除外脑血管意外。

（4）患者目前为发病早期，主要治疗方式是大剂量皮质激素冲击治疗，辅以改善微循环及神经营养；可以酌情给予物理治疗。

治疗

（1）地塞米松 10 mg，静脉滴注，连用 3～5 天。

（2）阿昔洛韦 400 mg，每天 1 次，静脉滴注，连用 3～5 天。

（3）低分子右旋糖酐 250 ml，每天 2 次，静脉滴注。

（4）尼莫地平 30～60 mg，每天 3 次，口服。

（5）维生素 B_1 100 mg，每天 1 次，肌内注射。

（6）弥可保（活性维生素 B_{12}）500 μg，每天 3 次，口服。

第七节　颌面部肿瘤

一、颌面部囊肿

（一）皮脂腺囊肿

【疾病特征】

1. 常见于面部皮肤,大小从黄豆样至小柑橘样不等。

2. 一般生长缓慢,无自觉症状,周界清楚。如继发感染时可有疼痛、化脓、界限不清,破溃者可见乳白色油脂状分泌物溢出。

3. 囊肿呈圆形隆起,顶部与皮肤紧密粘连,中央有一个色素点,此为皮脂腺开口点。

4. 囊肿与周围组织界限明显,质地软,无压痛,可活动。

5. 少数可恶变为皮脂腺癌。

【诊断要点】

为颜面部缓慢生长的无痛性肿块,质地柔软,边界清楚,可活动,但与皮肤紧密粘连,中央有一色素点。

【鉴别诊断】

1. 脂肪瘤:呈现为颌面部缓慢生长的无痛性肿块,质地柔软,边界清楚,但扪诊可呈分叶状,与皮肤无粘连。

2. 面颊部纤维瘤:表现为颌面部无痛性生长的肿块,但肿块质地较硬,表面光滑,可活动,与表面皮肤无粘连。

3. 静脉畸形:肿块质软似囊性,边界清楚,体位移动试验可呈阳性,穿刺可抽出静脉血。

【治疗原则】

手术摘除。对有继发性感染者,应先行抗感染治疗,必要时切开引流,待病灶局限后再进行手术切除。

【案例分析】

患者男性,32岁。

主诉:发现左面颊部无痛性缓慢生长肿块2年。

现病史:患者自述2年前无明显诱因发现左侧面颊部无痛性肿块,当时约黄豆大小,未予重视,未做任何治疗。此后肿块偶尔突然增大,并伴有疼痛和表面皮肤发红,口服抗生素后红肿、疼痛症状缓解,但肿块渐进性增大。

既往史:否认其他系统性疾病史,有青霉素过敏史。

检查:左侧面颊部可见微隆起类圆形肿块,大小1.5 cm×1.5 cm,质地中等,边界清楚,无明显压痛,与表面皮肤粘连,肿块中央可见一色素点。

诊断:左侧面颊部皮脂腺囊肿。

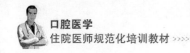

诊断思路

（1）主要表现为面颊部无痛性、缓慢性生长的肿块，发现时无明显诱因，现病史中有继发性感染且服用抗生素有效史，提示良性肿瘤或囊肿的可能性大。

（2）临床检查发现，肿块位于皮内并轻微隆起，边界清楚，与表面皮肤粘连，中央可见色素点，这些特点为皮脂腺囊肿的诊断提供了依据。

（3）鉴别诊断：

颌面部淋巴结炎：颌面部的淋巴组织丰富，如颌下、颏下、颌上、耳前、腮腺区的淋巴结，当颌周、面部、口腔、鼻咽部组织发生感染时，相对应的淋巴结可出现肿大和疼痛。但急性炎症消退后，淋巴结明显缩小且与周围组织、表面皮肤无粘连，皮肤中央亦无色素点。

治疗

（1）2％利多卡因局部麻醉后，沿颜面部皮纹方向做梭形切口，应切除包括与囊壁粘连的皮肤及色素点，保持囊壁完整。

（2）常规医嘱，主要包括：①保持伤口清洁干燥，术后5～7天拆线；②应告知患者术后瘢痕影响美观以及囊肿复发之可能。

（二）皮样或表皮样囊肿

【疾病特征】

1. 多见于儿童及青年。

2. 皮样囊肿多见于口底和颏下，表皮样囊肿好发于眼睑、额、鼻、眶外侧、耳下等部位。

3. 一般没有自觉症状，但位于口底，下颌舌骨肌以上的囊肿，可以使舌体抬高，影响语言、吞咽和呼吸。

4. 囊肿生长缓慢，呈圆形，表面的黏膜或皮肤光滑，囊肿与周围组织、皮肤或黏膜均无粘连，触诊时坚韧而有弹性，似面团状。

5. 内容物为乳白色豆渣样分泌物，若含毛发等皮肤附件结构者为皮样囊肿。

【诊断要点】

颌面部缓慢生长的无痛性肿块，表面光滑，与周围组织无粘连，触诊有面团样感，穿刺有乳白色豆渣样分泌物。

【治疗原则】

手术摘除。

【鉴别诊断】

1. 皮脂腺囊肿：颜面部缓慢生长的无痛性肿块，质地柔软，边界清楚，可活动，但与皮肤紧密粘连，中央有一色素点。

2. 甲状舌管囊肿：主要位于颈正中部，舌骨上下位置，肿块呈圆形，质软，可随吞咽或伸舌运动而上下活动，穿刺可抽出透明或微混浊的黄色液体。

3. 舌下腺囊肿：位于口底的舌下腺囊肿多偏一侧，表面黏膜呈淡蓝色，扪之柔软有波动感，穿刺可抽出蛋清样黏液。

【案例分析】

患者男性，18岁。

主诉:发现颏下无痛性肿块1年余,逐渐增大。

现病史:患者1年前发现颏下约鸽蛋大小肿块,无红肿、疼痛等不适。患者未予以重视,未行任何治疗。此后肿块渐进性增大,影响美观。

既往史:否认全身系统性疾病史,无药物过敏史。

检查:颏下可见类圆形肿块,约2.5 cm×2.5 cm大小,质地坚韧有弹性,表面光滑,与周围组织无粘连,边界清楚、无触痛,肿块可活动,吞咽时无明显移动。

诊断:颏下良性肿块,表皮样囊肿可能。

诊断思路

(1)肿块主要表现为颏部无痛性、缓慢生长的肿块。无继发性感染史,无疼痛、麻木等功能障碍表现,考虑良性肿瘤或囊肿可能性大。

(2)临床检查发现颏下类圆形肿块,质地坚韧有弹性,表面光滑,与周围组织无粘连、无触痛,肿块可活动,吞咽时无明显移动。根据检查结果,基本可以排除皮脂腺囊肿和甲状舌管囊肿的可能性。

(3)如肿块位于颌下区或位于口底,必要时可行穿刺检查,根据穿刺物性状与舌下腺囊肿鉴别,后者穿刺物为蛋清样黏液。

(4)鉴别诊断:主要与皮脂腺囊肿、甲状舌管囊肿鉴别(详见鉴别诊断1,2)

治疗

(1)经颏下沿囊肿表面皮纹做切口,摘除囊肿。

(2)常规医嘱,主要包括:①保持伤口清洁、干燥,术后5～7天拆线;②告知患者术后瘢痕影响美观以及囊肿有复发的可能。

(三)鳃裂囊肿

【疾病特征】

1.常见于青壮年(20～50岁)。

2.肿块大小不定,生长缓慢,病人无自觉症状,如发生上呼吸道感染后可骤然增大,自觉不适。若继发感染可伴有疼痛,并向腮腺区放射。

3.临床上常见的是第二鳃裂囊肿,发生于上颈部,胸锁乳突肌上1/3前缘附近;来源于第一鳃裂者发生于下颌角以上及腮腺区;来源于第三、第四鳃裂者较罕见,发生于颈根部锁骨上区。

4.囊肿呈椭圆形,表面光滑,有时呈分叶状,触诊质地柔软,有波动感,但无搏动感。穿刺可抽出黄绿色或棕色清亮的液体(内含有胆固醇结晶)。

5.第一鳃裂内瘘开口于外耳道,外瘘口通常在下颌角部;第二鳃裂内瘘开口于腭扁桃体窝上后方,外瘘口位于舌骨水平以下颈侧;第三四鳃裂内瘘开口于梨状窝或食管上段,外瘘口通常开于颈根部。囊肿穿破皮肤或切开引流后可长期不愈,形成鳃裂瘘。

6.鳃裂囊肿可以恶变,或在囊壁上查到原位癌。

【诊断要点】

常常表现为青壮年在感冒后发现颈部肿块,此后缓慢生长,伴发感染时明显增大。肿块扪诊柔软,有波动感,无搏动感,穿刺内容物为黄绿色或棕色清亮液体可以帮助明确诊断,必

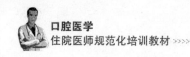
要时行造影检查明确瘘管走向。

【治疗原则】

手术彻底切除。第一鳃裂囊肿手术中需避免损伤面神经,第二鳃裂囊肿或瘘手术时应慎勿损伤副神经。

【鉴别诊断】

1. 颈淋巴结转移癌:颈淋巴结转移癌(尤其是Ⅱa区转移病变)发生坏死液化时,需与鳃裂囊肿相鉴别,转移癌患者一般年龄较大,在口腔或口咽部可查到原发灶,颈部可扪及多个肿大淋巴结。

2. 颈动脉体瘤:位于上颈部,颈动脉分叉处。肿块呈梭形或椭圆形,界清,质地中等偏软,可左右移动,但不能上下活动。大部分肿块可扪及搏动和闻及血管杂音。

【案例分析】

患者男性,33 岁。

主诉:发现右侧上颈部肿块 5 年,突然增大伴疼痛 3 天。

现病史:自述 5 年前在一次感冒后发现右侧上颈部鸡蛋大小肿块,局部肿痛不适,口服抗生素后肿块明显缩小。此后肿块又缓慢增大,无疼痛、麻木等不适。

既往史:否认全身系统性疾病史,否认药物过敏史。

检查:右侧胸锁乳突肌上 1/3 前缘类圆形肿块,约 2 cm×2 cm 大小,质地柔软,有波动感,无搏动感,体位试验阴性。肿块可活动,吞咽时肿块无明显移动。穿刺见肿块内容物为棕色清亮液体。

诊断:右侧上颈部肿块,鳃裂囊肿可能。

诊断思路

(1) 该患者主要表现为上颈部缓慢生长的肿块,在上呼吸道感染后,肿块突然增大伴肿痛,抗感染治疗有效,该病程符合囊肿继发感染的临床表现。

(2) 临床检查发现肿块位于右侧胸锁乳突肌上 1/3 前缘,符合第二鳃裂囊肿的好发部位。扪诊检查,肿块质地柔软,有波动感,无搏动感,可以排除颈动脉体瘤。

(3) 鉴别诊断:主要与颈动脉体瘤鉴别(详见鉴别诊断 2)。

治疗

(1) 完善常规术前准备,全麻下行囊肿切除术,手中应注意保护副神经、颈内静脉、颈内及颈外动脉。注意事项:①手术彻底切除,如遗留有残存组织,可导致复发;②对有继发性感染者,应先给予抗感染治疗,待炎症有效控制后,再行手术;③对有瘘口者,术前应做造影,明确其走向,或在术中注入亚甲蓝标示瘘管。

(2) 常规术后医嘱,主要包括:①保持伤口清洁、干燥,术后 5~7 天拆线;②术后定期随访。

二、瘤样病变——牙龈瘤

【疾病特征】

1. 青年及中年女性较为常见。

2. 多发生于前磨牙的牙龈乳头部位,有蒂或无蒂,唇、颊侧较多见。肿块较局限,呈圆形或椭圆形,有时呈分叶状,大小不一。牙齿可有松动或移位。

3. 因血管分布多寡不同而呈不同的颜色及质地:①纤维型色苍白,质韧;②肉芽肿型色粉红,质脆;③血管型色紫红,质软。

4. 相应部位可见刺激因素,如残根、牙石、不良修复体等。

5. X 线片检查显示,可有牙骨质吸收,牙周膜增宽;较大的肿块可以破坏牙槽骨壁。

【诊断要点】

1. 诊断要点:中青年女性,位于唇颊侧的牙龈乳头区的局限性肿块,呈圆形或椭圆形,大小不一,一般生长缓慢,随着肿块的增大,可以遮盖部分牙及牙槽骨,破坏牙槽骨壁,牙齿松动、移位。

2. 注意事项:牙龈瘤是一个以形态及部位命名的诊断学名词,是来源于牙周膜及颌骨牙槽突结缔组织的炎性增生物或类肿瘤性病变。

【鉴别诊断】

1. 牙龈癌:以溃疡型最多见,可表现为逐渐增大的牙龈肿块,表面呈菜花状,无蒂,易出血,早期向牙槽突及颌骨浸润,使骨质破坏,引起牙松动和疼痛。病理检查可明确诊断。

2. 妊娠期龈瘤:发生于妊娠期或长期口服避孕药物的育龄妇女,主要表现为单个牙的龈乳头肿块,以下前牙唇侧多见,牙龈色鲜红光亮或暗紫,质地松软或略带韧性,极易出血,瘤体常呈扁圆形向近远中扩延。分娩后妊娠期龈瘤能自行缩小,但必须去除局部刺激物才能完全消失,有的患者还需手术切除。

【治疗原则】

1. 去除局部刺激因素,如不良修复体、残根、残冠等。

2. 手术彻底切除。传统观点主张将病变所波及的牙齿同时拔除,手术时应在蒂周的正常组织上做切口,将肿块完全切除,拔除波及牙齿,并用刮匙或骨钳将病变波及的牙周膜、骨膜及邻近的骨组织去除,创面用牙周塞治剂保护或缝合。目前临床普遍做法是,首次治疗时尽量保留能够保留的牙,并适当磨除牙槽嵴,如果是复发病变,则按传统观点处理。

【案例分析】

患者女性,35 岁。

主诉:右下后牙牙龈无痛性肿块 1 年余,渐增大。

现病史:患者 1 年前无明显诱因下发现右下后牙牙龈肿块,刷牙及进食时肿块及周围牙龈有出血。患者未予重视,未做任何治疗。此后肿块渐进性增大,无疼痛、麻木等不适。近 1 月来,肿块逐渐增大至蚕豆大小,覆盖部分牙面,影响患者正常咀嚼,遂于医院就诊。

既往史:已婚、已育,否认其他全身性疾病史,否认药物过敏史。

检查:44、45 未见明显龋损,松动Ⅰ°。44、45 间唇侧牙龈乳头可见类圆形隆起,约 2.5 cm×2.5 cm 大小,覆盖 45 牙面,表面可见牙压痕,肿块色红,质地柔软,易出血,肿块基底宽广,无蒂。X 线检查显示 45 牙周膜增宽,牙槽骨无明显破坏。

诊断:45 牙龈瘤。

诊断思路

(1)患者主要表现为右下后牙牙龈无痛性肿块 1 年余,病程长,肿块生长缓慢且无疼

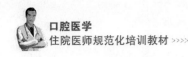

痛、麻木等自觉症状,提示良性肿瘤可能性大。

(2)临床检查可见右侧下颌第二前磨牙近中唇侧牙龈乳头类圆形肿块,质地柔软,易出血,基底宽广,无蒂。X线检查显示45牙周膜增宽,牙槽骨无明显破坏。上述检查结果为牙龈瘤的诊断提供了依据。

治疗

(1)局麻下手术切除45牙龈瘤,磨除部分牙槽嵴顶,牙周塞治剂保护创面。

(2)本病例属青年女性首次发病,可以在彻底切除肿块的情况下,保留牙龈瘤累及的牙齿。如该患者术后牙龈瘤复发,则应拔除45并刮除45牙周膜及骨膜。

三、颌面部常见良性肿瘤

(一)成釉细胞瘤

【疾病特征】

1. 多见于青壮年(20~40岁)。

2. 好发于下颌骨,尤以下颌磨牙区及升支部多见。

3. 病程较长,生长缓慢,多无自觉症状。

4. 颌骨进行性膨隆,引起颜面部畸形及功能障碍。骨皮质变薄,可扪及乒乓球样感。牙齿松动移位,咬合关系紊乱。

5. 穿刺可抽出黄色、黄褐色液体,可含有胆固醇结晶。

6. X线检查显示,以多房性阴影常见,边缘呈切迹状,分房大小不等;骨质膨隆,以唇颊侧为甚;内可含牙或不含牙;可向牙根间浸润,牙根呈锯齿状吸收;部分边缘骨质增生硬化,腔内无钙化。颌骨膨胀不明显,密质骨消失,颌骨下缘或角部骨质破坏,房间隔断裂缺如,应警惕恶变可能。

【诊断要点】

根据病史、临床表现、X线特点,结合穿刺内容物,可初步诊断。

【治疗原则】

1. 手术切除。传统观点要求在肿瘤外0.5 cm正常组织内截骨,目前普遍的做法是对较小的肿瘤行下颌骨方块切除,以保存下颌骨的完整性;对较大的肿瘤应将病变的颌骨整块切除,以防止术后复发。如术前不能与颌骨囊肿或其他牙源性肿瘤鉴别,术中应做冰冻切片病理检查,以明确诊断。如有恶性变时,应按恶性肿瘤手术原则处理。

2. 部分病例(壁性)成釉细胞瘤可采用开窗减压术,但应严密随访。

【案例分析】

患者男性,36岁。

主诉:发现右侧下颌区膨隆并逐渐加重8个月,无疼痛及麻木感。

现病史:自述8个月前无明显诱因发现右侧下颌区膨隆,局部无疼痛、麻木等不适感。此后肿块进行性增大,影响美观,遂于医院就诊。

检查:面部不对称,右侧下颌骨膨隆,范围相当于43~46。表面皮肤色、温正常。口内相应区域前庭沟丰满,触之有乒乓球样感,穿刺可抽出褐色液体,显微镜下见胆固醇结晶。X

线检查显示,多房性密度减低影,分房大小悬殊,分隔清晰锐利、阴影边缘呈切迹状,阴影内牙根尖有不规则吸收。

诊断:右侧下颌骨成釉细胞瘤。

诊断思路

(1) 中年男性病人,主要表现为右侧下颌区膨隆并逐渐加重 8 个月,无疼痛及麻木感。

(2) 检查:右侧下颌骨膨隆,表面皮肤皮温、颜色正常。口内 43～46 区前庭沟丰满,触之有乒乓球样感,穿刺可抽出褐色液体,显微镜下见胆固醇结晶。X 线检查显示,多房性密度减低影,分房大小悬殊,分隔清晰锐利、阴影边缘呈切迹状,阴影内牙根尖有不规则吸收。上述检查结果提示造釉细胞瘤可能性大。

(3) 鉴别诊断

1) 牙源性角化囊肿:常见下颌骨磨牙区及升支部,颌骨膨胀性生长,可有舌侧膨隆。囊内物为黄白色油脂样物。X 线检查显示囊肿以单房多见,常有沿颌骨长轴轴向生长的特点,可含牙。需术后病理检查明确诊断。

2) 骨巨细胞瘤:颌骨膨隆明显,有牛皮纸样感觉,可穿破颌骨,呈暗紫色或棕色。X 线检查显示,边界清楚的肥皂泡沫状或蜂房状囊性阴影。

治疗

(1) 根据 CT 检查情况,决定手术方案。

(2) 该例患者全麻下行下颌骨方块切除术。

(二) 血管瘤

【疾病特征】

1. 血管瘤多见于婴儿出生时或出生后不久。

2. 大部分发生于面颈部皮肤、皮下组织,极少数见于口腔黏膜。

3. 生物学行为具有可以自发消退的特点。其病程可分为增生期、消退期及消退完成期。增生期最初表现为毛细血管扩张,迅速变为红斑并高出皮肤,生长在面部还可能影响闭眼、张口运动等,部分病例可继发感染。一般在 1 年以后进入静止消退期,病损由鲜红色变为暗紫色、棕色,皮肤可呈花斑状。消退完成期一般在 10～12 岁。

【诊断要点】

根据病史,结合查体结果,可以初步诊断。

【治疗原则】

1. 对婴幼儿的血管瘤应进行观察,如发展迅速时可给予一定的干预治疗。

2. 治疗应根据病损类型、位置及患者的年龄等因素来决定。

3. 一般采用综合治疗。对生长迅速的婴幼儿(特别是年龄＜1 岁者)血管瘤,可用泼尼松做瘤腔内注射。

【案例分析】

患儿男性,2 岁。

主诉:出生后发现右侧下眼睑下方红斑,渐增大 2 年。

现病史:出生后发现右侧下眼睑下方米粒大小红斑,1 个月后逐渐增大隆起高出皮肤表面似杨梅状,13个月后增长速度减缓,由鲜红色逐渐变为暗红色。

检查:右侧下眼睑下方暗红色杨梅状红斑,范围为 1 cm×2 cm 大小,以手指压迫病损表面颜色退去,解除压力后,血液立即充满病损区,恢复原有大小和色泽。

诊断:右侧面颊部血管瘤。

诊断思路

(1) 该患儿主要表现为出生后右侧下眼睑下方红斑,并渐增大。

(2) 检查:可见上述检查结果,符合血管瘤的特点。

(3) 鉴别诊断:主要与静脉畸形鉴别,原称海绵状血管瘤,多数在出生时未被发现,也有在幼儿期或成年出现症状后引起患者重视。病损位置深浅不一,如位置较深则皮肤黏膜颜色正常,表浅病损则呈蓝色或紫色。边界不清,扪之柔软,可以被压缩,有时能扪及静脉石,体位移动试验可呈阳性。

治疗:密切观察随访,如发展迅速可用泼尼松行瘤腔内注射。

(三)脉管畸形

【疾病特征】

1. 脉管畸形:主要包括静脉畸形、微静脉畸形、动静脉畸形、淋巴管畸形和混合型脉管畸形。

2. 静脉畸形:好发于颊、颈、眼睑、唇、舌或口底部。位置较深者表面皮肤、黏膜色泽正常,表浅病损呈现蓝色或紫色。边界不清,扪之柔软,可被压缩,有时可扪及静脉石。体位移动试验可呈阳性。

3. 微静脉畸形:即常见的葡萄酒色斑。多发于颜面部皮肤,常沿三叉神经分布区分布,呈鲜红色或紫红色,与皮肤表面平,周界清楚。以手指压迫病损表面颜色退去,解除压力后病损恢复原有大小和色泽。

4. 动静脉畸形:多见于成人,常发生在颞浅动脉所在的颞部或头皮下组织中。病损高起呈念珠状,表面皮温稍高。扪诊有震颤感,听诊有吹风样杂音。若将供血的动脉全部压闭,则病损区的搏动和杂音消失。

5. 淋巴管畸形:常见于儿童和青年,好发于舌、唇、颊及颈部。发生舌部者可表现为巨舌症,表面黏膜粗糙,呈结节状,有黄色小疱突起。颈部巨大的淋巴管畸形亦称为囊性水瘤。病损大小不一,表面皮肤色泽可正常,呈充盈状态,扪诊柔软,有波动感。体位移动实验阴性,透光试验阳性。

6. 混合型脉管畸形:是存在上述一种类型以上的脉管畸形。

【诊断要点】

根据病史,结合体格检查结果可以初步作出诊断。

【鉴别诊断】

舌下腺囊肿,发生在口底的脉管畸形应与舌下腺囊肿鉴别,后者可损伤破裂,流出黏液而暂时消失,数日后又逐渐增大。囊肿表面黏膜呈蓝紫色,质地柔软,边界清楚,穿刺有蛋清样黏液抽出。

【治疗原则】

脉管畸形的治疗应根据病损类型、位置及患者的年龄等因素综合考虑决定。静脉畸形可用无水乙醇、3%鱼肝油酸钠或平阳霉素行病损腔内注射。动静脉畸形可在数字减影血管造影(DSA)下选择责任血管行栓塞治疗。淋巴管畸形主要采用手术切除和硬化剂腔内注射治疗，肿瘤切除后的创面可直接缝合或用局部皮瓣转移修复、游离植皮或组织移植整复。

【案例分析】

患者女性,55岁。

主诉:发现左下唇无痛性暗紫色肿块30年。

现病史:患者30年前无意中发现左侧下唇无痛性肿块,约米粒大小,肿块表面呈紫红色,质地柔软,可压缩。患者未予以重视,未行任何治疗,之后肿块缓慢增大,期间无时大时小。现肿块逐渐增大,因影响美观就诊于医院门诊。

既往史:否认其他全身性疾病,否认药物过敏史。

检查:左侧下唇唇红处可见1 cm×1 cm大小类圆形肿块,质地柔软,可压缩,体位移动试验阳性。

诊断:左下唇部脉管畸形(静脉畸形)。

诊断思路

(1)患者主要表现为左侧下唇无痛性暗紫色肿块30年,缓慢增大。该病史符合左侧下唇良性肿瘤的表现。

(2)检查同上述"案例分析"。

(3)鉴别诊断:主要与下唇黏液囊肿鉴别。其好发于下唇,囊肿位于黏膜下,表面仅覆盖一薄层黏膜,故呈半透明、浅蓝色的小泡,状似水泡。质地软而有弹性,囊肿很容易咬破,流出蛋清样透明黏稠液体后囊肿消失,破裂处愈合后,又被黏液充满,再次形成囊肿。

治疗:平阳霉素瘤腔内注射,如脉管畸形范围较大,可能需要多次注射或局部缝扎后注射。

四、颌面部常见恶性肿瘤

(一)舌癌

【疾病特征】

1. 多见于中老年人,亦可见于年轻人。

2. 好发于舌缘,其次为舌尖、舌背。

3. 临床表现为溃疡型、浸润型和外生型,并以溃疡型多见。如舌肌广泛受侵,可导致舌体运动受限、语言及吞咽功能障碍。

4. 可有白斑等癌前病变病史,也可有局部长期慢性创伤因素存在(如残根、锐利牙尖等)。

5. 淋巴结转移发生率高,转移部位以颈深上淋巴结群多见。

6. 舌癌可发生远处转移,一般多转移至肺部。

【诊断要点】

1. 对于经久不愈的舌部溃疡,可造成进食、说话及吞咽困难。临床检查见病变呈火山口状,边缘呈圆形隆起,同时颈部可扪及肿大、固定、无痛的淋巴结者应考虑为舌癌可能。

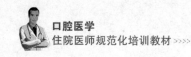

2. 除了原发灶的组织病理学诊断之外,在初次治疗前应充分进行颈部淋巴结、肺部等检查,以排除远处转移的可能。

【鉴别诊断】

结核性溃疡:可发生于任何年龄,溃疡较浅,边缘有倒凹,底部有干酪样坏死物质,多有陈旧性肺结核,早期即有明显自发性痛。活检后病理检查可明确诊断。

【治疗原则】

1. 强调早期发现与早期治疗。对于原因不明的溃疡,经随访 2 周后仍无愈合倾向者,则应切取做活检。

2. 目前,以手术为主的综合治疗仍然是舌癌的治疗规范方案。

3. 早期病例,宜手术彻底切除原发灶或加选择性颈淋巴清扫术。中晚期病例,强调包括扩大切除、根治性颈淋巴清扫、放疗及化疗在内的综合治疗。

【案例分析】

患者男性,65 岁。

主诉:左侧舌缘溃疡迁延不愈 5 个月,疼痛伴舌体运动受限 2 周。

现病史:患者 5 个月前发现左侧舌缘溃疡,当时疼痛不明显,患者未予以重视,未做任何处理。此后溃疡迁延不愈,范围逐渐增大,并偶有疼痛。2 周前患者自觉说话、进食时舌体运动受限,疼痛加剧,同时发现左侧颌下区有多枚肿块,即来医院就诊。

既往史:否认其他全身性疾病,否认药物过敏史。

检查:面部对称,张口度正常。左侧中 1/3 舌缘见 1.5 cm×2 cm 大小溃疡,边缘隆起呈火山口状,基底部较硬,边界不清。伸舌偏左,舌体活动受限。左侧颌下区可扪及多枚肿大淋巴结,质地中等偏硬,活动度差,无明显触压痛,与周围组织边界不清。

诊断:①左侧舌癌;②左侧颌下区淋巴结转移癌可能。

诊断思路

(1) 中老年男性患者,主要表现为左侧舌缘溃疡迁延不愈 5 个月,疼痛伴舌体运动受限 2 周。患者发病时间较长,病变发展快速,并有疼痛和舌体运动受限的症状,应考虑恶性肿瘤。

(2) 检查所见,同上述本"案例分析"中检查,应考虑左侧舌癌伴颈部淋巴结转移癌可能性大。

治疗

(1) 局麻下切取活检,明确病理诊断。

(2) 根据病理报告行术前化疗。

(3) 完善常规术前检查后,行左舌癌根治术+左侧颈淋巴清扫术+游离皮瓣修复术。

(4) 根据患者具体情况,术后选用放疗和(或)化疗。

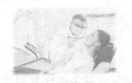

第五章

常用口腔外科学治疗操作技能及评估要点

第一节 牙拔除术

【疾病特征】

拔牙是口腔颌面外科最基本的操作,熟练掌握各项拔牙适应证和禁忌证是口腔科医生的基本要求。但是,必须认识到拔牙适应证和禁忌证都是相对的,随着口腔治疗手段的提高和医疗技术的发展,过去很多属于拔牙适应证的病牙,现在可以保留,有些禁忌证经过治疗可以成为适应证。这就需要口腔科医生熟练掌握丰富的专业知识,在实际工作中灵活运用,才能取得拔牙手术的成功。

1. 适应证

(1)牙体病:严重龋坏、牙冠严重破坏已不能修复,而且牙根或牙周情况无法通过治疗恢复利用者,如残根、残冠。

(2)根尖周病:长期慢性根尖周病变,根尖周大面积阴影,根管治疗、根尖切除术等失败者。

(3)牙周病:重度牙周病,牙周骨组织大部分破坏,预后不良者。

(4)牙外伤:冠折至龈下,或根折且折裂线与口腔相通,难以治疗者需拔除。但如根尖1/3折断不与口腔相通者,可通过治疗后保留。

(5)埋伏牙、阻生牙:引起冠周炎、邻牙龋坏或牙根吸收、造成牙列不齐者。

(6)额外牙:影响周围正常牙的萌出,造成错𬌗畸形者。

(7)滞留乳牙:影响恒牙萌出者应拔除。成人牙列中的乳牙,如下方无恒牙胚或恒牙阻生且乳牙无松动时,可保留。

(8)移位、错位牙:影响美观及功能无法用正畸方法治疗者。

(9)治疗需要:因正畸治疗或义齿修复需要拔除的牙;恶性肿瘤放射治疗前为预防严重并发症而需拔除的牙;囊肿或良性肿瘤累及的牙等。

(10)病灶牙:对可疑为某些疾病,如风湿病、肾炎,特别是一些眼病(虹膜睫状体炎、视神经炎、视网膜炎等)的病灶牙,在相关科室医生的要求下,可给予拔除。引起某些局部疾病,如颌骨骨髓炎、上颌窦炎等的病灶牙,在急性炎症控制后也应予以拔除。

(11)骨折累及的牙:颌骨骨折或牙槽骨骨折所累及的牙,在不影响骨折愈合的前提下

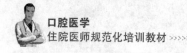

应尽量保留。

2. 禁忌证

（1）心血管系统疾病：有以下情况应视为拔牙禁忌证或暂缓拔牙：有近期心肌梗死病史者；近期心绞痛反复发作；心功能Ⅲ～Ⅳ级或有端坐呼吸、发绀、颈静脉怒张、下肢水肿等症状；心脏病合并高血压者应先治疗高血压后拔牙，有Ⅲ度或者Ⅱ度Ⅱ型房室传导阻滞、双束支阻滞、阿斯综合征史者。

1）对于风湿性和先天性心脏病患者，为预防术后菌血症导致的细菌性心内膜炎，术前、术后要使用抗生素。

2）冠心病患者拔牙可诱发急性心肌梗死、房颤或室颤等严重并发症，需在术前服用扩张冠状动脉的药物。

（2）高血压：如为单纯性高血压病，在无心、脑、肾并发症的情况下，一般对拔牙有良好的耐受性。如术前血压较高，可能在术中导致高血压脑病或脑血管意外等危象的发生。如血压＞180/100 mmHg，则应先控制血压后再行拔牙。

（3）血液系统疾病

1）贫血：血红蛋白低于80 g/L，血细胞比容＜0.3者，禁忌拔牙。经治疗后血红蛋白＞80 g/L者，可以拔牙。

2）白细胞减少症和粒细胞缺乏症：周围白细胞＜$4×10^9$/L，粒细胞绝对计数＜$1×10^9$/L，中性粒细胞＜$1×10^9$/L时，应避免拔牙。

3）白血病：急性白血病为拔牙禁忌证。慢性白血病处于稳定期者，需与专科医生合作下方可拔牙，并注意预防出血和感染。

4）恶性淋巴瘤：必须在治疗有效、病情稳定后，与相关专家配合下方可拔牙。

5）出血性疾病：原发性血小板减少性紫癜，急性期禁忌拔牙。慢性期拔牙应在血小板计数＞$100×10^9$/L时进行，必要时可在专科医生监护下进行。血友病患者如必须拔牙时，应补充血浆因子Ⅷ，并待其浓度提高到正常的30％时，方可进行。术前、术后适当应用抗生素以预防感染。

（4）糖尿病：糖尿病患者拔牙手术后发生感染的可能性高于正常人，因此拔牙时空腹血糖应控制在8.88 mmol/L以下为宜；未控制而严重的糖尿病，应暂缓拔牙。糖尿病患者接受胰岛素治疗后，拔牙时间最好选择在早餐后1～2小时进行，因此时药物作用最佳。术前、术后需预防性应用抗生素。

（5）甲亢：手术刺激及感染可能引起甲状腺危象，严重者可危及生命。拔牙应在控制甲亢后进行，静息时脉搏＜100次/分，基础代谢率＜＋20％方可进行。

（6）肾脏疾病：各类急性肾病均应暂缓拔牙。

（7）肝炎：急性肝炎期间禁忌拔牙。慢性肝炎肝功能有明显损害者拔牙应慎重，肝功能异常者拔牙术前2～3天应给予足量维生素K及维生素C，并给予其他保肝药物，术后需持续用药。术中还可加用局部止血药物。

（8）妊娠：对于引起极大痛苦，必须拔除的牙，在正常健康者的妊娠期间皆可进行，但对于选择性手术则需全面衡量。在怀孕的第4～6个月期间，进行拔牙或手术较为安全。

（9）月经期：月经期拔牙，有可能发生代偿性出血，一般认为应暂缓拔牙。

(10) 口腔颌面部感染急性期：急性炎症期应根据具体情况慎重决定，首先需控制炎症。如牙已高度松动，拔牙有助于引流及炎症局限时，可在抗生素控制下予以拔除。如患牙为复杂牙，手术难度大、创伤大，则可能促使炎症扩散，加重病情，应暂缓拔牙。急性冠周炎、腐败坏死性龈炎、急性传染性口炎、年老体弱患者应暂缓拔牙。

(11) 恶性肿瘤：位于恶性肿瘤范围内的牙，应与肿瘤一并切除。对位于放疗照射区内的患牙拔除，应持慎重态度。一般在放疗后 3～5 年后方可拔牙，且术中尽量减少创伤，否则易发生放射性骨坏死。

(12) 长期抗凝药物治疗：长期使用抗凝药物者，拔牙应慎重考虑，需与专科医生配合，综合分析停药风险。术前停用抗凝药物 3～5 天，术中及术后采取止血措施。

(13) 长期接受肾上腺皮质激素治疗：此类患者的拔牙应与专科医师合作进行。

(14) 神经精神疾患：主要为合作问题。术前评估无法配合手术者，需暂缓拔牙。

一、普通牙拔除术

【治疗原则程序】

1. 医患沟通：术前与患者认真沟通，使患者了解手术的必要性和术中、术后可能发生的情况，建立医患间的相互信任。

2. 详细询问病史：包括全身系统性疾病史，药物过敏史，药物使用史等。女性患者需询问妊娠史和月经史。必要时应做进一步检查。

3. 检查：如口腔检查，必要时拍摄 X 线片以进一步了解患牙及其牙周情况，以及与周围重要解剖结构的关系。

4. 调整椅位：拔上颌牙时，患者𬌗平面与地面成 45°角。拔下颌牙时，患者𬌗平面与地面水平。

5. 麻醉：拔牙区域及麻醉穿刺区以 1% 碘酊消毒，如碘过敏者可用医用酒精消毒手术区。术者常规消毒洗手及戴消毒手套操作。患者注射麻药后不可离开，需注意观察其麻醉后反应。

6. 准备拔牙器械：根据拔牙部位及难易程度选择合适的牙龈分离器、牙挺、牙钳和刮匙。

(1) 牙龈分离器：拔牙前必须使用牙龈分离器进行牙龈分离，以防止造成牙龈撕裂，也可使用探针或其他代用器械进行。

(2) 牙钳：牙钳由钳柄、关节和钳喙构成。选择牙钳时不必拘泥于其名称的限制，适合就是原则。

(3) 牙挺：牙挺由刃、柄和杆 3 个部分组成。其工作原理为杠杆原理、楔原理以及轮轴原理，应将这 3 种力学原理结合运用，不可使用暴力。临床操作时，应根据牙根宽度及弧度选择适合的牙挺。

(4) 刮匙：分为直匙、弯匙两种，常用的是弯刮匙。刮匙的主要作用是去除拔牙窝内的残片、肉芽组织、根尖囊肿或肉芽肿，所以使用时不可盲目搔刮以免损伤残留的牙周膜。

7. 再次与患者确认拔牙牙位。

8. 牙龈分离:牙龈分离器紧贴牙面插入龈沟至牙槽嵴顶,先分离唇颊和舌侧,再分离邻面,将牙龈轻轻掀离根面。

9. 挺松牙齿:对于牢固无松动的牙、死髓牙、牙冠有大的充填体或冠部破坏较大的牙,应用牙挺将牙挺松后,再换用牙钳。

(1) 选合适的牙挺,由近中面与颊面交界处插入患牙牙周膜间隙,以牙槽嵴顶为支点,向深部插入,旋转牙挺,并结合小幅度的撬动,利用杠杆原理、楔力和轮轴原理,逐渐挺松病牙。

(2) 在使用牙挺时,需注意以下几点:①必须以手指作保护,避免牙挺滑脱,导致牙龈撕裂;②绝不能以邻牙作支点,除非同时拔除邻牙;③不能以颊侧或舌侧骨板为支点,否则易造成牙槽骨骨折;④不可使用暴力;⑤松动牙可免用牙挺。

10. 安放牙钳:选择合适的牙钳,将钳喙分别从患牙的唇(颊)侧及舌(腭)侧插入患牙的牙龈间隙内,尽量向根尖方向推压,夹紧牙齿,夹紧程度以钳喙不易滑动为宜,并使钳喙的长轴与牙齿的长轴平行,注意勿伤及邻牙。握钳时,手掌勿太接近牙钳关节部,应握钳柄接近末端处。

11. 拔除患牙:再次确认牙位后夹紧患牙,可利用颊舌向摇动、扭转(上前牙)和牵引的方法拔除患牙。

(1) 摇动是使牙松动的主要方式,摇动时先向阻力小、骨板薄的一侧用力,通过反复缓慢的摇动,最终使牙根完全松动。在此过程中,切忌幅度过大,造成牙折甚至牙槽骨骨折。摇动时,一般先向颊侧用力。

(2) 扭转仅适用于圆锥形的单根牙,如上颌前牙和下颌尖牙。

(3) 牵引是使牙脱位的最后步骤,是在牙已经有一定的松动度后方可进行。牵引时仍需与摇动或扭转相结合,沿阻力最小方向脱位。如牙根弯曲,应沿弯曲的弧度进行脱位。脱位时不能用力过猛,注意保护,避免用力控制不稳击伤对颌牙齿或邻牙。

12. 术后检查:检查拔除牙的牙根数目是否相符、牙根是否完整、根尖触诊是否光滑。有时重度牙周炎的患牙会发生病理性根折,拔牙后应仔细检查,切勿遗留牙根。

13. 拔牙窝的处理:用刮匙刮除牙槽窝内残留骨片、牙片或肉芽组织,保留牙周膜组织。使用刮匙时切忌盲目搔刮应先行探查,确认有残留骨片、牙片或肉芽组织时方可用力刮净。随后,修整过高的牙槽中隔、骨嵴或牙槽骨壁,去除游离碎骨片。如有牙龈撕裂,则需缝合,以防术后出血。最后,用手指垫以纱布在拔牙窝颊舌侧压迫使之复位。乳牙拔除后不可搔刮牙槽窝,以免损伤恒牙胚。

14. 拔牙术后注意事项:拔牙创表面置消毒纱布并嘱患者咬紧30分钟后弃除。拔牙24小时内不要漱口或刷牙,以预防出血。拔牙两小时后可进食,拔牙当日应进食软食,食物不宜过热并尽量避免用拔牙侧咀嚼。拔牙后切忌反复吸吮伤口,以防止出血。告知患者,术后24~48小时内口腔内可能会有血丝,不必恐慌,如出血量较大可在咬紧消毒纱布后及时就医。有出血倾向的患者,需观察30分钟彻底止血后方可离去。

如麻醉作用消失后伤口感到疼痛,必要时可服用止痛药物。如术后2~3天出现再次疼痛,需及时复诊,考虑继发感染可能。

【治疗要点】

1. 上颌前牙:拔除时以摇动和旋转为主,牵引时力量不宜过大,以防突然脱位时损伤下颌前牙。

2. 上颌前磨牙：拔除时以摇动为主，先向颊侧再向腭侧，逐渐加大摇动幅度，并结合颊侧远中方向的牵引力量将之拔除。不可使用旋转力，以防断根。

3. 上颌第一、第二磨牙：为多根，比较牢固。可先将其用牙挺挺松后，再结合摇动的力量逐渐加力使之进一步松动，最后向下、向颊侧牵引将牙拔除。拔上颌磨牙时不可使用扭转力。也可在拔牙前通过 X 线检查确认牙根数目和方向后先行去冠、分根，再将各个牙根分别拔除。

4. 上颌第三磨牙：牙根变异较大，一般牙根向远中弯曲。有时单用远中方向的挺力即可将牙挺出，但因其位置靠后，视野及操作困难，需尽量避免断根。在使用拔牙器械时，必须尽量小心，逐渐加力，遇到阻力时不可贸然加大力度。可将牙挺和牙钳交替运用，使患牙逐渐松动，最终向远中牵引拔除。

5. 下颌前牙：拔除方法为向唇、舌侧摇动，结合向上牵引力将其拔除。下颌切牙不可使用扭转力，只有下颌尖牙可稍加扭转。

6. 下颌前磨牙：拔牙时主要向唇颊侧摇摆，使其松动后结合向上、向颊侧牵引力将其拔除。

9. 下颌磨牙：先用牙挺挺松患牙，再通过颊、舌侧摇摆逐步扩大牙槽窝，松动后向颊侧上方牵引拔出。下颌第一、二磨牙多为近、远中分根，可将牛角钳喙角尖插入根分叉处，以牙槽突为支点将患牙楔出，即使未能楔出也可起到分根的作用。下颌第三阻生智齿的拔除下文作专门论述。

【案例分析 1】

患者女性，16 岁。

主诉：正畸治疗需要拔除双侧上颌第一前磨牙。

现病史：患者上前牙牙列拥挤拟行正畸治疗，经正畸科医生检查后需先行拔除双侧上颌第一前磨牙。

既往史：否认全身系统性疾病史。父亲有牙列拥挤史。

检查：恒牙列，13～23 牙列拥挤，牙龈乳头充血，见牙石，无叩痛及松动，后牙咬𬌗关系良好。X 线检查为 14，24 根尖形成，根尖孔闭锁。

诊断：14，24 正畸拔牙。

治疗：分次拔除 14，24。

分析

(1) 切忌拔错牙位。患者因正畸需要减数拔牙，牙体大多无病损，且患者年龄一般较小，无法自主表达意愿，故医生在正畸拔牙时尤须谨慎。拔牙前需根据正畸医生病史认真核对牙位，并与患儿监护人确认后方可进行拔牙手术。

(2) 拔牙过程中尽量减少创伤，尽可能使用牙钳利用颊舌向的摇摆和𬌗向的牵引力拔除患牙。有条件者可使用微创拔牙器械拔除患牙。

(3) 拔牙后牙槽窝无需刮爬，以保护牙周组织促进牙槽骨形成。

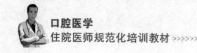

二、牙根拔除法

【疾病特征】

牙根残留有两种情况：①是由于牙冠破坏后的牙根残留；②拔牙时造成的牙根折断、残留。

一般而言，遗留在牙槽窝内时间较久的残根，其周围组织常伴有不同程度的破坏、吸收，拔除相对容易。而拔牙术中造成的断根则拔除较为复杂。原则上，各种断根均应拔除。但是，当患者全身情况较差，手术时间过长，损伤过大而无法耐受时，可考虑延期手术。另外，断的根较短，仅为根尖部折断，周围组织无炎症反应或继续取根会造成严重并发症者，可保留断的根长期观察。

【治疗原则】

术前明确断根的原因、数目、位置、大小、深浅、阻力情况、斜面情况及与周围重要结构的关系（如上颌窦、下颌神经管等）。最好在术前常规行 X 线检查。

制订周密的手术方案，并及时与患者沟通，取得患者的理解和配合。

取根时，手术视野必须清晰，止血必须彻底，切忌盲目操作。如术中渗血较多，可用含肾上腺素的棉球压迫止血。

常用的取根方法

1. 根钳拔除法：适用于断面在牙颈部或以上，可用根钳直接夹紧者，或通过去除少许牙槽骨，即可用根钳夹住断根者。

2. 牙挺拔除法：牙根断面过低，无法直接用牙钳拔除者，需用牙挺先将其挺松。

（1）器械选择：高位断根选择直牙挺；低位选择根挺；根尖 1/3 折断选择根尖挺。根挺和根尖挺都有直挺和弯挺两种，直挺用于前牙，弯挺用于后牙。

（2）支点选择：以牙槽中隔、牙槽窝壁或腭侧骨板为支点。

（3）操作步骤：如为多根牙，可先用涡轮钻或双面凿分根后，再分别拔除。从多方向试探，寻找较易插入点，将牙挺插入断根与牙槽骨板之间。如无法找到根与骨的交界面，可在断根上方用骨凿去除少许牙槽骨，一方面可以暴露视野；另一方面也有利于挺的插入。挺插入后，先用稍大的楔力并轻轻转动，逐渐向根尖推进，将牙根挺松并取出。下颌磨牙在一个牙根已拔除时，可将三角挺插入牙根已拔除的牙槽窝底，挺尖置于牙槽中隔根部，以牙槽窝壁为支点，向上旋转，将牙槽中隔连同另一牙根一起挺出。

3. 探针或根管扩大针取根法：较小的尤其根尖弯曲的断根，有时可试用探针或根管扩大针取出断根。用力将探针或根管扩大针旋转插入根管内，向𬌗面方向提拉，常可将断根带出。

4. 翻瓣去骨法：适用于任何用其他方法无法取出的牙根，但由于手术创伤较大，术后牙槽骨骨量减少，不利于义齿修复，故需慎用。

（1）翻瓣：沿牙龈做沟内切口直达牙槽嵴顶骨面，以充分暴露手术野为原则。必要时，在沟内切口的末端做附加切口，形成"L"形或梯形切口。从切口末端或两切口交界处插入骨膜分离器，紧贴骨面逐步向前推进，全层掀起黏骨膜瓣。切忌使用暴力，造成组织瓣撕裂。

（2）翻瓣时注意事项：需行全厚的黏骨膜瓣，切透骨膜；瓣的基底必须比游离龈缘宽大，以确保血液供应；需充分暴露视野；切口下必须有骨组织支持；切口设计时避免损伤周围重要结构（下颌前磨牙翻瓣时需避开颏神经；下颌后牙区翻瓣时不可太偏舌侧，以免损伤舌神经；上颌腭侧翻瓣时，需注意切牙孔和腭大孔处有神经血管束穿行，注意保护，必要时切牙孔处之鼻腭神经血管束可被切断（因其出血少、神经再生快）；附加切口应位于牙面的近中或远中颊角，与龈缘约呈45°，且不能超过龈颊沟底。

（3）去骨：使用骨凿或涡轮钻去除部分牙槽骨，去骨量以暴露牙根、插入牙挺为度，去骨宽度应达到牙根的整个宽度。使用涡轮钻去骨时创伤较小，术后反应轻、并发症少，操作较容易，初学者易于掌握。用涡轮钻去骨时应保持机头喷水，以免烧伤骨组织。

（4）拔除牙根：充分暴露牙根后，应用根钳和牙挺按前述之操作常规，取出牙根。仔细检查创面，修整过锐、过高的骨缘、骨突，彻底清理创口并缝合组织瓣。

【案例分析】

患者男性，45岁。

主诉：左上后牙折裂2天，咀嚼不适。

现病史：患者数年前左上后牙因夜间自发痛曾行根管治疗，后未予以冠修复。2天前进食时不慎折裂，现要求治疗。

既往史：自诉6年前曾有早搏史，现无不适。今行心电图检查提示：窦性心律，76次/分。

检查：26牙体折裂至颊侧根分叉以下，牙体大部缺损，充填物脱落，牙无叩痛、无松动，牙龈无充血及肿胀。X线检查：26根充材料存，根尖无阴影。

诊断：26折裂牙（根折）。

治疗方案

（1）2%利多卡因颊、腭侧局部浸润麻醉。

（2）去除牙冠，高速涡轮机去除残留牙冠至牙龈水平。

（3）分根，X线显示有颊、舌、腭3个牙根，利用涡轮机先颊、舌向分根，再近、远中向分根。

（4）利用牙挺将牙根挺松后拔除。

（5）用刮匙清理牙槽窝内肉芽及碎牙片，牙槽窝应做压迫复位以缩小拔牙创。

（6）拔牙术后给予常规医嘱。

分析

（1）拔牙前需仔细询问病史，排除拔牙禁忌。患者自诉曾有室性期前收缩史，需行心电图检查，如有频发性室性期前收缩，则应暂缓手术。

（2）后牙牙根多为多根牙，如能在拔牙前正确分根，则拔牙时会简单很多。分根前应行X线检查，上颌后牙应先颊、腭向，再近、远中向分根；下颌后牙则应先颊、舌向分根。

（3）使用牙挺时需将挺刃置于牙根与牙槽骨板之间。拔除上颌后牙时，如牙挺放置不当，则易将牙根直接推入上颌窦内。上颌第一磨牙的腭根和第二磨牙的近中颊根位置与上颌窦接近，拔除时需注意。除此之外，上颌第二前磨牙的断根在拔除时也需小心。

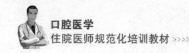

三、阻生牙拔除术

【疾病特征】

阻生牙是指由于邻牙、骨或软组织的障碍,而只能部分萌出或完全不能萌出的牙。尤其以上、下颌第三磨牙最为常见,其次为上颌尖牙和下颌双尖牙。

【适应证】

1. 不能正常萌出且患有牙体或牙周疾病者。

2. 影响邻牙健康者。

3. 冠周炎反复发作者。

4. 引起牙源性囊肿或肿瘤。

5. 正畸或义齿修复需要拔牙者。

6. 可能为颞下颌关节紊乱病诱因的下颌阻生智牙。

7. 妨碍下颌喙突运动的上颌阻生智牙。

8. 因完全骨阻生而被疑为某些原因不明的神经痛病因者,或可疑为病灶牙者,亦因拔除。

【禁忌证】

1. 与一般拔牙术禁忌证相同。

2. 急性炎症期应暂缓拔牙。

3. 完全骨埋伏且无症状者可不予拔除。

【治疗原则】

详细询问病史,排除手术禁忌证。

1. 口腔检查:口内检查包括阻生部位、阻生方向、高低位置、冠周有无感染以及邻牙是否松动、龋坏、有无充填和修复体。口外检查主要是张口是否受限、有无面颊瘘、淋巴结有无肿大。

2. X线及CT检查:X线检查应作为阻生牙拔除前常规检查项目,有条件者可行锥形束CT检查。通过X线检查可以了解阻生牙的阻生类型、牙根形态、周围骨质的密度,以及阻生牙与周围重要结构(如下颌神经管与下颌阻生智齿、上颌窦与上颌阻生智齿)的关系。读片时,要注意周围组织是否同时存在其他可疑病变,切不可贸然拔牙。锥形束CT较常规X线检查,定位更精确。

3. 全面分析病史和各项检查,制订手术方案:首先应做拔牙阻力分析,阻生齿的阻力主要有3个方面。

(1) 软组织阻力:𬌗面软组织覆盖不多或覆盖稍多但组织松弛者,仅作分离即可直接拔除阻生齿;若软组织覆盖𬌗面一半或虽不及但组织不松弛者,需将软组织切开、分离,方能解除阻力。

(2) 骨阻力:高位阻生齿冠部一般无骨阻力或阻力不大;近中阻生齿和垂直低位阻生齿骨阻力在远中;各种低位阻生齿,冠部骨组织常覆盖在冠周最突点以上,需用去骨法或分牙法去除骨阻力。根部骨阻力与牙的倾斜程度、牙根形态、周围骨质密度及是否存在骨粘连而选择相应方法。

(3) 邻牙阻力:指在阻生齿脱位过程中,因未解除冠部或根部阻力,导致阻生齿与邻牙抵触而无法拔出者。可采用分冠或去骨的方法来解除邻牙阻力。

4. 拔牙方法:根据阻生牙部位不同,我们需采用不同的拔牙方法。

(1) 下颌阻生智齿拔除

1) 术区准备:因为下颌智齿冠周常有炎症,龈沟和盲袋内可能存在食物残渣或脓性分泌物,牙龈分离前需用3%过氧化氢和生理盐水反复冲洗。

2) 翻瓣:完全埋伏及有牙龈阻力者需切开覆盖的软组织并翻瓣。国内常用的"L"形切口:近中切口自下颌第二磨牙近中颊角向前、下斜向切开,末端止于前庭沟上缘,远中切口沿下颌第二磨牙牙颈部至远中龈缘正中斜向外后方,不可过于偏舌侧。全层翻开黏骨膜瓣。如翻瓣时发现手术野暴露不够,可在切口远端继续向外后方做延长切口。

3) 去骨:翻瓣后决定应去骨部位及去除的骨量。去骨量决定于牙在骨内的深度、倾斜情况和牙根形态等,以牙挺能否插入冠的近中面下方为宜。去骨时选用骨凿或涡轮钻,先去除冠部骨阻力,一般垂直阻生去骨要至牙冠外形高点以下;水平位和近中阻生去骨时近中至近中颊沟以下、远中至颈部以下。再根据牙根形态和根部骨阻力情况决定分牙或去骨,以解除根部骨阻力。水平位和近中位阻生齿,远中骨覆盖较薄,常可用圆凿贴牙面将骨质向远中推开,即可去除骨阻力。如舌向阻生必须去除舌侧骨板,需注意保护舌神经。

4) 分牙:主要目的在于去除邻牙阻力,减少根部骨阻力。可利用骨凿劈开或高速手机磨除,常用的方法有两种。①正中劈开:适用于根分叉较高而牙根有阻力者,劈开时将骨凿或高速手机置于正中发育沟处,长轴与智齿长轴保持一致。劈开或切开后,将牙一分为二。②近中劈开:适用于邻牙有阻力者,将骨凿或涡轮钻置于近中发育沟,劈开或切开近中牙冠。先挺出远中牙冠及牙根,再取出近中牙冠及牙根。

5) 拔除:在去除阻生智齿周围阻力后,使用牙挺及牙钳将智齿拔除。如智齿牙周间隙过紧,牙挺无法插入时,可采用增隙法。将弧形骨凿紧贴骨面置于牙周间隙内,用骨锤适当敲击使之楔入间隙。如为断根无法楔入牙周间隙时,可将骨凿置于牙周间隙稍外侧(即牙槽骨内板之外),这样易于增隙成功。

(2) 上颌阻生智齿拔除:嘱患者半张口位,使颊部松弛。做"L"形切口,全层翻开黏骨膜瓣,暴露手术野。去除颊侧及牙冠表面的骨质,至少暴露牙冠的最大周径。从近中颊角牙颈部处插入牙挺,向远中、颊向挺出。注意保护上颌结节,防止发生骨折。

(3) 上颌阻生尖牙拔除:术前准备,因上颌尖牙对面部美容和稳定牙弓起着重要作用,所以拔除需慎重,应请正畸医生会诊后,确定是否拔除。唇侧阻生时,可在唇侧做梯形或弧形切口,翻瓣后去骨显露牙冠。阻生尖牙位于腭侧时,应从腭侧切开,切口自第二前磨牙的远中腭侧至中切牙,并沿颚中线向后稍延长以翻起黏骨膜瓣;或在双侧第一前磨牙腭侧做弧形切口,避开鼻腭孔。翻瓣、去骨后拔除牙齿。水平位阻生时,可从颈部横断牙体,将冠、根分别取出。

(4) 上颌前牙区埋伏多生牙拔除:术前X线或锥形束CT定位,确定埋伏多生牙与唇、腭侧及邻牙牙根的关系。

埋伏牙偏唇侧时,可于唇侧牙槽突做弧形切口或龈缘梯形切口;偏腭侧时,通常采用腭

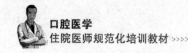
侧龈缘切口。翻瓣、去骨后拔除多生牙。

(5) 牙槽窝清理,手法复位:清除牙槽窝内异物和炎性肉芽组织,严禁常规搔刮拔牙窝。如拔牙窝内无血块,可用刮匙轻轻搔刮牙槽骨壁使其血液充盈。术后常规用手指将牙槽窝压迫复位。

(6) 切口缝合,加压止血。拔牙术后给予常规医嘱。

【注意事项】

1. 对低位的复杂下颌阻生第三磨牙,拔牙前应说明可能伤及下牙槽神经或发生下颌骨骨折,并征得患者同意,签署手术同意书。遵循"少去骨,多分牙"的原则,尽量减少手术创伤。去骨及去除牙阻力时避免使用暴力以造成意外骨折。

2. 拔牙时,注意保护,扶持下颌。在拔下颌牙时,不固定下颌,会降低器械使用力度,甚至发生关节脱位。

3. 保护邻牙。拔牙时用左手手指扶触患牙和邻牙,既可增加邻牙固位力,感觉邻牙是否受力和受力大小;又可了解患牙的受力和移动情况。

4. 患牙已有松动时不宜再行劈开,否则易发生牙移位或舌侧骨板骨折。

【案例分析1】

患者男性,23岁。

主诉:上前牙先天缺失,要求修复。

现病史:患者上颌前牙先天缺失,间隙较大,影响美观,要求修复。

既往史:否认全身系统性疾病史。

检查:11缺失,12无叩痛,松动Ⅰ°,牙髓电活力测定反应迟钝,牙体无变色。11、12区颊侧牙槽骨饱满,牙龈无充血、肿胀。X线检查显示11埋伏阻生,位于12近中根尖区,周围骨质吸收影,12根尖未及吸收。CT检查显示11牙体发育不完全,牙根未形成,牙冠位于12颊侧根尖处。

诊断:①11埋伏阻生;②12慢性牙髓炎。

治疗:手术拔除11;治疗12慢性牙髓炎;择期修复11缺失。

处理

(1) 完善各项术前检查,排除手术禁忌。

(2) 术前谈话、签字,告知术中、术后可能出现的情况,取得患者的理解和信任。

(3) 常规消毒、铺巾。

(4) 1%利多卡因颊侧局部浸润麻醉+鼻腭孔阻滞麻醉。

(5) 于11、12唇侧牙龈做弧形切口,切透黏骨膜,全层翻起黏骨膜瓣。

(6) 在12近中根部去除部分牙槽骨,完整暴露埋伏牙。

(7) 运用牙挺及牙钳将患牙拔出。

(8) 刮除创面内肉芽组织,用生理盐水冲洗创面,修整牙槽骨锐利边缘至圆钝。

(9) 将黏骨膜瓣复位后严密缝合。

(10) 术后予以抗炎消肿药物。

分析

(1) 患者11埋伏阻生与12牙根相毗邻,X线检查显示周围骨质吸收,同时临床检查可见 12 牙髓活力降低,故在修复前必须先将埋伏阻生牙拔除,以防止修复后基牙出现问题。同时将来如行种植修复,也需先将其拔除。

(2) 术前通过 X 线或 CT 检查定位埋伏牙的大致位置,并设计相应切口。切口设计时尽量保护上唇系带或相关解剖结构。

(3) 在术中去除牙槽骨时,需注意保护邻牙牙根,防止损伤。

(4) 术后 12 行牙髓治疗,定期随访。

(5) 术后 3 个月复查 X 线检查,行种植或烤瓷桥修复。

【案例分析 2】

患者男性,27 岁。

主诉:双侧下后牙区反复肿痛 1 年余。

现病史:患者 1 年前先发觉左下后牙肿痛,曾于外院就诊,诊断为"左下智齿冠周炎",经抗炎治疗后症状有所缓解,但劳累后又时有发作。6 个月前,患者右下后牙也出现类似症状。

既往史:否认全身系统性疾病史。

检查:口腔卫生条件良好,张口度 3 指,双侧下颌第三磨牙近中斜位阻生,远中龈瓣覆盖,略充血,龈袋内可见食物残渣。邻牙无叩痛,冷、热诊试验阴性。X 线检查可见:双侧下颌智齿近中斜位阻生,双根,根尖与下颌管影像无接触。

诊断:双下颌智齿近中阻生。

治疗:局部龈袋冲洗、上药,消除炎症。炎症控制后,择期分次拔除下颌智齿。

分析

(1) 阻生智齿拔除的适合年龄在 20 岁左右。此时已可判断智齿是否真正阻生,同时邻牙龋蚀和牙间骨吸收多尚未发生、智齿根尖未发育完全、牙周间隙较宽、拔牙时相应阻力较少。

(2) 拔除阻生智齿关键在于去除阻力,此患者可在翻瓣后先去除近中牙阻力,再去除远中骨阻力后即可将患牙拔除。

第二节　微创拔牙术

采用传统的拔牙方法,术后牙槽窝的愈合方式为牙槽窝内新骨形成、牙槽突边缘骨质吸收,最终表现为牙槽骨嵴顶高度丧失。近年来,随着口腔种植修复技术的发展,对于拔牙术后保持牙槽嵴高度的要求也日益增高。微创拔牙术是通过减少拔牙术中的损伤,使创口愈合过程中牙槽骨吸收量降低至最少,从而达到保持牙槽突高度的目的,同时注意保持软组织的形态,为种植修复做准备。微创拔牙术的操作原则是尽量不去骨,减少微小骨折,避免骨膜与骨面分离。

【疾病特征】

主要适用于单根牙的拔除,如需拔除的是多根牙则需先将其分根后再分别拔除。对于骨粘连、弯根、根端肥大的牙运用微创拔牙器械也可达到减小创伤的效果。

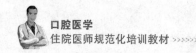
【治疗原则】

1. 术前常规检查、询问病史。与患者充分交流,使其详细了解拔牙手术方案以及术中、术后可能发生的情况,建立医患间的信任,减少患者对拔牙的恐惧感。

常规 X 线检查,必要时可行口腔 CT 检查,了解患牙、邻牙牙根及其牙周状况,制订相应的手术方案。

2. 采用局部浸润麻醉或阻滞麻醉。先将表麻药物涂布于注射区域,再用细针头注射麻醉药物,尽量减少患者疼痛不适感。

3. 如为多根牙需先进行分根,应用 45°仰角高速涡轮机和长裂钻针将其分为几个独立的牙根。45°仰角高速气动手机与传统涡轮机相比,其优点为:①45°仰角可避开前牙阻挡深入组织深部进行切割;②头部体积小,减少了对视线的阻挡;③冷却水呈柱状直接喷在车针顶端,气体向两侧分散,可避免将空气喷入创口内产生皮下气肿。

4. 微创拔牙刀,以原有牙挺为雏形,其刃口薄而锋利。不同的刃端设计匹配不同位置和形态的牙根从而形成系列。拔牙时,将微创拔牙刀沿牙根长轴方向插入牙根间隙内,使微创拔牙刀紧贴牙根以摇摆动作插入,运用持续轻巧的楔力和轻微的旋转力以离断牙周韧带并压缩牙槽骨使根周间隙稍稍扩大,将刃端进入牙槽窝内 2/3。待一侧牙周间隙扩大后再以同样手法进入对侧,使牙逐步松动,最终脱离牙槽窝。

5. 螺栓牵引器,其设计理念为不使用任何挤压力和旋转力,做到真正的无创拔牙。先扩大根管(如未开髓者需先行开髓),再将螺丝用扳手拧入根管内,以邻牙为支抗使用滑轮牵引器将牙根拉出牙槽窝。其优点在于不使用任何的挤压和扭转力,对牙槽窝损伤较小。

6. 种植机拔牙法,传统涡轮机转速高,产热多,易造成无菌性骨坏死。近年来,种植机拔牙逐渐运用于临床。种植机的转速低,磨牙时产热少,对骨组织的热损伤少。并且,其有独立供水系统,使用无菌性生理盐水,可减少术后感染。

【注意事项】

1. 使用微创拔牙刀时,不可使用杠杆力进行撬动。虽然微创拔牙刀的外形类似传统牙挺,但其刃端较薄,使用杠杆力易使其折断。同时,使用杠杆力可能造成牙槽骨微小骨折,丧失了微创拔牙的意义。

2. 使用螺丝牵引器时需以邻牙为支抗,对邻牙要求较高,操作不慎易损伤邻牙。操作受开口度和口腔环境的影响,仅限于前牙的拔除。

第三节 拔牙并发症

牙拔除术是口腔颌面外科最基本的手术,在牙拔除术的术中及术后可能发生一些并发症,且有些是较为严重的并发症,在给患者造成痛苦的同时也易激化医患矛盾,导致医患纠纷。为减少并发症的发生,术者应在拔牙前制订周密的手术方案并完善各项必要的辅助检查;术中严格按照外科操作常规,尽量减少并发症的发生;如已发生并发症,应及时给予处理,将病情尽量控制在易于处理的范围内。同时,注意与患者和家属的沟通,取得患者和家属的理解和配合是手术成功的重要因素。

一、牙拔除术中的并发症

(一) 晕厥

多与精神因素有关,如紧张、恐惧、焦虑等,其发生原因、临床表现和防治原则与局部麻醉时发生者相同。一般在适当处理后,症状缓解可继续手术。

(二) 软组织损伤

【疾病特征】

1. 牙龈损伤多为撕裂伤,常见的原因为分离牙龈不彻底,拔牙时牙龈仍与牙附着而发生撕裂或安放牙钳时喙嘴夹住牙龈,是术后出血的主要原因之一。

2. 下唇损伤常发生在下牙槽神经阻滞麻醉后,下唇感觉麻木,被钳柄夹住后未被发现而造成。

3. 颊、舌、腭、口底、咽部的损伤则是在使用拔牙器械时,支点不正确、用力不当或缺少保护以致器械滑脱而造成。

4. 在行翻瓣手术时,如黏骨膜瓣设计过小,术中强力牵拉以显露手术野时;或做切口时未切透黏骨膜瓣全层,常会在翻瓣时导致黏骨膜瓣的撕裂。

5. 拔牙时使用骨钻,尤其是高速涡轮钻,如保护不当,可将邻近软组织卷入而造成损伤。

6. 软组织损伤可导致严重的出血或将感染带入深部组织。

【诊断要点】

在拔牙过程中,应随时注意口腔内有无出血。一旦发现,需暂停手术,及时找到出血点及出血原因,并给予对症处理,防止损伤进一步扩大。

【预防】

1. 在手术全部过程中,必须掌握对软组织的保护及处理的原则,这是预防软组织损伤的关键。

2. 拔牙术中分离牙龈需彻底,正确安放牙钳避免夹伤牙龈。使用拔牙器械时,应有稳固的支点,控制好力量和注意双手保护。

3. 翻瓣切开时要设计大小合适的组织瓣,并全层切透达骨膜下。

4. 在使用骨钻或高速涡轮钻时,动作应轻柔,将周围软组织尽量拉开,以防误卷。

5. 如拔牙时间过长,口角应涂油膏以保护,防止术后口角炎的发生。

【治疗原则】

1. 牙龈撕裂伤时,如牙龈撕裂较轻微,可给予压迫止血;如撕裂严重,应仔细复位、缝合,缝合时应尽量保存组织。在牙脱位过程中发现患牙仍与牙龈相连,应再度分离牙龈后予以拔除。

2. 牙挺穿刺伤大多较深,处理时一般可不缝合,局部压迫止血即可。如损伤严重则应予以缝合。

3. 术后给予抗生素预防感染。

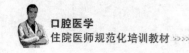

【案例分析】

患者女性,67 岁。

主诉:右口底损伤出血 1 小时。

现病史:患者在"路边诊所"拔牙时,口底黏膜撕裂,出血不止。局部予以压迫止血后无好转,遂就医求治。

既往史:有高血压病史 4 年余,常规服药。

体格检查:44,45 残根状,舌侧牙龈均撕裂、渗血、肿胀。右侧口底黏膜撕裂,长约 2.0 cm,边缘不整齐,伴有出血。

诊断:44,45 牙龈撕裂伤;右口底黏膜撕裂伤。

治疗

(1) 2% 利多卡因舌神经阻滞及局部浸润麻醉。

(2) 清理口内血块,仔细对位缝合牙龈及口底黏膜,如有活动性出血需结扎止血。

(3) 术后予以抗生素防止感染。

(4) 术中、术后检测血压,注意生命体征的变化。

病情分析:患者口底撕裂出血,容易将感染带入深部组织,造成口底蜂窝织炎等严重并发症,所以术后需及时运用抗生素预防感染。

(三) 骨组织损伤

【疾病特征】

1. 牙槽骨骨折:多因拔牙时使用暴力、器械使用不当或牙根与牙槽骨粘连等因素引起,其中最常见的是使用牙钳拔牙时用力过度所致。上颌尖牙拔除时,易发生唇侧牙槽骨骨折。上颌第三磨牙拔除时,如向远中施力过大,尤其在上颌窦腔较大、上颌结节相对薄弱时,可发生上颌结节骨折。下颌阻生第三磨牙拔除时,在去骨或脱位时,可造成舌侧骨板骨折。

2. 下颌骨骨折:偶见于在拔除下颌低位阻生第三磨牙时,由于阻生牙位置较深,或在颌骨已发生病理性改变(如骨髓炎、颌骨囊肿等)的情况下,在去骨或分牙时使用暴力,则可能发生下颌角骨折。此外,在用三角挺取后牙断根时,亦可引起骨折。

3. 牙槽骨骨折:常伴有牙龈撕裂伤、术后出血及局部肿胀疼痛等症状。

【诊断依据】

1. 牙拔出时,发现将牙槽骨板一并带出。

2. 拔牙后行牙槽窝复位时,触及台阶样改变或牙槽骨板松动。

3. 下颌智齿拔除后出现咬合紊乱时,需怀疑下颌骨骨折可能,可行 X 线检查以明确诊断。

【预防】

1. 关键在于全面掌握各种手术指征和严格遵守临床操作规范。

2. 术前做好各项临床和 X 线检查。如患牙根分叉过大、根尖接近上颌窦底及颊侧骨板过厚等,较易发生牙槽骨骨折,需考虑采用翻瓣术先去除适当骨质,再予以拔牙。

3. 拔牙过程中注意各项保护,切忌使用暴力,拔牙时应逐步加力扩大牙槽窝。

4. 拔牙时用左手保护牙槽骨,一旦发生骨折,手指即可感知。

【治疗原则】

1. 牙槽骨骨折的处理:由于牙槽骨骨折可造成之后义齿修复,尤其是种植修复的不利影响,所以应尽量保留骨折片。折断骨片的大部分仍有骨膜附着,可将其复位后缝合牙龈;如折断骨板一半以上已无骨膜附着,可将其去除并修整锐利边缘。

2. 上颌结节骨折的处理:上颌结节对于上颌义齿的固定尤为重要。一旦发生骨折,需尽量使骨折片与骨膜相连,将牙齿与骨折片分离后,拔除患牙,然后将骨折片复位并缝合牙龈。对于多根牙,也可先用手指按住活动的上颌结节,然后分离牙根,或去除部分牙槽骨,再与上颌结节分离,最后用较小的力量分别拔除牙根。或者立即停止拔牙,将牙固定于邻牙上,待骨折愈合后(2~6个月),以翻瓣去颊侧骨板法将牙拔除。如上颌结节已折断且随牙体活动,可将牙连同附于其上的上颌结节骨片和(或)上颌窦骨壁(分离窦壁黏膜,以保留窦膜完整性)一起取出并需仔细检查是否有口腔上颌窦瘘,以便及时处理,创口用褥式法缝合。

3. 发生下颌骨骨折时,应及时复位,行颌间牵引或坚强内固定术。

【案例分析】

患者男性,46岁。

主诉:左下后牙拔3天后疼痛影响咀嚼。

现病史:患者左下埋伏阻生智齿拔除时使用捶击致下颌骨疼痛,近3天咀嚼乏力。

既往史:否认全身系统性疾病史。

检查:后牙咬𬌗关系良好,未及错𬌗。38拔牙窝内出血,牙根残留,左下后牙区牙龈组织肿胀,未及台阶样改变。X线检查:左下颌角线形骨折,无明显移位。

诊断:左下颌骨骨折。

治疗方案:①全身抗感染支持,足量抗生素的运用;②建议择期或同期行下颌骨骨折切开复位术;③患者要求保守治疗,遂予以颌间牵引固定4周,术后定期随访。

病情分析

(1) 患者在拔牙时使用牙挺增隙,在锤击时突然感到剧痛,随即拔牙创内出血,经X线检查后确诊为下颌骨骨折。这是由于术者在术中突然使用暴力,且未采取保护措施所致。

(2) 发生骨折后,应立即停止拔牙,局部止血并关闭创口。

(3) 患者骨折位于牙列末端、下颌角处,故单纯颌间结扎效果较差,应行骨折切开复位+坚强内固定术,38残根可在手术时一并拔除。

(4) 患者结扎术后6个月行X线检查仍可见骨折线,38牙根残留,无明显临床症状,咬𬌗关系良好,但进食硬物时有疼痛不适。

(四) 牙根折断

【疾病特征】

根折是拔牙术中最常见的并发症。造成牙和牙根折断的原因有:①技术因素:术者经验不足,器械选择或使用不当;②病理因素:牙冠破坏广泛,有较大的充填,或牙体的脆性增大(如死髓牙、根管治疗后的牙等);③解剖因素:牙根形态变异或牙根与周围的骨质粘连等均可引起术中牙根折断。

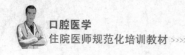

【诊断要点】

牙拔除后，需仔细检查牙根形态是否完整、根面是否光滑、牙根数目是否符合解剖规律，一旦发现断根需及时处理。如无法确诊是否断根，可通过X线检查明确诊断。

【预防】

熟练掌握各类牙及其周围骨质的解剖特点，尽量防止由于技术原因和操作不当而造成的牙及牙根折断。拔牙时应选用合适的拔牙器械，先将患牙摇松或挺松后再拔除，这样可以减少断根发生概率，即使发生断根也较易取出。

【治疗原则】

断根发生后，原则上均应取出，术者需熟练掌握颊侧去骨法、根尖区开窗取根术、根周去骨法等手术方法，并灵活运用。以下几种情况下可考虑保留断根：①断根中的牙髓是活髓，断根（不超过根1/3处）位置较深，需翻瓣去骨才能拔除。这样损伤较大，强行取出得不偿失，在取得患者的理解后可考虑保留断根。②断根紧邻下颌管、上颌窦或邻牙根，拔除断根有损伤这些结构的危险，也可考虑保留暂不拔除。术后应长期随访观察。

（五）上颌窦瘘

【疾病特征】

上颌前磨牙及磨牙的牙根与上颌窦底相近，有时根尖与上颌窦间无骨壁相隔；或因根尖病变使根尖与上颌窦黏膜发生粘连。在取断根时，如操作不当，器械未置于根面与牙槽骨之间，并向根尖方向施加暴力，常易将断根推入上颌窦。

牙根进入上颌窦最多见的是上颌第一磨牙的腭侧根，其后依次为第二磨牙的近中颊根和第二前磨牙的牙根。

牙根进入上颌窦可分为以下几种情况：①牙根溢出牙槽窝，但未穿透上颌窦底，牙槽窝内仍可见部分牙根；②牙根穿破上颌窦底，但黏附于窦底黏膜，并未远离；③牙根完全进入上颌窦内。

【诊断要点】

在拔牙术中发现牙根突然在牙槽窝内消失，或用探针及刮匙探诊时发觉探诊深度超过牙槽窝深度时，需考虑口腔上颌窦瘘可能。一般通过X线检查均可确诊牙根在上颌窦的位置。也可采用鼻腔鼓气法进行检查，嘱患者捏住鼻孔，用鼻子吹气，如牙槽窝内有气泡或血泡溢出，则提示存在口腔上颌窦瘘。

【预防】

术前应常规摄X线片，了解牙根与上颌窦的关系，如两者关系密切，根分叉又大，拔除困难时，可考虑先予以分根再逐个拔除牙根；或从颊侧翻瓣去骨，显露牙根断端后，再行拔除。

【治疗原则】

1. 取出断根：如断根已经进入上颌窦，需先行拔除断根后再予以处理上颌窦瘘。

（1）扩大牙槽窝，断根如在窦黏膜下方，可将其小心取出，尽量保护上颌窦黏膜。断根如未取出而已于上颌窦交通，可扩大穿孔处黏膜，将较粗的冲洗针头从牙槽窝插入上颌窦内注入生理盐水，令患者捏鼻、低头、鼓气，有可能将断根从牙槽窝冲出；或将整条碘仿纱条填入上颌窦内，在纱条抽出时可能会将断根带出。

（2）如上述方法无效，可从颊侧做梯形瓣，去除颊侧骨板和牙槽中隔，扩大牙槽窝，暴露上颌窦底部黏膜穿孔处，在直视下取出断根。

（3）传统的取根方法创伤大，骨质破坏多，患者较难忍受。近年来，应用内镜辅助在上颌窦内取出断根，取得了良好的效果。方法如下：从尖牙窝处切开黏膜，用涡轮钻去骨，打开上颌窦，切开上颌窦黏膜，插入内窥镜，在直视下寻找断根或牙齿，用活检钳夹住并取出。

2. 上颌窦瘘的处理

（1）如上颌窦穿孔直径不大（2 mm 左右），可按拔牙后常规处理，于牙槽窝内放置明胶海绵，待拔牙窝血凝块机化愈合即可。

（2）穿孔直径为中等大小（2～6 mm），需在拔牙创表面做"8"字缝合，以助血凝块固位。术后嘱患者勿用鼻腔鼓气，避免用力喷嚏，勿用吸管吸饮及吸烟等，以避免压力增加，使血凝块脱落。

（3）穿孔直径较大（>7 mm）时，可从颊侧做梯形瓣，适当降低牙槽骨高度，然后滑行推进关闭牙槽窝。手术成功关键在于组织瓣下方有骨组织支持，瓣膜缝合时无张力。

（4）如上颌窦原已有感染者，应行上颌窦根治术。

（5）术后抗生素及滴鼻剂的应用可减少感染的发生。

【典型病例】

患者女性，38 岁。

主诉：右上后牙拔除时，牙根进入上颌窦半天。

现病史：患者右上后牙折裂 2 天，于外院拔除时，牙根进入上颌窦，无法取出而就诊。

既往史：否认全身系统性疾病史。

检查：面部对称，张口度 3 指。16 拔牙创，牙槽窝内血凝块凝集，渗血，牙槽窝内未探及牙根，牙龈无肿胀及撕裂。X 线检查：16 牙槽窝内未及牙根残留，近中颊侧牙槽窝底部下方见一牙根影，位于上颌窦内。

诊断：16 近中颊根移位，上颌窦瘘。

治疗方案：①局麻下行上颌窦开窗取根术；②术后严密缝合创面，关闭拔牙创；③术后足量运用抗生素，防止感染；④术后给予滴鼻液以抗感染及预防上颌窦黏膜水肿。

病情分析

（1）在拔除上颌后牙（尤其是第一磨牙腭根，第二磨牙近中颊根）时，如突然感觉突破感后发现牙根自牙槽窝内消失，需警惕此时牙根已进入上颌窦。可用探针或刮匙进行探查，如突破牙槽窝底部仍未及牙根即可确诊，再行 X 线检查以了解牙根进入上颌窦的位置与残留牙根大小，为取根做好准备。

（2）如牙根溢出牙槽窝底部不远，可在去除牙槽中隔和牙槽窝底部骨质后试将牙根从牙槽窝内取出。如未能成功，则可在颊侧行翻瓣去骨术取出牙根。

（3）上颌窦瘘的处理原则应为关闭口腔与鼻腔通道，防止感染发生。术后应密切随访，及时对症处理，必要时可行上颌窦根治术。

（六）断根移位

【疾病特征】

下颌磨牙舌侧骨板较薄弱，拔牙过程中可因操作不当导致舌侧骨板骨折，断根或牙齿随

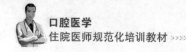

之进入骨膜下，或穿破骨膜进入舌下、下颌下，乃至咽旁间隙。

在拔除下颌智齿断根时，也可能将断根压入下颌神经管内。

【诊断要点】

术中见下颌舌侧骨板骨折，牙根不在牙槽窝内。

【预防】

术中加强保护，切忌使用暴力。拔牙时用左手示指或拇指保护舌侧骨板，一旦感知骨折或牙根移位时，应停止拔牙，将骨板及断根压回牙槽窝内，然后再设法取出断根。

术前行 X 线检查，了解牙根与下颌神经管关系，选择最佳手术方案。

【治疗原则】

脱离牙槽窝不远的骨膜下断根或牙齿，可用刮匙或小血管钳轻巧地取出；移位于舌侧深部（多在咽峡前部位）时，可将左手手指紧压牙根下方，试用力向上挤或用手指紧压使之不能移动，再用探针或血管钳将之取出；已穿破骨膜，进入深部间隙者，宜先拍摄 X 线片，然后沿第二磨牙舌侧远中路线向后做直线或"L"形切口，将已折断的舌侧骨板取出，再寻找并取出移位牙齿或断根。如牙移位很深无法取出时，可暂时留置、关闭伤口，给予抗生素预防感染。4～6 周后行 X 线或 CT 检查，确定牙齿位置后再行手术。

【典型病例】

患者男性，32 岁。

主诉：外院拔除左下智齿时，断根进入临近组织 1 小时。

现病史：患者于外院拔牙过程中，术者暴力锤击后，牙根冲出牙槽窝。X 线检查见牙根位于翼下颌间隙。

既往史：否认全身系统性疾病史。

检查：38 拔牙窝内血凝块凝集，舌侧骨板骨折，牙槽窝内可探及舌侧黏膜。

X 线检查：断根脱离牙槽窝，位于下颌骨下缘上方。

诊断：38 断根（进入翼下颌间隙）。

治疗

（1）切口自翼下颌皱襞外侧向前至牙槽窝，再沿第二磨牙远中舌侧龈缘向前延伸，最远可至下颌前磨牙区。

（2）紧贴舌侧骨板翻起黏骨膜瓣，彻底止血，保持良好视野，暴露断根。嘱助手自口外下颌角下方向上托起下颌下软组织，以缩小间隙，术者用血管钳将断根取出。

（3）术后严密缝合组织瓣，给予抗生素及止血药物。

病情分析

（1）切口设计应位于翼下颌皱襞外侧，因内侧毛细血管丰富，容易出血。

（2）舌神经越往后越接近黏膜，在翻瓣时应注意保护。

（3）止血和取断根时动作需轻柔，防止将断根向深部推入。

（七）邻牙或对颌牙损伤

【疾病特征】

1. 对颌牙损伤的原因是由于用牙钳拔牙时，用力过大且保护不当，以致牙钳滑脱或在牙脱位后阻力突然消失而将对颌牙击伤。

2. 邻牙损伤主要是由于牙钳选择不当；牙挺使用时以邻牙为支点；拔牙时未去除邻牙阻力；缺乏左手的配合及保护。

【预防】

1. 术前认真检查邻牙，如有松动、大面积充填体或全冠修复者，拔牙时应避免器械接触这些邻牙，更不可以此为支点。

2. 在牙钳和牙挺的选择和使用上严格遵循临床操作常规。如牙列拥挤邻牙阻挡时，可选用钳喙窄而薄的根尖钳。

3. 行阻生牙拔除术时，应彻底解除邻牙阻力后再行拔牙术。

4. 术中注意保护。

【治疗原则】

如已造成邻牙或对颌牙损伤，可遵循以下原则对症处理。

1. 对颌牙震荡伤者，应降低咬合接触；牙尖折断面需调磨光滑；牙本质暴露者需予以脱敏。

2. 邻牙充填物脱落或牙冠折裂者，应清理拔牙创口，防止充填物或折裂牙体遗留。待创口愈合后，再予以治疗邻牙。

3. 邻牙松动不大可将其复位而不固定；如松动度较大或脱位者则应尽早复位固定或再植术；术后追踪随访。

（八）颞下颌关节损伤

【疾病特征】

1. 拔牙时间过长，张口过大，尤其是有颞下颌关节疾病的患者可能引起颞下颌关节的损伤。

2. 在拔除下颌牙齿时，摇摆力量过大且未固定下颌骨；分牙或锤击增隙时用力过大易造成颞下颌关节的损伤。

【诊断要点】

患者在拔牙后出现张口疼痛或受限、耳前颞下颌关节区压痛或弹响时，需考虑颞下颌关节损伤可能。

【预防】

术中动作轻柔，注意保护，可让助手固定并托住下颌。

【治疗原则】

颞下颌关节脱位者应立即手法复位，并限制大张口 15 天；如有关节损伤者，则予以局部热敷或理疗，必要时可行关节上腔封闭。

（九）神经损伤

【疾病特征】

1. 最常见的是下牙槽神经的损伤，主要是在拔除下颌低位阻生智齿时发生。由于下颌第三磨牙与下颌神经管密切相邻，在取深部断根时，易发生神经管损伤。神经损伤后，可出现下唇长期麻木或感觉异常等后遗症。如果术中发现牙槽窝底部有活动性出血或有一过性

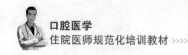

电击样感觉,即应考虑下牙槽神经损伤可能。

2. 舌神经在磨牙后垫区紧贴下颌骨舌侧骨板,在拔除下颌智齿时,如切口过于偏向舌侧,易造成舌神经损伤且损伤后很难恢复功能。

3. 颏神经损伤时会造成下唇和颏部麻木,多在下颌前磨牙区翻瓣手术时发生。

4. 鼻腭神经和颊神经损伤多为翻瓣所致,因其再生快,一般无需特别处理即可自行恢复。

【诊断要点】

由于拔牙术后麻药作用尚未完全消失,往往未能及时发现神经损伤。通常是患者复诊时主诉局部麻木或感觉异常方能确诊。

【预防】

1. 术前应摄 X 线片,了解牙根与下颌管的关系及密切程度,避免术中损伤,并告知患者手术风险。

2. 术中避免盲目掏取断根,保持视野清晰,止血须彻底,根尖方向的施力应有所控制;必须做翻瓣术时,垂直切口应尽可能避开神经。

3. 如发现牙根进入下颌管内,应及时扩大牙槽窝后取出,切不可继续盲目用器械挖取。

4. 下颌智齿拔除术翻瓣时,远中切口偏颊侧,以免损伤舌神经。

5. 在下颌前磨牙区翻瓣时,斜行或垂直切口应远离颏孔。

【治疗原则】

1. 如发现神经已受损伤,一般以保守治疗为主,可给予预防水肿及减压的药物,如地塞米松、地巴唑及促进神经恢复的药物如维生素 B_1(20 mg,每天 3 次,口服)、维生素 B_6、维生素 B_{12}(500～1 000 μg,每天 1 次,肌内肌射)5～10 次为一个疗程,或理疗、针灸等。

2. 如断根或碎骨片压迫神经,则需手术取出。可从颊侧翻瓣去骨,彻底暴露牙槽窝底和下颌神经管,直视下取出断根或碎骨片。

【典型病例】

患者女性,28 岁。

主诉:右下后牙拔除后下唇麻木 1 天。

现病史:患者右下智齿拔除后 1 天,下唇麻木无好转,右面部肿胀,张口受限,遂至医院就诊。

既往史:否认全身系统性疾病史。

检查:右颊面部肿胀、压痛,皮温略升高,未及凹陷性水肿,张口度一指。48 拔牙创面已缝合,牙龈充血、肿胀,触痛明显。X 线检查:48 拔牙窝下方及一残根影,位于下牙槽神经管内。

诊断:①48 残根移位;② 右下牙槽神经损伤。

治疗方案:①全身抗感染及支持治疗;②局部对症处理,予以漱口水含漱,保持口腔卫生;③予以神经营养药物;④感染及水肿消退后,及时行 48 残根取出术。

病情分析:患者拔牙后下唇麻木,于手术次日即来就诊。此时仍为损伤急性期,治疗原则应以减轻水肿、减少神经压迫为主,可给予静脉或肌注地塞米松、地巴唑等药物;同时可使用神经营养药物,如维生素 B_1、维生素 B_6、维生素 B_{12} 等。

患者残余牙根需及时取出,待局部肿胀消退后,即可行下颌翻瓣去骨术取出残根。取根时动作需仔细、轻柔,防止二次手术损伤下牙槽神经。术后继续予以神经营养药物。

去除残根后,下牙槽神经损伤多可在6个月恢复,但也有部分患者无法完全恢复。无法完全恢复者,其麻木区域也可缩小,部分痛觉可恢复。

(十) 拔错牙

只要拔牙前认真核对牙位,这种错误是不应该发生的。但有时由于医患双方沟通不够,医师在拔牙前告知不清,导致患者拔牙术后感觉拔错牙。

【预防】

拔牙前详细询问病史,仔细检查牙位,与患者反复确认拔牙牙位,安放器械时应再次核对,以防止拔错。

【治疗原则】

如发生拔错牙的情况,医生及时发现后,可用生理盐水冲洗牙齿后将牙复位再植。如是正畸拔牙,则需与正畸医师会诊,讨论补救措施。

二、牙拔除术后的并发症

(一) 疼痛

【疾病特征】

一般牙拔除后,创口可有轻微疼痛。创伤较大的复杂拔牙术后可出现较明显的疼痛,这是由于拔牙时对骨组织和软组织的损伤而引起。此外,创口内尖锐的骨缘、过高的牙根间隔或牙槽间隔暴露等,也会引起疼痛。

【鉴别诊断】

需与干槽症相鉴别,拔牙后疼痛一般在术后麻醉过后即可出现,疼痛不严重,3~5天后疼痛缓解消失。干槽症在拔牙3~5天后拔牙窝出现剧痛,口腔异味显著。

【预防】

术中应尽量减少损伤,保护拔牙创内血凝块。术后妥善处理创口,并在48小时内局部冷敷。

【治疗原则】

给予适当的镇痛药物可减轻疼痛的程度。

(二) 拔牙后出血

【疾病特征】

1. 拔牙后出血分为原发性出血和继发性出血。拔牙后去除压迫敷料后,牙槽窝内仍有活动性出血倾向时称为原发性出血。拔牙术后出血已停止,之后因创口感染、血凝块分解等引起的出血称为继发性出血。

2. 拔牙后出血的原因可分为全身因素和局部因素。局部因素包括牙槽窝内残留炎性肉芽组织;牙槽内小血管破裂;牙龈及黏骨膜撕裂;牙槽骨骨折;急性炎症期拔牙;创口护理不当(术后反复漱口、吐唾、吮吸、进食过热过硬、剧烈活动等)。全身因素包括高血压、血液系统疾病、肝脏疾病、长期使用抗凝药物等。

【诊断要点】

口腔检查可见高于牙槽窝的松软血凝块,伴有活动性出血。

【鉴别诊断】

需与拔牙后正常出血相鉴别,拔牙后牙槽窝会有正常出血形成血凝块,口腔内唾液可带有粉红色,检查可见牙槽窝内血凝块机化,无活动性出血。

【预防】

1. 术前详细询问病史,排除手术禁忌证。

2. 术前常规测量血压。

3. 审核当前的医疗、用药史,包括阿司匹林、草药、维生素等。

4. 避免急性炎症期拔牙。

【治疗原则】

1. 首先检查出血患者的全身情况,询问出血原因,估计出血量,出血量大或反复出血者应行相应血液检查。全身因素引起出血的患者,在局部处理的同时,必须结合全身的处理,必要时可予以输血,酌情使用止血药,严重者转入血液科。

2. 局部检查,用棉球清除牙槽窝内松软血凝块后,仔细查明出血原因和部位,并及时对症处理。

3. 对于轻微的出血,可局部填塞明胶海绵压迫止血。广泛渗血者,需在牙槽窝内置入明胶海绵、碘仿纱布,然后将两侧牙龈做水平褥式缝合。

4. 牙槽窝内小血管破裂致搏动性出血时,可采用结扎、电凝等方法止血或将蜂蜡置于出血点上,结合纱卷压迫止血。

5. 如以上方法均未奏效,可在局麻下彻底刮除残留的炎性肉芽组织后,用长碘仿纱条自牙槽窝底部紧密填塞止血。1周后换松散碘仿纱条,换药至骨面肉芽组织覆盖。

6. 处理后,宜观察30分钟以上,待其无出血后方能离去。

【典型病例】

患者女性,64岁。

主诉:右下后牙拔除后出血10余小时。

现病史:患者右下后牙残根10余年,近期反复肿痛,遂至医院拔除。

既往史:追问病史,患者曾于7年前行心脏瓣膜手术,术后长期服用抗凝药物。

检查:46拔牙创渗血,血凝块松软,牙槽窝底部探及炎性肉芽组织,探诊易出血。X线检查未见牙槽窝内异物残留。

诊断:46拔牙创出血。

治疗:局部麻醉下清创,刮除炎性肉芽组织。牙槽窝内填塞明胶海绵,压迫止血。缩小拔牙创面,牙龈严密缝合,关闭拔牙创面。术后口内含冰,口外冰敷。应用抗生素预防感染。

病情分析

(1) 患者长期服用抗凝药物,各项术前准备需完善。术前需行血常规、凝血常规检查,排除手术禁忌。术前应停用抗凝药物3～5天。

（2）长期服用抗凝药物患者的拔牙术后出血，一般通过局部对症处理即可止血，如需全身用药需请相关科室会诊，不可盲目使用止血药物。

（三）拔牙术后感染

【疾病特征】

急性感染少见，常由于在急性浆液性炎症期拔牙而引起急性感染向周围或全身扩散。因碎牙片、碎骨片、牙石或肉芽组织残留引起的慢性炎症较多见。

【诊断要点】

1. 患者主诉感觉创口不适，临床检查发现创口愈合不良、局部充血、组织肿胀明显、拔牙创口充满鲜红、松软的炎性肉芽组织，触之易出血，或有脓液溢出。X线摄片可见有残留的碎牙片或碎骨片。

2. 下颌智齿拔除后出现张口困难及吞咽疼痛时，需考虑拔牙后引起颌面部间隙感染。检查时可见局部红肿、压痛，穿刺可有脓液。

【预防】

1. 严格掌握拔牙适应证，如必须在急性感染期拔牙，需创口开放引流，术后抗感染及支持治疗。

2. 拔牙后仔细检查清理拔牙创面，防止异物残留。

【处理】

1. 慢性感染时，可在局麻下去除异物和肉芽组织，彻底刮治牙槽窝，使血凝块重新凝集而最终愈合。

2. 急性感染以保持口腔卫生、抗感染及支持治疗为主，如脓肿形成则需切开引流。

（四）干槽症

【疾病特征】

干槽症又称局限性牙槽骨骨髓炎，病因大多为拔牙时手术创伤，操作时间过长，拔牙窝内无血凝块凝集，唾液、食物残渣进入牙槽窝后，微生物感染所致。

以下颌后牙多见，特别是在下颌阻生第三磨牙拔除术后，其次为下颌第一磨牙、第二磨牙，其他牙位少见。

【诊断要点】

1. 一般在拔牙 2～4 天后出现持续性剧烈疼痛，可向耳颞部、下颌下区或头顶部放射。应用普通镇痛药物症状无缓解。

2. 局部检查时可见拔牙窝内空虚，或有腐败变性的血凝块，呈灰白色，伴有臭味。

3. 牙槽骨壁表面覆盖灰白色假膜，用探针可直接触及骨面并有锐痛。

4. 局部淋巴结可肿大及压痛。

5. 偶有发生张口受限、低热、全身不适等症状者。

【预防】

1. 术前应控制感染，禁烟，对服用避孕药的妇女应在用药后 23～28 天再做手术等。术中减少手术创伤，保护血凝块，注意口腔卫生和术后休息。拔牙创口较大者，可严密缝合，以减少血凝块脱落和防止食物残渣进入牙槽窝。拔牙后在拔牙创口内填塞各类抗感染、保护血凝块、减小拔牙创体积的物质,均能达到预防干槽症的效果。填塞物包括碘仿海绵,含有氯己定、抗生素的明胶海绵等。碘仿海绵的制作方法:将市售明胶海绵在 5%～10% 碘仿溶液中浸泡晾干后制成。

2. 术后避免吸吮,戒烟,24 小时内不能漱口。

3. 术后 24 小时后应用 0.12% 氯己定溶液轻轻含漱对减少干槽症的发生有效。术前、术后预防性使用抗生素是否有明确效果,则尚存争议。

【治疗原则】

由于干槽症主要表现为血凝块腐败、剧烈疼痛、牙槽骨骨髓炎,所以治疗原则为去腐、止痛、消炎。

1. 局部处理:局部麻醉下彻底清创,使用 3% 过氧化氢溶液小棉球反复涂擦牙槽窝数次,直至棉球清洁,闻时无臭味。随即用温热生理盐水轻轻冲洗,直至牙槽窝清洁(清创时,不可用刮匙反复搔刮牙槽骨壁,防止再次创伤或将感染带入深部组织)。最后,将碘仿纱条依次叠列填入拔牙创,避免过紧或过松,必要时可以缝合牙龈。经上述处理后绝大多数可以基本止痛,如果无明显疼痛,7～10 天取出纱条。

2. 药物治疗:可以应用阿莫西林、头孢类等广谱抗生素、甲硝唑等抗厌氧菌抗生素辅助治疗。0.12% 氯己定溶液漱口可以帮助控制感染,维持口腔卫生。疼痛严重者可以口服止痛药。

【案例分析】

患者男性 43 岁。

主诉:左下后牙拔除 4 天,疼痛加剧。

现病史:患者左下后牙食物嵌塞不适伴牙龈肿痛反复发作,遂至医院拔除左下颌智齿。手术时间较长,约 90 分钟。拔牙后自觉创口疼痛逐渐加剧,一天前感觉口腔出现异味。

既往史:否认全身性疾病史。

检查:38 拔牙创内未见血凝块凝集及机化,牙槽窝内空虚,可探及骨面呈灰白色,探诊疼痛明显,无出血。口腔异味明显。

诊断:38 干槽症。

治疗:①1% 利多卡因行下颌神经阻滞麻醉;②3% 过氧化氢和 0.9% 生理盐水交替冲洗拔牙创至牙槽窝清洁无异味;③将牙槽窝内拭干后填入碘仿纱条,以基本填满牙槽窝即可;④每 4～5 天换一次碘仿纱条,至肉芽组织已基本或完全覆盖牙槽窝骨面为止;⑤术后给予抗生素及支持治疗。

(五) 皮下气肿

【疾病特征】

常出现在颊部、下颌下及颈部,可沿浅筋膜间隙向远处扩散,严重者可达胸部或纵隔。主要表现为局部肿胀,无压痛,触诊可有细致的捻发音。通常是由于在翻瓣拔牙时,组织瓣被反复牵拉,气体进入软组织内;使用高速涡轮钻时,从机头喷射的气流进入组织内;术后患者反复漱口、咳嗽或过早吹奏乐器,使口内反复出现正负气压差,导致气体进入软组织内。

【诊断要点】

常在术后或次日出现,常见于面颊部,触诊有细致的捻发音。

【预防】

翻瓣时,避免翻瓣过大;翻瓣后,保持组织瓣固定防止滑脱。使用涡轮钻时,应使创面敞开,防止气体进入软组织。术后告知患者避免反复漱口、用力咳嗽或过早吹奏乐器。

【治疗原则】

一般无特殊处理,可局部热敷、红外线照射以加速气体吸收。如气肿扩散至颈部或胸腔,应密切观察,防止窒息等意外发生。

第四节 牙再植术

【疾病特征】

1. 牙再植术是将因各种原因脱出牙槽窝的牙齿,经过处理后重新植入原来的牙槽窝。

2. 适用于前牙因外伤意外脱出,牙体、牙周条件良好者;错拔的健康牙;位置不正的扭转牙,无法行正畸治疗者。

3. 牙周病患者,牙槽嵴已明显萎缩吸收,牙根部分外露,余牙已明显松动者不宜再植。

4. 多个牙脱位并伴有牙槽突骨折、局部软组织损伤缺损者不宜再植。

5. 牙再植术可分为即刻再植和延期再植,其愈合机制不尽相同。即刻再植是在尽可能保留牙周膜活力的情况下将脱位牙再植,延期再植适用于牙周膜坏死的脱位牙。

【诊断要点】

影响再植牙愈后的因素有离体时间、牙体自身状况、牙根发育情况以及患者年龄等。

1. 外伤后,脱位牙的牙周膜及牙髓组织即刻遭受损伤,而且因干燥、暴露于细菌或化学刺激物下等因素而加重。如果脱出时间<1小时,牙周膜可能完全或部分恢复;脱出时间>1小时,则牙周膜可能出现坏死且发生进行性根吸收。所以,牙再植术的治疗效果与脱位牙在体外时间及牙齿存储介质有密切关系。

2. 即刻再植术时,对于牙体发育未完成的脱位牙,再植后牙髓可能再血管化,可暂缓牙髓治疗进行密切观察。如再植牙出现牙髓坏死,则会出现牙根炎症性吸收导致再植失败,需立即行根管治疗。延期再植者,则需在口外行牙髓治疗后再予以植入。根管内充填氢氧化钙糊剂,以保持根管内的无菌状态。

3. 在延期再植中,患者年龄越轻,成功率越低。所以对青少年患者应谨慎选择适应证。

【治疗原则】

1. 即刻再植中保持牙周膜活力是即刻再植成功的关键:应急处理最好在脱位即刻将牙植回牙槽窝内。如脱位牙受到污染,则可用生理盐水或冷水冲洗除污。如无法即刻再植,则需将脱位牙储存于适当的介质内,包括生理盐水、牛奶或口腔前庭内,随后至就近医院就诊。

术前准备常规行X线检查,了解牙槽骨有无骨折;牙槽窝内有无异物残留,并给予及时处理。

(1)脱位牙的处理:外伤导致的脱位牙多伴有不同程度的污染,应以无菌等渗盐水反复冲洗、清除污染物。如污染物与牙体黏附较牢固,可用纱布蘸生理盐水轻轻擦拭以去除之。将脱位牙置于抗生素溶液中浸泡5分钟左右,再浸入无菌等渗盐水中备用。在治疗过程中应握持脱位牙冠部以保护牙周组织和避免再次污染。如果脱位牙根尖发育成熟,根尖孔已闭合,离体干燥时间>1小时以上,需考虑行根管治疗后再予以植入。此时,可用氟化物处理根面,以抵制根面的破骨作用。具体步骤为:①刮除脱位牙牙根表面坏死的牙周膜;②拔髓;③将脱位牙置于2%氟化钠溶液中20分钟;④行根管充填;⑤生理盐水冲洗根面2分钟。

(2)牙槽窝的处理:用生理盐水冲出牙槽窝内的血凝块和异物,尽量保留牙槽窝内残留的牙周膜组织。用手指压迫牙槽骨壁使之复位,如有牙槽骨骨折则需将骨折片同时进行复位。

(3)复位:将处理后的脱位牙沿其脱位方向植入,用力需轻柔,切忌使用暴力。如无法完全复位,则需拿开牙齿,再次检查牙槽窝。扭转牙复位时,可去除部分牙槽骨壁,使之能按预定要求在新的方位就位。行X线检查以确认患牙完全复位。

(4)调𬌗及固定:调𬌗的目的是为了使患牙脱离咬合接触,防止𬌗创伤。固定方法的选择需根据脱位牙的部位、数目及邻牙的情况而决定。常用的方法有不锈钢丝"8"字结扎固定、牙弓夹板固定和复合树脂或自凝塑料固定。①不锈钢丝"8"字结扎固定适用于单个牙再植且邻牙稳固者。②2个牙以上,或外伤伴有牙槽窝骨折者,需采用牙弓夹板固定。③使用复合树脂或自凝塑料固定时,先将患牙及邻牙唇面切1/3酸蚀,随后涂布复合树脂或自凝塑料,将不锈钢丝置于复合树脂或自凝塑料内,进行固定。固定时间一般在4~6周。近年来,采用半坚固固定的方法,可将固定时间缩短至1周。半坚固固定是将复合树脂或自凝塑料改为使用暂时桥材料,如Protemp,Luxatemp,Provipond等。半坚固固定允许牙齿有适当的运动,有助于牙周膜的愈合,减少骨粘连的发生。

根据患者的免疫状态,评估是否需要注射破伤风疫苗预防。

术后常规给予抗生素预防感染。注意保持口腔卫生,给予漱口液含漱,嘱患者选用软毛牙刷刷牙。进流质饮食1周,再逐步改为半流、软食、普食。

(5)复查:术后2~3天复诊,检查咬合情况、固定情况,行X线检查,了解其复位情况。

根尖已闭合的牙齿,牙髓的血运重建一般不会发生,故在1周后检查牙髓活力情况,如牙髓出现坏死,应立即拔髓,并用氢氧化钙暂时充填根管。2~4周后再行永久充填。根尖未发育完成者,再植后可出现牙髓的血运重建,愈合效果良好。

术后2月、6月、1年、2年和5年定期行临床和X线检查。了解再植牙牙髓活力、牙冠颜色及牙根吸收情况,并及时对症处理。

(6)预后:牙再植术后牙髓及牙周膜的恢复主要与以下3个因素有关。①牙离体时间长短:离体干燥时间越长,预后越差。离体20分钟内再植最佳,干燥时间>1小时,牙周膜组织会完全坏死,且可能出现进行性根吸收,需仔细权衡是否适合再植。②脱出后的储存介质:离体牙即刻置于良好的介质内,可以有效保护牙髓和牙周膜组织。③牙根发育阶段:根尖未发育完成者,预后佳;根尖已闭合者,牙髓多数坏死,需再植后行根管治疗。

2. 延期再植适用于牙周膜已坏死的脱位牙、即使是延期再植,也应尽早植入,时间越长,愈后越差。

（1）清洁：脱位牙以无菌等渗盐水反复冲洗、清除污染物，尽量保留根面的牙周膜纤维组织。

（2）牙髓治疗：延期再植者需先在口外行牙髓治疗。常规扩大清理根管后，根管内充填氢氧化钙糊剂，以保持根管内的无菌状态。

（3）牙槽窝的处理：彻底清理牙槽窝内的血凝块和肉芽组织。

（4）再植和固定：植入脱位牙，调𬌗，并用夹板固定 4～6 周。

（5）预后：延期再植术后，再植牙与周围牙周组织是骨性愈合。由于骨性愈合导致的牙根吸收与患者的生长发育期有关。如患者处于生长发育期，约 2 年内发生牙根吸收；如患者生长发育已完成，则牙根吸收可能在 10 多年后才发生。

【案例分析】

患者男性，32 岁。

主诉：头面部拳击伤 20 分钟。

现病史：患者上唇部拳击伤，上唇出血，前牙脱落，即至医院就诊。脱落患牙保存于新鲜牛奶内。

既往史：否认全身系统性疾病史。

检查：上唇系带黏膜撕裂伤，约 2 cm，边缘整齐，渗血，略肿胀。21 脱落，牙槽窝渗血，牙龈无撕裂，牙槽嵴未及台阶样改变，邻牙无松动及叩痛。X 线检查：牙槽骨未及骨折，牙槽窝内未见异物，邻牙牙根未及根折，牙周间隙无增宽。

诊断：①上唇黏膜撕裂伤；②21 脱位。

治疗

（1）上唇清创缝合。

（2）21 清理后即刻再植。

（3）调𬌗、邻牙结扎固定。

（4）破伤风治疗。

（5）预防性抗感染药物治疗。

（6）予以口腔含漱液。

（7）医嘱 2 天后复诊。

病情分析

（1）患牙牙体完整、保存方法正确，可予以即刻再植。

（2）患者邻牙牙周情况良好，可作为基牙固定。

（3）为保留牙周膜活力，减少离体时间，患牙暂不做牙髓治疗。但术后需密切随访，一旦出现牙髓坏死症状，应及时行根管治疗。

第五节　颌骨骨髓炎病灶清除术

【适应证】

1. 慢性颌骨骨髓炎患者其瘘管经久不愈且长期溢脓，或从瘘管可探查到粗糙骨面，甚

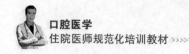

至发现松动死骨块者。

2. 放疗后骨质暴露,创口经久不愈者。

3. X线检查明确有骨质破坏或死骨形成者。

4. 患者全身状况能耐受手术者。

【禁忌证】

1. 化脓性颌骨骨髓炎急性期者。

2. 放射性颌骨骨髓炎者其原发肿瘤未控制者。

3. 全身情况差,无法承受手术者。

【麻醉方法】

死骨片较小、范围局限者可采用局部浸润加阻滞麻醉;死骨范围大且手术时间长者则需在全麻下进行手术。年幼、无法合作患者也应采用全身麻醉。

【手术方法】

1. 上颌骨死骨摘除术:上颌骨骨髓炎形成的死骨一般范围较小,病变局限于牙槽骨部位时,可在口内牙龈做梯形切口或前庭沟处做直线切口。如面部有瘘管或病变位于眶下缘,应根据面部皮纹和美观原则在病变部位相邻的隐蔽区做皮肤切口。死骨暴露后应彻底清除并用刮匙刮除脓性肉芽组织直至骨面光滑,术中同期切除瘘管。如术中发现上颌窦亦受累,则需同期行上颌窦根治术,彻底清除上颌窦内炎性肉芽组织。

2. 下颌骨死骨摘除术:如死骨仅限于牙槽突及颌骨体时,可选择在口内行与牙槽突平行的直线或梯形切口。如死骨位于下颌骨体下部或下颌升支处,可选用下颌下切口,于下颌骨下缘 1.5～2cm 处平行下颌下缘或自下颌支后缘绕下颌角至下颌骨下缘做皮肤切口。切口时,应分层切开组织,注意保护区域内重要的解剖结构如腮腺、面神经及血管等。充分暴露手术野后,彻底清除死骨和脓性肉芽组织。死骨范围大则需行大块或全下颌骨死骨摘除术,术后可能出现病理性骨折和舌后坠。为预防病理性骨折,可与术前或术中行单纯结扎或颌间夹板固定,以限制下颌骨移位。如术中发生骨折,应立即固定,以保持正常咬合关系。为防止舌后坠,可在术前或术后做预防性气管切开。

3. 创腔处理:死骨摘除后应仔细检查有无死骨及炎性肉芽组织残留。用等渗盐水和1‰双氧水反复冲洗创腔。修整锐利骨缘,使之呈平坦的碟形。彻底止血后留置引流管或引流条,严密缝合创口。口内外贯通时,应关闭口内创口,予以口外引流。若口内创口无法严密缝合者,可在口内创面填塞碘仿纱条,以防止唾液进入创腔造成感染。

【术后处理】

1. 术后继续抗炎支持。

2. 引流条抽除应以无明显分泌物为度,过早抽除可能引起分泌物在创腔内积聚,造成局部感染。如引流口长期有分泌物存在,提示炎症未完全控制,必要时需再次手术。

3. 大块死骨摘除后,骨组织缺损过多,可行Ⅱ期骨移植或义颌修复。

【案例分析】

患者男性,54 岁。

主诉:左下后牙肿痛,伴面颊部肿胀、口内溢脓 3 天,渐加剧。

现病史:患者 6 个月前出现左下后牙咀嚼痛、松动症状,伴有面部肿胀,自服抗生素后症状缓解。患者病情反复发作,未经系统治疗。3 天前再次出现肿痛,自服抗生素后无明显好转,遂至医院就诊。

既往史:糖尿病史 7 年,目前肌注胰岛素治疗。患有干燥综合征史 10 余年,目前中医药治疗。

检查:面部不对称,左面颊部及咬肌区肿胀,界不清,皮肤潮红,皮温升高,压痛,未及凹陷性水肿,张口度二指。35、37 残冠状,Ⅱ度松动;36 残根状,Ⅲ度松动,伸长。左下磨牙区龈颊沟饱满,软组织弥漫性充血,触及二瘘口,溢脓。X 线检查:显示 35、36、37 区骨小梁结构模糊不清,呈斑片状密度减低影,周围骨质分界清晰可见致密的线条状影像,为线状骨膜反应。

诊断:左下颌骨慢性中央性骨髓炎急性发作。

治疗

(1) 拔除 36 残根,开放引流。

(2) 全身抗炎支持治疗,给予足量的抗生素。

(3) 进行必要的实验室检查,如血常规、血糖、药物敏感试验等。

(4) 患者有糖尿病病史,需慎用激素,可请内科医生会诊,协助诊治。

(5) 感染控制后,择期行颌骨病灶清除术。

病情分析

(1) 诊断依据:患者病程长达 6 个月,反复发作,临床体检可见口内残根松动Ⅲ度,局部牙龈红肿、溢脓。X 线表现为骨质破坏,周边可见致密的线条状影,为中央性骨髓炎的表现。

(2) 颌骨中央性骨髓炎多在根尖周病变的基础上发生,故急性期时与牙源性间隙感染的临床表现相似。但由于下颌中央性骨髓炎侵犯骨髓质可累及下颌神经管,早期即可出现下唇麻木症状。转为慢性后,X 线表现即可与根尖周病变相鉴别。

(3) 需与颌骨中心性癌相鉴别,中心性癌的 X 线表现为骨质虫蚀样破坏,边缘不规则。可在拔牙引流时取牙槽窝内组织行局部活检以明确诊断。

(4) 患者因患有干燥综合征,口腔内牙齿失去唾液的滋润、冲洗和营养作用而容易发生龋坏,常表现为猖獗性龋。同时,患者还有糖尿病史,感染较难控制,感染期间血糖可发生波动,故需与专科医生协同诊治,及时调整用药。

第六节　口腔颌面部肿瘤的治疗原则和方法

一、治疗原则

(一) 良性肿瘤

良性肿瘤一般以外科治疗为主。如为临界瘤(成釉细胞瘤),应切除肿瘤周围部分正常组织,将切除组织做冰冻切片病理检查;如有恶变时,则还应扩大切除范围。

(二) 恶性肿瘤

应根据肿瘤的组织来源、生长部位、分化程度、发展速度、临床分期、患者的机体状况等,

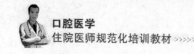

进行全面研究后再选择恰当的治疗方法。

1. 组织来源：肿瘤的组织来源不同，治疗方法也不同。淋巴造血组织来源的肿瘤对放射和化学药物都具有高度的敏感性；骨肉瘤、纤维肉瘤、肌瘤、恶性黑色素瘤、神经系统的肿瘤一般应以手术治疗为主，同时辅以化学药物治疗；鳞状细胞癌和基底细胞癌则应根据患者的全身情况，肿瘤生长部位和侵犯范围，采用手术、放疗、化疗等综合治疗。

2. 细胞分化程度：肿瘤细胞分化程度与治疗有一定关系。细胞分化程度较好的肿瘤对放疗不敏感，常采用手术治疗；细胞分化较差或未分化的肿瘤应采用手术联合放疗与化疗。

3. 生长和侵犯部位：肿瘤的生长及侵犯部位与治疗有一定的关系。对舌癌、皮肤癌等多采用手术治疗；对于手术可能导致严重功能障碍的，应考虑放疗、化疗和手术治疗的综合治疗。

（三）临床分期

临床分期可作为选择治疗方法的参考，一般早期病人的手术疗效较好，晚期病人则以综合治疗的疗效较好。临床分期也可作为预后估计的参考。

二、治疗方法

（一）手术治疗

手术是目前治疗口腔颌面部肿瘤的主要和有效的方法。手术时必须遵循肿瘤外科原则，对恶性肿瘤必须完全、彻底地切除。对可能有淋巴转移的恶性肿瘤，还应施行颈淋巴清扫术以将其所属区域的淋巴组织彻底清除。因为第一次手术常是治愈的关键，如切除不彻底，容易复发，再次手术则常不能获得满意的疗效。

为了能最大程度上防止口腔颌面部恶性肿瘤的局部复发和远处转移，在手术中应严格遵守"无瘤"操作：保证切除手术在正常组织内进行；避免切破肿瘤，污染手术野；防止挤压瘤体，以免播散；应行整体切除不宜分块挖出；对肿瘤外露部分应以纱布覆盖、缝包；表面有溃疡者，可采用电灼或化学药物处理，避免手术过程中肿瘤细胞污染种植；缝合前应用大量低渗盐水及化学药物（如5%氮芥）进行冲洗湿敷；创口缝合时必须更换手套和器械；为了防止肿瘤扩散，还可应用电刀，也可于术中及术后应用静脉或区域动脉（如颈外动脉）注射化学药物。此外，对可疑残存组织或未能切除的肿瘤，可辅以电灼、冷冻、激光、局部注射抗癌药物或放射等治疗。

在肿瘤扩大根治术后，对于那些全身情况不允许长时间行立即整复手术，或缺损特大不能行立即整复的病例，则可用佩戴赝复体，以协助患者在术后能维持和恢复一定的功能和外貌，这种方法又称为赝复治疗。

肿瘤过于广泛或已有多处远处转移者一般不宜行手术治疗；对年老体弱或伴有全身器质性疾病的患者，手术治疗也应持慎重态度。

（二）放射治疗

由于核科学的迅速发展，目前各种放射性核素都逐渐被广泛地应用到临床上来，因而丰富了放射治疗的内容。口腔颌面部肿瘤的放射主要以^{60}Co 及 5 MeV 的直线加速器最为常用。治疗方式主要有外照射及腔内照射两类。

临床上,对放射线敏感的肿瘤有恶性淋巴瘤、浆细胞肉瘤、未分化癌、淋巴上皮癌、尤文肉瘤等。对放射中度敏感的肿瘤主要是鳞状细胞癌及基底细胞癌。对放射线不敏感的肿瘤有:骨肉瘤、纤维肉瘤、肌肉瘤、腺癌、脂肪肉瘤、恶性黑素瘤等。

放射治疗前的准备:放射治疗前,应拔除口内病灶牙及肿瘤邻近的牙、拆除金属套冠及牙桥。这样,即可减少感染及颌骨坏死的可能性,又可使肿瘤受到放射线的直接照射。如放射治疗后发生了放射性颌骨坏死或牙髓炎,应进一步处理。

还需指出的是放射治疗具有"治"癌和"致"癌的双重性。近年来由于生存时间的延长,口腔颌面部的放射性第二原发癌并不少见。

(三) 化学药物治疗

1. 药物分类:常用的化学抗癌药物按其化学性质及作用在口腔颌面部癌中常用的有下列几类。

(1) 细胞毒素类(烷化剂):主要药物有氮芥、环磷酰胺等。

(2) 抗代谢类:常用药物有甲氨蝶呤、氟尿嘧啶等。

(3) 抗生素类:常用的有博莱霉素、平阳霉素、多柔比星、表柔比星等。

(4) 激素类:常用的为肾上腺皮质激素类。

(5) 植物类:常用的有长春新碱、长春地辛及紫杉醇等。

(6) 其他:如丙卡巴肼、羟基脲、顺铂等。

为了合理使用抗癌药物,必须了解细胞增殖周期。细胞增殖周期可以分为有丝分裂期(M 期)和间期;间期又可分为 G_1 期(脱氧核糖核酸合成前期)、S 期(脱氧核糖核酸合成期)和 G_2 期(脱氧核糖核酸合成后期);亦可暂时或一时不进行增殖,处于静止状态(非增殖细胞或 G_0 细胞);有些细胞则不再增殖,通过分化而死亡。

根据各种抗癌药物对细胞周期的作用,可将现有的抗癌化学药物分为两大类:细胞周期非特异性药物和细胞周期特异性药物。前者主要包括一些细胞毒素类和抗生素类药物。后者主要包括一些代谢类和植物类药物。

2. 治疗方案

(1) 单独化学药物治疗:原则上应用选择性较强的药物。对无明确敏感化学药物的患者也可选用不同细胞周期的各种药物合并,以产生协同作用,提高疗效。

(2) 化疗合并其他疗法:化学药物疗法与手术治疗、放射治疗三者结合的综合疗法已广泛应用于头颈部恶性肿瘤治疗。此外,化学疗法还可与免疫治疗相结合。

3. 化疗的不良反应:由于现有抗癌药物对肿瘤细胞的选择性尚不强,在治疗肿瘤的同时,对正常增生旺盛的组织,如骨髓、肠胃和口腔黏膜细胞也有毒性。

主要的不良反应是骨髓抑制。当白细胞降至 $3.0 \times 10^9/L$,血小板降至 $80 \times 10^9/L$ 时,应予以停药并应用增加白细胞药物。其他的不良反应有消化道反应、口腔黏膜炎、血尿和神经毒性作用等。应及时给予对症处理,必要时及时停药。

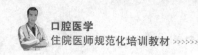
（四）生物靶向治疗

近 10 年来，生物靶向治疗逐渐成为头颈部肿瘤综合治疗策略中的重要组成部分。靶向药物包括各种单克隆抗体、小分子化合物以及反义核苷酸等。西妥昔单抗是人鼠嵌合型抗表皮生长因子受体单克隆抗体，是目前唯一获得批准用于头颈部癌治疗的靶向药物。已有的研究结果显示，它在头颈部癌联合治疗中具有显著的抗肿瘤作用，并已有研究者开始尝试将其用于（术前）诱导治疗。除了作用于表皮生长因子受体的靶向治疗外，其他靶向治疗药物还包括：作用于肿瘤血管生成的靶向药物和多靶点激酶抑制剂。靶向治疗药物的耐药机制和预测、更有效的联合治疗模式的探索，以及寻找可靠的分子标记物指导靶向药物的个性化治疗等问题，还需要更多的研究。

（五）低温治疗

低温治疗可用于口腔颌面部良性肿瘤，如血管瘤、脉管畸形和黏液囊肿。也可用于治疗口腔黏膜的癌前病损，如白斑、黑色素斑、扁平苔藓等。冷冻治疗可与手术合并应用，以减少术中出血；对不能完全切除的恶性肿瘤，可对残余肿瘤组织进行冷冻，争取治愈的机会。冷冻治疗也有一定的局限性，当肿瘤扩散侵入周围淋巴管或区域性淋巴结时，冷冻治疗无法达到区域性治疗的目的。同时，大面积的液氮冷冻治疗，特别是喷射疗法，可能发生严重的并发症，如上呼吸道水肿、肺炎、局部感染、张口受限等，应特别注意，并及时采取防治措施。

（六）激光治疗

激光治疗的适应证主要为浅表病损，如黏膜糜烂溃疡或白斑、乳头状瘤、血管瘤、色素痣和基底细胞癌等。鉴于激光的穿透能力有限，本方法不适用于深部及晚期的恶性肿瘤。

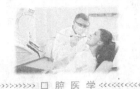

第六章
颞下颌关节常用辅助检查

第一节 影像学检查

一、X线平片及体层片

1. 薛氏位片：主要用于观察颞下颌关节窝、关节结节、髁突骨质变化，髁突的位置变化以及关节间隙的改变，如骨关节病、髁突骨折、脱位、畸形等。

2. 髁突经咽侧位片：主要用于观察髁突病变，如骨关节病、髁突肿瘤及髁突高位骨折等，但反映的是髁突内侧部分骨质情况。

3. 颞下颌关节侧位体层片：可得到颞下颌关节矢状面和冠状面较清晰的影像，用于观察颞下颌关节各种骨质改变、关节间隙变化等，但相对X线剂量大，由于CT及MRI检查的普及，目前临床较少应用。

4. 曲面体层片：可以在一张X线片上显示双侧髁突的影像，主要用于观察颞下颌关节的骨折、畸形及排除关节外病变。

5. 颞下颌关节造影：用于判断各种关节盘移位情况、关节盘穿孔、骨关节病、各种软组织及骨质结构改变，此外还可观察关节内占位性病变。造影是一种有创检查，且需使用造影剂，造影前还需做过敏试验。此外，利用数字减影技术进行颞下颌关节造影检查，则可消除关节骨性结构及其他颅骨影像的重叠干扰，形成的造影图像更加清晰。

二、常规CT及牙科CT检查

常规CT扫描主要用于可能累及颞下颌关节骨性结构疾病的检查，增强CT可观察颞下颌关节肿瘤、软组织病变、炎症等情况，三维CT可重建髁突三维影像，多用于骨折后观察骨折片的形态及髁突的移位情况，对真性颞下颌关节强直也具有（重要）诊断意义。近年来牙科CBCT由于其费用低廉、检查时间短、放射剂量小等优点，在临床上已开始广泛应用。临床用于测量关节间隙、观察骨关节病骨改变、观察髁突形态改变、髁突骨折、发育畸形等，但不能显示关节盘等软组织影像。

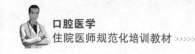

三、MRI 检查

MRI 是一种无创性检查,用于诊断各类关节盘移位,显示关节盘及软组织结构清晰、直观,此外还可诊断骨关节病和髁突骨质破坏,以及鉴别关节内外是否有占位性病变。MRI检查诊断关节盘穿孔敏感度不如关节造影,显示骨质细微结构敏感度不如 X 线和 CT 检查。

第二节　关节镜检查

颞下颌关节镜属于内镜的一种,近年来已经得到快速的发展。颞下颌关节内镜已成为颞下颌关节疾病诊断的金标准,它通过观察关节盘、关节骨面、滑膜的血管分布情况、增生、变性粘连、关节盘糜烂和穿孔,以及骨面软骨剥脱等关键图像来进行判断,其不仅是一种相当成功的诊断工具,同时又对非手术治疗无效的关节病有着较为肯定的疗效。颞下颌关节内镜手术充分体现了微创外科的特点,即切口小、创伤小、手术时间短、出血少、瘢痕隐蔽、并发症少,大多数只需在局部麻醉下即可实施,易于为患者所接受。颞下颌关节内镜检查具有其局限性,如关节附近组织有感染、肿瘤、关节结构变异、关节强直、外伤骨折、咀嚼肌紊乱类疾病等不适合应用。

第三节　其他检查

一、实验室检查

实验室检查在进行颞下颌关节疾病诊疗过程中对全身情况的监测具有重要意义,主要包括血常规、生化、免疫学及微生物学检验等,如需进行外科手术者,还需进行凝血功能、血型、肝肾功能、乙肝、梅毒、艾滋病等常规术前检验。

二、穿刺

颞下颌关节感染性疾病,特别是化脓性颞下颌关节炎,可行关节腔穿刺,抽取相应标本送细菌培养及做药敏试验,以便确定病原菌及敏感药物,指导临床用药。另外,颞下颌关节滑液的性状、理化性质也可提示颞下颌关节的一些病理改变。

三、活检

包括切取活检、切除活检、细针穿吸活检等,用以确定颞下颌关节疾病的病变性质、肿瘤类型及其分化程度等。对于怀疑为肿瘤性疾病的,需遵循肿瘤活检的原则,并综合判断是否先行活检或诊断和治疗一期完成。

四、肌电图

颞下颌关节周围的咀嚼肌群对颞下颌关节的功能具有重要影响,通过肌电图检查可精确地反映咀嚼肌的生理与病理变化。

五、下颌运动轨迹

下颌运动轨迹可反映下颌骨整体在生理及病理状况下的运动情况。有研究表明,正常人与颞下颌关节紊乱病患者不同轨迹类型的出现频率有明显差异。故通过下颌运动轨迹的检查,并与相应正常人群运动轨迹做对比,可推断颞下颌关节紊乱病的情况,并可在相应治疗后进行疗效的评估。随着技术的进步和完善,目前逐渐趋向于应用动态 MRI 检查直接观察关节盘的运动状态以及运用计算机技术利用下颌运动轨迹重建髁突的运动轨迹等。

四 脚神经

五 下肢运动障碍

第三篇

口腔修复学

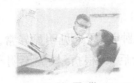

第七章
牙体缺损的修复

第一节 铸 造 全 冠

【适应证】

1. 后牙牙体严重缺损,固位形、抗力形较差。

2. 后牙低殆且殆力过大、邻接不良、牙冠短小。

3. 后牙牙冠冠折或半切术后需要恢复正常的解剖外形,咬合、邻接关系。

4. 患龋率较高或牙本质过敏严重伴牙体缺损。

5. 银汞充填术后与对颌牙、邻牙、局部可摘义齿金属卡环基托存在异种金属微电流刺激引起不适症状。

6. 邻牙缺失,需要用固定义齿方式修复缺失牙。

7. 牙周病矫形治疗的固定夹板。

【诊断要点】

牙体硬组织外形、缺损范围的大小及邻接及咬合关系为诊断的重要依据,X 线片检查显示已形完善根管治疗术后或牙髓健康。

【治疗原则】

当患牙有尚未控制的龋坏时避免使用全冠修复。

1. 全冠殆面金属的厚度在非功能尖最小为 1.0 mm,在功能尖最小为 1.5 mm。

2. 全冠各相应轴壁应相互平行,或殆向聚合度为 2°~5°。

3. 全冠边缘的最佳选择为宽 0.5 mm 的无角肩台。

【案例分析】

患者女性,68 岁。

主诉:右侧下颌后牙龋坏后已行根管治疗术 1 年,近来自觉咀嚼效率降低。

现病史:1 年前患者因右侧下颌后牙龋坏疼痛行根管治疗术,近来自觉咀嚼效率降低,常有食物嵌塞因而无法咀嚼纤维较粗的食物。

既往史:否认全身系统性疾病史,无药物过敏史。

检查:36 残冠,牙体变色,殆面至远中邻面树脂充填,与 37 邻接关系较差,有食物残渣残留。牙冠较短,咬合关系紧,对颌牙牙冠伸长。牙体硬组织未见明显继发龋,无探痛、牙体无松动、无叩痛。远中牙龈乳头稍红肿,邻牙未见明显异常。

X线片检查:36完善根管治疗后,无根折,根尖无阴影,远中牙槽突骨质水平吸收,其余无异常。

诊断:36残冠

诊断思路

(1)牙体变色,𬌗面至远中邻面有树脂充填,与37邻接关系较差,考虑对患牙进行全冠修复。

(2)牙冠较短,咬合关系紧,咬合距离低,考虑进行金属全冠修复可减少对自体牙体硬组织的预备量并有效恢复牙体外形及咬合关系。

(3)36𬌗面虽有大面积充填物,但检查见颊侧及舌侧壁的牙体硬组织可足够支持金属全冠修复的切削量,考虑用金属全冠修复比嵌体或部分冠修复具有更强的固位力和抗旋转能力。

(4)36为下颌后牙,对功能要求相对美观要求高,考虑可以进行金属全冠修复。

治疗

(1)𬌗面磨除

1)预备深度指示沟:用锥形金刚砂钻沿𬌗面沟形成一定深度的指示沟,指示沟的深度在全冠预备时,功能尖为1.5 mm,在非功能尖为1.0 mm。保证𬌗面磨除能够按照其解剖外形均匀磨除足够厚度的牙体组织。

2)𬌗面牙体组织的磨除:用锥形金刚砂钻磨除指示沟间的牙体组织。磨除分两步进行:①磨除𬌗面的近中或远中一半,保留另一半作为对照;②磨除另一半牙体组织。

3)制备功能尖斜面:用锥形金刚砂钻沿功能尖的外斜面磨除一定厚度的牙体组织,形成一个宽斜面。

(2)轴面磨除

1)预备轴面定位沟:用圆头锥形金刚石针分别在颊、舌面的中央及近中轴线角处各制备3条定位沟。定位沟与设计的全冠就位道平行,通常与牙体长轴平行。定位沟的深度为金刚砂车针圆头的一半进入牙体组织,其龈端恰好形成无角肩台的形状,以定位沟确定全冠的就位道和各轴壁的方向。

2)颊舌面的磨除:用同一圆头锥形金刚砂车针磨除定位沟之间的牙体组织,同时在龈端形成深0.5 mm无角肩台。同𬌗面磨除的步骤类似,先磨除颊舌面的一半,然后再磨除另一半。

3)邻面的磨除:首先选用一细针状金刚砂车针置于邻面接触点以内,用上下拉锯动作沿颊舌方向慢慢通过邻面,在磨取足够的空间后,再用前面所用的圆头锥形金刚砂车针修整邻面,形成深0.5 mm的邻面无角肩台边缘。

(3)固位沟的制备:因患牙牙冠较短,需在预备体的轴面制备固位沟。选用锥形裂钻在牙冠的颊舌面或邻面磨出深1 mm、𬌗龈高3 mm的固位沟,其方向与全冠一致位道。

(4)精修完成:用细粒度的圆头锥形金刚砂车针,直径要求较前面所用金刚砂车针稍大,修整预备体的边缘,形成宽0.5 mm、清晰光滑的无角肩台,用探针尖端探查可以感到明显的防止龈向下滑的阻力。同时修整各线角使之圆钝。

光滑、圆钝、边缘清晰的预备体为以后印模的制取、代型的修整及蜡型的制作打下良好的基础。

（5）取印模，并灌制石膏模型完成金属及全冠的制作。

（6）用临时冠树脂在口内制作临时冠并用暂时性黏结材料黏固。

（7）取下临时冠，试戴正式金属全冠，调整咬合关系并用永久性黏固剂固定，去除多余黏固剂。

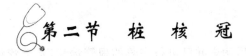

第二节　桩　核　冠

【适应证】

1. 牙冠大面积缺损，无法充填治疗或全冠修复固位不良者。

2. 牙冠冠折缺损至龈下，牙周健康，牙根有足够的长度，经龈切除后能暴露缺损面。

3. 前牙横形冠折，断面在牙槽嵴以上，或斜折至牙槽突以下，行牙槽突去除术后残根尚能有足够长度和支持作用。

4. 前牙错位、扭转牙无法进行正畸治疗者。

5. 牙冠较短的畸形牙或变色牙，无法行全冠修复者。

6. X线片检查，所有有足够支持条件的残根、残冠、变色牙已经进行完善根管治疗后，根尖周无炎症或炎症已控制者。

【禁忌证】

1. 18岁以下青少年。

2. 有明显尖周感染和临床症状。

3. 严重的根尖吸收，牙槽骨吸收超过根长1/3以上，根管弯曲而细小。

4. 根管壁已侧穿，并伴有根、骨吸收及根管内感染。

5. 牙槽骨以下斜行根折，伴断牙牙根松动。

6. 原有桩冠折断，断桩无法取出。

7. 牙根长度不够，无法获得足够固位形及抗力形。

【诊断要点】

患者口内残根、冠剩余牙体硬组织情况结合其色、形、质的改变为诊断的重要依据，X线片、口腔CT检查可为确定桩核冠修复是否可行提供有力支持。

【治疗原则】

1. 桩的长度为根长的2/3～3/4，不小于前牙桩冠预备体于牙冠的长度。

2. 桩的直径为根管截面直径的1/3。

3. 桩的形态可适应根管形态为锥形，在根管壁较厚的情况下可以为圆柱形。

4. 核的形态应与牙冠保留的牙体组织共同形成外冠预备体形态。

5. 外冠的边缘要放在根面牙体组织上。

【案例分析】

患者女性，20岁。

主诉:上前牙外伤后冠折,已行根管治疗后2周,要求修复前牙,恢复美观。

现病史:1个月前因走路不慎摔跤导致右侧上前牙冠折,露髓。现已进行根管治疗后2周。

既往史:否认全身系统性疾病史,无药物过敏史。

检查:11冠折至牙颈部1/3处,断端见根管治疗开髓孔由氧化锌丁香油充填。牙体硬组织未见明显龋坏,无探痛、牙体无松动、无叩痛,牙龈及邻牙未见明显异常。X线片检查显示完善根管治疗后,无根折,根尖无阴影及骨质吸收,其余无异常。

诊断:11冠折。

诊断思路

(1)患者有明确外伤后病史并已进行完善的根管治疗,从治疗病历记录显示根管治疗长度为17 mm。

(2)测量11临床剩余牙冠长度为3 mm,不能支持牙冠的全冠修复固位。考虑进行桩核冠修复。

(3)测量21牙冠长度为10 mm,判定进行桩核冠治疗时,桩核长度与冠长度比例>1:1,故该牙行桩核冠修复治疗方案是可行的。

(4)选用金属桩核冠或纤维桩树脂核恢复基牙长度,再行外冠修复。

治疗(以纤维桩树脂核为例)

(1)根管预备:根据根管治疗病历的记录,治疗时牙根的长度及参考X线片检查了解牙根粗细及形态。用P钻逐号慢速提拉磨出根充材料并扩大根管内壁,深度为根长的2/3~3/4,在根尖区保留>4 mm的根充物以保证良好的根尖封闭。

(2)根据所选用外冠对预备体的要求制备残留牙冠组织,然后磨除薄壁、弱尖及无基釉。

(3)根管预备完成后,用酸蚀剂酸蚀根管内壁后冲洗干净并隔湿,涂擦树脂粘结剂,光固化灯照射后,在根管内注入流动树脂,并插入根管预备时相应型号的纤维桩,根管较粗大的患者可加充纤维辅桩,光固化灯照射固化后用树脂在口内堆砌树脂核。

(4)外冠预备体要求进行修整备牙,外冠的边缘要放在根面牙体组织上,距离核与根面的交界线1.5 mm。

(5)取印模,与相邻健康牙齿进行比色。制作树脂临时冠,并用暂时性粘结剂粘结。

(6)石膏模型进行外冠制作,最后将外冠粘固于核上,并调整正中颌位及前伸颌位时咬合关系。

第三节　嵌　体

【适应证】

1. 牙体缺损较大,一般充填材料不能获得良好固位。

2. 后牙牙体缺损较多且殆力过大。

3. 后牙牙尖和边缘嵴缺损后,后牙咬合没有接触点,牙冠高度降低,不能进行有效咀嚼。

4. 牙体缺损至龈下,一般充填材料不能有良好的边缘密合性。

【诊断要点】

牙体硬组织色、形及缺损范围的大小为诊断的重要依据,X 线片检查可为确诊提供有力支持,患者自觉症状与温度检测异常为辅助诊断指标。

【禁忌证】

1. 青少年的恒牙和儿童乳牙,因其髓角位置较高,易发生穿髓。

2. 𬌗面缺损范围小,而且表浅。

3. 牙体缺损范围大,残留牙体组织抗力形及固位形差。

4. 对美观及长期效果要求高的患者或前牙患者。

【治疗原则】

1. 嵌体的窝洞避免有倒凹,洞壁可稍外展,但需<6°。

2. 嵌体窝洞边缘需要制备洞缘斜面,保护洞缘薄弱的釉质,增加边缘密合度。𬌗面的洞缘斜面应深及釉质的全长,与洞壁呈 15°~20°角。

3. 剩余牙体组织较薄弱,特别是后牙近中—𬌗—远中嵌体,嵌体要覆盖整个𬌗面,称为高嵌体。

4. 嵌体窝洞的𬌗面洞缘线要离开邻接区 1 mm,邻面洞缘线要离开接触点,位于自洁区内。

5. 嵌体至适用于恢复牙齿缺损的结构,但不能加强剩余的牙体组织,如果牙齿需要在𬌗力的作用下得到保护,只能使用覆盖全部𬌗面的修复体。嵌体有可能造成牙尖的楔形劈裂,无支持的孤立牙尖会有劈裂的危险。

【案例分析】(以全金属高嵌体为例)

患者男性,35 岁。

主诉:左侧下颌后牙龋坏,行充填治疗后咀嚼时无力。

现病史:6 个月前患者左侧下颌后牙龋坏行充填治疗,之后自觉咀嚼效率降低,无法咀嚼较细小食物及有纤维蔬菜等。

既往史:否认全身系统性疾病史,无药物过敏史。

检查:36 牙体缺损,𬌗面及近中有银汞充填物,颊尖不完整。近中银汞充填处牙龈乳头稍有红肿,与邻牙之间食物嵌塞。未见明显继发龋,无探痛、牙体松动及叩痛。邻牙未见明显异常。颊尖与对颌牙无咬合接触。X 线片检查显示 36 充填治疗未及牙髓,未见明显继发龋。根尖无阴影及骨质吸收,其余无异常。

诊断:36 牙体缺损。

诊断思路

(1) 患者 36 患牙近中邻𬌗面有大面积的充填物,但无探痛及叩痛。X 线片检查显示充填治疗未及牙髓,未见明显继发龋坏,提示患牙牙髓健康,未有水肿及牙髓炎症的症状。

(2) 颊尖为功能尖与对颌牙无咬合接触,提示仅用普通材料充填无法正常恢复牙尖高度,影响咀嚼效率。

(3) 近中充填物接触牙龈的部分牙龈稍红肿及与邻牙之间有食物嵌塞,提示普通充填

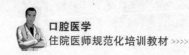

术无法恢复与邻牙的邻接,以及龈下充填部分与牙齿边缘的密合性较差。

治疗

(1) 去除原有充填材料,用钝头锥形金刚砂车针降低𬌗面以形成预备体高度。功能尖与对颌牙之间距离约 1.5 mm,非功能尖磨除约 1 mm。预备时每个三角嵴的顶部及主要发育沟均作为指示沟,以确认磨除量。

(2) 𬌗面的磨除量检查在颊侧靠肉眼观察,舌侧部分可用红蜡进行检查。

(3) 在功能尖斜面边缘处制备𬌗肩台,肩台宽 1 mm,从近中面与中央沟交接处至远中沟交接处,保证修复体足够的金属厚度以加强功能尖的𬌗边缘。

(4) 因原来的充填物已被清除,使峡壁光滑并形成一定的角度。洞深一般为 2~3 mm,轴壁平行或外展<6°,鸠尾峡宽一般为𬌗面宽度的 1/3。制备洞斜面,与洞壁呈 15°~20°角。

(5) 轴面箱型预备时,箱型的洞壁向颊舌侧扩展至正好解除患牙和邻牙的接触,并磨出洞斜面。

(6) 邻面斜面制备时由箱型内开始预备,用锥形裂钻与牙长轴平行切入邻面,龈端位于接触点以下,接近龈嵴顶。颊舌向扩展,使颊舌边缘位于自洁区。邻面盒状窝洞的颊舌轴壁与牙长轴平行或稍向外扩展,龈壁清晰而平。在龈轴角上制备 0.5~0.7 mm 宽的略凹洞斜面,形成有利于金属的锐角。预备时要圆钝处理邻𬌗线角。形成符合修复体边缘要求的锐利而连续的边缘外形线。

(7) 精修完成,修整洞壁及洞斜面,清除牙体组织碎屑。

(8) 取印模灌制石膏模型。

(9) 用对牙髓无刺激的粘结剂将铸造全金属嵌体粘入患牙,调整咬合关系。

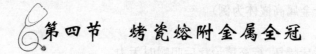

第四节　烤瓷熔附金属全冠

【适应证】

1. 牙体缺损较大,一般充填材料不能获得良好固位。
2. 前牙或后牙对美观要求较高的需做全冠修复。
3. 前牙的氟斑牙、变色牙、四环素牙、锥形牙、釉质发育不全等不能用其他方法修复。
4. 前牙错位、扭转而不宜或不能做正畸治疗,但需要改善牙冠的形态及牙齿的排列。
5. 根管治疗后经桩核修复的残根、残冠的修复。
6. 牙周病矫形治疗时需要进行牙周固定夹板。
7. 牙体缺损至龈下,一般充填材料不能有良好的边缘密合性。

【诊断要点】

牙体硬组织变色,外形及缺损范围的大小为诊断的重要依据,X 线片检查显示为完善根管治疗术后或牙髓健康。

【治疗原则】

1. 按照金属内冠的要求

(1) 恢复牙冠正确的解剖形态。

（2）有足够的厚度以满足强度需求，承托瓷部位的金属内冠厚度，镍铬合金者至少为 0.3 mm；金合金等贵合金者，厚度还要适当增加。

（3）为瓷面提供足够的空间，唇颊面至少为 1.0 mm，切端为 1.5～2 mm。

（4）金属内冠表面形态光滑、圆突，避免深凹及锐角。

（5）瓷金结合线应尽可能远离咬合接触区，瓷金结合面呈直角式连接，内线角圆钝。

（6）无任何铸造缺陷。

2. 不透明层的要求：不透明层应均匀地覆盖在金属内冠的表面。其厚度因选用金属的不同及使用不同的商品瓷粉可略有差异。通常为 0.2～0.3 mm 厚的不透明层即可较好地遮盖金属内冠的颜色，同时构成金瓷冠的基础色调。

3. 体瓷的要求

（1）体瓷的厚度一般在唇面>1 mm，切端>1.5 mm。

（2）瓷的厚度要均匀，厚度<2 mm。过厚的瓷层在烧结时易产生内部气泡，影响瓷层的强度和美观。

（3）精确地比色，选择最适合的瓷粉。

（4）牙本质瓷、釉质瓷和透明瓷的厚度和分布，应根据所修复牙齿的具体情况进行设计。

（5）瓷面表面抛光方法的选择要根据所修复牙齿的表面质地具体情况进行设计。

【案例分析】

患者女性，38 岁。

主诉：上前牙慢性根尖周炎，已行根管治疗术后 6 个月，牙体变色，现要求恢复美观。

现病史：6 个月前因上前牙疼痛，牙龈红肿就诊，经诊断为慢性根尖周炎并进行根管治疗。现治疗后虽无上述症状，但前牙逐渐变色，严重影响美观。

既往史：否认全身系统性疾病史，无药物过敏史。

检查：22 牙体完整，无松动、探痛及叩痛，舌侧舌窝处见开髓治疗孔已给予树脂充填。牙体变色，牙龈未见明显红肿，邻牙未见明显异常。X 线片检查显示完善根管治疗后，无根折，根尖骨密度较低，但其范围较 6 个月前治疗时范围明显缩小，牙槽突骨质无吸收。

诊断：22 变色牙。

诊断思路

（1）22 牙体完整，无松动、探痛及叩痛，牙龈未见明显红肿，提示患牙治疗后基本恢复健康。

（2）牙体变色提示考虑可以行烤瓷冠对其进行美观修复。

（3）X 线片检查显示完善根管治疗，且根尖周炎治疗后基本趋于稳定期，提示可考虑对患牙进行永久性修复。

治疗

1. 牙体预备

（1）切端磨除：可选用平头锥形金刚石针在切端先磨出 3 条深度指示沟，深度为 2 mm，然后磨除沟间的牙体组织。

（2）唇面磨除：首先用平头锥形金刚石针在唇面近中、中央、远中制备 3 条深度指示沟。

指示沟要依照唇面外形凸度分成两个平面:龈 1/3 与牙体长轴平行,切 2/3 顺沿唇面弧度。指示沟的深度一般为 1.2~1.5 mm。用平头锥形金刚石针磨除指示沟之间的牙体组织,同时注意形成唇面龈边缘的形态,边缘一般选用有角肩台式,宽约 1 mm,位于龈下约 0.75 mm。要根据龈沟的深浅来变化,边缘一般位于龈沟的中下 1/3 之间,不要伤及结合上皮。唇面磨除向近远中邻面延伸,视金属内冠邻面金瓷结合线位置的设计而终止。金瓷结合线要离开邻面接触区,对于年轻人,邻面半透明度较高者,金属内冠的邻面瓷金结合线一般设计在邻面接触区的舌侧。

(3) 邻面及舌面磨除

1) 舌面舌窝部分的磨除可用桃形或球形金刚石针,磨除厚度在仅有金属的部分约 0.7 mm,在有瓷面覆盖的部位要适当增加。舌面磨除时不仅要注意正中𬌗与对𬌗牙之间的间隙,还要检查前伸𬌗与对𬌗牙的间隙是否充足。

2) 用圆头锥形金刚石针磨除邻面及舌隆突部分,钻针的方向与金瓷冠的就位方向一致,在龈端形成 0.5 mm 的无角肩台,位置可位于龈上。

(4) 精修完成:用粒度较细的金刚石针修整外形、边缘。圆钝各线角,清除无基釉,形成清晰的边缘形态。

2. 排龈:目的是在取印模时预备体的龈边缘与牙龈间保留间隙,以使印模材料进入其间而形成清晰、明确的边缘形态、减少代型修整时的错误。排龈还可减少龈沟内血液、龈沟液的分泌,以保证印模的清晰、准确。

(1) 排龈的方法:临床上一般采用不同粗细的排龈线,上面一般浸有明矾或肾上腺素等化学药物,通过机械、化学的双重作用达到排龈的目的。

(2) 应注意的问题:①选择与龈沟相适应的排龈线,过粗、过细者均不易成功;②将排龈线压入龈沟的操作要轻柔,施力的方向不要直接指向龈沟底,防止撕伤上皮附着;③排龈的时间不宜过长,一般为 5~10 分钟即可,时间越长对牙龈的损害越大;④对高血压、心脏病的患者,排龈线中不宜含有肾上腺素;⑤对于龈沟较深的牙齿,排龈时可采用双线法,即压入一较细的排龈线,然后再加一较粗的排龈线。取印模时将较细的排龈线暂时保留在龈沟内。

3. 对冠的选色

(1) 比色板:临床上金瓷冠的造色通常是医师采用比色板以目测方式进行的。比色板是由能基本代表天然牙颜色色调、饱和度和亮度的标准烤瓷牙面组成。根据色调的不同分成 A、B、C、D 4 组。A 组的色调与自然牙正常色调吻合度较高,色调偏橙黄、棕黄,常用于青年人。B 组的色调接近纯黄色,天然牙中并不多见。A/B 组合常用于中年人,用来表达界于 A、B 之间的色调。C 组可看作是 B 组的一个补充色调,与 B 组色调相似,但亮度较低、偏灰,常用于中、老年人或四环素牙。D 组可看作是 A 组的补充,色调与 A 组相近,亮度较低,牙色偏红。但是临床常用的比色板还存在许多缺陷:①比色板所包括的颜色范围过窄,不能完全表达天然牙色;②比色板的制作与金瓷冠相差甚远,无金属基底,且瓷层厚度为 2~3 mm;③比色板中橙色缺乏,仅仅表现为黄色,而天然牙的颜色位于黄橙色区域。

(2) 选色方法:①色调的选择,首先选择色调。在 A、B、C、D 4 组牙面中选择最接近的色调。选择色调时要根据天然牙中饱和度较高的区域,如尖牙、牙颈部等。②饱和度的选择,在已决定的色调组中选择与天然牙最接近的饱和度。③亮度选择全瓷冠的亮度,可通过瓷粉中白粉的添加或表面上色等方法进行小范围的增高或降低。在金瓷冠的制作中最容易出现的一个错误就是亮度大于相邻的天然牙而使金瓷冠看起来很不自然。④由于即使在同一牙面中天然牙的颜色也存在部位的差异性。选色时需将牙色分区进行,特别要注意龈1/3、切1/3及邻间隙颜色的变化。

(3) 选色中的注意事项:①选色光源最好为自然光;②选色的时间应在就诊的开始,医生的眼睛还未疲劳;③选色时医生的眼睛应与所比较的牙齿在同一水平位置;④牙齿应清洁,无菌斑及色素的污染;⑤去除干扰物,如化妆品、鲜艳的衣物等;⑥选色时间要短,第一印象很重要;⑦选色时医生的眼睛可先注视蓝色背景,以增强视细胞对黄色的敏感性;⑧采用尖牙为选择色调的参照牙,因为尖牙的饱和度较高;⑨在不同的光源下比较所选牙色的差异,以避免同色异谱现象;⑩如难以选到相似的牙色时,可选择最接近的低饱和度、高亮度的牙色,这样可以采用上色的方法进行弥补;⑪选择亮度时环境光线不要过强,宜半闭眼睛,从而可使视杆细胞活跃。

4. 试戴与粘固

(1) 金属内冠的试戴

临床上常在金属内冠制作完成后先在患者口内进行试戴,金属内冠试戴时主要的检查内容如下。

1) 就位,金属内冠应能顺利就位。影响就位的原因主要有:①金属内冠内表面有铸造时产生的金属小瘤或残留的包埋材料等杂质,可用钻针加以清除;②预备体上有倒凹,较易出现倒凹的部位是预备体唇面切1/3与中1/3交界处。原因是在牙体制备时未按唇面的弧面分为两个平面磨除,或此处磨除量不足。轻度的可少量修改预备体的相应部位。③预备体边缘处出现支点,常见于预备体切端过薄,在印模、代型、包埋时出现误差,轻度时可稍加修改预备体的边缘。预防的方法是:预备体切缘不要过薄、灌工作模型时石膏不要过稀等。④软组织障碍,牙龈阻碍金属内冠的边缘,常因为牙龈过长或金属内冠边缘过宽。

2) 固位金属内冠应具备良好的固位力。影响固位力的因素主要有预备体外形不良,内冠铸造变形、代型表面分离剂过厚及内冠内面磨改过多等。

3) 金属内冠的外形要符合前面所讲的金属内冠应达到的基本要求。

4) 咬合在正中𬌗、前伸𬌗、侧方𬌗时不应有咬合障碍点,并且要为瓷面留有足够的空间。

5) 边缘密合度良好,边缘外形与预备体龈边缘一致,无悬突、台阶等。

(2) 金瓷冠的戴入

1) 金属内冠试戴合格后则开始选色,进入下一个制作程序。一般金瓷冠的边缘密合度、就位、固位等方面不会出现异常,这时主要是检查颜色、外形、咬合等。唇面龈1/3常易出现外形过凸的缺点,要注意修改。少量的颜色改变可通过表面上色的方法完成。

2) 检查合格,经过上釉、抛光后即可粘固。常用的粘固剂有磷酸锌水门汀、玻璃离子水门汀、聚羧酸水门汀等。活髓牙可选用对牙髓刺激较小的玻璃离子和聚羧酸水门汀。

第五节　瓷　全　冠

【适应证】

1. 前牙对美观要求较高的需全冠修复。

2. 前牙的氟斑牙、变色牙、四环素牙、锥形牙、釉质发育不全等不能用其他方法修复。

3. 前牙错位、扭转而不宜或不能做正畸治疗,但需要改善牙冠的形态及牙齿的排列。

4. 前牙根管治疗后经桩核修复的残根、残冠的修复或前牙邻面缺损大及冠部有多处缺损。

5. 前牙切角、切缘缺损,不宜用充填或金属修复体治疗。

6. 对贱金属过敏,无法实施金属全冠或金属烤瓷冠修复前牙、后牙的患者。

【诊断要点】

牙体硬组织变色,外形及缺损范围的大小为诊断的重要依据,X线片检查提示已完善根管治疗术或牙髓健康。

【治疗原则】

1. 预备时应尽量保留冠长为瓷提供最大支持。

2. 用宽肩台做唇侧边缘,可提供一个支持平台抵御来自切断的力。

3. 切嵴应平直且向舌龈方向轻度倾斜,以承受切端外力并可预防剪切力。

4. 要圆钝预备体的锐角以降低因局部应力集中而造成折断的危险。

【案例分析】

患者女性,24岁,艺校学生。

主诉:上前牙咬硬物至切角折断缺损半个月,要求修复前牙恢复美观。

现病史:半月前患者咬物不慎导致上前牙切角折断、缺损并出现冷热食敏感,去除刺激后症状很快消失,无明显自发痛。未经其他治疗。

既往史:否认全身系统性疾病史,无药物过敏史。佩戴非贵金属饰物时会引起皮肤过敏症状。

检查:21远中切角缺损,无明显探酸,冷诊敏感。牙体无松动、无叩痛,颊侧颈缘牙龈略红肿。邻牙未见明显异常。X线片检查显示切角缺损处未及牙髓,其余无异常。

诊断:21牙体缺损。

诊断思路

(1) 患者有冷热敏感,但无自发痛、夜间痛等症状,提示牙髓状况尚可。

(2) 临床检查发现牙折断端达牙本质层,探诊无明显不适,提示牙体缺失处未近髓。

(3) X线片检查显示牙周情况良好,且缺损处未及牙髓,牙髓健康。

治疗(牙体预备)

(1) 21周围软组织局部浸润麻醉。

(2) 备牙前用平头锥形金刚砂车针于唇面和切端预备深度指示沟。指示沟在唇面深度为1.2～1.4 mm,在切端深2 mm。于唇面龈1/3处用车针平行制备3条指示沟,在唇面切

2/3 未切割出平行制备出 2 条指示沟。

（3）用平头锥形金刚砂车针行切端预备，去除 1.5～2 mm 牙体组织。

（4）去除唇面切端部分深度指示沟的剩余牙体组织。唇面龈端用平头锥形金刚砂车针预备 1.2～1.4 mm 深，直达唇邻线角，在邻面的舌侧逐渐减小。

（5）在用平头锥形金刚砂车针的侧面行轴面预备的同时，其末端形成肩台边缘。肩台至少有 1 mm 宽。

（6）用小轮状金刚砂车针行舌面预备，但不能过度降低舌隆突与舌壁的接合部。

（7）用平头锥形金刚砂车针行舌轴壁的预备，该壁应与唇壁的龈端形成最小的聚合度。直角肩台应至少 1 mm 宽，并且唇、邻面的直角肩台应该是平滑连续。

（8）修整强化肩台，并使所有预备的锐角都呈圆滑状。去除凹面角处的疏松釉柱。在轴壁和肩台相连处不产生倒凹。

（9）取印模并灌制石膏模型。

（10）制作临时树脂修复体并用不含丁香油的暂时冠粘结剂粘结。

（11）比色（同金属烤瓷冠）。

（12）修复体戴入及选择色泽合适树脂粘结剂粘结固定。

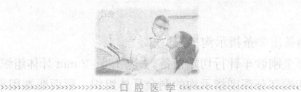

第八章

牙列缺损的修复

【牙列缺损特征】

上下颌牙列中有不同数目的天然牙齿缺失,又存在不同数目的天然牙。

【病因】

龋病、牙周病、根尖周病及外伤等。

【修复方法】

固定义齿,可摘局部义齿,覆盖义齿,种植义齿等。

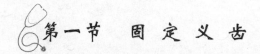

第一节　固定义齿

【特征】

利用缺牙间隙两侧或一侧的天然牙作为基牙,在其上制作固位体,并与人工牙连接成为一个整体,借粘固剂固定于基牙上,患者不能自己摘戴,又称固定桥。

【适应证和禁忌证】

1. 适应证

(1) 缺失 1~2 个牙齿,缺牙部位两侧都有可以作为基牙的天然牙。

(2) 间隔的少数牙缺失,中间天然牙适合作为基牙。

(3) 缺失 3~4 颗中切牙和侧切牙,但前牙咬合力不大,尖牙条件好。

(4) 基牙牙冠𬌗龈高度和牙体组织有足够,牙根稳固,牙槽骨吸收不超过根长 1/3。

(5) 年龄为 20~60 岁。

2. 禁忌证

(1) 年轻恒牙,临床牙冠短,髓腔大,髓角高,根尖部未完全形成。

(2) 缺牙较多,余留牙无法缺失牙𬌗力。

(3) 缺牙区牙槽嵴黏膜到对颌牙𬌗面距离过小。

(4) 邻牙过度倾斜或对颌牙过度伸长。

(5) 末端游离缺失牙 2 个或 2 个以上。

(6) 基牙临床牙冠短,通过桩核也无法到达足够固位力。

【固定义齿设计要点】

1. 固位体

(1) 材料：有金属、金属烤瓷、全瓷、树脂等，需结合缺牙情况，经济能力，材料特性及主观要求而定。

(2) 前牙：着重美学性能。基牙为死髓牙，或能备出足够修复空间的活髓牙，首选全瓷固定桥，氧化锆基底全瓷桥强度最好。

(3) 后牙：着重承担咬合力，对美观要求不高。可以选择金属烤瓷桥或全瓷固定桥。金属基底的选择需结合咬合关系、对金属的敏感程度及经济条件等。咬合过紧应选择钴铬合金，镍铬合金及钛合金等刚性较大材料；过敏体质可选择贵金属；但贵金属基底不适合做长桥。全瓷修复建议选择锆基底全瓷桥，并适当加厚连接体以防折断。

(4) 固位方式：首选全冠。

2. 桥体

(1) 材料：与黏膜接触的部位首选瓷，因瓷表面光滑致密，不易滞留细菌，容易清洁；也可选择高度磨光的贵金属。

(2) 外形：无须精确恢复天然牙的解剖形态。

1) 颊面根方缩短，使颊龈角到颊面中间部分移行，否则桥体会显得太长。

2) 组织面：与牙槽嵴轻接触，近远中及舌侧龈外展隙扩大有利自洁。设计不同体组织面形态。

● 鞍式桥体或盖嵴式桥体：桥体覆盖牙槽嵴颊侧及舌侧，与牙槽嵴呈凹性接触。盖嵴式桥体向舌侧延伸的范围比鞍式小，舌龈面与牙槽嵴呈锐角，不易自洁，尽可能不采用。

● 改良盖嵴式桥体：桥体与牙槽嵴黏膜唇颊侧接触，并扩大至牙槽嵴顶，但不超过牙槽嵴中线。自洁作用好，舒适，推荐使用。

● 船底式桥体：桥体与牙槽嵴接触面呈船底形，接触面积小，容易清洁，但颊舌侧三角形空隙容易滞留食物，多在下颌牙槽嵴窄时使用。

● 卵圆形桥体：用于对美观要求较高的前牙区，又称为改良鞍式桥体。其龈端面圆钝，恰好与前牙缺牙区牙槽嵴上的凹形表面吻合，好似从黏膜中萌出的牙根形态。美观，接近天然牙外形，舒适，自洁作用好，主要用于宽而扁平，有浅凹陷的牙槽嵴。

● 悬空式桥体：又称卫生桥。桥体底部为圆凸形，和黏膜之间留有不少于 3 mm 的间隙，便于清洁。用于对美观要求不高的下颌后牙缺失，缺牙区牙槽嵴吸收明显者。

3) 咬合面：减径，颊舌径宽度一般为天然牙宽度的 2/3。如基牙条件不理想或缺牙间隙较大可减小到原天然牙的 1/2，并加大桥体与固位体之间的舌侧外展隙。功能尖要与对颌牙均匀接触，降低非功能尖牙尖斜度，加深颊舌沟，以减少桥体承担的侧向力和咬合力。

3. 连接体

(1) 固定连接体：位于邻面中 1/3，截面积至少 4 mm。四周外形圆钝，高度抛光。不能过大压迫牙龈，影响自洁。

(2) 活动连接体：由栓体栓道组成，栓体位于桥体上，栓道位于固位体上。在基牙倾斜明显，难以取得共同就位道，或固定桥较长需要分段时应用。

4. 基牙数目：综合评估基牙实际牙周膜面积，骀力比值及口内情况。原则如下。

（1）桥基牙牙周膜面积总和等于或大于缺失牙牙周膜面积的总和。

（2）桥基牙支持力不足,需在较薄弱的基牙侧增加基牙数目。

（3）尽可能采用双端固定桥,慎用单端固定桥。

（4）尽量采用短固定桥,不设计长的复杂固定桥。

（5）建议中间种植基牙的应用,将长桥变为复合桥。

（6）采用种植方法消除游离端。

【固定义齿修复要点】

1. 所有基牙的预备体要有共同就位道。方法如下。

（1）在切缘或𬌗面预备时先预备引导沟作为参照。

（2）轴面预备采用各个基牙同向面同期预备,如同时预备数个基牙的颊面,再预备近中面等。

（3）颈缘一般放于龈下,特殊情况可以进行调整。如个别基牙倾斜明显,如所有基牙都预备到龈下,为取得共同就位道,需要磨除大量牙体组织,甚至露髓,可在不影响固位前提下将倾斜基牙肩台预备龈上。

（4）基牙位置异常无法取得共同就位道,如为活髓可能穿髓,需根管治疗后再行牙体预备;也可改变修复设计,如改为活动链接,或使用双套冠或活动义齿修复等。

2. 基牙要有足够的固位力

（1）固定桥修复对固位体固位力的要求比单冠高,建议固位体采用全冠。

（2）如临床牙冠过短,或牙冠缺损面积较大,应采用增加固位力的措施,如预备辅助固位形,增加牙体𬌗龈向高度,使用桩核加强,必要时增加基牙的数目;外科手术做齿冠延长等。

3. 严格控制基牙条件

（1）基牙应稳固无病理性松动:牙槽骨吸收不超过根长的1/3;有足够长度,最好是多根牙;必要时可以增加基牙数目,设计成类似牙弓夹板的多基牙固定桥。

（2）健康基牙尽量保留活髓:如牙髓有病变,或牙齿位置异常需要改向以取得共同就位道,应行根管治疗,再用桩冠改向以取得共同就位道。

（3）基牙要有足够的强度:如是死髓牙或残冠,建议桩核加强基牙的抗力,尤其是前牙和前磨牙。

4. 连接体要有足够的空间保持足够的厚度,保证义齿完成后有足够的强度。要求连接体处𬌗龈厚度≥2.5 mm,龈端离开固位体边缘1.5 mm,以便留出足够的龈间隙。

5. 缺牙区牙槽嵴条件

（1）一般在拔牙后3个月,牙槽嵴吸收稳定后进行。

（2）缺牙区牙槽嵴如吸收过多,尤其是前牙区,可以在桥体颈部上牙龈瓷,使之与邻牙颈缘协调;如果缺牙区在后牙,可设计成卫生桥。缺牙区丰满度差影响美观时,建议改用活动义齿修复,或植骨后进行种植义齿修复。

6. 注重前期基础治疗:口腔卫生差修复前必须进行洁治和刮治,并学会维持口腔卫生的方法。

7. 注重口内余留牙处理:同牙弓内是否还有患牙,患牙位置,是否可以保留。这决定修复设计方案。如余留牙无法保留,应重新评估,决定继续固定修复还是改做活动修复。对颌牙伸长或移位者,应进行适当调磨。

8. 调𬌗必须在确认固定桥完全就位后进行。综合分析基牙与对颌牙情况后决定调𬌗方法;对颌如果存在过锐、下垂或伸长牙尖,应调磨牙尖;固定桥调磨后要做抛光和上釉处理。判断是否完全就位可运用以下方法。

(1) 固位体颈缘与基牙肩台密合。

(2) 与邻牙接触紧密程度适中,用牙线可以勉强拉过接触点。接触过紧会妨碍固定桥完全就位。

(3) 咬合基本合适或稍高。如果固定桥就位后咬合过高应考虑有未完全就位的可能。

(4) 固位体邻面边缘嵴位置在模型上与在口腔内相同。

9. 对模型精准性要求比单冠或部分冠高。尽可能使用硅橡胶制取印模。

10. 咬合记录采用专用硅橡胶比传统蜡记录准确,不容易变形。

【案例分析 1】

患者男性,34 岁。

主诉:外伤导致上前牙缺失 3 个月后要求修复。修复条件价格适中、异物感小及不每天摘戴。

检查:12,11,21,22 缺失,唇侧牙槽骨丰满度可,缺牙间隙正常,13 未龋坏和松动,位置和方向正常,无扭转。23 冠 2/3 缺损,露髓,牙髓已坏死,X 线片检查显示根尖周阴影。牙龈无明显炎症。前牙为正常覆𬌗覆盖关系。42,31 轻度伸长。

诊断:牙列缺损。

修复方案:固定修复(双端金属烤瓷固定桥)。

修复要点:①基牙 13,23;②固位体,全冠;③材料选择,钴铬合金;④23 根管治疗后金属桩核恢复并加强缺损牙体组织;⑤13,23 基牙预备后要有共同就位道;⑥调磨过长的 42,31;⑦临时固定桥修复缺失牙;⑧桥体减径至天然牙 2/3;⑨改良盖嵴式桥体;⑩正中𬌗与前伸𬌗不要有早接触。

【案例分析 2】

患者女性,26 岁。

主诉:左上侧切牙缺失多年要求修复。要求:美观,无异物感。

检查:12 缺失,缺牙间隙小,13 远中邻面深龋,近髓,冷热刺激痛,无叩痛,不松动,轻度扭转,43,42 伸长,牙槽骨丰满度可,牙龈颜色形态正常。

诊断:牙列缺损。

修复方案:固定修复(单端全瓷固定桥)。

修复要点:①基牙选择:13;②固位体:全冠;③材料选择,全瓷;④13 根管治疗后纤维桩加强;⑤调磨过长的 43,42;⑥改良鞍式桥体;⑦正中𬌗与前伸𬌗不要有早接触。

【案例分析 3】

患者 48 岁性,男性。

主诉:下颌牙因松动拔除 3 个月要求修复。要求异物感小,不要每天摘戴,担心做手术。

检查:36 缺失,缺牙区牙槽骨吸收明显,龈𬌗距离大。37 牙龈红肿,舌侧牙石明显,不松,没有龋坏和牙体异常。35 Ⅰ°松动,X线片检查显示牙槽骨吸收约牙根长度的 1/4,牙龈红肿,牙石存;34 龋坏,牙体缺损约 1/2,不松动,牙髓已坏死。牙龈轻度红肿,牙石存。26 与 27 不均匀磨耗,舌尖高锐。

诊断:牙列缺损。

修复方案:固定修复(双端固定桥)。

修复要点:①基牙选择 34,35,37 作为固定桥基牙;②固位体,全冠;③材料选择,钴铬合金烤瓷桥;④牙周基础治疗;⑤34 根管治疗后金属桩核恢复并加强缺损牙体组织;⑥基牙预备后要有共同就位道;⑦调磨 26,27 高锐陡尖;⑧游离端咬合记录;⑨桥体减径至天然牙 1/2,增加𬌗面排溢沟,降低牙尖斜度;⑩悬空式桥体。

【案例分析 4】

患者女性,60 岁。

主诉:右上牙缺失数年要求修复,过敏体质,糖尿病患者骨质疏松。要求异物感小,不要每天摘戴,选择最好的义齿。

检查:16,14 缺失,缺牙区龈𬌗距离正常,17 冠短,过度磨耗,牙龈无明显红肿;15 不松动,远中倾斜,未见明显龋坏。13 位置形态正常。46,47 咬合面磨耗,对冷热刺激敏感。

诊断:牙列缺损。

修复方案:固定修复(固定桥+附着体连接)。

修复要点:①基牙选择 13,15,17 作为固定桥基牙;②固位体全冠,15 远中设计栓体栓道;③材料选择:金合金烤瓷桥,17 全金属冠,余牙为金属烤瓷冠;④15,13 预备后要有共同就位道;⑤游离端的咬合记录;⑥桥体减径至天然牙的 2/3,增加𬌗面排溢沟,降低牙尖斜度;⑦改良盖嵴式桥体。

第二节　可摘局部义齿

【特征】

修复体能修复牙列缺损,患者又可以自行摘戴。

【适应证】

适应证广泛,从缺一颗牙至只剩下一颗牙均可。特别是:①游离端缺牙;②缺失牙伴软硬组织缺损;③需要在修复缺牙同时升高颌间距离的患者;④牙列缺损不能接受固定修复磨牙的患者。

【暂不考虑活动义齿修复】

1. 个别口腔卫生极差,或者无正常行为能力的患者。

2. 同侧上下颌第二磨牙同时缺失者。

【卡环固位可摘局部义齿设计思路】

1. 不同患者缺牙情况、基牙情况及口腔条件不同,义齿设计较为复杂性。不恰当设计和制作会对基牙及支持组织造成创伤,导致病理性改变,最后造成恶性循环。

2. 首要考虑修复体在咀嚼中的稳定性,稳定性与义齿的支持方式密切相关。在设计时最好首先确定支持方式,然后确定连接体类型,直接固位体的基牙、类型及支托凹位置,间接固位体基牙、类型及位置,拟修复缺牙的位置和数目、人工牙类型,基托的类型和范围。最后开始临床操作。

【可摘局部义齿分类】

根据制作方式分为以下几种类型。

1. 胶连式义齿:即冷弯卡环固位义齿,制作简单,价格便宜,但基托厚,面积大,强度不足,使用已经逐渐减少。

2. 铸造支架义齿:由铸造的金属支架将义齿各部分连接在一起,设计灵活,舒适,强度高,可能情况下尽量选用。

【牙列缺损的肯氏分类法】

根据缺牙间隙所在位置将牙列缺损分为 4 类。

1. Kennedy Ⅰ 类:双侧后牙游离端缺失。

2. Kennedy Ⅱ 类:单侧后牙游离端缺失。

3. Kennedy Ⅲ 类:单侧后牙缺失,缺牙间隙前后均有天然牙。

4. Kennedy Ⅳ 类:缺牙间隙在牙弓前部,天然牙在缺隙远中。

【可摘局部义齿的支持方式】

1. 牙支持式:缺牙间隙两端均有天然牙,义齿的𬌗力由天然牙承担。两端基牙上均放置𬌗支托或卡环。对应的是 Kennedy Ⅲ 类缺失。由于天然牙支持修复体,在行使功能时不会发生垂直向移位,支持和稳定性好。

2. 牙-黏膜混合支持式:义齿𬌗力由基牙和黏膜共同承担。起支持作用的有𬌗支托、卡环及基托。𬌗力分担比例因基牙、牙槽嵴状况及缺牙间隙长短而不同。对应的是 Kennedy Ⅰ、Ⅱ、Ⅳ 类大部分牙列缺损。设计时需允许咀嚼时基托在垂直向有一定程度位移,位移程度取决于缺牙区牙槽嵴黏膜的弹性。

3. 黏膜支持式:义齿𬌗力只由黏膜和牙槽嵴承担,不使用𬌗支托。义齿由基托,人工牙,没有𬌗支托的卡环组成。主要用于缺牙多,余留牙条件差,或咬合过紧的患者。如 Kennedy Ⅰ 类,只遗留 1~4 个中切牙和侧切牙。

【设计原则】

1. 牙支持式

(1) 固位体:每个缺损区两端均有基牙可以放置直接固位体,不会像游离端缺失义齿那样沿支点线翘动,因此不需要放置间接固位体。一般情况下 4 个直接固位体既可满足固位和稳定的需要。卡环臂在通过基牙外形高点时要有足够的弹性变形,越过外形高点后与基牙的接触是被动的,除了抵抗垂直向脱位不应有弹性变形,可以是圆环形卡环臂或杆形卡环臂。

(2) 基托:因一般不需要重衬,基托常采用金属基托,也可以选择树脂基托。

(3) 临床技术:静态印模。

2. 牙-黏膜混合支持式

(1) 固位体:需要直接固位体,也需要间接固位体。因为远中游离端没有基牙支持,功能状态下末端基牙近中倒凹的圆环形卡环臂需要有足够弹性缓解因基托不同程度的垂直向移位而导致的基牙受力。如卡环臂弹性不足,会给末端基牙类似杠杆的力,加重基牙的损害。
3个办法可以减少或避免这样的杠杆力:①如设计圆环形卡环,固位臂采用冷弯卡环。因冷弯卡环容易向各个方向弯曲,能有效缓冲传递到基牙上的杠杆力,但舌侧对抗臂须采用铸造卡环臂,保证侧向运动时交互稳定。②末端基牙设计杆形固位臂。③配合使用近中殆支托。

(2)基托:因黏膜与牙槽嵴需承担咬合力,受力后会出现不同程度吸收,要求基托材料可以重衬。基托以丙烯酸树脂为主。游离端缺牙区黏膜的厚度和特性决定了基托在功能状态下的运动,也决定了义齿的咀嚼效率和基牙所受扭力的大小。

(3)临床技术:压力印模。

3. 黏膜支持

(1)固位体:没有殆支托的卡环。

(2)基托:可以重衬的丙烯酸树脂。

(3)印模技术:压力印模。

【调整义齿固位力的方法】

1. 增减固位体数目。

2. 调改基牙固位型。

3. 调整义齿就位道方向,就位道方向与义齿脱位方向不一致时就产生固位力。

4. 利用多个缺牙间隙之间的制锁作用增加固位力。

【增加义齿稳定性的方法】

1. 使用间接固位体。

2. 合理分布卡环:卡环连线呈面式,即卡环或支托数目为3个及以上且分布于牙弓两侧时,形成三角形或四边形面式连线,较横线式、纵线式和斜线式更加稳定。

【可摘局部义齿的组成】

由固位体、连接体、人工牙和基托4个部分组成。需根据患者口腔情况分别设计。

1. 固位体:分为直接固位体和间接固位体。

(1)直接固位体:用于防止义齿殆向脱位的部件,在卡环型可摘局部义齿中即是卡环。按制作方法分为铸造卡环和锻丝卡环,铸造卡环又分为圆环形卡环和杆形卡环。

1)圆环形卡环:又称Aker式卡环。卡环臂从殆方进入固位倒凹,卡环组包绕基牙牙冠3/4以上。包括以下几种类型。

● 简单圆环形卡环:用于牙冠外形正常、健康的基牙,固位、稳定、支持作用最好。由颊侧卡环臂,舌侧卡环臂和殆支托组成,殆支托借小连接体与大连接体相连。又称为三臂卡。

● 圈形卡环:用于远中孤立磨牙,如上颌磨牙常向近中颊侧倾斜,倒凹在近中颊侧,下颌磨牙向近中舌侧倾斜,倒凹在近中舌侧。圈形卡环固位臂尖端进入上颌磨牙颊侧和下颌磨牙舌侧倒凹获得固位,非倒凹区的卡环臂跟高基牙相连起对抗臂和加固作用。

● 回力卡环:多用于后牙游离端缺失,基牙为双尖牙或尖牙时。卡臂尖端位于基牙唇颊侧倒凹区,绕过基牙远中面与殆支托相连,转到舌面非倒凹区,在基牙近中舌侧通过小连接体与腭杆或舌杆相连。殆力不是由远中殆支托直接传递给基牙,因此具有一定的应力中断作用。缺点是基牙远中卡环臂下方基牙与基托之间有小间隙容易嵌塞食物。

● 倒钩卡环:倒凹在支托同侧下方,有组织倒凹无法使用杆形卡环时使用。

● 对半卡环:用于前后都有缺牙间隙的孤立双尖牙或磨牙;颊、舌侧臂分别起自不同的小连接体,分别与近、远中殆支托相连,临床上常用舌侧基托代替舌侧卡环臂。

● 长臂卡环:临近缺牙的基牙牙周条件不好,松动,或牙冠外形抗力较差,不适合放置固位形卡环臂时,可以将卡环臂延伸到邻近天然牙倒凹区内,其颊舌臂在邻缺隙牙不进入倒凹。既可以对邻缺隙牙起夹板固定作用,又有固位作用。如松动牙被拔除,不需要重做义齿,添加人工牙即可。

● 连续卡环:位于两个或两个以上相邻基牙,有各自独立的固位臂和小连接体,舌侧固位臂在末端相连并与舌侧导线平齐。多用于磨牙全部丧失,第二双尖牙固位力不足时。

● 联合卡:两个卡环通过共同位于相邻两基牙殆外展隙的卡环体相连,并有伸向各自基牙殆面的殆支托。多用于以下情况:KennedyⅣ类,两侧后牙为基牙;KennedyⅡ类和Ⅲ类,一侧后牙缺失较多,需要在对侧增设基牙;相邻两牙有间隙,用于防止食物嵌塞。如果只在一个基牙上放置卡环臂,称为隙卡。

2) 杆形卡环:卡环臂从基托支架、固位网或大小连接体中伸出,经牙龈到基牙的倒凹区,形成由下而上推型固位,也叫推型卡环。可以呈"I"形、"T"形、"U"形、"L"形、"C"形等形态,对基牙损伤小,显露金属少,美观,多用于后牙游离端缺失的近缺隙牙。稳定作用较圆环形卡环差,容易积存食物,软组织有倒凹或前庭沟浅时不宜使用。杆形卡环多以组合形式应用。

3) 组合式铸造卡环

● RPI卡环组:用于远中游离端义齿。由近中殆支托,邻面板和I杆形卡环组成。近中殆支托在游离端受力后产生Ⅱ类杠杆作用,基托、卡环和邻面板同时下沉,卡环与基牙脱离接触,消除基牙所受扭力。近中殆支托的小连接体和邻面板能保证足够对抗作用,不需设置舌侧对抗臂,舌侧牙龈没有基托覆盖,舒适。邻面板与基牙远中面预备的导平面接触在脱位时可以产生足够固位力;I杆与基牙接触面积小,美观。但使用近中殆支托会加大牙槽嵴负担。在选择时应根据患者口腔情况综合考虑。如基牙条件好,牙槽嵴条件差,宜选择远中殆支托;如果基牙条件差,牙槽嵴条件好,则选用近中支托。

● RPA卡环组:为克服RPI卡环组的不足而设计。采用圆环形固位卡环臂替代I杆,用于游离端义齿。适应证为口腔前庭深度<5 mm,I杆的小连接体会损伤颊侧软组织时;基牙颊侧软组织倒凹大,I杆小连接体悬在口腔前庭,既影响舒适度,又容易积存食物时;基牙颊侧倒凹过小,I杆难以获得足够固位力。制作时应注意圆环形卡环臂的坚硬部分应正好位于牙面观测线处,义齿受力后卡环臂随游离端同时下沉,而不应放于观测线殆方,否则游离端受力后此处会形成支点使基牙承受向远中的扭力。

RPI卡环组与RPA卡环组都是为游离端义齿而设计。但是当基牙牙冠向近中倾斜,义齿受力后远中邻面板向龈方滑动的过程中抵触到基牙,基牙仍然要承受I类杠杆作用,此时不适合设计RPI卡环组与RPA卡环组。

4) 放置原则

● 多选择临近缺牙间隙的天然牙作为直接固位体基牙,如果此处天然牙条件不好,可以选择其邻牙作为基牙。

● 数目最多不超过4个。

● 尽可能分布在牙弓两侧。

（2）间接固位体：用于增强义齿稳定性，防止义齿发生翘起、摆动、旋转及下沉的部件。常用于混合支持义齿和黏膜支持义齿。

1）种类：𬌗支托，联合卡环，金属舌、腭板，附加卡环，邻间钩，延伸的基托等。

2）放置原则：间接固位体作用力大小与放置位置有关。距支点线越远，平衡矩越大，越容易获得义齿支架的稳定。可采用对角线二等分原理，在支点线二等分处，做垂直于支点线的垂线，该垂线通过的牙上放置间接固位体；一般放于第一双尖牙近中𬌗面窝，尖牙舌隆突或近中切端。如远中游离端缺牙多，可在前牙上设计联合支持发挥间接固位体作用。

（3）固位体数目：一般为 2~4 个

1）缺牙数目增加，基牙承受的𬌗力增大，增加基牙数目。

2）Kennedy Ⅲ 类，缺牙数目较多时需在对侧增加 1~2 个基牙。

3）Kennedy Ⅱ 类，缺牙数目在两个以上时需要在对侧增加 1~2 个基牙。

4）Kennedy Ⅰ 类，缺牙数目较多时，因没有可以增加的基牙，需增加基托面积分散𬌗力，或采用种植技术增加支持作用。

2. 连接体：分为大连接体和小连接体。

（1）大连接体类型和特点

1）上颌：有腭杆和腭板。除上颌隆突和明显的腭中缝隆突之外，上颌大连接体不需要缓冲。

● 前腭杆：在上颌硬区之前，腭皱襞后部，宽约 8 mm，厚约 1 mm。前缘位于两条隆起的腭皱之间，离开腭侧龈缘至少 6 mm。与黏膜组织密合，无压力。

● 后腭杆：在上颌硬区之后，颤动线之前。厚约 2 mm，宽约 5 mm。混合支持和黏膜支持时需在杆和黏膜之间留有一定间隙，作为义齿下沉时缓冲。多用于后牙非游离端缺失。

● 侧腭杆：位于上颌硬区两侧，与牙弓平行，宽约 3 mm，厚 1.5 mm。离开龈缘 6 mm，用于连接前后腭杆。

● 前-后联合腭杆：由前腭杆、后腭杆及侧腭杆形成封闭马蹄形支架。前腭杆前缘不超过最前部𬌗支托，若前缘距离龈缘不足 6 mm，则将前缘向前延伸形成腭板放在前牙舌隆突之上；后腭板后缘在软硬腭交界处的硬腭上，非游离端缺失与义齿最后部𬌗支托一致。前后腭杆的距离不少于 15 mm。可用于各类牙齿缺失，特别是腭隆突明显的患者。

● 腭板：前腭杆向前延伸至前牙舌隆突形成前腭板，向左右延伸形成马蹄形腭板；与后腭杆连接，形成封闭马蹄形腭板；覆盖整个上腭，称为全腭板。腭板宽度因缺牙间隙大小而定，但不窄于 8 mm。因与上腭接触面积大，又呈拱形结构，分散𬌗力和稳定作用较好，多用于数目较多的后牙非游离端缺失，单侧游离端缺失，但不适宜双侧游离端缺失。上颌隆突或腭中缝骨隆突明显时不宜应用。

2）下颌：有舌杆和舌板。制作时需缓冲处理。缓冲量与支持方式和舌侧牙槽嵴黏膜形态有关。远中游离端义齿需较多缓冲，一般预留 0.5 mm 缓冲间隙；牙槽嵴舌侧为垂直型时需要的缓冲小，呈斜坡型时需要约 0.3 mm 缓冲，为倒凹型者在倒凹之上或倒凹区留出空隙。

● 舌杆：可能情况下首选。要求口底距离下颌舌侧游离龈缘有 7~8 mm 的距离（舌杆宽度为 4～5 mm 加上舌杆上缘距离舌侧龈缘的 3 mm）。断面呈半梨形,底部最厚,约 2 mm。

● 舌板:薄而宽,覆盖在下颌舌侧软组织和天然牙部分舌面。在口底高度不足,下颌骨突明显,舌侧牙槽嵴倒凹大,前牙松动需要夹板固定,或伴有下前牙缺损,舌系带附丽过高时使用。宽度随解剖条件而变化。后牙游离端缺失时可起到间接固位体作用。

（2）小连接体:是将金属支架上各个部件,如卡环,支托等与大连接体连接在一起的部件。与大连接体呈垂直连接,不能进入倒凹,离开牙龈少许。起传递、分散𬌗力的作用,需要有足够的强度和硬度。

位于邻牙外展隙的小连接体,表面应光滑,不妨碍舌运动;与基托相连的小连接体,表面应粗糙,需预留间隙以利基托塑料的包绕连接。

3. 人工牙:选择前牙与后牙侧重点不同。

（1）前牙:侧重美观和发音,与同名牙对称,邻牙协调,并征得患者认可。

（2）后牙:侧重咀嚼功能及对基牙和支持组织的保护。

1) 尽量选用硬度较大,耐磨损的硬质塑料牙,或与牙釉质硬度和磨耗度相近的瓷牙。

2) 颊舌径要比天然牙小,增加食物排溢沟。

3) 游离端缺牙,基牙或牙槽嵴条件较差时适当减数。

4) 与对颌牙有适当的覆𬌗覆盖及咬合关系。

4. 基托

（1）种类

1) 塑料基托:美观,操作简单,便宜,便于修理和重衬。但强度较低,容易老化,折断;温度传导性差,不易自洁。

2) 金属基托:强度大,薄,舒适,温度传导作用较好。多用于牙支持式或混合支持式义齿。尤其适用于修复垂直空间不足,塑料基托容易折裂的患者;但价格较塑料基托贵,修补重衬比较困难。缺牙区牙槽嵴条件较差时慎用。

3) 金属网加强塑料基托:兼具塑料基托和金属基托的优点,在应力集中区进行网状加强可以增加塑料基托的抗折能力。

（2）制作要求

1) 伸展范围:根据缺牙部位、数目、基牙状况、牙槽嵴条件、𬌗力大小等综合考虑。

● 牙支持式义齿基托后缘位于最后一颗基牙远中或近中,隙卡舌侧基托需要向远中再伸展一个牙位;腭部基托尽可能前移,以免恶心。

● 混合支持或黏膜支持义齿,上颌后牙游离缺失基托两侧应盖过上颌结节至翼上颌切迹,中部止于软硬腭交界处的软腭上。

● 下颌义齿后缘盖过磨牙后垫前 1/3～1/2,边缘不进入组织倒凹。

● 唇颊侧不能妨碍软组织活动。

● 前牙缺失如果牙槽嵴丰满时可以不放唇侧基托。

2) 厚度:塑料基托不少于 2 mm,边缘 2.5 mm,圆钝;金属基托 0.5 mm,边缘可增厚至 1 mm,圆钝。

3) 与天然牙的关系:缺牙区基托不能进入邻牙倒凹;舌腭侧基托边缘与天然牙非倒凹区接触,密合无压力;龈缘区组织面应缓冲。

4) 与黏膜的关系:基托与黏膜密合无压力。在上颌结节、下颌隆突、内斜嵴等部位作适当缓冲。

【临床技术】

1. 口腔预备

(1) 基牙预备

1) 𬌗支托

● 位置:在基牙近远中边缘嵴及𬌗面上;咬合过紧无法预备时可放在上颌磨牙的颊沟,下颌磨牙的舌沟。

● 形态:铸造𬌗支托呈匙形,𬌗边缘嵴处宽而厚,为1~1.5 mm,向𬌗面中心变窄变薄。颊舌宽度约为磨牙颊舌径的1/3,双尖牙的1/2,长度在磨牙约为近远中径的1/4,在双尖牙约为近远中径的1/3。底面与基牙长轴垂直或成正20°角。

● 注意事项:𬌗轴线角圆钝,以利精确就位;有一定厚度,防止支托在此处折断。不要进入基牙倒凹区;与黏膜有一定距离容纳基托树脂。

2) 切支托:多用于下颌切牙或尖牙的近远中切角,作为间接固位体或辅助支托。宽约2 mm,深度约1.5 mm。底面稍向唇面,舌侧边缘嵴亦制备成浅沟。

3) 舌隆突支托:多用于上颌尖牙舌隆突明显时。避开咬合接触区在舌隆突上制备V形沟状支托窝,沟底圆钝,宽约1.5 mm到2 mm,深约1.5 mm,近远中向长约3 mm。

4) 减小倒凹:磨改基牙邻缺隙面及颊舌面过大倒凹,降低外形高点线。

5) 制备导平面:从基牙远中面𬌗缘到中1/3、颈1/3交界处,宽为远中面的2/3~3/4,高2~4 mm。

6) 适当调改基牙邻颊或邻舌线角,避免卡环体过高过厚影响咬合及舒适度。

7) 调改基牙轴面形态达到放置固位体的要求。

(2) 调磨过萌或下垂的牙齿。

(3) 调磨倾斜的邻牙。

2. 取模

(1) 托盘选择:颊舌侧距托盘边缘3~4 mm,高度超过天然牙牙冠;游离端缺失,上颌盖过上颌结节,下颌盖过磨牙后垫1/2。如不合适或牙槽嵴吸收过于严重需要做个别托盘。

(2) 印模方法

1) 解剖式印模:用于牙支持式义齿。是口腔软硬组织在静态下的印模。取模时义齿承托区不受压力。

2) 功能性印模:用于游离端缺失,设计为混合支持式的义齿。经典方法是两次法,即取常规解剖式印模后先制作金属支架,支架就位后在游离端区域组织面放置硅橡胶等印模材做正中咬合,灌模制取的游离端印模就是压力印模。

3. 颌位记录方法

(1) 在模型上利用上下颌余留牙确定咬合关系。适用缺牙数目少,余留天然牙有稳定咬合关系的病例。将上下颌模型相对咬合,用铅笔在模型上划2~4条对位线即可。

(2) 利用蜡𬌗记录确定上下颌关系。适用于单侧两个以上磨牙游离缺失,在口内仍有可以保持颌位关系的后牙,但在模型上却难以准确定位的病例。根据缺隙大小,将烤软的蜡卷放在缺牙区牙槽嵴上让患者做正中咬合,轻压蜡卷使之与牙槽嵴及对颌牙颊面紧密接触。蜡卷硬固后取出,放在模型上对好即可。

(3)利用𬌗堤记录上下颌关系。用于单侧或双侧多个牙齿游离缺失,或咬合关系丧失者。方法是在模型上制作暂基托和𬌗堤,放入患者口中做正中咬合,然后将𬌗堤记录放回模型,对好上下颌咬合关系。如余留牙已丧失垂直距离或水平颌位关系,则需按全口义齿颌位记录方法确定垂直距离和正中关系。

(4)蜡片记录:用于缺牙不多但咬合关系不稳定的病例。将两层烤软蜡片放于下颌牙列咬合面,让患者作正中咬合。硬固后取出,放在模型上对好咬合,核对无误即可。

4. 支架制作和排牙检查

(1)复杂铸造支架制作完成后建议先试一次支架,检查是否能完全就位,固位力是否合适,有无弹跳、翘动,固位力过大或过小,是否影响咬合;消除支架上阻止就位的障碍点。

(2)试排牙后检查人工牙外形是否满意,咬合关系是否正确,是否有咬合加高现象。如果发现及时调整,必要时重做。

5. 义齿初戴及戴牙后问题及处理

(1)初戴

1)戴义齿前首先检查义齿组织面是否有小瘤,如有要首先磨除。

2)试戴不能强行压入,可用薄咬合纸衬垫沿就位方向戴入,遇阻力后在障碍点会出现着色印记,磨除此障碍点再试,直至顺利戴入和取出。

3)检查基托密合情况,边缘伸展是否妨碍唇颊舌运动、有无翘动,边缘过长应适当磨短;翘动多因没完全就位,最后调磨咬合高点。

(2)复诊常见问题

1)疼痛

● 基牙疼痛:多因卡环对基牙施力过大,可调整卡环或稍加调磨基牙外形。

● 黏膜疼痛:如在黏膜上出现压迫性溃疡或红肿区,可在义齿组织面进行缓冲。如是黏膜大面积疼痛,多因剩余牙槽嵴支持力差引起,需减少𬌗力,或进行软衬。

2)固位不良

● 翘动、摆动:颊舌向翘动多由于制作过程中石膏模型𬌗边缘嵴被磨损所致,找到磨损部位少量调磨即可;游离端义齿以远中基牙𬌗支托为支点翘动多由于印模不准确造成,需对游离端进行重衬。如整体不稳定,可能是义齿制作过程中石膏模型被破坏造成的,可采用薄咬合纸衬垫找出支点,调磨。如仍无法解决,需重做。

● 固位差:多由于卡环没完全就位,或卡环松,或卡臂尖过分进入倒凹使卡环与基牙不接触。需调整卡环,磨除阻挡义齿就位的基牙障碍点;如因基牙冠短,外形差引起的固位不良,设计时应该考虑增加基牙数目,或改变基牙形态产生可利用的倒凹。

● 基托与组织不密合:多发生在缺牙较多的游离端义齿。可以通过重衬改善。

● 人工牙排列位置不当:前牙覆𬌗过大,后牙没排在牙槽嵴顶上,受力时易发生翘动。可通过调𬌗改善,必要时重排人工牙。

● 基托边缘伸展过长:功能运动时导致义齿固位不良。调磨缓冲可以解决。

3) 食物嵌塞:多由于卡环臂与基牙,天然牙与基托之间不密合造成。调改卡环臂或重衬基托可以解决。

4) 咬颊咬舌:咬颊为人工牙排列覆盖过浅,或缺牙后颊部软组织内陷所致。可调磨下后牙颊尖的颊斜面加大后牙覆盖,或加厚颊侧基托推开颊肌。咬舌主要由于下后牙排列偏向舌侧或𬌗面过低,可磨改下后牙的舌面,或升高下颌牙的𬌗平面。

5) 咀嚼功能差:主要原因有上下颌咬合接触不良,调𬌗后人工牙𬌗面平坦,或垂直距离恢复过低。可以改变𬌗面形态,增加排溢沟,或升高咬合,必要时重排人工牙。

6) 摘戴困难:可使用咬合纸进一步磨除障碍点,必要时调磨基牙和卡环;如是患者不会使用,应仔细教患者摘戴技巧。

6. 可摘局部义齿的维护

(1) 耐心练习摘戴义齿。摘义齿时最好推基托,不推卡环。

(2) 饭后及睡前取下义齿,用软毛牙刷蘸牙膏轻轻刷洗。每周至少使用一次义齿清洁剂,如保丽净等,可以消毒义齿,清除表面色素沉积。

(3) 如戴用后出现黏膜压痛,嘱患者于复诊前一餐戴用义齿进食,方便复诊时在黏膜上准确找到压痛点进行调改。

7. 可摘局部义齿的分类设计:可摘局部义齿的设计方案多种多样,不同患者缺牙部位,基牙条件,牙槽嵴条件及咬合情况不同,设计也不同。但在设计时遵从的原则和规律是相同的。本书根据 Kennedy 分类法介绍一些典型牙列缺损修复设计,所做设计方案不是唯一的,任何设计方案只要遵循修复设计原则就是正确的,旨在理解修复设计的思路和规律。

【案例分析 1】

患者 68 岁,女性。

主诉:牙齿缺失多年,影响咀嚼和消化要求义齿修复。

既往史:未镶配过活动或固定义齿。有严重的糖尿病一直无法有效控制。

检查:47,46,45,35,36,37 缺失,缺牙区牙槽嵴中等程度吸收,44 深龋,死髓,不松动,34 Ⅰ°松动,牙槽骨吸收至根长 1/2,唇侧倒凹较大。下颌余留牙龈红肿,牙石较多,舌侧牙龈距离口底 3 mm。17,16,25,26,27 伸长,咬合关系存。

诊断

(1) 下颌牙列缺损(Kennedy Ⅰ类)。

(2) 44 牙髓坏死。

(3) 34 牙周炎。

修复方案:可摘局部义齿修复。

修复要点

(1) 牙周基础治疗。

(2) 44 根管治疗+桩冠修复(拟在基牙上安放 RPI 卡环组,预留近中𬌗支托位置及远中导面)。

(3) 调磨 17,16,25,26,27 伸长牙。

(4) 支持方式:黏膜-天然牙混合支持。选择铸造支架式义齿。

(5) 基牙:44,43,33,34。

(6) 直接固位体:44 RPI 卡环组,34 近中𬌗支托+远中邻面板+冷弯圆环形卡环。

(7) 间接固位体:33,43 舌隆突支托。

(8) 大连接体:下颌舌板(铸造金属网)。

(9) 人工牙:半解剖式牙树脂牙。

(10) 基托:范围参照全口义齿基托伸展范围。

【案例分析 2】

患者男性,70 岁。

主诉:拔牙后 3 个月要求修复缺失牙。

既往史:曾戴过活动义齿,因基牙松动拔除后原义齿不再能使用。冠心病史 10 余年。

检查:17,16,15,14,25,26,44,43,42,41,31,32,33 缺失,缺牙区牙槽嵴吸收严重,13 唇侧倒凹大,24 没有明显龋坏,Ⅰ°松动,X 线检查显示牙周膜增宽,未见明显牙槽嵴水平吸收;27 伸长,37 残根,不松,34 深龋,近髓,探痛明显,冷刺激去除后疼痛感持续时间很长后才缓解,不松。上颌腭隆突明显。余牙不松动,牙龈轻度红肿,少量牙石,舌侧牙龈距离口底 5 mm。咬合关系丧失。

诊断

(1) 上颌牙列缺损(Kennedy Ⅱ 类),下颌牙列缺损(Kennedy Ⅳ 类)。

(2) 24 创伤𬌗。

(3) 37 残根,牙髓坏死。

(4) 34 深龋,牙髓炎。

(5) 牙龈炎。

修复方案:可摘局部义齿修复。

修复要点

(1) 牙周基础治疗。

(2) 34 根管治疗+桩冠修复(拟在基牙上安放圆环形卡环,预留近中𬌗支托位置)。

(3) 37 根管治疗后桩冠修复(预留近中隙卡沟)。

(4) 调磨 27 伸长牙。

(5) 支持方式:黏膜-天然牙混合支持。选择铸造支架式义齿。

(6) 基牙 13,23,24,27,47,45,34,36。

(7) 直接固位体:13 圆环形卡环,舌隆突支托;24 近中𬌗支托,与 23 舌隆突支托相连,唇侧冷弯卡环;34 近中𬌗支托+圆环形卡环;45 近中𬌗支托+圆环形卡环。

(8) 间接固位体:13,23 舌隆突支托+12,11,21,22 舌侧铸造金属板;47 远中𬌗支托+圈卡;36 与 37 之间间隙卡环。

(9) 大连接体:下颌舌板(铸造金属网)+上颌腭板。

(10) 需要咬合重建:两次颌位关系记录,取模后先进行第一次咬合记录,铸造上下颌金属支架;金属支架试戴合适后进行第二次颌位关系记录。

(11) 人工牙:半解剖式牙树脂牙。

(12) 基托:上颌参照全口义齿基托伸展范围;下颌不妨碍软组织活动。

【案例分析3】

患者男性,66 岁。

主诉:拔牙后 6 个月要求修复。

口腔检查:16,15,14,24,26,37,36,35,34,32,31,41,42,44,45,46,47 **缺失**,缺牙区牙槽嵴丰满,25 Ⅱ°松动,牙槽骨吸收至根长 1/3,33,43 伸长,无松动。上颌隆突明显。咬合关系存在。

诊断

(1) 上颌牙列缺损(Kennedy Ⅲ类),下颌牙列缺损(Kennedy Ⅰ类)。

(2) 25 牙周炎。

修复方案:可摘局部义齿修复。

修复要点

(1) 支持方式:上颌,天然牙支持;下颌,黏膜支持。选择铸造支架式义齿。

(2) 基牙:13,17,23,27,33,43。

(3) 直接固位体:13,17,23,27,33,43。

(4) 大连接体:上颌前后侧联合腭杆;下颌舌板(铸造金属网)。

(5) 人工牙:半解剖式牙树脂牙。

(6) 基托:上颌只在缺牙区,基托边缘可以稍短;下颌参照全口义齿基托伸展范围。

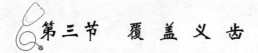

第三节　覆盖义齿

【覆盖义齿的优缺点】

1. 优点

(1) 保留天然牙或牙根,增加义齿的支持作用。

(2) 改善天然牙冠根比,减少拔牙,保留牙槽骨的高度和形态,改善义齿的稳定性。

(3) 防止或减轻游离端下沉,减少骨组织吸收。

(4) 覆盖基牙上可以安装各种附着体增强义齿的固位和稳定。有些病例可以适当减少基托面积,改善舒适度。

(5) 减少卡环暴露,有利美观。

2. 缺点

(1) 覆盖基牙容易出现龋坏和牙龈炎,应特别注意口腔卫生。

(2) 保留牙的唇颊侧常有明显骨突,影响基托伸展和美观。

(3) 制作工序多,较普通义齿贵。

(4) 覆盖基牙处基托容易折裂。

【适应证】

1. 余留牙牙体、牙周情况较差,不宜做固定义齿或活动义齿基牙,但经治疗值得保留。

2. 游离端缺失对颌为天然牙时,保留游离端远中牙根作覆盖基牙,可减少游离鞍基下沉。

3. 先天性缺陷,如小牙畸形,常规义齿难以取得良好的固位、支持和美观。

4. 余留牙少,缺牙区牙槽嵴吸收严重,为增强义齿固位和稳定,保留 1～2 个天然牙作覆盖义齿。

【覆盖基牙的选择及处理】

1. 覆盖基牙的条件

(1) 牙槽骨吸收不超过根长的 1/2,无牙周炎症,或经治疗牙周情况良好,松动度＜Ⅱ°。

(2) 根尖周无炎症,或经过治疗后炎症治愈。

2. 覆盖基牙的数目和位置

(1) 单颌 2～4 个,分布在牙弓两侧较为理想。

(2) 牙槽嵴严重萎缩影响义齿固位时即使 1 个牙根也建议保留。

(3) 先天性原因导致的小牙畸形,恒牙稀少,严重磨损,可保留较多牙齿作为覆盖基牙。

3. 覆盖基牙的处理

(1) 根据需要进行牙体牙髓及牙周治疗。

(2) 先天性小牙畸形患者,如余留牙不影响人工牙排列,可不进行牙体治疗。

【覆盖义齿的分类】

1. 普通覆盖义齿:义齿本身已有足够固位力,覆盖基牙仅起支持作用。覆盖基牙根管治疗后用银汞或树脂封闭根管口;推荐在牙根上做金属根帽保护基牙,预防龋坏。

2. 带有附着体的覆盖义齿:在牙根上安装附着体增加固位,覆盖基牙既起支持作用,又起固位作用。多用于牙槽嵴吸收严重,普通覆盖义齿无法获得足够固位和支持的患者。临床常用的有磁性附着体,球帽式附着体,杆卡式附着体及套筒冠附着体。制作此类覆盖义齿要求患者要有一定的颌间距离,以免影响排牙。

本节介绍磁性覆盖义齿。

【制作要点】

1. 普通覆盖义齿

(1) 长冠基牙:多用于垂直距离过低,牙齿过度磨损、釉质发育不全或小牙畸形。制作时保留龈上 3～8 mm,预备体高度＜根长 1/2,以减少侧向力。修整基牙形态,消除轴面倒凹,外形圆滑。可保存活髓。

(2) 短冠基牙:多用于临床牙冠过长需改善冠根比,或颌间距离偏小,只留有残根。牙冠被截短至平龈或龈上 3 mm 内,表面磨成圆顶状,根管口调成小平面并抛光。基牙需做根管治疗。

(3) 基牙舌腭侧需铸造金属支架提高义齿的强度。

(4) 覆盖基牙唇侧常有倒凹,可减少此部位基托的伸展。

(5) 基牙与对应基托组织面需留有 1 mm 间隙,以免义齿受力下沉后以基牙为支点翘动。

2. 磁性覆盖义齿

(1) 特点:利用安装在天然牙根或种植体上的衔铁,与安放在基托组织面上的闭路磁体的磁力增加固位。

(2) 优点:固位可靠;移位后可以自动复位,不传递侧向力;保护基牙及种植体骨界面的

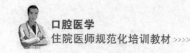

健康;操作简便。

(3) 种类:可分为成品钉帽状衔铁、铸接式衔铁和铸造式衔铁。铸接式衔铁在临床应用最多,代表性的有 Magfit、Hicolex。

(4) 方法:覆盖牙根根管治疗后可行类似桩核的根管预备,取根管印模,在模型上做钉盖帽蜡型,并将半成品衔铁固定在蜡型顶部,常规包埋铸造后衔铁即嵌在钉帽上,将其粘固在根管内。常规取活动义齿或全口义齿印模,完成义齿制作。最后将磁铁用自凝树脂粘固在与基牙对应的义齿组织面。

(5) 修复要点:①基牙根面位于龈下 0.5 mm 或平齐龈缘,呈凹形;②根管预备长度为距根尖 2～3 mm 处,并做抗旋转沟(根管直径的 1/3,长度 1 mm);③根据基牙健康状况选择固位力,如基牙在牙槽骨内有效长度为 8～10 mm,松动度在 Ⅰ°之内,通常选择 400～600 g 固位力;④尽可能在牙弓两侧选择基牙,首选尖牙和磨牙;⑤设计金属基托或支架,加大磁体部位舌侧基托的厚度,以防折裂;⑥安放磁体时需在舌侧基托上开出自凝树脂的排溢孔;⑦单颌义齿的颌间距离不能少于 6 mm,以便有足够空间容纳磁体;⑧定期复诊,发现基牙处形成支点及时重衬,以免损伤覆盖基牙和义齿。

【案例分析】

患者 78 岁,男性。

主诉:拔牙后 4 个月,要求修复缺牙。

现病史:因牙周病等原因陆续拔牙,口内余牙不多,进食困难。戴用活动义齿 10 余年。

口腔检查:17,15,14,13,12,11,21,22,23,24,26,34,35,36,37,41,44,45,46,47 缺失,16,25,27 伸长,Ⅲ°松动,牙龈萎缩至根尖 1/3,44,42,31,32 移位,伸长,Ⅲ°松动,牙龈红肿,萎缩至近根尖部位,43,33 伸长,牙槽骨萎缩近根中 1/2,有效根长 9 mm,Ⅰ°松动,牙石多,上下颌咬合关系丧失,缺牙区牙槽嵴吸收多,以下颌为明显。

诊断

(1) 上下颌牙列缺损。

(2) 16,25,27,44,42,31,32 晚期牙周炎。

(3) 43,33 牙周炎。

修复方案

(1) 上颌全口义齿。

(2) 下颌磁性覆盖义齿。

修复要点

(1) 拔除 16,25,27,44,42,31,32。

(2) 43,33 根管治疗,截冠,做覆盖基牙,放置 600 g 固位力的磁性附着体。

(3) 支持方式:上颌,黏膜支持。下颌,黏膜与天然牙共同支持。

(4) 上、下颌铸造金属网加强。

(5) 人工牙:半解剖式树脂牙。

(6) 基托:上、下颌参照全口义齿基托伸展范围。

第四节　附着体义齿

【基本概念】

以附着体为主要固位形式的可摘局部义齿或固定活动联合义齿。附着体由阴性和阳性部件构成,分别与基牙、种植体、义齿的可摘部分相连,通过阴阳部件的嵌合为义齿提供固位、稳定和美观。

【分类】

根据放置在基牙上的不同位置分为以下类型

1. 冠内附着体:阴性结构为栓道,位于基牙牙冠内,阳性结构呈栓体形态,与可摘局部义齿支架相连。就位时栓体插入栓道。属硬性连接。切割牙体组织较多,临床应用较少。

2. 冠外附着体:安装在基牙上的阳性部件突出在牙冠外,阴性部件与义齿支架相连,阴阳部件结合形成硬性连接或弹性连接。临床应用较多,有不同形式,如锁式固位、栓体栓道式固位、按扣式固位等。

3. 根面附着体:阳性部件安放在基牙牙根上,阴性部件安放在与基牙对应的义齿基托内。根据固位原理不同有很多类型,如球帽式固位、磁性固位、杆卡式固位等。目前应用较多的是磁性附着体。

本节重点介绍冠外附着体的应用特征及设计要点。

【冠外附着体应用特征】

1. 主要用于游离端义齿,也可用于非游离端义齿。

2. 根据基牙牙冠高度与缺牙区牙槽嵴高度和宽度选择附着体种类和型号。要求基牙殆龈距离>6 mm。

3. 阴阳部件的密合程度决定义齿的固位和稳定,尽可能选择精密附着体。

【冠外附着体设计和制作要点】

1. KennedyⅠ类和Ⅱ类缺失修复,采用联合双基牙或多基牙,并在联冠舌侧加用支撑臂,近中加用固位针道以对抗游离端义齿行使功能时出现的义齿翘动、摆动及对基牙的创伤。如只缺失一个磨牙,可采用单侧修复设计;如单侧缺失2个以上天然牙需有大连接体连到对侧,以防义齿翘动;如为双侧游离端缺失,必须考虑义齿的支持力。根据缺牙情况设计基牙和缺牙区牙槽嵴需承担的咀嚼力负荷。如缺牙区牙槽嵴条件好,可选择缓冲型冠外附着体,减轻基牙负担,有利基牙健康和修复远期效果。游离端需取功能印模。

2. 牙列缺损设计为固定修复,但各基牙无法取得共同就位道,为保存牙体组织及活髓,可在固定义齿一端设计冠外附着体,以获得共同就位道。

3. KennedyⅢ类缺失,缺牙区两端均有基牙支持,一般选用硬性附着体,咬合力主要由基牙承担。牙弓两侧后牙都有缺失的2个附着体时,可达到足够的固位力。

4. KennedyⅣ类缺失,无法采用固定修复时,设计体积较小的前牙附着体来替代卡环,可避免活动义齿卡环对美观的影响。

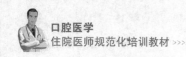

【操作步骤】

1. 修复前检查:缺牙数目、位置、缺牙区黏膜及牙槽嵴情况、缺牙区𬌗龈距离、基牙情况及余留牙情况等。

2. 修复前准备:制订修复方案,选择合适附着体、治疗病变基牙、调磨过度移位的天然牙。

3. 基牙预备及取模:原则和方法与常规冠桥相似。

4. 咬合记录,完成带有附着体阳性部件的冠桥制作。

5. 取集合模,完成带有附着体阴性部件的义齿支架制作。

6. 将冠桥与支架在口内试合,再次进行咬合关系记录及排牙。

7. 将冠桥及义齿在口内试戴,如咬合关系不正确需重新进行咬合记录。

8. 充胶完成附着体义齿。

9. 戴牙。确定没有早接触后粘结。粘结时附着体阳性和阴性部件需在口内同时就位。粘结剂结固后取出义齿活动部分,去除多余粘结剂。

【案例分析】

患者女性,36 岁。

主诉:双侧下颌后牙缺失要求修复。不接受活动义齿的卡环,恐惧手术。全身状况良好。

口腔检查:47,46,45,36,37 缺失。44,35 深龋,残冠,活髓牙,无叩痛、无松动、牙龈无明显炎症。口底至下前牙牙龈距离约 8 mm,余留天然牙无明显松动。缺牙区牙槽嵴吸收较明显,44,35 的牙冠高度约 7 mm。

诊断

(1) 下颌牙列缺损(Kennedy I 类)。

(2) 44,35 深龋,残冠。

修复方案:下颌精密附着体义齿。

修复要点

(1) 44,35 行根管治疗＋桩核修复。

(2) 44,43 金属烤瓷联冠,34,35 金属烤瓷联冠,44,35 远中放置栓体栓道式附着体。联冠舌侧设计支撑臂,43,34 近中设计固位针道。

(3) 大连接体,舌杆。

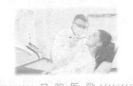

第九章
牙列缺失的修复

第一节　全口牙列缺失

全口牙列缺失是指上下颌牙齿的全部缺失。牙列缺失患者的上下颌又称无牙颌（edentulous jaw），当牙列缺失时必然会对患者的全身和局部产生一定的影响。

【疾病特征】

1. 咀嚼功能下降：牙列缺失后，影响食物的切咬和研磨，食团与唾液不能充分混合，影响食物的吸收，加重了胃肠道消化食物的负担，严重者可造成消化道的疾患或营养不良，影响全身健康。

2. 发音受影响：牙列缺失后，会影响与牙齿有关的发音，如齿音、唇齿音和舌齿音。

3. 颌骨的改变：牙齿缺失后，牙槽突骨组织吸收形成牙槽嵴。牙槽骨吸收的速度和吸收量与牙齿缺失的原因、时间、骨的致密度及全身状况等有关。牙周病导致的牙列缺失者骨质吸收较快；龋病和外伤导致的牙列缺失者骨质吸收较慢；缺牙时间越长，骨吸收量越大；骨质疏松者较骨质致密者吸收速度快；全身健康状况差时，骨吸收速度快。由于牙齿缺失后骨吸收受以上各因素的影响，使牙槽嵴呈现不规则、不对称的凹陷。

（1）上颌牙槽骨的吸收是顺牙体长轴方向即从牙冠向牙根、向上向内吸收。产生这种吸收特点的原因是上颌牙槽突是上颌骨体向下、向外伸展而成，且牙槽骨唇侧骨板骨质较腭侧骨板骨质疏松。

（2）下颌牙槽骨的吸收是顺牙体长轴方向向下、向外吸收。产生这种吸收特点的原因是下颌牙槽突、下颌体向上向内渐聚拢而形成，且下颌牙槽骨唇侧骨板骨质较舌侧骨板骨质致密。

骨吸收严重时会造成上下颌间失去原有的协调关系，给全口义齿修复带来很大困难。因此，牙列缺失后宜适时进行修复。通常在患者牙列缺失后2个月左右即可开始修复。

4. 软组织的改变：牙列缺失和牙槽骨吸收也使软组织发生相应改变。唇颊部软组织因失去支持而内陷，面部皮肤皱褶增多或加深，鼻唇沟加深，口角下垂，唇红变窄，面容明显苍老，长期缺牙而不及时修复还可导致舌体肥大。

5. 颞下颌关节的变化：牙列缺失后上下颌骨因失去牙齿的支持无法保持原有的颌间高度，导致髁突后移位，随下颌的开闭运动髁突撞击鼓板，压迫耳颞神经、鼓索神经而出现耳鸣

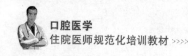

或关节区疼痛等症状。

【诊断要点】

牙列缺失的诊断容易确定,但需通过详细检查,明确患者牙槽嵴萎缩的严重程度、颌弓大小形态等解剖学特征,以便选择合适的修复方法。

1. 颌面部:检查患者面部有无畸形、缺损,左右是否对称,面下 1/3 高度与面部比例是否协调,应注意唇部的丰满度、上唇的长短是否左右对称、上唇运动时左右长短有无明显差别,因为上唇与排列上前牙有密切关系;侧面观型属于直面型、凹面型,还是凸面型。同时还要检查下颌位置有无习惯性前伸和偏斜,下颌张闭口运动有无偏斜,颞下颌关节有无疼痛、弹响、张口困难等。

2. 牙槽嵴:检查拔牙创是否完全愈合,检查有无残根、骨尖、瘘管;检查下颌舌隆突、上颌结节是否过于突出。若有上述情况,需做外科处理。此外,牙槽嵴的宽窄、高低也很重要,高而宽者比低而窄者的修复效果更好。牙槽嵴萎缩的程度可分为轻、中、重 3 种类型。轻度和中度萎缩,对义齿的固位影响不大,重度萎缩者则需要通过人工牙减径和选择非解剖式牙列减小𬌗力。在可能的情况下建议患者选择种植全口义齿。

3. 颌弓形态:一般分为方形、卵圆形和三角形 3 种类型,义齿修复需按其种类排列。检查时尤要注意上下颌弓形态是否协调,两侧吸收是否一致。

4. 水平位置关系:重点要观察下颌弓与上颌弓在前后方向上的位置关系。上下颌弓在前后方向上一致的正常颌弓关系便于排牙;而上颌前突或下颌前突都会给排牙带来困难。还需检查上下颌弓的形态和大小是否协调,有无上颌弓小于下颌弓或上颌弓大于下颌弓,或出现单侧上小下大、上大下小。上下颌弓形态、大小的不协调会给排牙带来很大困难。

5. 颌间距离:上下牙槽嵴之间的距离称颌间距离。颌间距离大者、容易排牙,但人工牙𬌗面距离牙槽嵴顶较远,义齿稳定性差;颌间距离小者排牙较困难,常需磨改人工牙的盖嵴部,但义齿的稳定性好。

6. 腭的形状:腭的形状亦可分为高、中、低 3 种类型,即高腭形、腭高低适中形、腭顶低平形。

7. 软硬腭的连接关系:软硬腭的连接情况与后堤区大小有关。水平连接者,后堤区较大;成垂直向连接者,后堤区较小。后堤区较大者,边缘封闭作用好,后堤区较小者,则较差。

8. 黏膜:黏膜适中则与义齿基托能密切吻合;黏膜过薄,与义齿基托不易吻合得好,常出现疼痛。

9. 肌肉、系带附丽的高低:唇颊舌肌、系带附丽点的高低与义齿的固位有密切关系。附丽点高的患者,包括牙槽嵴低平者,唇颊舌肌、系带附丽点距离牙槽嵴顶很近或与之平齐,当肌、系带运动时,易引起义齿脱位。

10. 舌的大小与位置:无牙颌患者由于失去了牙列的限制,舌体常常变大,运动时影响义齿的稳定,需适应一段时间才能恢复正常。在自然状态下,舌前部应在下前牙切缘处,如果舌的位置不正常,处于后缩位,容易推动义齿翘起。

11. 唾液:唾液分泌量过少,不利于义齿固位,而分泌量过多,有时也可影响下颌义齿固位。

12. 原有义齿情况:对曾使用过旧义齿者,需详细了解使用情况及目前义齿情况,以便制作新义齿时改进。

【治疗原则】

1. 如果有旧义齿,需要通过旧义齿检查患者咬合情况,如咬合关系正确,可利用旧义齿复制咬合关系。如咬合不正确,或因旧义齿导致患者的口腔黏膜破溃、炎性增生等,应先修改旧义齿,调整咬合关系,待咬合关系和黏膜恢复正常后再进行修复。

2. 修复前口腔检查发现有残根、骨尖、瘘管、过突的下颌舌隆突、过突的上颌结节时,需要施以内科治疗或外科手术。

(1) 有残根者,应检查其松动度,牙根明显松动者应拔除;牙根稳固,经 X 线摄片检查,骨吸收<2/3 者,可做根管治疗后保留牙根,在其上制作覆盖义齿。

(2) 牙槽骨有尖锐的骨尖,骨嵴骨突或形成明显侧凹的患者。先施以牙槽骨修整术。范围较小或不显著的骨尖无须修整,于义齿完成后在相应的基托组织面适当缓冲即可。对年迈体弱的患者应尽量减少手术。

(3) 上颌结节区对上颌全口义齿的固位非常重要,但上颌结节过分突向颊侧,形成为明显的倒凹形,可影响义齿就位。尤其是两侧上颌结节显著突出,同时上颌前牙区牙槽嵴向唇侧突出时,义齿将无法就位。两侧上颌结节都很突出者,可只修整较大的一侧,戴义齿时采取旋转就位法,即先戴未修上颌结节的一侧,再戴另一侧。上颌结节下垂严重时可接近下颌磨牙后垫,影响义齿后部基托的伸展,亦需先进行骨突修整术。

(4) 下颌舌隆突过大的患者,其下方形成明显的倒凹时,需先做外科修整。

(5) 对于唇、颊、舌系带附丽点过高,接近牙槽嵴顶,甚至与牙槽嵴顶平齐的患者,系带位置易影响基托边缘的封闭,不利于义齿的固位,需行系带成形术。

(6) 前庭沟浅的患者因牙槽嵴顶过低,义齿基托面积小,义齿获得的大气压力、吸附力也小,便可施以前庭沟加深术,但效果不很明显。近年来开展羟基磷灰石牙槽嵴加高术,已取得较好的效果。

(7) 对于曾戴过全口义齿的患者,如果原义齿边缘过长,导致前庭沟或口底区形成游离增生性黏膜组织,或牙槽嵴区由于义齿压力过大骨吸收多而形成厚的松软牙槽嵴。制作新义齿前应先手术切除增生的软组织,待伤口愈合后再制取印模。

3. 行全口义齿修复治疗。

4. 义齿戴入后的复诊与维护。

【案例分析】

患者男性,76 岁。

主诉:部分牙列因牙周病陆续拔除约 3 个月,要求修复。

现病史:3 个月前部分预留牙因松动、肿痛、无法咬合,陆续全部拔除,未曾行义齿修复治疗。

既往史:否认全身系统性疾病史,无药物过敏史。

检查:患者全口牙列缺失,无旧义齿修复,23,24 区骨尖压痛明显。左侧颊系带附丽过高,与牙槽嵴顶平齐,上颌牙槽嵴高度尚可,下颌较低平,牙槽黏膜较薄,唾液分泌量较多。

诊断:全口牙列缺失。

诊断思路:患者有明显尖锐的骨尖、骨嵴、骨突,或形成了明显的倒凹,应先给予牙槽骨

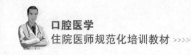

修整术。

唇颊舌肌、系带附丽点高的患者,系带附丽点离牙槽嵴顶很近或与之平齐,当肌、系带运动时,易引起义齿脱位,应给予系带成形术。

治疗

(1) 23,24区骨尖行牙槽骨修整术。

(2) 左侧颊系带行系带成形术。

(3) 拆线1周后行全口义齿修复。

(4) 下颌义齿如固位不良可考虑行种植全口义齿修复。

第二节　半口牙列缺失

【疾病特征】

1. 留有单颌全天然牙列或有牙列缺损。

2. 由于缺牙原因、时间的不同,致对颌牙高低不齐、倾斜移位而出现殆曲线异常。

3. 由于上下颌骨骨吸收的特点,出现牙槽骨弓形不对称。

4. 下颌牙列缺失时,下颌骨明显吸收使牙槽嵴变窄、变低,承托区面积减小,加上对颌天然牙殆力大,易出现疼痛。

【诊断要点】

单颌天然牙全部缺失时,对颌可留有完整的牙列或有牙列缺损,患者口内失去正常咀嚼功能和面部外形。

【治疗原则】

1. 余留牙准备:按殆曲线要求大量调磨对颌伸长牙(尤其下前牙)及高尖陡坡,必要时个别牙可去髓后截冠磨改。如对颌为牙列缺损,应向患者讲清镶牙的重要性及长期不镶牙的危害,尽量争取一次性修复缺失的全部天然牙,可增加半口义齿的使用效果。

2. 牙槽骨预备:由于骨组织是全口义齿修复的基础,因而应尽量保留。修整骨尖(突)要慎重,只需修除过锐且触痛明显的骨尖。如双侧上颌结节均有明显增生形成倒凹而前牙区无明显前突时,可酌情修整一侧或两侧均做适当修正以减小倒凹,如上颌骨明显前突伴有双侧上颌结节增生而影响义齿就位时,在不影响美观的情况下可适当修正前牙区骨突或上颌结节。

3. 软组织预备:系带附丽过高影响义齿固位或义齿强度时,可将系带加以修正。

4. 印模要求:印模制取与要求同全口义齿,在此不作详述。

【案例分析】

患者女性,65岁。

主诉:下颌牙齿因疼痛松动陆续拔除约3个月,要求修复。

现病史:3个月前因下颌预留基牙松动、疼痛,致使旧义齿无法使用。在他院陆续拔除。

既往史:否认全身系统性疾病史,无药物过敏史。

检查:患者下半口牙列缺失。上颌牙列完整,14,13,24伸长明显,殆曲线异常。下颌牙槽嵴较低平,牙槽黏膜较厚。

诊断:半口牙列缺失。

诊断思路:由于对颌牙高低不齐而出现𬌗曲线异常,将会造成义齿咬合不平衡,导致义齿在使用时翘动。因此需要先调整对颌预留牙𬌗曲线。

治疗

(1) 14,13,24 行去髓术。

(2) 截冠磨改,调整𬌗曲线。

(3) 行半口义齿修复。印模制取,颌位关系记录与转移方法与全口义齿制作基本相同。排牙原则:前牙排列时要尽量减小覆𬌗,后牙排列时注意功能尖排在牙槽嵴顶,保证良好的单侧平衡,也可稍偏向腭侧,以防止出现不良的Ⅰ类杠杆作用。义齿需要加强。

(4) 下颌义齿,如固位不良可考虑行种植覆盖义齿修复。

第三节 牙列缺失即刻义齿修复

【疾病特征】

因各类牙体疾病需拔除患牙,但由于特殊职业的要求,不允许长时间缺牙,或因时间有限必须尽快完成义齿修复的患者。即刻义齿是在天然牙未拔除前就预先将义齿做好,拔牙手术完成后即可戴入口。

【诊断要点】

1. 患者无缺牙期,主要是指前牙。因患者拔牙后便可即刻佩戴好全口义齿。

2. 因口内尚有部分真牙,可保持正常的𬌗关系和垂直距离。

3. 可参考自然牙选择人造牙形态、颜色、大小及排列形式。

4. 拔牙后及时戴入义齿,对拔牙创面起保护作用。防止伤口刺激或感染,并且由于义齿对伤口有一定压力而起止血作用。

【治疗原则】

1. 为暂时维持患者的发音和美观,尽量采用保留自然牙的前牙和一侧尖牙甚至第一前磨牙,既维持了患者的𬌗力关系与垂直距离及牙弓形状,又保持了肌肉和关节的正常生理状态。

2. 其制作原则与操作方法与一般全口义齿基本相同。

【案例分析】

患者女性,50岁,教师。

主诉:因常年患重度牙周炎,多次治疗效果不佳,需将余留牙全部拔除。因工作需要,要求即时修复。

现病史:2年前因上颌后牙、下颌前牙列松动及疼痛,在外院分别拔除。

既往史:否认全身系统性疾病史,无药物过敏史。

检查:患者 17,16,15,14,24,25,26,27。35 至 46 缺失。余留牙松(Ⅲ°),牙周袋深 4 mm。经牙周科医生会诊,无法保留,需拔除。

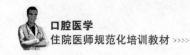

诊断:13,12,11,21,22,23,37,36,47 重度牙周炎。

诊断思路:由于患者特殊职业的要求,不允许长时间缺牙,必须在天然牙未拔除前预先将义齿做好。

治疗:拔牙前先取功能性印模,转移颌位关系。上颌架后,将待拔除的石膏牙磨除。排牙、充胶,行全口义齿修复。待全口义齿制作完毕消毒后,行余留牙拔除手术。牙齿拔出后立刻戴入全口义齿。

戴牙后的护理:①由于手术范围较大,组织易水肿,约 24 小时内义齿不宜取下;②1~2 天内以进流食为宜;③戴牙 24 小时后复诊,冲洗伤口,修改不适区;④手术 5 天后拆线时再次复诊、修改;⑤3 个月、6 个月后各复诊一次,必要时根据义齿固位情况适当衬垫。

第四节　牙列缺失覆盖义齿修复

【疾病特征】

覆盖全口义齿即覆盖在天然牙或牙根上的全口义齿。其特点是由于有覆盖基牙(牙根)的存在,𬌗力通过牙周膜传至牙槽窝时产生一定张应力,使牙槽骨得到生理性功能刺激。部分𬌗力还可以由牙根承担,从而减少和延缓牙槽骨的吸收,增加了义齿的支持。由于天然牙或牙根的存在,保存了牙周膜的本体感受器,其刺激传入中枢神经,从而提高了咀嚼效能,并使患者能够很快适应,且有真牙感。

【诊断要点】

1. 龋坏牙而牙周情况良好,彻底清除龋变后仍可争取保留牙冠 1~2 mm 高度者。

2. 牙周病,骨吸收 1/2~2/3,松动Ⅱ度以内,炎症通过治疗可以得到控制,且能承受一定轴向力的牙齿。

3. 牙冠重度磨损。通常为全口牙均有重度磨损,甚至可达冠的 1/2 以上,但牙根稳健者。

4. 错𬌗畸形牙、腭裂、少牙症,多以青少年为主,患者有𬌗关系紊乱、牙齿畸形、面部畸形、发音不清等。以下情况不能行覆盖义齿修复。

(1) 口内高龋患率,重者达龈下而无法彻底去除者。

(2) 全身健康情况差,牙槽骨吸收多,牙齿松动Ⅲ°以上者。

(3) 骨量大而牙量小,咬合紧且无明显𬌗间隙者。

【治疗原则】

1. 覆盖基牙牙髓有感染或根尖有病变必须进行根管治疗,必要时可做刮治术或根尖切除术。

2. 对决定要保留的牙或牙根均应注意消除薄壁弱尖,使其具备足够的抗力形和固位形,并且为戴入覆盖义齿创造合适的就位道。

3. 根管 1:3 以冠冒或钉盖(铸造)保护为最理想。少数也可用硝酸铵银治疗后扩大银汞或树脂充填面积,充填后应高度磨光,此法较简便易行。

4. 牙周病患者应首先做龈切、内刮翻瓣术,控制病理性盲袋及炎症。

5. 截冠要在根管治疗术后进行。截冠的主要目的是保护牙周组织健康,消除𬌗力对基牙的侧向力和扭力。通常要截至龈嵴平齐,条件好的可适当保留 1～2 mm,甚至 4 mm 冠部牙体组织。

6. 印模制取,颌位关系记录与转移,义齿基托与排牙方法同全口牙列缺失制作基本相同。

【案例】

患者男性,60 岁。

主诉:上下牙齿大部分缺失约 6 个月,要求修复。

现病史:数年前上、下牙陆续拔除,未曾修复。6 个月前上前牙自发性疼痛,未经治疗,现出现咬合痛。

既往史:否认全身系统性疾病史,无药物过敏史。

检查:患者下半口牙列缺失。17～14,12～22,24～27 缺失。13,23 楔形缺损,均已穿髓,叩痛(＋)牙槽骨吸收至根中 1/2,无松动。上颌牙槽嵴较低平,下颌牙槽嵴高度尚可。

诊断

(1) 17～14,12～22,24～27 缺失。

(2) 13,23 慢性根尖周炎。

诊断思路

(1) 基牙:一般选留 3～4 个覆盖基牙(除错𬌗畸形、严重磨损、釉质发育不全者)。

(2) 部位:47,43,33,37 为最宜选择区,分布于牙弓双侧,前后呈多边形支承线。尖牙根长而粗壮,支持力强,并能保持患者原有丰满面形。远中基牙的选择目的主要可以避免游离端缺牙。

(3) 根面的保护

1) 冠帽:保存冠高度为 4 mm 者,基牙预备的方法同铸造全冠。唇颊面应多磨除一些,利于排牙及基牙间取得共同就位道。金属帽不恢复外形高(易形成倒凹)。冠帽经试合后抛光,用氧化锌水门汀粘固。

2) 钉盖:保存冠高度在 1～2 mm 者,磨成圆凸形,使之与牙槽嵴弧形一致,并做预防性扩展。制成有倒凹的盒形洞,根管口区局部加深洞型,以增加抗力形和固位形。充填后亦需彻底磨光。

3) 磁性固位:将根管预备成与成品磁体大小相一致,粘固衔铁于根管内。在基托相应部位埋入磁体。此方法修复效果良好,多选用尖牙作为基牙。

4) 附着体:金属钉盖上附加各种类型附着体,其固位部分由阴型和阳型两部分组成,分为根上、根内和杆等类型。

治疗

(1) 13,23 行根管治疗术。

(2) 13,23 桩冠预备,根面行磁性固位技术修复。

(3) 上下牙列行磁性覆盖义齿修复。

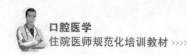

第五节 牙列缺失修复技能规范

一、全口义齿修复技术

（一）功能印模的制取

功能性印模是肌肉、黏膜功能状态的印模。

1. 托盘的要求：托盘是盛放印模材料放入口内制取印模的工具。由于口内无自然牙存在，要求选择的托盘应较浅，大小、形态与牙槽嵴外形基本相似。

（1）上颌托盘的标准：边缘高度应距黏膜皱襞约 2 mm，宽度要比牙槽嵴宽 2～3 mm，长度应盖过双侧翼上颌切迹且超过后颤动线 2 mm。

（2）下颌托盘的标准：其高度、宽度均同上颌托盘，长度应覆盖过磨牙后垫 2/3 以上，舌侧边缘不影响舌的自然活动。

2. 制取印模方法

（1）取初印模的方法与肌功能整塑：取上颌印模时医师站在治疗椅的右后方，患者头直立，将印模材料的托盘旋转放入患者口腔，托盘柄对准中线，前缘在距牙槽嵴顶约 5 mm 处向后上均匀加压，同时托盘后部做小范围的左右摆动，使托盘就位。在印模材料可塑期内以一只手保持托盘稳定，另一只手以较快速度做好一侧颊侧区肌功能整塑，而后两手交换位置进行另一侧颊侧区肌功能整塑。唇侧区肌功能整塑的方法是将上唇轻轻向下内方牵拉，亦可让患者自行做口颊运动。经过肌功能整塑制取的印模边缘能准确清晰的印出周围肌肉、系带、黏膜功能状态下的位置和形态。

取下颌印模时医师要站在治疗椅右前方，患者头直立，其制取方法同上颌印模。但要注意在制取前先教会患者抬舌动作，制取过程中让患者将舌抬起并左右轻轻摆动，以保证义齿边缘的封闭且利于固位。

腭弓高拱的患者取印模时，可事先在成品托盘腭顶部位加蜡以增加托盘高度，避免腭弓外形制取不完整或成为无压力印模。对口底较深或者较浅的患者需增加或者减低托盘边缘深度，以获得真实口底面积。

（2）制作个别托盘

1）室温固化或光固化塑料制作个别托盘：修整初印模所灌注的石膏模型，要求最薄处应超过 10 mm，模型后缘留约 4.5 mm。修整其余边缘使宽度 3～5 mm，移行皱襞飞边高约 1 mm，飞边过高影响个别托盘的制作。

用基托蜡做印模材的间隙材料，将一层蜡片铺在模型的牙槽嵴处，用热蜡刀将边缘修平，上颌腭部及牙槽嵴顶和下颌颊棚区不放蜡。然后用蜡适当填倒凹，刃状牙槽嵴或松软牙槽嵴和舌隆突等处需多放些蜡。调自凝塑料或用光固化暂基托铺于模型上，修去多余部分，再自制一个手柄，手柄与牙槽嵴垂直相连离开牙槽嵴约 25 mm，不对上下唇起支撑作用。

待材料固化后将个别托盘内基托蜡去除，若其边缘粗糙，可用钨钢磨头打磨光滑，用圆钻在托盘相当牙槽嵴顶的位置打 8～10 个孔,完成后的个别托盘边缘应厚 2～3 mm 且不妨碍唇、颊、舌的正常位置。

用塑料制作的个别托盘需要进行边缘整塑,常用材料有印模膏棒、自凝树脂、印模蜡等。将边缘整塑材料于可塑期内放在个别托盘边缘,使之呈鞍状包绕托盘的边缘,就位于口内整塑。上颌托盘的后缘需在组织面放边缘整塑材料进行整塑以形成后堤区,边缘整塑可逐段进行。完成整塑的边缘应光滑圆钝,宽度与移行沟宽度一致。

2) 修改初印模的方法制作个别托盘:选择与患者口腔情况大致相似的成品无牙颌托盘,将适量印模膏浸入 60～80℃ 热水中,使其软化至面团期取出放入托盘上压出一定形态后放入口内,并做初步肌功能整塑。待印模膏冷却后从口内取出,分区逐段加热软化再放入患者口内作进一步肌功能整塑。全部完成后将组织面及边缘均匀刮除约 2 mm,这样修改的初印模也可以作为个别托盘使用。

(3) 终印模:使用个别托盘制取终印模,制取方法与初印模相同,但当终印模材凝固后,印模常难以从口内脱位,此时可牵拉唇使空气自边缘进入。此法无效时,可嘱患者鼓腮吹气,或拉开唇后用气枪吹唇侧已经暴露的印模边缘即可。

(4) 印模检查

1) 印模从口内取出后要认真检查是否有印模材与托盘脱离的现象,如发生脱模必须重新制取。

2) 如果印模上出现小面积或点状托盘暴露,应及时用甲紫或彩色铅笔作出标记,待模型硬固后于相应部位填补石膏缓冲。托盘暴露过多者需修整个别托盘后重新制取印模。

3) 整个印模要求光滑,凝固的印模材料具有较大的韧性,边缘完整,无缺损、气泡、变形,且有 2～3 mm 的厚度。

(二) 模型灌注

模型灌注有一般灌注法和围模灌注法。全口模型材料一般使用普通石膏和硬石膏。如果取终印模时未做后堤区边缘修整者,可在模型上通过刮除石膏的方法形成后堤区,后堤区的主要功能是形成腭侧后缘封闭,但只有当义齿边缘终止于上腭的弹性组织时,后堤区才能起到封闭作用。

(三) 颌位关系记录与转移

自然牙列存在时,上下颌骨的位置关系由天然牙的咬合接触而保持;上下牙列缺失后,上下颌骨失去了原有稳定的位置关系。因此,需要借助替代自然牙列的𬌗托将上下颌骨的颌位关系记录并转移。

1. 𬌗托的制作:𬌗托是由暂基托和𬌗堤两部分组成,是在已经修整过的工作模型上制作的,其主要用途有:①初步建立𬌗平面;②记录上下颌弓的垂直和水平位置关系;③用于面弓转移的过程;④用于人工牙排牙位置的参考;⑤用于确立后堤区的位置。

(1) 暂基托的制作:用于颌位记录的暂基托是总义齿基托的临时替代物,要求与无牙颌紧密贴合,稳定、不变形,暂基托的边缘应与完成后总义齿基托的边缘一致。

(2) 蜡𬌗堤的制作

1) 方法:用烤软的蜡条或蜡片制成与颌弓一致的形态,放在暂基托牙槽嵴顶处(上颌弓小于下颌弓时上颌𬌗堤可稍偏颊侧),用热蜡勺将蜡𬌗堤与基托烫牢;将模型向下使蜡堤贴放在玻璃板上以前高后低的要求轻轻按压,力量要均匀,以形成光滑的𬌗堤平面;最后修整边缘。

2) 要求:要求前牙区稍窄为 6 mm,高度为 8~10 mm;后牙区稍宽为 8 mm,高度为 6~8 mm。上颌𬌗堤远中端止于两侧上颌结节中段或前 1/3 处,下颌止于磨牙后垫前缘。操作熟练的医师在下颌𬌗堤前牙区可不放蜡,目的是既方便直接目测颌间距离,又可以避免患者前伸咬合。

2. 𬌗平面的确定:首先确定上颌𬌗平面。上颌𬌗平面要求前牙区𬌗堤下缘应在上唇下1.5~3 mm,并与两瞳孔连线平行,后牙区应与鼻翼耳屏中点连线平行。可以使用𬌗平面导板检查是否平行,如不平行应加以修正,根据上唇长短或颌间距离的大小可适当抬高或降低𬌗平面。下颌牙槽嵴低平者应将𬌗平面适当降低,以利于下颌总义齿固位。要求上下𬌗托应广泛均匀接触,且尽量平分颌间距离。

3. 垂直距离确定

(1) 息止颌位法:患者保持坐姿,上身及头颈部直立,枕部稳定支持,两眼平视前方,头颈部肌肉放松,将上𬌗托放入患者口内,嘱患者舐上下唇、吞咽,然后放松上下唇轻轻闭合,用垂直距离测量器测量此时鼻底到颏底的距离即为息止颌位垂直距离。用息止颌位垂直距离减去 2~3 mm 的息止𬌗间隙,即得到垂直距离的数据。

(2) 面形观察法:此方法适合临床工作经验较丰富的医生。首先让患者面部放松,头部保持基本直立,双眼平视,上下唇轻轻自然接触闭合,观察患者鼻唇沟、唇颊沟呈合适深度,面下 1/3 高度与整个面形比例协调。

(3) 面部比例法:有二等分法和三等分法。二等分法认为两眼平视时,瞳孔连线或眼外眦到口角的距离与鼻底至颏底的距离大致相等;三等分法认为发际至鼻根、鼻根至鼻底、鼻底至颏底的距离大致相等。双眼平视时,测量瞳孔连线或眼外眦到口角的距离或者鼻根至鼻底的距离,可作为垂直距离的数据

(4) 其他:拔牙前记录,旧义齿均可作为确定垂直距离的参考。

4. 正中关系位的确定:正中关系位为垂直距离确定后,下颌对上颌的最后退位置关系。因受颞下颌韧带的限制,正中关系位比较恒定,具有可重复性。牙列缺失后丧失了正常咬合关系,尤其是缺牙时间过长未及时修复的患者,养成了不正常的咬合习惯,如下颌习惯性前伸、偏侧咬合等。在确定正中𬌗位关系前应向患者做好解释与引导,取得患者良好的配合。必要时增加试戴步骤。

临床上确定正中颌位关系的方法较多,可根据患者具体情况选择不同的方法。

(1) 正中自然咬合法

1) 把下颌𬌗堤后段(从尖牙区向后到磨牙后垫)𬌗面切去或烫掉约 2 mm。

2) 在上𬌗堤左右两侧𬌗面上各做 2~3 条"V"形沟槽,并涂凡士林于其表面起润滑作用。

3) 将上𬌗托放入口中就位。

4) 将颌间记录材料放于下𬌗堤两侧𬌗面。颌间记录材料有多种,如硅橡胶、印模石膏

和石蜡。

5）引导下颌后退至最后退位咬合，在此过程中操作者将右手拇指和示指分别放在下颌两侧双尖牙区的颊侧，左手固定上𬌗托，咬合至上下𬌗托前部轻接触，待颌间记录材料硬固后从口腔中取出。

6）将上下𬌗托分开，检查颌间记录印迹是否清晰，再将上下𬌗托放入口中，再次检查颌位记录的准确性。如无问题可继续下一步操作，否则需要重取颌位记录。颌位关系确定后，将上下𬌗堤固定，取出放置模型上。

（2）哥特式弓描记法（gothic arch tracing）：是利用固定在口内上下颌的描记装置，获得在适宜垂直距离时下颌在水平面内的运动轨迹，从而确定下颌运动的最后位置。

首先将描记板固定在上颌𬌗托上，使描记板与𬌗堤平面平行，描记板表面用水笔均匀涂色。描记针固定在下颌𬌗托上，位于下颌弓中心位置，将𬌗托在患者上下颌就位，当上下颌闭合时位于下颌的描记针与上颌的描记板垂直接触。通过调整描记针的高度，使面下 1/3 处于适宜垂直距离。然后引导患者在闭口状态下，即描记针与描记板保持接触状态，反复进行最大幅度的下颌前伸、后退，以及左右侧方水平运动。此时描记针会在描记板上记录水平面内各个方向的下颌运动轨迹，获得一个尖端向后的"V"字形图形，该图形的尖端代表下颌后退的唯一最后位置，当描记针处于此尖端位置时下颌即处于正中关系位。用印模石膏或咬合记录硅橡胶将此位置固定。

5.颌位关系转移：又称上𬌗架，𬌗架是一种固定上下𬌗托和模型的仪器，可在口外保持上下颌骨的位置关系，且能在一定程度上模拟人的下颌运动。𬌗架可分为不可调𬌗架与可调𬌗架。

（1）不可调𬌗架：用于直接咬合法，又分为简单𬌗架和平均值𬌗架。简单𬌗架只能做开闭运动；平均值𬌗架具有固定的前伸髁导斜度。使用该类𬌗架无须采用面弓转移。

（2）可调𬌗架：又分为半可调和全可调𬌗架。半可调𬌗架的前伸和侧方髁导斜度均是可以调节的，髁间距不可调节；全可调𬌗架不仅前伸和侧方髁导斜度可以调节，髁间距也可调节，工作侧髁导可以个别调节，而不受平衡侧髁导的制约，还可模仿迅即侧移。可调𬌗架必须用面弓转移。

上𬌗架前严格检查𬌗架，确定好髁导斜度、切导斜度及侧方髁导斜度后，固定好正中𬌗时各个部位螺丝，保证𬌗架各方向稳定。上下模型后缘间以蜡固定牢，防止前后翘动。最好用抗膨胀液调拌石膏，将石膏调拌好先放在𬌗架下颌体的中央架环上。石膏模型泡水后取出对准切导针，𬌗堤平面对准切针下刻线，做前低后高的倾斜（10°～15°），放在𬌗架下颌体的中央架环石膏上固定。先固定下颌模型，然后用石膏固定上颌模型。

二、全口义齿的戴牙及医嘱

（一）戴牙

1.颌位关系：上下颌义齿戴入患者口内后嘱做正中咬合，检查颌位关系是否有下颌后退、偏颌、前伸咬合等情况。如出现习惯性偏颌或前伸咬合，应耐心向患者解释，引导患者回到正确的咬合位置，必要时可试戴 3～5 天后复诊。若仍有错位咬合关系，为 1.0～1.5 mm，

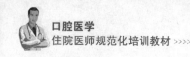

可通过调𬌗纠正。若错位咬合明显则判断为颌位关系记录不准确,全口义齿需重做。

2. 基托:在颌位关系正常的基础上进一步检查义齿基托,检查边缘长短、外形、系带区让开及固位等情况。将单颌义齿戴入患者口内,如果静止状态义齿固位好,而唇颊做正常范围活动时脱位,说明基托边缘伸展过度或系带区避开不够,确定好位置后用彩色铅笔做出标记进行修正。如果出现静止状态时脱落且无吸附力,应考虑可能是由于基托边缘短、不密合、硬区未缓冲而有支点、基托边缘长、义齿未完全就位等原因造成,可用弹性印模材料做衬垫检查,并做出相应的处理。

3. 疼痛:多为基托边缘过锐刺伤黏膜或组织面有塑料瘤、石膏瘤等;也可能由于腭顶硬区缓冲不够。此外,咬合不均匀,局部𬌗力过大,也可造成局部疼痛。口内检查发现黏膜局部发红甚至刺伤,应加以适当修改、缓冲或调𬌗。

4. 咬合:首先检查正中𬌗时上下牙齿是否达到广泛密切、均匀接触。用咬合纸放在擦干的上下牙列间嘱咐患者作正中咬合,如前牙区有早接触点,应调改上前牙舌侧或下前牙切端唇侧;如后牙区有早接触点,应适当调磨后牙牙尖或对颌相应中央凹,但在调磨非功能尖,应避免调𬌗降低垂直距离,甚至造成无𬌗曲线或反曲线。

前伸𬌗时至少有 3 点接触。如下颌前伸时义齿出现脱位,主要原因是前牙覆𬌗过深或纵𬌗曲线小,此时应调磨上前牙舌侧或下前牙切缘以减小覆𬌗。

侧向咬合时应至少有 3 点接触,如侧𬌗时义齿出现翘动,主要原因是单侧平衡差、横𬌗曲线小,可以适当调磨上后牙颊尖舌斜面或下后牙舌尖颊斜面。两者均属非功能尖,调磨后对垂直距离及正中咬合无影响。

(二) 医嘱

初次戴用全口义齿的患者,适应能力个体差异很大。医生应将戴全口义齿后可能出现的问题,以及坚持戴用义齿对身体健康的重要性向患者做耐心解释,让患者对义齿充分了解且充满信心。

1. 克服困难:初戴全口义齿的患者口内突然增加大的异物,会有异物感,重者会恶心呕吐,不会咽唾液,甚至会出现口水顺口角外淌,因不会使用而在活动不当时致义齿脱位等。应嘱患者增强信心,克服困难,在无不适的情况下坚持戴用,上述不适会逐渐好转或消失。必要时可定期复诊。

2. 进食方法:对初戴义齿且适应能力差的患者,要求其不要急于用来进食,只在进食后将义齿戴入口内练习正中咬合和讲话。数天后如无不适且逐渐适应时可先进软食,用手掰成小块后送入口内慢慢咀嚼,以后可进一般食物。

3. 卫生与保养:嘱患者饭后(最好为每餐后)将义齿取下,用软毛牙刷刷洗干净,漱口后再戴入口内,以保持口腔和义齿的清洁且利于口腔组织的健康。夜间将义齿洗刷后,可以根据患者的自身要求决定是否戴义齿。如果夜间不戴义齿者应将义齿浸泡在清水中,勿用开水烫或药水浸泡。

4. 及时复诊:嘱患者使用义齿期间如有不适应及时复诊。复诊前 2~3 小时内应将义齿戴入口内,主要为明确黏膜的不适区,避免义齿的损坏或丢失。

三、复诊与修理

1. 复诊

(1) 固位不良：下颌总义齿固位不良较多见。患者主诉咀嚼、饮水时下牙脱落，无明显疼痛。主要原因是下颌牙槽嵴的高度明显吸收，口底变浅；加之其解剖形态为马蹄形；且舌在进食或发音时活动较多。医生应对基托面积、边缘密合、系带区的缓让及基托外形，尤其是舌侧翼缘区是否充分利用应仔细检查。如果由于下颌后牙排列过于舌向位，可将下后牙舌侧适当减径以增加口腔面积。如果上颌义齿硬区未缓冲，或上下颌均有基托面积伸展不够、边缘不密合，可先以少量印模料衬垫以明确原因，或用铅笔画出支点范围加以缓冲，再用自凝塑料延长基托、密封边缘。切忌盲目垫底。

(2) 疼痛：戴义齿后出现疼痛，多数为义齿基托边缘伸展过长、牙槽骨骨突未缓让或基托边缘过锐等原因引起，少数患者也可因为咬合不均匀。嘱患者取出义齿便可清楚地看见口内黏膜局部有压红或破溃，此时用棉球擦干黏膜，涂甲紫（龙胆紫）在疼痛区，然后再戴入义齿，既可在基托相应部位印染上甲紫，便能准确地磨改基托组织面消除疼痛。当患者主诉疼痛但又难以定位时，尤其在舌侧压痛而不易发现时，切忌按患者指点部位盲目磨改，否则可造成痛点未消除却又破坏了义齿固位。如因为咬合不均匀而产生的疼痛，有必要进一步做咬合调整。

(3) 恶心：部分患者反应敏感，戴全口义齿后可出现恶心，甚至呕吐，此时嘱患者1周内只在进食后戴入义齿，坚持反复练习，待习惯后症状可自行消失。复诊时仔细检查基托后缘长度是否合适，如为基托后缘过长应适当磨短，部分上颌牙槽嵴条件良好者，在不影响义齿固位时可将基托后缘磨改成凹形。如因基托后缘密合差或过厚引起的恶心，应给予相应修改。

(4) 咬颊（唇）、咬舌：由于患者缺牙时间长且未及时修复，造成颊黏膜松弛内陷、舌体肥大，或排牙时后牙区超𬌗小。可用调磨加大超𬌗的方法或采用加大上后牙超𬌗、加厚颊侧基托的办法消除。咬舌重者可调改上后牙舌尖舌斜面、下后牙舌尖颊斜面。如因颌间空隙大、垂直距离低出现咬唇，轻者可通过调磨牙尖，重者需重做义齿。

(5) 过敏：全口义齿戴用后有黏膜刺痛烧灼感，取下义齿可见黏膜大面积红肿。轻者停止使用义齿2～3天症状自行消失；重者出现黏膜溃疡需停戴义齿，因塑料过敏的患者可考虑用整体铸造基托替代。

2. 全口义齿修理：全口义齿戴用过程中由于各种原因可能造成义齿损坏，以上颌总义齿基托折断或纵裂较多见。少部分患者还有人造牙折断、脱落的现象。

(1) 基托折裂和折断的修理：因外力造成义齿折断者，可在口外将两断端完全吻合固定，向组织面灌注石膏，沿折断线向两侧由深至浅磨薄基托，最深处靠近折断线区以不暴露石膏为准。然后用自凝塑料或装盒填塑料法（垂直于折断线加1～2根扁钢丝，或加尼龙网加强）完成修理。

(2) 人造牙折断、脱落：人造牙脱落原因多为咬硬物或人造牙与基托机械结合力不够。修理原则为增加机械结合力，调整咬合关系。首先磨改缺牙区旧基托，为新基托材料提供足

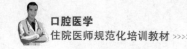

够间隙,尽量保持原基托唇侧颈缘线不被破坏,以免显露新旧塑料的不一致而影响美观。必要的话可增加钢丝分散应力,提高机械结合力,而后用自凝塑料或装盒填塑料法进行修理。

3. 全口义齿重衬

(1)直接法:用自凝基托树脂或软衬材料在口内直接重衬,在正中咬合时做肌功能修整,结固后修整完成抛光。

(2)间接法:如果需垫底量较大,甚至包括整个基托组织面,且患者口腔黏膜易过敏,需采用间接法。以印模料口内衬垫,凝固后取出义齿修正印模边缘,装入型盒后用热凝基托树脂充胶,热处理后进行抛光。

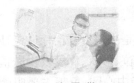

第十章
牙周病修复治疗

【适应证】

1. 个别牙、一组牙或全口牙松动Ⅰ、Ⅱ度,牙槽骨吸收达根长1/2。

2. 个别牙或一组牙有明显𬌗创伤且咀嚼功能降低。

3. 牙列缺损兼多数牙松动。

4. 上前牙扇形移位出现间隙,牙槽骨吸收未超过根长1/2。

5. 个别后牙缺失未及时修复,余牙松动、移位、过长或下垂造成后牙颌关系紊乱,前牙负担过重,存在明显𬌗创伤,部分患者伴有颞下颌关节功能紊乱症状。

【治疗设计原则】

1. 牙列完整,全口牙齿不同程度松动且牙齿均有保留价值时。治疗原则为,固定全部牙齿,分散𬌗力,消除𬌗创伤,从而改善咀嚼功能。

2. 牙列完整,个别或一组牙松动,其他牙齿尚健康,患牙𬌗创伤因素较明显,治疗原则是:固定松动牙,消除𬌗创伤,分散𬌗力,发挥健康牙齿的牙周代偿功能。

3. 牙列缺损且部分或全部余牙松动,这是临床修复时最多见的类型。治疗设计要求,修复缺失牙的同时固定松动牙,重建正常𬌗关系,恢复咀嚼功能。

4. 上前牙唇舌向或近远中倾斜移位,个别牙松动Ⅰ°~Ⅱ°及存在𬌗创伤,牙槽骨吸收未超过根长1/2。治疗设计为:正畸复位治疗后,固定上前牙。

5. 前牙松动兼深覆𬌗,存在以下两种情况。

(1) 前牙深覆𬌗,𬌗创伤造成前牙牙周病。牙周组织的破坏、牙齿松动又加重了深覆𬌗的程度,甚至下前牙切缘在正中𬌗时接触到上前牙腭侧龈组织。

(2) 牙周病或龋病导致后牙缺失,未及时修复,致使余牙倾斜、移位、过萌,使前牙负担过重咬合创伤,造成前牙松动及深覆𬌗。

上述两种情况的治疗原则是,修复缺失后牙或加高后牙𬌗高度,缓解前牙的创伤并固定松动牙。抬高后牙咬合时,注意避免造成颞下颌关节疾患。

【口腔检查】

1. 牙齿及牙列:了解牙齿有无缺损、畸形、错位及邻接关系如何,检查解剖冠与临床冠长度是否一致。检查牙弓形态、注意牙齿的排列情况、纵𬌗曲线与横𬌗曲线。

2. 牙周组织

(1) 龈组织:检查牙龈是否有色、形、质的变化,有无瘘管,牙龈组织缺损等。

（2）牙齿松动度：牙齿松动度是决定修复治疗适应证及判断预后的重要标志之一。

（3）牙周袋：了解牙周袋的部位、形状、深度及溢脓情况。

（4）牙列的功能分区：①功能中心区：负担主要咀嚼功能，该区牙齿牙体及牙周组织通常较健康；②创伤区：牙齿松动、移位、牙周袋较深且溢脓，咀嚼功能显著减退；③无功能区：无对殆牙、牙齿过萌、牙周组织废用性萎缩。

牙列中出现上述功能区的分化，是牙周病矫形治疗的重要适应证之一和必要的参考依据。

【X线检查】

X线检查用于治疗前诊断及定期复查疗效，主要了解以下项目：①牙槽骨吸收情况及骨质密度；②牙根情况：牙根的形态、长度、数目及有无根尖病变；③牙髓情况：髓腔大小及髓角位置。

【治疗方法】

1. 调殆

（1）目的：①消除早接触，均匀地分散殆力；②建立牙齿稳定的尖窝关系，防止牙齿倾斜移位；③适当减低牙尖斜度，减少侧向力；④适当减小牙齿殆面颊舌向宽度，减轻牙周创伤；⑤磨改过平的殆面，恢复牙尖外形、殆面沟窝及食物排溢道；⑥调整过萌牙，维持正常殆间距离。

（2）适应证：①患者有创伤殆表现即可进行调殆；②患者有潜在创伤殆因素时也应适当调殆。

（3）调殆的用具：①研究模型（必要时上颌架）；②咬殆纸；③咬殆蜡片；④各种小磨石、金刚砂钻针、小砂纸片及磨光橡皮轮。

调殆的步骤

第一步：消除显著的障碍点：调磨过萌牙、过陡牙尖、高度不同的邻边缘嵴。调改殆面的小接触平面，将面接触调成点状接触。

第二步：消除正中殆早接触点，注意不随便调磨功能尖牙尖顶。

第三步：消除前伸殆殆干扰点，调磨下前牙唇斜面，不要磨低下前牙，后牙有殆干扰时调上牙远中斜面及下牙近中斜面。

第四步：消除侧方殆殆干扰点。先调磨工作侧殆干扰点，再调磨非工作侧干扰点。工作侧颊尖有殆干扰点时，调磨上牙颊尖的舌斜面，工作侧舌尖有干扰点时，调磨下牙舌尖的颊斜面。非工作侧有殆干扰点时调磨上牙舌尖颊斜面和下牙颊尖的舌斜面，尽量保留牙尖顶。

注意事项

调殆是一种不可逆的使殆改变的方法，因此应谨慎从事，取研究模型，必要时上殆架观察。每次口内调磨不宜过多，应分次调殆，以便观察疗效。

2. 正畸治疗

（1）目的：使松动移位的牙齿复位，从而改变牙长轴方向及改善牙齿受力情况，改善前牙深覆殆状况。

（2）适应证及方法

1）上前牙移位出现的牙间隙，采用附切端钩的双曲唇弓活动矫治器内收上前牙。

2）前牙深覆𬌗，采用上颌平面导板活动矫治器压低下前牙，使后牙进一步萌出。

3）面下 1/3 垂直距离降低者，可在矫治器的后牙区加𬌗垫。待牙齿复位后，再采用牙周夹板固定松动牙。

（3）牙周病正畸疗法的特点及注意事项：该疗法与儿童错𬌗畸形治疗间存在很大差异，考虑到其自身特点：骨可塑性小、再生能力较弱、承载能力较差、正畸治疗时每次加力不宜过大、疗程应长，且牙齿复位后应及时做牙周夹板长期固定，并配合常规牙周病治疗。

3. 夹板固定

（1）夹板固定的目的：夹板固定的目的是固定松动牙齿、分散𬌗力、减轻牙周组织的负荷、使患牙得到生理性休息，从而促进组织愈合。牙周夹板固定是牙周病修复治疗中最重要的方法及必要的措施。

（2）理想夹板应具备的条件：①固位力强，能抵御各方面的外力；②制作及使用简便；③对口腔软组织无刺激；④符合口腔卫生要求；⑤不妨碍牙周其他治疗的进行；⑥兼顾美观与舒适；⑦经济耐用。

（3）夹板的分类及固定方法

1）暂时性夹板

适应证：固定有保留价值的外伤松动牙；固定急性牙周炎患牙；为减轻对患牙的创伤与刺激，牙周手术及调𬌗前做暂时夹板固定的患者；为预测夹板固定的疗效，可先做暂时夹板，确认疗效显著再改恒久性夹板；在恒久性夹板制作过程中，为防止牙周组织继续损害，可使用暂时夹板固定。

暂时夹板的种类与方法

● 牙线结扎：通常用于前牙结扎，牙线位于舌隆突地方与邻面接触点的龈方，以防止结扎线面切端或龈缘滑脱。要求牙线结扎在两侧稳固的基牙上，通常为双侧尖牙（采用双圈固定），结扎其余松动牙采用外科结。

● 不锈钢丝结扎：结扎钢丝在牙齿上的位置与牙线结扎时相同，也要求结扎在两侧稳固的基牙上，选取软而细的不锈钢丝在一侧基牙上绕两圈，在邻面顺时针扭结，再将钢丝绕至下一个牙再在邻面扭结，以此类推。注意两侧钢丝头位于牙间隙处，以不刺激牙龈乳头及口腔其他软组织为准，结扎后不应咬到钢丝，若发生此类情况，应调𬌗至无接触；结扎时不应改变牙齿位置，以免造成新的创伤。

● 粘结剂固定：采用釉质粘合剂粘结技术时，要求两侧固定在稳固的基牙上，粘结材料在牙面的位置以不刺激牙龈及不妨碍咬合为原则，为增强固定作用，可与牙线或不锈钢丝结扎合并应用。

2）恒久性夹板

可摘式恒久性夹板

● 胶连法可摘式牙周夹板：此夹板与胶连法可摘局部义齿有相似之处，如基托伸展范围相似，固位卡环相似（卡臂尖进入倒凹区），但起固定作用的卡环不能进入倒凹区，应位于牙外形高点处，基托与牙接触部分也必须位于牙外形高点处。此类夹板的固定装置包括连续卡环、颊钩、唇钩及唇舌弓。

制作此类牙周夹板前，应在卡环相应部位牙齿上制备隙卡沟，以避免咬到卡环。胶连法牙周夹板制作简单,价格低廉,易于开展,但固定作用不如以下夹板。

● 铸造支架式可摘牙周夹板:起固定作用的装置包括切端钩,双翼钩和各式卡环。切端钩的翼位于前牙唇面的切角处,切端钩的舌侧部分位于舌隆突处。双翼钩的翼位于后牙的颊面近(远)中殆缘附近,舌侧部分位于舌侧的外形高点处。具有固定作用的联合卡环卡臂必须位于牙外形高点处,不能进入倒凹区。为此类夹板提供固位作用的卡环与铸造支架式可摘义齿设计相似,通常设计3～4组固位卡环,卡臂进入倒凹区。大的连接体通常采用腭杆及舌杆。为了降低牙周夹板的弹性,可适当增加固定及固定卡环与大的连接体之间小连接体的数量。

制作此类牙周夹板前,应在放置切端钩、双翼钩及其他各类固定和固位卡环的牙齿相应部位做牙体预备,如制备𬌗支托窝、隙卡钩等。必要时先取研究模型,确定调磨的部位及调磨量,避免牙体预备不足。对于伴有牙列缺损的牙周病患者,可将可摘式恒久夹板与可摘式局部义齿合并使用。

● 固定式恒久夹板:固定式恒久夹板主要采用联合冠固定松动牙,要求冠的龈缘止于牙外形高点处,且各固位体有共同就位道。牙列缺损时,修复缺失牙与夹板固定松动牙结合为一个修复体。与可摘式恒久夹板相比,固定夹板具备固定效果好及使用时间长等优点,但切割牙体组织较多且制作难度较大。制作此类夹板前,必须先取研究模型,用平行测量仪观测,确定共同就位道,然后进行牙体预备,再取模型,再观测,直至完全符合标准。全牙列牙周夹板制作时,需分段铸造,试戴后焊接成一个整体,以保证牙周夹板能完全顺利的就位,而不会对松动牙产生扭力。若美观要求较高,牙周夹板的固位体用金属烤瓷冠时,则需特殊的焊接工艺与焊接设备。

【案例分析】

患者女性,60岁。

主诉:左侧下颌后牙松动1年余,牙龈出血。咀嚼时左侧下颌后牙咬合痛。已行牙周治疗后1月。

现病史:1年前患者发现左侧下颌后牙开始松动,牙龈红肿,时常出血。咀嚼时轻微咬合痛感,咀嚼韧性食物时痛感加重,于1月前就诊于牙周科,经诊治,现出血症状已消失,遂来我科就诊,要求修复治疗。

既往史:有糖尿病病史,经内分泌科诊治已控制于正常范围。无药物过敏史。

检查:面部不对称,左侧面颊部较丰满。31、32、33、34、35、36、37牙体无龋。

𬌗面磨耗不均匀,31、32、36、37、41、42松动度Ⅰ°～Ⅱ°,牙龈部分退缩,龈缘呈圆钝型,牙周袋深度3 mm,无明显红肿、溢脓等炎性表现,探诊不出血。咬合纸测定正中𬌗及侧方𬌗存在干扰点。前伸𬌗时上下前牙均匀接触。

X线检查:36、37牙周膜腔增宽,骨嵴较低位于根分叉处,骨组织均匀一致。骨小梁分布均匀、大小一致。31、32、41、42骨嵴位于根中1/2处。

诊断:①36、37𬌗创伤;②31、32、41、42牙周病。

诊断思路

(1)面部不对称,左侧面颊部较丰满。31、32、33、34、35、36、37牙体无龋。36、37𬌗面磨耗不均匀。考虑患者有偏侧咀嚼的习惯。

(2) 36、37 松动度Ⅰ°～Ⅱ°,牙龈部分退缩,龈缘呈圆钝型,牙周袋深度 3 mm,无明显红肿、溢脓等炎性表现,36、37 牙周膜腔增宽,骨嵴较低位于根分叉处,骨组织均匀一致。骨小梁分布均匀、大小一致。考虑牙周治疗完成且处于 36、37 处于牙周病初期。

(3) 36、37 咬合纸测定正中𬌗及侧方𬌗存在干扰点。前伸𬌗时上下前牙均匀接触。考虑患者因偏侧咀嚼导致𬌗创伤。

(4) 31、32、41、42 松动Ⅰ°～Ⅱ°,X 线检查显示骨嵴位于根中 1/2 处,提示 31、32、41、42 为牙周病。

治疗

(1) 调磨 36、37 磨耗不均匀的边缘嵴,防止相邻牙齿因边缘嵴高度不一致,导致食物嵌塞和异常力量。磨改牙冠轴面外形和𬌗面横径,增加沟、槽和溢出道。

(2) 用软蜡片及咬合纸确定正中𬌗早接触点并逐次调磨,使患者由达到正中关系至正中𬌗位无障碍。

(3) 调磨工作侧干扰点,使牙尖工作斜面关系协调后再调磨非工作侧干扰点。

(4) 将 31、32、33、41、42、43 牙面彻底清洁,舌面用酸蚀剂处理,冲洗、吹干,涂布黏结剂,放置松牙固定纤维带于舌隆突上并用光固化树脂(0.5～1 mm 厚)覆盖连接,树脂雕刻刀成形并光照 40 秒。调磨抛光。

注意事项:复合树脂覆盖粘结的部位,应在牙的邻面和无咬合的舌面、舌隆突上,不能覆盖在牙龈上,邻间隙应保持通畅,以便于牙周治疗和自洁作用。

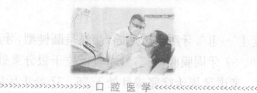

第十一章
咬合病和颞下颌关节病的修复治疗

口颌系统是指牙、牙周、颞下颌关节及神经肌肉系统在中枢神经系统调控下共同作用，完成复杂而高度协调的功能运动。

第一节 咬 合 病

咬合病(occlusal disease)是指因𬌗的形态和功能异常而导致的口颌系统功能异常的一类疾病的总称。

【疾病特征】

1. 颌位异常，表现为牙位和肌位不一致。牙位改变。

2. 牙体牙髓及牙周组织可能出现异常，如隐裂、牙折、牙髓炎、牙周创伤等。

3. 咀嚼肌异常，咬合病造成牙位异常，颌位也随之变化，进而影响到咀嚼肌张力。另外，加上牙位变化对中枢神经系统作用，可能出现咀嚼肌痉挛。

4. 颞下颌关节异常，表现为髁突和关节盘的位置关系异常。

5. 咀嚼、吞咽异常。

6. 身体其他部位的异常，可能出现头晕、耳鸣、恶心，面颈部、肩部肌肉平衡失调，进而影响到身体姿势。

【诊断要点】

1. 颌位异常：通过咬合检查，能够发现牙位和肌位不一致。存在早接触、𬌗干扰。

2. 有咀嚼肌异常、颞下颌关节异常表现：可能出现牙体牙髓、牙周病变。可能出现咀嚼、吞咽异常，头晕、耳鸣、恶心，面颈部、肩部肌肉平衡失调等症状。

【鉴别诊断】

颞下颌关节紊乱病：主要表现为颞下颌关节区疼痛，异常关节音，以及下颌运动功能障碍。颞下颌关节紊乱病的病因复杂，全身因素较多，局部因素，如磨牙症、咬紧牙、偏侧咀嚼等可加重颞下颌关节紊乱病的临床表现。

【治疗原则】

1. 调𬌗：消除牙尖交错广泛接触位(intercuspal position，ICP)、后退接触位(retruded contact position，RCP)的早接触。消除下颌前伸、侧颌运动时的𬌗干扰。去除自 RCP 至

ICP 运动过程中的𬌗干扰。形成正确的正中𬌗接触区。改善牙体形态、咬合接触关系、覆𬌗和覆盖关系。

2. 咬合重建：采用修复手段对咬合现状进行改造和新建,使之与颞下颌关节、咀嚼肌功能协调一致。

【案例分析 1】

患者男性,38 岁。

主诉：咬合运动时右侧下颌后牙有不适感 3 个月余,近期颞下颌关节区有酸痛感,要求治疗。

现病史：右侧下颌后牙在咀嚼时感到不适 3 个月余。近 2 周,双侧颞下颌关节区有酸痛感,未曾治疗。

既往史：否认全身系统性疾病史,否认药物过敏史。

检查：恒牙列完整,未见牙体缺损。右侧下颌第一磨牙 I°松动,轻度叩痛。

咬合检查：肌位,右侧下颌第一磨牙近、远中颊尖与上颌磨牙𬌗面窝早接触。下颌向左侧作侧颌运动时,右侧下颌第一磨牙近、远中颊尖早接触与上颌磨牙舌尖接触,造成𬌗干扰。

诊断：咬合病。

治疗：调𬌗。

调𬌗方法

(1) 确定早接触位置：该患者右侧下颌第一磨牙近、远中颊尖为早接触点和𬌗干扰点。

(2) 确定调𬌗位置：该患者在肌位、侧向运动时,右侧下颌第一磨牙近、远中颊尖为早接触点和𬌗干扰点。因此调磨右侧下颌第一磨牙近、远中颊尖。

(3) 调磨：先用粒度粗的(黑色标,或绿色标)圆柱体形金刚石车针沿着牙尖的斜面磨切,磨至侧向无早接触,侧颌运动无𬌗干扰。用粒度细的(黄色标,或白色标)圆柱体形金刚石车针沿着牙尖的斜面磨光,消除锐利的边缘。最后用橡皮轮抛光调磨面。

【案例分析 2】

患者男性,61 岁。

主诉：咀嚼无力 1 年余,近期颞下颌关节区有酸痛感,要求治疗。

现病史：咀嚼无力 1 年余,有逐渐加重感。近 6 个月,双侧颞下颌关节区有酸痛感,咀嚼肌有疲劳感。未曾治疗。

既往史：否认全身系统性疾病史,否认药物过敏史。

检查：恒牙列不完整,磨牙全部缺失。前磨牙、前牙重度磨损,切牙的髓角暴露,牙髓坏死,牙不松动。患者面颊塌陷,面部皱纹深。息止颌间隙约 8.0 mm。

诊断：①咬合病；②牙列缺损；③牙体缺损,切牙牙髓坏死。

治疗：下颌切牙牙髓治疗,咬合重建同时修复牙列、牙体缺损。

治疗要点

(1) 制作可摘式、𬌗垫式临时义齿,修复缺失牙,同时增高咬合。

(2) 切牙行根管治疗。

(3) 定期检查咬合增高的疗效,根据病情变化确定对𬌗垫高度增减。疗效稳定后行永久性修复。

(4) 分区域进行永久性修复。如先修复前牙和前磨牙,再修复磨牙。或者先修复上颌、或下颌,再修复对颌。其目的是为了维持前期治疗确立的咬合关系。

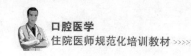
第二节　食物嵌塞

【疾病特征】

1. 咀嚼过程中食物碎块或纤维受力挤压嵌塞,或滞留在两牙的邻间隙内。

2. 牙邻接关系,或咬合关系不正常,或咬合面形态不正常。

3. 出现龈乳头炎、龈萎缩,或牙周炎,口腔异味。

【诊断要点】

1. 两牙的邻间隙内有食物碎块或纤维。

2. 有牙邻接关系,或咬合关系不正常,或咬合面形态不正常现象。

3. 有龈乳头炎、龈萎缩,或牙周炎,口腔异味等临床表现。

【治疗原则】

1. 调𬌗:改善牙体形态,咬合关系。

2. 充填治疗:因龋病造成邻接关系破坏者,采用Ⅱ类充填治疗。

3. 修复治疗:牙体缺损范围大可以采用嵌体、全冠修复。多处垂直向食物嵌塞,或同时有牙列缺损者,可以用活动防嵌塞修复体,或活动托牙加防嵌塞装置治疗。必要时进行𬌗重建。

4. 也可以通过正畸矫治或拔牙治疗食物嵌塞。

【案例分析】

患者男性,58岁。

主诉:进食时右侧上后牙间食物嵌塞6个月余。

现病史:进食时,尤其是咀嚼纤维性食物时侧上后牙间食物嵌塞6个月余,有逐渐加重趋势。

既往史:否认全身系统性疾病史,否认药物过敏史。

检查:恒牙列不完整,右侧下颌第3磨牙缺失,同侧上颌第3磨牙伸长Ⅱ°,上颌第2磨牙Ⅰ°松动,𬌗面中央有复合树脂补料,上颌第1磨牙不松动,远中邻𬌗面有复合树脂补料残留,右侧上颌第1~3磨牙间食物嵌塞。X线片显示,右侧上颌第3磨牙牙槽骨吸收达根尖1/3区,右侧上颌第1~3磨牙根管治疗完善,第二磨牙牙周膜腔隙略增宽。

诊断

(1) 右侧上颌第1~3磨牙间食物嵌塞。

(2) 右侧上颌三磨牙伸长,牙周炎,无对颌牙。

(3) 右侧上颌第二磨牙牙体缺损,Ⅰ°松动。

(4) 右侧上颌第1磨牙牙体缺损,已行根管治疗。

治疗

(1) 拔除右侧上颌3磨牙。

（2）联冠修复、保护右侧上颌第 1～2 磨牙,同时治疗这两颗牙之间的食物嵌塞。

治疗要点

（1）右侧上颌 3 磨牙具有拔牙适应证,拔除后就消除了右侧上颌第 2～3 磨牙间食物嵌塞。

（2）右侧上颌第 1～2 磨牙都有牙体缺损,已行完善的根管治疗。适合用全冠修复保护。

（3）右侧上颌第 2 磨牙Ⅰ°松动,采用联冠修复侧上颌第 1～2 磨牙可以防止咀嚼运动过程中第 2 磨牙过度移动而引发的第 1～2 磨牙间食物嵌塞的发生。

第三节　颞下颌关节紊乱病

【疾病特征】

1. 出现颞下颌关节区疼痛、异常关节音、下颌运动功能障碍,而又不属于风湿等其他临床上或病理上诊断明确的一类颞下颌关节病的传统总称。

2. 致病因素复杂。包括病理生理因素、心理因素、结构因素在内的易感因素,包括外力、口腔副功能在内的诱发因素,行为因素、社会因素、情感因素、认知因素在内的持续因素。

3. 病情复杂。从病因、症状、诊断,到治疗都比较复杂。

4. 发病率比较高。是口颌系统的常见病、多发病。

5. 可能出现咀嚼肌紊乱疾病、颞下颌关节结构紊乱疾病、颞下颌关节炎症性疾病、骨关节病。

【诊断要点】

1. 临床检查,出现关节杂音、颞下颌关节区疼痛。出现咀嚼肌紊乱疾病,如肌筋膜炎、肌炎、肌痉挛、肌纤维变性挛缩、局限性肌痛。

2. 关节造影、X 线片、CT、MRI 检查,表现为颞下颌关节结构紊乱。颞下颌关节正常结构关系出现异常改变,如关节盘移位,关节囊扩张、松弛,关节盘各附着松弛或撕脱。颞下颌关节炎症性疾病、骨关节病。

3. 依据检查,将颞下颌关节紊乱病诊断咀嚼肌紊乱疾病、颞下颌关节结构紊乱疾病、颞下颌关节炎症性疾病、骨关节病,共 4 类。

【鉴别诊断】

1. 咬合病:颌位异常。表现为牙位和肌位不一致。牙位改变。

2. 急性化脓性颞下颌关节炎:发病急,炎症体征明显,关节内穿刺常可抽吸出脓液。

3. 颞下颌关节区肿瘤:临床检查,X 线、CT、MRI 检查可以确定新生物存在。

4. 类风湿关节炎:结缔组织疾病,全身多关节受累。病理学主要病变在关节滑膜,实验室检查表现为血红蛋白减少、白细胞增多,红细胞沉降率加快,类风湿性凝集试验大多为阳性。

【治疗原则】

1. 循序渐进,多种方法联合治疗。

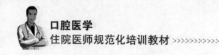

2. 首选可逆性治疗方法。先采用保守治疗方法,病情特别严重时才考虑手术治疗。

3. 治疗前进行详细评估。

4. 修复治疗包括殆间治疗(如各种咬合板治疗)、辅助治疗(如行为纠正、理疗、心理治疗)、义齿修复治疗。

【案例分析】

患者男性,56 岁。

主诉:双侧颞下颌关节区疼痛、弹响 6 月余,要求治疗。

现病史:双侧颞下颌关节区疼痛、弹响 6 月余,咀嚼时症状加重。近 1 个月,颈部酸痛,不敢正常咀嚼。

既往史:否认全身系统性疾病史,否认药物过敏史。

检查:恒牙列完整,咬合面磨损较严重。张口度 15 mm,开口末、闭口初出现关节弹响。双侧颞下颌关节轻度压痛,X 线检查颞下颌关节无骨质改变。

诊断:颞下颌关节紊乱病(咀嚼肌紊乱)。

治疗:多种方法联合保守治疗。

治疗要点:①稳定咬合板治疗;②颞下颌关节区理疗;③肌松弛治疗;④咬合增高治疗。

第四篇

口腔种植学

近年来,基于口腔种植学独特的理论体系、操作技术流程与规范及临床适应人群的诊疗需求,口腔医学界已日渐形成了共识即口腔种植学(oral implantology)是现代口腔医学中一门独立的新型学科。随着口腔种植技术的进步和种植义齿长期成功率的提高,种植技术与手段作为牙列缺损、缺失的首选方法也越来越受到口腔医师的认可和缺失牙患者的青睐。

因各种原因所造成的单颗、部分或全牙列的缺失不仅给患者带来咀嚼、言语的功能障碍,而且由于牙的缺失、局部牙槽骨的加速吸收或颌骨的发育畸形往往还导致颜面形态的一定改变,引起美容的缺陷和心理伤害。

目前,虽然牙列缺损或缺失患者大多仍采用传统的活动义齿或固定义齿进行修复,但因活动义齿固位差、不美观、不舒适且有误吞危险、固定义齿的制备又以损伤邻牙为代价等缺点而被越来越多的患者所拒绝。

无疑,种植义齿是治疗牙齿缺失的一项崭新的义齿修复技术,具有强大的功能与美学效果的技术支撑。与传统义齿(活动义齿和固定义齿)相比,从功能和美学角度考虑种植义齿则具有以下无与伦比的优点,诸如义齿外形逼真、美观、稳定性好、卫生、特别是咀嚼功能恢复良好,被誉为人类继乳牙、恒牙之后的第三副牙齿,它不以采用磨损健康牙(天然牙)的方法为代价来固定义齿,最大程度和科学地保留了患者的健康牙齿。近 50 年的临床实践证明,该项技术除了能最大限度地恢复牙列缺损的功能外,还能同时获得更佳的美学效果。

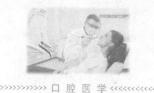

第十二章
临床口腔种植技术诊疗流程及病例分析

第一节　单牙缺失的种植与修复

一、前牙区

【牙缺失特征】

1. 前牙缺失包括中切牙、侧切牙和尖牙。

2. 无论切牙、侧切牙或尖牙的缺失除影响咀嚼功能外,还特别影响美容和发音。

3. 前牙缺失常伴有唇侧骨性倒凹、骨缺损等骨量不足现象。

4. 上前牙缺失区与鼻底及鼻腭管相邻,种植手术时应避免损伤鼻腭神经及鼻底黏膜。

【诊断方法与要点】

1. 临床可见前牙区单牙缺失存在。

2. 通过 X 线片和(或)CBCT 三维影像可从近远中向、唇腭向及垂直向评估前牙区受植骨及其邻牙状态。

3. 通过制取模型进行体外观察、测量、蜡型仿真和分析。

【修复治疗原则】

1. 前牙缺失的种植修复治疗即要考虑功能恢复,更要注重美学效果的获得。

2. 根据前牙病变性质、状态、程度、波及范围、受植骨形态结构、骨质量、骨密度及邻牙、对𬌗牙位置和健康状态选择合理的种植修复方法。

3. 如伴有骨缺损、软组织不足情况,则应在种植体植入的前期、同期、基台连接术(Ⅱ期术)时选择相应的骨移植材料和(或)软组织移植物进行修复。

4. 针对龈缘高度不足或龈乳头缺如的患者,可通过愈合基台和临时冠进行牙龈诱导成型。

5. 该部位的美学要求最高,也是口腔种植修复难度较大的区域,其中笑线的位置、牙龈的状态及生物学类型、唇侧及垂直骨吸收程度等都是影响美学效果的重要因素。因此术前基于三维 CT 侧断层影像的精确测量、合理设计并通过手术导板实现精准种植十分重要(表12-1)。

表 12-1　前牙美学区口腔种植体植入时项与处理及修复方式

处理和修复方式	植入时间		
	即刻种植 （拔牙后同时）	延期即刻种植 （拔牙后 1 个月）	延期种植 （拔牙后 ≥3 个月）
即刻修复/即刻负重			
即刻修复			
愈合基台穿龈			
埋置缝合			

6. 根据我国人牙槽骨解剖特征，该区域宜选用直径 4.0 以下的根形种植体，长度可选 10～13 mm。

【治疗流程】

1. 拔牙后即刻种植＋即刻修复＋即刻负重

　＋即刻修复

　＋置入穿龈愈合基台

　＋种植体埋置法

2. 延期即刻种植＋即刻修复/即刻负重

　＋即刻修复

　＋置入穿龈愈合基台

　＋种植体埋置法

3. 延期种植＋即刻修复/即刻负重

　＋即刻修复

　＋置入穿龈愈合基台

　＋种植体埋置法

【案例分析】

患者男性，40 岁。

主诉：右上切牙外伤经拔除后缺失 3 个月。

现病史：3 个月前因骑车不慎跌倒致前牙碎裂，伴有唇部撕裂伤，后经医师清创缝合并将冠根折牙齿拔除，拔除伤口愈合后至今未行临时义齿修复，影响进食、发音及美观，要求种植义齿修复。

既往史：否认全身系统性疾病史、重大手术史及药物过敏史。

检查：右上中切牙缺失，牙槽嵴顶黏膜轻度凹陷，近远中龈缘及龈乳头高度不足。缺牙间隙与相邻 21 牙冠宽度一致。邻牙未见明显异常即 12 及 21 牙体无松动、无叩痛，无明显探酸，冷热诊不敏感，其中 21 为死髓牙根管治疗后烤瓷冠修复体，烤瓷冠颜色与天然邻牙略有差异。对殆牙 31 唇侧轻度位移。患者为低位唇线，X 线片示：11 缺失，骨结构及密度无异常。

诊断：11 缺失伴牙槽嵴顶黏膜、龈缘及龈乳头轻度萎缩。

诊断思路

(1) 对于前牙缺失的种植修复治疗即要考虑功能恢复，更需要注重美学效果。

（2）前牙美学风险评估要素包括：①患者对治疗的期望值；②患者的吸烟习惯；③笑时的唇线高度；④治疗区的牙龈生物学类型；⑤缺失牙和邻牙的形状；⑥种植位点的感染和邻牙牙槽嵴高度；⑦缺牙间隙邻牙的修复状况；⑧缺牙间隙的特点；⑨缺牙间隙的硬组织和软组织宽度；⑩缺牙间隙的硬组织和软组织高度。

（3）患者因外伤致前牙美学区单牙折裂拔除后缺失，提示拔牙创愈合后常伴有软硬组织的萎缩或不足，有必要进行骨和软组织的修复。

（4）临床检查：①近远中向、垂直向及𬌗向观察；②牙槽嵴骨、附着龈及黏膜的形态和关系；③邻牙状态；④对牙颌状态；⑤咬合关系。

（5）利用模型制作放射标记模板和或利用模型制作手术导板，通过模型可行测量分析、扫描、临时义齿制作、模拟种植手术、蜡型仿真制作等。

（6）影像学分析，除根尖片及全景外，CBCT 三维影像分析可为该患者前牙缺失的侧断层骨结构、形态、骨密度及相应的软组织提供判别的依据。

种植外科与修复治疗：基于病史、临床检查、风险评估和三维 CT 影像学分析以及患者的需求，采用以下治疗方法。

（1）常规局麻下于 11 区进行种植体植入术，选用 NobelReplace RP 4.3 mm×13 mm 种植体（植入扭力 35 N cm），旋入 5 mm 高度愈合基台（扭力为 15 Ncm）直接穿龈并缝合之，术毕常规医嘱并口服抗生素 3 天，术后 10 天拆线伤口无异常。

（2）先后 1、2、3 个月经临床检查及 X 线影像评估种植体骨整合成功后，常规制取印模、上部结构设计。鉴于前牙美学的需要，种植冠采用全瓷基台（氧化锆）、全瓷冠（氧化铝）并以粘结方式固位。

（3）种植修复后常规医嘱主要包括①如有咬合不适可复诊调𬌗；②勿咬硬物以避免前牙种植冠因侧向咬合应力集中导致种植体损伤；③建议定期即修复后 1、3、6 及 12 个月复查一次，以后每 6～12 个月复查一次，遇有问题可及时复诊。

二、前磨牙区

【牙缺失特征】

1. 前磨牙缺失包括第一前磨牙和第二前磨牙。

2. 前磨牙缺失区介于前牙美学区和磨牙功能区之间，部分患者，尤其是开口度大的患者在种植修复时除考虑咀嚼功能外，还应考虑美容效果。

3. 开口度大小与种族相关，一般而言，欧美人种开口度大于亚洲人种，前磨牙种植修复时需注意此点。

4. 部分患者前磨牙区与上颌窦临近，种植体植入时应避开。

【诊断方法与要点】

1. 临床上可见前磨牙区单牙缺失的情况。

2. 通过 X 线片和（或）CBCT 三维影像可从近远中向、颊腭向及垂直向评估前磨牙区受植骨及其邻牙状态。

3. 通过制取模型进行体外观察、测量、蜡型仿真和分析。

【修复治疗原则】

1. 前磨牙缺失的种植修复治疗需兼顾功能与美学的效果,尤其是口裂较大的患者修复体的美观度不容忽视。

2. 根据前磨牙病变性质、状态、程度、波及范围、受植骨形态结构、骨质量、骨密度及邻牙、对殆牙位置和健康状态选择适宜的种植修复方法。

3. 如伴有骨缺损、软组织不足则应在种植体植入的前期、同期、基台连接术(Ⅱ期术)时选择相应的骨移植材料和(或)软组织移植物进行修复。

4. 根据国人牙槽骨解剖特征,该区域宜选用直径 4.0 mm 左右的种植体,长度可选 10～13 mm。

【治疗流程】

口腔种植修复流程包括:①拔牙后即刻种植;②延期即刻种植;③延期种植。根据患者情况,可采用的处理和修复方法有:①即刻修复+即刻负重;②仅即刻修复;③置入穿龈愈合基台;④仅将种植体埋置处理。

【案例分析】

患者女性,28 岁。

主诉:右上第二前磨牙因根尖病变经拔除后缺失 4 个月。

现病史:4 个月前因右上第二前磨牙畸形中央尖导致根尖病变无法保留拔除,拔牙创伤口愈合后未接受临时义齿修复,由于无法接受常规固定义齿和活动义齿修复而要求种植义齿修复。

既往史:患者体健,无全身系统性疾病史及药物过敏史。15～17 岁期间接受口腔正畸治疗。

检查:右上第一、二前磨牙缺失,由于正畸治疗,仅留一颗前磨牙牙位缺失区,牙槽嵴颊侧黏膜轻度凹陷,近远中龈缘及龈乳头高度轻度不足。缺牙间隙与对侧 25 牙冠宽度一致。邻牙未见明显异常,对合牙 35 牙位正常,也无伸长。患者为中位唇线,X 线片显示 15 缺失,骨结构及密度无异常,上颌窦低距牙槽嵴顶约 15 mm。

诊断:15 缺失伴牙槽嵴颊侧黏膜轻度凹陷。

诊断思路

(1) 该患者为年轻女性,中位笑线,口裂较大,对美学要求高,因此,即使对于右上第二前磨牙缺失的种植修复治疗在恢复咀嚼功能的同时也不能忽略美学效果的追求。

(2) 患者因根尖病变拔除后的牙槽窝,提示拔牙创愈合后可伴有颊侧软硬组织的缺损,视情况进行骨和软组织的修复。

(3) 临床检查应重点包括:①牙槽嵴骨、附着龈及黏膜的形态和关系;②邻牙和对合牙状态;③咬合关系。

(4) 影像学分析包括基于根尖片、全景片以及 CT 三维影像分析,可为第二前磨牙缺失区的各维骨结构、形态、骨密度及相应的软组织提供了判别的依据。

种植外科与修复治疗:基于病史、临床检查、综合评估以及三维 CT 影像学分析并在考虑患者美学需求的基础上,采用以下修复方法。

(1) 常规局麻下于 15 区进行种植体植入术,选用 NobelReplace RP 4.3 mm×13 mm 种

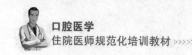

植体(植入扭力15 Ncm),鉴于种植体旋入扭力过小,选择埋入式后缝合黏骨膜,3个月后行Ⅱ期手术,术中见肩台周边骨结合良好,继旋入高度5 mm愈合基台(扭力为15 Ncm)穿龈并缝合之,无论第Ⅰ期和第Ⅱ期手术后均给予常规医嘱并口服抗生素3天,术后10天拆线伤口无异常。

(2)在种植术后1、2、3个月及Ⅱ期术后经临床检查及X线影像评估种植体骨整合成功后,常规制取印模、上部结构设计。鉴于患者的美学需求,种植冠采用全瓷基台(氧化锆)、全瓷冠(氧化铝)并以粘结方式固位。

(3)种植修复后常规医嘱并建议定期于修复后的1、3、6及12个月复查一次。

三、后牙区

【牙缺失特征】

1. 磨牙缺失包括第一磨牙和第二磨牙。

2. 磨牙缺失区的种植修复重点在于恢复咀嚼功能。

3. 在上颌、磨牙区骨量常显示不足,牙槽嵴顶与上颌窦底骨高度有限,种植体植入时应在上颌窦内提升或外提升以及牙槽嵴增高的基础上进行,避免植体进入窦内导致感染或种植失败。

4. 在下颌、磨牙区骨萎缩现象常见,种植手术时应控制植入深度和方向,避免伤及下牙槽神经或侧壁穿孔。

【诊断方法与要点】

1. 临床可见上、下、左、右磨牙区单牙缺失存在。

2. 通过根尖X线片、全景X线片和或CBCT影像可从近远中向和颊舌向评估受植骨及其邻牙状态,尤其注意上颌窦底与上颌牙槽嵴顶以及下颌牙槽嵴顶与下牙槽神经管的关系。

3. 通过制取模型进行体外观察、测量、蜡型仿真和分析。

【修复治疗原则】

1. 磨牙缺失的种植修复重在恢复咀嚼功能与咬合重建。

2. 根据磨牙病变性质、状态、程度、波及范围、受植骨形态结构、骨质量、骨密度及邻牙、对殆牙位置和健康状态选择种植修复方法。

3. 在伴有骨缺损、软组织不足时则应在种植体植入的前期、同期、基台连接术(Ⅱ期术)时选择相应的骨移植材料和(或)软组织移植物进行修复。

4. 鉴于临床上常见磨牙区的上、下颌骨因骨量不足现象,为确保种植修复体的功能重建与恢复,应在上颌窦内或外提升骨高度的基础上,以及下颌牙槽嵴顶骨增量的条件下进行种植手术。

【治疗流程】

磨牙区口腔种植修复流程主要采取延期种植或延期即刻种植模式,拔牙后即刻种植的风险和难度相对较大,选择须慎重。根据患者情况,可采用的处理和修复方法主要有置入穿龈愈合基台或仅做种植体埋置法,即刻修复或即刻负重的选择风险大,不易采纳。

【案例分析】

患者男性,43 岁。

主诉:右下第一磨牙因隐裂致根尖病变经拔除后缺失 3 月余。

现病史:患者 3 个多月前因右下第一磨牙隐裂导致根尖病变无法保留拔除,拔牙创伤口愈合后始终未接受临时义齿修复,影响咀嚼,自感左侧咀嚼后下颌骨酸痛不适,要求种植义齿修复。

既往史:患者平日体健,每年体检,迄今无全身系统性疾病史及药物过敏史。

检查:右下第一磨牙缺失,近远中龈缘及龈乳头高度轻度萎缩。缺牙间隙与对侧 36 牙冠近远中向一致。邻牙稳定,未见明显异常,对𬌗牙 26 牙位正常,轻度伸长。X 线片显示 46 缺失,骨结构及密度未见明显异常,牙槽嵴顶距下牙槽神经管约 16 mm。

诊断:46 缺失伴牙槽嵴黏膜及近远中龈乳头轻度萎缩。

诊断思路

(1) 该患者为中年男性,对美学要求不高,因此,主要恢复右下第一磨牙缺失经种植修复后的咀嚼功能。

(2) 患者因牙隐裂拔除后的牙槽窝,提示拔牙创愈合后骨结构和骨质量通常无明显异常。

(3) 临床检查:①牙槽嵴骨的颊舌向宽度、近远中向距、附着龈宽度及黏膜的形态;②邻牙和对合牙状态;③咬合关系等。

(4) 影像学分析:包括基于根尖片、全景片及 CBCT 三维影像分析,可为第一磨牙缺失区的各维骨结构、形态、骨密度及相应的软组织提供了判别的依据。鉴于下牙槽神经管结构的存在,侧断层三维影像的分析十分必要,由此可提供断层影像层面的牙槽骨宽度、牙槽嵴顶与下牙槽神经管的距离等信息。

种植外科与修复治疗:根据病史、临床检查、三维 CBCT 影像学分析评估,可在考虑功能恢复为主要目的需求的基础上,选择以下修复方法。

(1) 常规局麻下于 46 区进行种植体植入术,选用 NobelReplace RP 5.0 mm×10 mm 种植体(植入扭力为 45 Ncm),鉴于种植体旋入扭力较大,选择非埋入式即直接连接愈合基台穿龈后缝合黏骨膜瓣,术后给予常规医嘱并口服抗生素 3 天,10 天后拆线伤口无异常。

(2) 在种植术后的 1、2、3 个月经临床检查及 X 线影像评估种植体骨整合成功后,常规制取印模、上部结构设计。鉴于患者的功能需求,种植冠采用个别可铸基台加金瓷冠(9052 白色钯银合金)并以螺丝锁紧方式固位。

(3) 种植修复后常规医嘱并建议定期于修复后的 1、3、6 及 12 个月复查一次。

第二节　多牙缺失的种植与修复

相对于单牙缺失种植修复而言,多牙缺失的种植修复与𬌗重建显然复杂得多。尤其美学区的多牙缺失,其牙龈形态、龈乳头高度的恢复最为困难和富于挑战性。

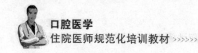

一、前牙区

【牙缺失特征】

1. 前牙多颗缺失包括中切牙、侧切牙和尖牙全部或不同的组合形式。

2. 前牙区多牙缺失对咀嚼功能,特别是面部美容和发音影响更大。

3. 多牙缺失的前牙区常伴有唇侧骨性倒凹、骨缺损现象外,其往往存在骨高度和宽度的不足,面中1/3凹陷的特征在无临时义齿支撑条件下更显突出。

4. 多牙缺失的前颌骨与鼻底及鼻腭管相邻,种植手术应避免损伤鼻腭神经及鼻底黏膜;下颌前牙区多牙缺失后,牙槽骨唇舌向宽度更显菲薄,没有骨劈开等骨增量技术的支持,此区域种植失败的可能性较大。

【诊断方法与要点】

1. 临床可见上前牙区和(或)下前牙区多牙缺失存在。

2. 通过X线片和(或)CBCT三维影像可从近远中向、唇腭向、唇舌向及垂直向评估上、下前牙区受植骨及其邻牙状态。

3. 通过制取模型进行体外观察、测量、蜡型仿真和分析。

【修复治疗原则】

1. 前牙区多牙缺失的种植修复治疗在恢复咀嚼功能的同时更需要注重美学效果的重建。

2. 根据前牙病变性质、状态、程度、波及范围、受植骨形态结构、骨质量、骨密度及邻牙、对𬌗牙位置和健康状态,进行优化设计,选择合理的种植修复方法。

3. 多牙缺失多伴有骨缺损、软组织不足情况,则应在种植体植入的前期(种植前外科)、同期、基台连接术(Ⅱ期术)时选择相应的骨移植材料和(或)软组织移植物进行修复。

4. 上颌前牙区的美学要求最高,多牙缺失后的遗留的不良骨结构更是口腔种植修复的难点,自然笑线的位置、牙龈的状态及生物学类型、唇侧及垂直骨吸收程度,尤其是龈乳头的重建等都是影响和制约美学效果获取的重要因素。术前基于CBCT侧断层等多维影像的精确测量、合理设计并通过手术导板或种植导航系统实现精准种植对于最终获得前牙的美学效果十分重要。

5. 前牙区多牙缺失种植修复的最大难点在于龈乳头的重塑,因此,针对龈缘高度不足和龈乳头缺如的患者必须通过临时冠不断修饰与适应性改变进行牙龈诱导成型。

【治疗流程】

参见表16-1。

1. 拔牙后即刻种植＋即刻修复＋即刻负重

＋即刻修复

＋置入穿龈愈合基台

＋种植体埋置法

2. 延期即刻种植＋即刻修复/即刻负重

＋即刻修复

＋置入穿龈愈合基台

＋种植体埋置法

3. 延期种植＋即刻修复/即刻负重

＋即刻修复

＋置入穿龈愈合基台

＋种植体埋置法

【案例分析】

患者女性,26 岁。

主诉:外伤撞击导致上前牙缺失 4 个月。

现病史:患者 4 个月前因车祸外伤撞击导致上前牙缺失,未行临时义齿修复,影响进食、发音及美观,为获得前牙美学效果强烈要求种植修复。

既往史:无心脏病、糖尿病等系统性疾病史,也无药物过敏史。

检查:11 及 21 缺失,缺牙区牙龈及黏膜完整,未见有明显骨缺损,龈乳头存在但高度不足,邻牙完整健康。患者为中位唇线,全景 X 线片显示 11 及 21 缺失区骨形态、结构与骨量未见明显异常。

诊断:11 及 21 缺失伴龈乳头轻度萎缩。

诊断思路

(1) 该患者为年轻女性,上中切牙 11 及 21 缺失后明显影响美观,美学修复需求心理急切。

(2) 对此患者的前牙美学风险评估要素主要包括:①患者对治疗的期望值高;②处于中位微笑唇线;③缺牙间隙的龈乳头高度不足。

(3) 患者因外伤致前牙美学区两牙折裂拔除后缺失,提示拔牙创愈合后可伴有软硬组织的萎缩,特别是龈乳头高度不足,有必要进行骨和软组织的修复。

(4) 前牙区多牙缺失状态下,临床检查包括:①近远中向、垂直向及合向观察;②牙槽嵴骨、附着龈及黏膜的形态和关系;③邻牙状态;④对合牙状态;⑤咬合关系。

(5) 基于精准种植的需要,应利用模型制作放射标记模板进行 CBCT 扫描、临时义齿制作、模拟种植手术、CAD/CAM 手术导板制作等。

(6) 除根尖片及全景片外,通过 CBCT 三维影像细致分析可为该患者前牙缺失的侧断层面骨结构、形态、骨密度及相应的软组织提供判别的依据。

种植外科与修复治疗:基于病史、临床检查、风险评估和三维 CT 影像学分析以及患者的需求,采用以下治疗方法。

(1) 常规消毒铺巾,肾上腺素阿替卡因局麻下切开翻瓣,CAD/CAM 外科手术导板就位后球钻定位,先锋钻逐级备洞,攻丝,植入 Nobel Biocare Replace Tapered Groovy 种植体两枚(NP 3.5 mm×13 mm),植入扭力≤10 Ncm,置愈合帽,严密缝合。

Ⅰ期术后 3 个月,患者复诊行Ⅱ期手术,放置成品配套的牙龈成型器。

(2) 先后 1、2、3 个月经临床检查及 X 线影像评估种植体骨整合成功后行上部修复:Ⅱ期手术 2 周后,戴入临时冠修复牙龈诱导成型,2 周后对临时冠颈部形态进行调磨修整,戴入临时冠 3 个月后复诊,患者前牙区的穿龈轮廓接近自然,制作个性化取模转移杆,用该取模

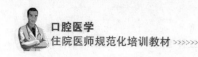

杆取模并制作修复上部结构。采用瑞典 PO 氧化锆制作个性化基台,全冠采用 EM 铸造陶瓷制作全瓷冠。取模后 2 周患者复诊初戴,完成修复。

(3) 最终修复后 12 个月,患者随访检查显示牙冠完整,形态、色泽逼真,牙龈组织健康,龈乳头充满邻间隙,实现了基于 CAD/CAM 导板与牙龈诱导技术的前牙美学区种植修复效果。

二、前磨牙区

【牙缺失特征】

1. 前磨牙区多牙缺失包含了第一前磨牙和第二前磨牙,可以发生一侧或两侧。

2. 如前所述,前磨牙缺失区介于前牙美学区和磨牙功能区之间,一部分患者,特别是口裂较大的患者在种植冠修复时除考虑咀嚼功能恢复外,还应考虑美学的修饰与效果。

3. 有时患者前磨牙区牙槽嵴顶与上颌窦临近,选择合适长度的种植体植入,避免损伤上颌窦。

【诊断方法与要点】

1. 临床检查可见前磨牙区同时缺失第一、第二前磨牙。

2. 通过 X 线片和(或)CBCT 三维影像可从近远中向、颊腭向、颊舌向及垂直向评估前磨牙区受植骨结构、质量及其邻牙状态。

3. 通过制取模型进行体外观察、测量、蜡型仿真和分析。

【修复治疗原则】

1. 前磨牙区同时缺失第一、第二前磨牙的种植修复治疗更需兼顾功能与美学的效果,尤其是口裂较大的患者,冠修复体颈部的美学处理不容忽略。

2. 依据前磨牙区原病变性质、状态、程度、波及范围、受植骨形态结构、骨质量、骨密度及邻牙、对合牙位置和健康状态选择合宜的种植修复方法。

3. 在伴有骨缺损、软组织不足时则应在种植体植入的前期、同期、基台连接术(Ⅱ期术)时选择相应的骨移植材料和或软组织移植物进行修复。

4. 根据国人牙槽骨解剖特征,该区域可选用两枚直径 4.0 左右的种植体,长度可选 10～13 mm。

【治疗流程】

口腔种植修复流程包括:①拔牙后即刻种植;②延期即刻种植;③延期种植。根据患者情况,可采用的处理和修复方法有:①即刻修复＋即刻负重;②仅即刻修复;③置入穿龈愈合基台;④仅将种植体埋置处理。此外,种植体间距离必须保持>3 mm,避免两种植体过近影响其间龈乳头的长入和造成骨吸收。

【案例分析】

患者男性,62 岁。

主诉:左上第一、第二前磨牙因根尖病变及扭转过度经拔除后缺失 3 个月。

现病史:患者 3 个月前因左上第一前磨牙过度扭转、第二前磨牙根尖病变无法保留——拔除,拔牙创伤口愈合良好,之后未接受临时义齿修复,由于无法接受常规固定义齿和活动义齿修复而要求种植义齿修复。

既往史:患者平素体健,无全身系统性疾病及任何药物过敏史。

检查:左上第一、第二前磨牙缺失,缺失区牙槽嵴颊侧黏膜轻度凹陷,近远中龈缘及龈乳头高度轻度不足。缺牙间隙与对侧14、15牙冠宽度一致。邻牙未见明显异常病变,对合牙34、35牙位正常,也无明显伸长。患者为低位笑线,全景X线片显示24、25缺失,骨结构及密度无异常,上颌窦底距牙槽嵴顶分别为约25、19 mm。

诊断:24、25缺失伴牙槽嵴颊侧黏膜轻度萎缩。

诊断思路

(1) 该患者为老年男性,低位笑线,口裂较小,对美学要求不高,因此,种植修复治疗重点恢复咀嚼功能。

(2) 患者因根尖病变及扭转牙拔除后的牙槽窝,拔牙创愈合后经临床检查即:①牙槽嵴骨、附着龈及黏膜的形态和关系;②邻牙和对合牙状态;③咬合关系均无异常,骨结构与宽度临床所见以及通过根尖片、全景片和CT三维影像分析,其骨结构、形态、骨密度及相应的软组织条件可满足种植修复要求。

种植外科与修复治疗:综合病史、临床检查以及三维CT影像学分析并在考虑患者功能恢复需求的基础上,采用以下修复方法。

(1) 常规局麻下于24、25区进行种植体植入术,选用2枚NobelReplace RP 4.3 mm×13 mm种植体(植入扭力>40 Ncm),鉴于种植体旋入扭力较大,选择直接穿龈后缝合黏骨膜,术毕给予常规医嘱并口服抗生素3天,术后10天拆线伤口无异常。

(2) 种植术后1、2、3个月经临床检查及X线影像评估种植体骨整合成功后,常规制取印模、上部结构设计,采用连冠金基台、金瓷冠粘接修复。

(3) 种植修复后常规医嘱并建议定期于修复后的1、3、6及12个月复查一次。

三、磨牙区

【牙缺失特征】

1. 磨牙区多牙缺失实际包括第一磨牙和第二磨牙,可出现在上颌或下颌的一侧和(或)两侧。

2. 两颗磨牙缺失后丧失了有效的咀嚼单位,该区的种植修复重点在于恢复咀嚼功能。

3. 鉴于多颗磨牙缺失,往往骨丧失的情况更严重。通常在上颌,磨牙区骨量常显示不足,牙槽嵴顶与上颌窦底骨高度有限,种植体植入时应在上颌窦内提升或外提升以及牙槽嵴增高的基础上进行,避免植体进入窦内导致感染或种植失败;在下颌,磨牙区骨萎缩现象常见,种植手术时应控制植入深度和方向,避免伤及下牙槽神经或侧壁穿孔。

【诊断方法与要点】

1. 临床检查可见上、下、左、右磨牙区第一、第二磨牙缺失存在。

2. 依据根尖X线片、全景X线片和(或)CBCT影像可从近远中向、颊舌向、颊腭向评估受植骨及其邻牙状态,重点观察分析上颌窦底与上颌牙槽嵴顶,以及下颌牙槽嵴顶与下牙槽神经管的关系。

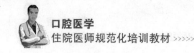

3. 通过制取模型进行体外观察、测量、蜡型仿真和分析。

【修复治疗原则】

1. 多颗磨牙缺失的种植修复重在恢复咀嚼功能与重建咬合。

2. 根据原磨牙病变受累性质、状态、程度、波及范围、受植骨形态结构、骨质量、骨密度及邻牙、对合牙位置和健康状态选择相应的种植修复方法。

3. 在骨量不足及附着龈缺如时则应在种植体植入的前期、同期、基台连接术（Ⅱ期术）时选择相应的骨移植材料和（或）角化龈等软组织移植物进行修复。

4. 通常临床上常见磨牙区的上、下颌骨宽度与高度存在不足现象，为确保种植修复体的功能重建与恢复，需在上颌窦内或外提升骨高度的基础上以及下颌牙槽嵴顶骨增量的条件下进行种植手术。

【治疗流程】

磨牙区多牙缺失后口腔种植修复流程主要采取延期种植或延期即刻种植模式，拔牙后即刻种植的风险和难度相对较大，选择需慎重。根据患者情况，可采用的处理和修复方法主要有置入穿龈愈合基台，或因种植体初期稳定性差而仅做种植体埋置法，由于咬合力大，自我控制保护困难，即刻修复或即刻负重的选择风险大，成功的概率较小。

【案例分析】

患者男性，51 岁。

主诉：右下第一、第二磨牙因龋坏致根尖病变经拔除后缺失 5 个月。

现病史：患者 5 个多月前因右下第一、第二磨牙广泛龋坏导致根尖病变无法保留拔除，拔牙创伤口延期愈合，之后曾接受临时义齿修复，但感不适故要求种植义齿修复，恢复咀嚼功能。

既往史：患者体健，体检发现轻度脂肪肝，无全身其他系统性疾病史，也无药物过敏史。

检查：右下第一、第二磨牙缺失，缺牙区近远中龈缘及龈乳头高度明显萎缩，缺牙间隙与对侧 36、37 牙冠近远中向一致。同侧第三磨牙近中倾斜，近中邻牙稳定，未见明显异常，对颌牙 16、17 牙位正常，轻度伸长。X 线片显示 46、47 缺失，48 近中倾斜，受植区骨结构无异常，密度减低，牙槽嵴顶距下牙槽神经管约 14 mm。

诊断：46、47 缺失伴牙槽嵴骨、黏膜及近远中龈乳头明显萎缩。

诊断思路

（1）该患者为中年男性，强调恢复咀嚼功能，因此，治疗重点主要是恢复右下第一、第二磨牙缺失经种植修复后的咀嚼功能。

（2）患者因龋坏及根尖病变拔除后的牙槽窝，提示拔牙创愈合后骨结构和骨质量存在可能的异常。

（3）临床检查无容忽视的是：①牙槽嵴骨的颊舌向宽度、近远中向距、附着龈宽度及黏膜的形态；②邻牙，尤其是远中第三磨牙近中倾斜的角度和对合牙状态；③咬合关系等。

（4）临床治疗基于根尖片、全景片及 CBCT 三维影像分析，为第一、第二磨牙缺失区的各维骨结构、形态、骨密度及相应的软组织提供了判别的依据。鉴于下牙槽神经管结构的存在，侧断层三维影像的分析十分必要，由此可提供断层影像层面的牙槽骨宽度、牙槽嵴顶与下牙槽神经管的距离等信息。

种植外科与修复治疗：结合病史、临床检查、影像学分析评估，重在考虑以功能恢复为主要目的需求基础上，设计以下修复方法。

（1）常规局麻下于 46、47 区进行种植体植入术，选用 2 枚 NobelReplace RP 5.0 mm×10 mm 种植体（植入扭力 35 Ncm），鉴于种植体旋入扭力>20 Ncm，选择非埋入式即直接连接愈合基台穿龈后缝合黏骨膜瓣，术后给予常规医嘱并口服抗生素 3 天，10 天后拆线伤口无异常。

（2）在种植术后的 1、2、3 个月经临床检查及 X 线影像评估种植体骨整合成功后，常规制取印模、上部结构设计。根据患者的功能需求，种植冠采用金瓷联冠粘接固位。

（3）种植修复后常规医嘱并建议定期于修复后的 1、3、6 及 12 个月复查一次。

第三节　无牙颌的种植与修复

一、上颌无牙颌

【牙缺失特征】

1. 上颌牙列缺失后多因慢性牙周炎晚期、老人、全身系统性疾病所致，长期拖延无修复或采用传统半口义齿修复等导致上颌骨不同程度的软硬组织萎缩。

2. 前颌骨的特殊解剖结构及上颌窦的存在更加速了上颌骨的吸收与萎缩。

3. 鉴于上颌无牙颌的存在，骨丧失的情况更趋严重，表现在骨的高度和宽度不足，尤其是上颌前牙区部位的唇侧骨吸收，与下颌牙弓可形成对刃合或反合，使得上前牙区的种植修复保持正常的覆盖复合关系变得困难。在磨牙区，通常牙槽嵴顶与上颌窦底骨高度有限，种植体植入时应在上颌窦内提升或外提升以及牙槽嵴增高的基础上进行，避免植体进入窦内导致感染或种植失败。

【诊断方法与要点】

1. 临床检查可见上颌牙列缺失，遗留无牙颌牙弓凸显的牙槽骨、附着龈及黏膜。

2. 除临床检查外，影像学的分析与判断十分重要，应依据全景 X 线片和（或）CBCT 影像全方位从近远中向、颊腭向评估受植的上颌骨及其相邻结构，重点观察分析上颌窦底与上颌牙槽嵴顶以及鼻腭管、鼻底与前牙槽骨的关系。

3. 采用三维 CT 影像手段分析时，可应用多平面观察方法，分析观察上颌无牙颌牙弓的形态、对称性等要素。

4. 通过制取模型、上颌架进行体外观察、颌距测量、蜡型仿真和分析。

【修复治疗原则】

1. 上颌无牙颌的种植修复重在恢复咀嚼功能与重建咬合，种植义齿在前牙区的处理与美学效果息息相关。

2. 上颌无牙颌的种植修复方法有多种，应根据剩余牙槽骨的形态、吸收程度、骨质量、骨密度及与下颌的关系以及患者的经济支付能力确立合理方案。

3. 上颌无牙颌种植义齿设计有:全颌固定式种植义齿和全颌覆盖式种植义齿。

4. 在骨量不足及附着龈缺如时则应在种植体植入的前期、同期、基台连接术(Ⅱ期术)时选择相应的骨移植材料和(或)附着龈等软组织移植物进行修复。

【治疗流程】

上颌全牙列缺失后口腔种植修复流程可以采取延期种植或延期即刻种植模式,拔牙后即刻种植的风险相对较大,需慎重选择。根据患者的无牙颌状态,可采用的处理和修复方法主要有置入穿龈愈合基台或因种植体初期稳定性差而仅做种植体埋置法。

【案例分析】

患者男性,60 岁。

主诉:上颌全口剩余牙齿因龋坏、残冠、残根、牙周炎等病变经先后拔除后 6 个月。

现病史:6 个月前因上颌牙列存在龋坏、残冠、残根、牙周炎等病变无法保留而逐一拔除,最后一颗牙齿拔除后 3 个月伤口无异常即行临时义齿修复,但患者始终感觉不适,要求上颌种植义齿修复,恢复咀嚼功能。

既往史:患者体瘦,但体健,有吸烟史和饮酒史,无全身其他系统性疾病史,也无药物过敏史。

检查:上颌已戴半口临时义齿,卸后显示半口无牙颌,剩余牙槽嵴宽度、高度、附着龈萎缩,原牙间龈乳头明显消失,移行黏膜未见异常。正常咬合状态下(临时义齿维持条件),龈合高度显示正常颌间距。基于放射模板标记的 X 线片及 CBCT 三维影像显示:上颌骨结构无异常,磨牙区密度减低,16、26 区牙槽嵴顶距上颌窦底分别为约 8 mm 和 5 mm。牙槽嵴顶附着龈质地、色泽及宽度无异常。

诊断:上颌半口无牙颌伴剩余牙槽嵴、附着龈、龈乳头萎缩。

诊断思路

(1) 该患者为老年男性,具有恢复咀嚼功能的强烈愿望,因此,治疗重点主要是恢复上颌半口无牙颌种植修复后的咀嚼功能。

(2) 临床和 X 线及 CBCT 检查分析,提示上颌双侧磨牙区牙槽骨骨高度不足,牙槽嵴顶与上颌窦底距离过低。磨牙区的种植体植入须在上颌窦内提升的基础上进行。

(3) 临床检查:①牙槽嵴骨的颊舌向宽度、附着龈宽度及黏膜的形态;②上下颌咬合关系等。

(4) 无牙颌的种植外科必须基于种植手术导板或借助全口义齿的参照,方能将治疗计划赋予实施。因此,除全景 X 线片外,利用 CBCT 三维影像分析,为上颌无牙颌各维骨结构、形态、骨密度及相应的软组织提供了判别的依据,此外通过 CBCT 分析、附带桌面如 ExamVision 等软件的操作或通过第三方软件如 Invivo5、Simplant 的治疗设计,可为前述的 CAD/CAM 手术导板提供技术支持。

种植外科与修复治疗:无牙颌的种植修复治疗属于复杂种植,因此须结合患者病史、临床检查、影像学分析评估,借助手术导板或实时导航技术实现以下治疗设计。

(1) 常规采用碧兰麻麻醉剂行双侧上颌结节区阻滞,局部浸润麻醉下于上颌牙弓区牙槽嵴顶进行种植体植入术,术中分别于上颌牙槽嵴两侧各作一"工"字形切口,先后植入左右两侧各 4 枚种植体,其中选用 4 枚 NobelReplace NP 3.5 mm×13 mm 种植体(植入扭力均

>25 Ncm），2 枚 RP 4.3 mm×10 mm 种植体（植入扭力均＞35 Ncm）及 2 枚 WP 5.0×10 mm 种植体（植入扭力均＞30 Ncm），鉴于种植体旋入扭力＞20 Ncm,均选择非埋入式即直接连接愈合基台穿龈后缝合黏骨膜瓣,术后给予常规医嘱并口服抗生素 3 天,10 天后拆线伤口无异常。

（2）在种植术后的 1、2、3 个月经临床检查及 X 线影像评估种植体骨整合成功后,常规制取印模、上部结构设计。首先初戴种植体临时基台支持式过渡义齿,3 个月磨合期后根据患者的功能负重结果及调合磨改,最终采用分段的上颌半口固定式种植义齿,并由螺丝固位。

（3）种植修复后常规医嘱并建议定期于修复后的 1、3、6、12 个月复查一次。

二、下颌无牙颌

【牙缺失特征】

1. 下颌牙列完全缺失同样多因慢性牙周炎晚期、老人、全身系统性疾病所致,长期拖延无修复或采用传统下半口义齿修复等导致下颌骨不同程度的软硬组织萎缩,部分患者的下颌骨终因不良修复体的损伤造成严重低平而无法采用传统义齿进行修复。

2. 下颌骨的特殊解剖结构,尤其是严重萎缩的下颌骨以及下颌神经管的相对上移更增添了萎缩下颌骨种植修复的难度。

3. 在临床,由于下颌无牙颌的存在,骨丧失的情况更趋严重,表现在骨的高度和宽度不足,尤其是下颌前牙区部位的唇侧骨吸收,与上颌牙弓可形成过大覆盖关系,使得下前牙区的种植修复与上颌保持正常的覆盖复合关系变得困难。在磨牙区,通常牙槽嵴顶与下牙槽神经管距离相近,种植体植入时如无足够的骨增量手术,则易于导致下牙槽神经的损伤。

【诊断方法与要点】

1. 临床检查口内可见下颌牙列完全缺失,遗留无牙颌牙弓凸显的牙槽骨、附着龈及黏膜。

2. 影像学的分析与判断对于萎缩的下颌骨种植设计十分重要,应依据全景 X 线片和（或）CBCT 影像全方位从下颌骨的近远中向、颊腭向评估受植骨及其相邻结构,重点观察分析下牙槽嵴顶与下牙槽神经管、颏孔、颏管的关系以及前牙槽骨宽度与骨密度。

3. 采用三维 CT 影像手段分析时,可应用侧断层及多平面观察方法,分析观察下颌无牙颌牙弓的形态、对称性等要素。

4. 通过制取模型、上颌架进行体外观察、颌距测量、蜡型仿真和分析。

【修复治疗原则】

1. 下颌无牙颌的种植修复重在恢复咀嚼功能与咬合重建。

2. 下颌无牙颌的种植修复方法应根据剩余牙槽骨的形态、吸收程度、骨质量、骨密度及与下颌的关系以及患者的经济支付能力确立合理方案,其下颌无牙颌种植义齿设计包括全颌固定式种植义齿和全颌覆盖式种植义齿,其中即刻负重的 All on Four,即用 4 枚种植体在下颌前牙区至两侧颏孔内植入支持的义齿修复方式已成功应用于临床。

3. 同样在骨量不足及附着龈缺如时则应在种植体植入的前期、同期、基台连接术（Ⅱ期

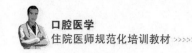

术)时选择相应的骨移植材料和(或)附着龈等软组织移植物进行修复。

【治疗流程】

下颌全牙列缺失后口腔种植修复流程可以采取延期种植或延期即刻种植模式,拔牙后即刻种植、即刻修复、即刻负重的风险相对较大,需慎重选择。根据患者的无牙颌状态,可采用的处理和修复方法主要有在种植体植入后置入穿龈愈合基台,或因种植体初期稳定性差而仅做种植体埋置法。

【案例分析】

宋某

患者男性,76岁。

主诉:下颌全口剩余牙齿因龋坏、残冠、残根、牙周炎等病变经外院医师先后拔除后6个月。

现病史:患者6个月前因下颌牙列存在龋坏、残冠、残根、牙周炎等病变无法保留而在外院逐一拔除,未行临时义齿修复,要求上颌种植义齿修复,恢复咀嚼功能。

既往史:无吸烟和饮酒史及药物过敏史,曾患肺癌经化疗10年,迄今无复发现象。

检查:下颌剩余牙槽嵴宽度、高度及附着龈均显示轻度萎缩,原牙间龈乳头明显消失,移行黏膜未见异常。正常咬合状态下(放射导板义齿维持条件),龈合高度显示正常颌间距。基于放射模板标记的X线片及CBCT三维影像显示:下颌骨结构无异常,磨牙区密度无异常,牙槽嵴顶附着龈质地、色泽及宽度也无异常。

诊断:下颌半口无牙颌伴剩余牙槽嵴、附着龈、龈乳头萎缩。

诊断思路

(1)该患者为肺癌经治疗控制后的老年男性,具有恢复咀嚼功能、提高生活质量的强烈愿望,因此,治疗重点主要是恢复下颌半口无牙颌种植修复后的咀嚼功能。

(2)临床和X线及CBCT检查分析,提示下颌双侧磨牙区牙槽骨骨高度足,磨牙区的种植入可行10 mm长度的种植体。

(3)临床检查应包括:①下颌牙槽嵴骨的颊舌向宽度、附着龈宽度及黏膜的形态;②上下颌咬合关系等。

(4)下颌无牙颌的种植外科必须基于种植手术导板或借助全口义齿的参照,方能将治疗计划赋予实施。因此,除全景X线片外,利用CBCT三维影像分析,为下颌无牙颌各维骨结构、形态、骨密度及相应的软组织提供了判别的依据,此外通过CBCT分析、附带桌面如ExamVison等软件的操作或通过第三方软件如NobelClinician、Invivo5、Simplant的治疗设计,可为CAD/CAM手术导板提供技术支持。

种植外科与修复治疗:无论上颌还是下颌,无牙颌的种植修复治疗均属于复杂种植,因此须结合患者病史、临床检查、影像学分析评估,借助手术导板或实时导航技术实现以下治疗方案。

(1)常规采用碧兰麻麻醉剂行双侧下颌下牙槽神经阻滞及局部浸润麻醉下于下颌牙弓区牙槽嵴顶进行种植体植入术,术中分别于下颌牙槽嵴两侧各做一"工"字形切口,先后植入左、右两侧各4枚种植体,其中选用4枚NobelReplace NP 3.5 mm×13 mm种植体(植入扭力均>25 Ncm), 2枚RP 4.3 mm×10 mm种植体(植入扭力均>35 Ncm)及2枚WP

5.0 mm×10 mm种植体(植入扭力均>30 Ncm),鉴于种植体旋入扭力>20 Ncm,均选择非埋入式即直接连接愈合基台穿龈后缝合黏骨膜瓣,术后给予常规医嘱并口服抗生素3天,10天后拆线伤口无异常。

(2)在种植术后的1、2、3个月经临床检查及X线影像评估种植体骨整合成功后,常规制取印模、上部结构设计。首先初戴种植体临时基台支持式过渡义齿,3个月磨合期后根据患者的功能负重结果及调合磨改,最终采用分段的下颌半口固定式种植义齿,并由螺丝固位。

(3)种植修复后常规医嘱并建议定期于修复后1、3、6及12个月复查一次。

三、全口无牙颌

【牙缺失特征】

1. 全口牙列完全缺失大多因慢性牙周炎晚期、老年人、全身系统性疾病所致,长期拖延无修复或采用传统全口义齿修复等导致上、下颌骨不同程度的软硬组织萎缩,部分患者的颌骨终因不良修复体的损伤造成严重低平而无法采用传统义齿进行修复。

2. 上、下颌骨的特殊解剖结构,尤其是严重萎缩的上、下颌骨以及上颌窦底相对下移、下颌神经管的相对上移等更增添了萎缩颌骨种植修复的难度。

3. 在临床上由于无牙颌的存在,骨丧失的情况更趋严重,表现在骨的高度和宽度不足,尤其是上、下颌前牙区部位的唇侧骨吸收,上颌牙弓可形成过大覆盖关系,使得上、下前牙区的种植修复保持正常的覆盖复合关系变得困难。

【诊断方法与要点】

1. 临床检查口内可见上、下牙列完全缺失,遗留无牙颌牙弓凸显的牙槽骨、附着龈及黏膜。

2. 影像学的分析与判断对于萎缩的颌骨种植设计十分重要,应依据全景X线片和(或)CBCT影像全方位从上、下颌骨的近远中向、颊腭向评估受植骨及其相邻结构,在上颌重点观察分析上颌窦底与上颌牙槽嵴顶,以及鼻腭管、鼻底与前牙槽骨的关系;在下颌重点观察分析下牙槽嵴顶与下牙槽神经管、颏孔、颏管的关系,以及前牙槽骨宽度与骨密度。

3. 采用三维CT影像手段分析时,可应用侧断层及多平面观察方法,分析观察无牙颌牙弓的形态、对称性等要素。

【修复治疗原则】

1. 无牙颌的种植修复重在恢复咀嚼功能与咬合重建。

2. 上颌无牙颌的种植修复方法有多种,应根据剩余牙槽骨的形态、吸收程度、骨质量、骨密度及与下颌的关系,以及患者的经济支付能力确立合理方案。上颌无牙颌种植义齿设计有:全颌固定式种植义齿和全颌覆盖式种植义齿。

3. 下颌无牙颌的种植修复方法应根据剩余牙槽骨的形态、吸收程度、骨质量、骨密度及与下颌的关系以及患者的经济支付能力确立合理方案,其下颌无牙颌种植义齿设计包括全颌固定式种植义齿和全颌覆盖式种植义齿,其中即刻负重的All on Four即用4枚种植体在下颌前牙区至两侧颏孔内植入支持的义齿修复方式已成功应用于临床。

4. 同样在骨量不足及附着龈缺如时,应在种植体植入的前期、同期、基台连接术(Ⅱ期术)时选择相应的骨移植材料和(或)附着龈等软组织移植物进行修复。

【治疗流程】

全口牙列缺失后口腔种植修复流程可以采取延期种植或延期即刻种植模式,拔牙后即刻种植、即刻修复、即刻负重的风险相对较大,需慎重选择。根据患者的无牙颌状态,可采用的处理和修复方法主要有在种植体植入后置入穿龈愈合基台或因种植体初期稳定性差而仅做种植体埋置法。

【案例分析】

患者男性,62 岁。

主诉:上下颌全口剩余牙齿因龋坏、残冠、残根、牙周炎等病变经种植专科医师先后拔除后 4 个月。

现病史:4 个月前因全口上下牙列存在龋坏、残冠、残根、牙周炎等病变无法保留而在逐一拔除,虽然应用传统义齿修复,但不适感促使患者强烈要求行全口种植义齿修复,恢复咀嚼功能。

既往史:患者有吸烟史、饮酒史,但无药物过敏史,平素健康。

检查:上、下颌剩余牙槽嵴宽度、高度及附着龈均显示轻度萎缩,原牙间龈乳头明显消失,移行黏膜未见异常。正常咬合状态下(传统义齿维持条件),龈合高度显示颌间距无明显异常。基于放射模板标记的 X 线片及 CT 三维影像显示:上、下颌骨结构无异常,磨牙区密度无异常,牙槽嵴顶附着龈质地、色泽及宽度也无异常。

诊断:全口无牙颌伴剩余牙槽嵴、附着龈轻度萎缩、龈乳头消失。

诊断思路

(1) 该患者为健康老年男性,具有恢复咀嚼功能的强烈愿望,因此,治疗重点主要是恢复全口无牙颌种植修复后的咀嚼功能。

(2) 临床检查包括:①上、下颌牙槽嵴骨的颊舌向宽度、附着龈宽度及黏膜的形态;②上、下颌咬合关系及面下 1/3 高度等。

(3) 临床和 X 线及 CT 检查分析,提示上、下颌前牙区、双侧磨牙区牙槽骨骨高度足,磨牙区的种植入可行 10 mm 长度的种植体。

(4) 全口无牙颌的种植外科必须基于种植手术导板或借助全口义齿的参照,方能将治疗计划赋予实施。因此,除全景 X 线片外,利用 CT 或 CBCT 三维影像分析,为无牙颌各维骨结构、形态、骨密度及相应的软组织提供了判别的依据,此外通过 CT 分析、附带桌面如 ExamVison 等软件的操作或通过第三方软件如 NobelClinician、Invivo5、Simplant 的治疗设计,可为 CAD/CAM 手术导板提供技术支持。

种植外科与修复治疗:全口无牙颌的种植修复治疗较单纯的上颌或下颌无牙颌相对复杂,因此须结合患者病史、临床检查、影像学分析评估,借助手术导板或实时导航技术实现以下治疗方案。

(1) 可同期 1 次完成,也可分期两次完成。根据该患者要求,手术分期分步进行,第一次先行下颌区,1 个月后再行上颌区种植手术。

(2) 无论上颌还是下颌,手术常规采用碧兰麻麻醉剂。上颌区种植时,于牙弓区牙槽嵴顶进行种植体植入术,术中分别于上颌牙槽嵴两侧各作一"工"字形切口,先后植入左右两侧各 4 枚种植体;下颌区种植时,双侧下颌下牙槽神经阻滞及局部浸润麻醉下于下颌牙弓区牙槽嵴顶进行种植体植入术,术中分别于下颌牙槽嵴两侧各作一"工"字形切口,先后植入左右两侧各 4 枚种植体,上下颌共植入 16 枚 Branemark Mk Ⅲ 种植体,其中选用 4 枚 NobelReplace NP 3.5 mm×13 mm 种植体(植入扭力均＞25 Ncm),2 枚 RP 4.3 mm×10 mm 种植体(植入扭力均＞35 Ncm)及 2 枚 WP 5.0 mm×10 mm 种植体(植入扭力均＞30 Ncm),鉴于种植体旋入扭力＞20 Ncm,均选择非埋入式即直接连接愈合基台穿龈后缝合黏骨膜瓣,术后给予常规医嘱并口服抗生素 3 天,10 天后拆线伤口无异常。

（3）在种植术后的 1、2、3 个月经临床检查及 X 线影像评估种植体骨整合成功后,常规制取印模、上部结构设计。首先初戴种植体临时基台支持式过渡义齿,3 个月磨合期后根据患者的功能负重结果及调合磨改,最终采用分段的上、下颌全口固定式种植义齿,并由中央螺丝固位。

（4）种植修复后常规医嘱并建议定期于修复后的 1、3、6 及 12 个月复查一次。

第四节　缺牙间隙过宽的种植与修复

【牙缺失特征】

1. 通常在一颗牙齿缺失后遗留近远中距大于原天然牙近远中距,可出现在上颌或下颌的一侧和(或)两侧,常见于磨牙区及前磨牙区。

2. 由于长期缺牙后,对合牙列的咬合因素、邻牙的牙周因素等使得缺失牙间隙过宽即近远中距大于原天然牙距。缺失区牙槽骨通常菲薄,甚或对颌牙伸长。

【诊断要点】

1. 临床检查可见上、下牙列中牙有一单牙缺失存在,但缺失间隙即近远中距大于该天然牙牙位近远中距。

2. 依据根尖 X 线片、全景 X 线片和(或)CBCT 影像可从近远中向、颊舌向、颊腭向评估受植骨及其邻牙状态,重点观察分析缺失牙区近远中距离,以此得出量化指标。

【修复治疗原则】

1. 牙间隙过宽的种植修复重在恢复咀嚼功能与咬合重建。

2. 根据受植骨形态结构、骨质量、骨密度及邻牙、对合牙位置和健康状态选择相应的种植修复方法。通常在过宽的间隙内设计两枚种植体,原则是确保种植体之间及种植体与邻牙之间的间隙需保持 3 mm,且应保持种植体长轴的平行或相应倾斜角度不影响种植印模的制取为度。

3. 在骨量不足及附着龈缺如时则应在种植体植入的前期、同期、基台连接术(Ⅱ期术)时选择相应的骨移植材料和(或)角化龈等软组织移植物进行修复。

【治疗流程】

牙间隙过宽的口腔种植修复流程主要采取延期种植或延期即刻种植模式,拔牙后即刻种植的风险和难度相对较大,选择需慎重。根据患者情况,可采用的处理和修复方法主要有置入穿龈愈合基台或因种植体初期稳定性差而仅做种植体埋置法,由于咬合力大,自我控制保护困难,即刻修复或即刻负重的选择风险大,成功的概率较小。

【案例分析】

患者女性,27 岁。

主诉:右下第一磨牙因龋坏致残冠及根尖病变经拔除后缺失 7 个月。

现病史:7 个多月前因右下第一磨牙龋坏形成残冠后导致根尖病变无法保留拔除,拔牙创伤口愈合良好,未接受临时义齿修复,执意要求种植义齿修复,恢复咀嚼功能。

既往史:患者体健,无全身其他系统性疾病史,也无药物过敏史。

检查:右下第一磨牙缺失,缺牙区近远中距较对侧同名牙明显增宽,长度达 14 mm,近远中龈乳头高度明显萎缩,缺牙间隙近近远中邻牙稳定,未见明显异常,对合牙 15、16、17 牙位正常,轻度伸长。X 线片显示 16 缺失,受植区骨结构无异常,原拔牙创近远中根窝密度减低可见,牙槽嵴顶距下牙槽神经管约 18 mm。

诊断:16 缺失伴牙间隙近远中过宽及牙槽嵴骨、近远中龈乳头轻度萎缩。

诊断思路

(1) 该患者为青年女性,以恢复咀嚼功能平衡咬合为目的。因此,治疗重点主要是恢复右下第一磨牙缺失经种植修复后的咀嚼功能。

(2) 由于该患者的单牙缺失间隙过宽,近远中距过大,因此仅在缺失区植入 1 枚种植体对于恢复有效咀嚼、防止食物嵌塞、龈乳头健康、修复冠的美学以及种植义齿的远期成功率等都是一种不良设计,双种植体支持的冠修复设计可以克服上述缺陷。

(3) 患者因残冠及根尖病变拔除后的牙槽窝,提示拔牙创愈合后骨结构和骨质量存在可能的异常。

(4) 临床检查不容忽视的包括:①受植区的牙槽嵴骨的颊舌向宽度、近远中向距、附着龈宽度及黏膜的形态;②邻牙倾斜的角度和对合牙状态;③咬合关系等。

(5) 临床治疗基于根尖片、全景片及 CBCT 三维影像分析,为第一磨牙缺失区的各维骨结构、形态、骨密度及相应的软组织提供了判别的依据。由此可提供断层影像层面的牙槽骨宽度、曲面层面的近远中距、牙槽嵴顶与下牙槽神经管的距离等信息,尤其在精确测量计算后可为双种植体的设计与外科植入奠定基础。

种植外科与修复治疗:根据临床检查、影像学分析评估,重在考虑以功能恢复为主要目的需求基础上,确定以双种植体支持单冠的种植义齿设计方案。

(1) 常规局麻下于 16 区进行种植体植入术,根据牙槽骨宽度,近中选用 1 枚 NobelReplace RP 3.5 mm×10 mm 种植体(植入扭力>35 Ncm),远中选用 1 枚 NobelReplace RP 4.3 mm×10 mm 种植体(植入扭力 30 Ncm)鉴于种植体旋入扭力>20 Ncm,选择非埋入式即直接连接愈合基台穿龈后缝合黏骨膜瓣,术后给予常规医嘱并口服抗生素 3 天,10 天后拆线伤口无异常。

(2) 在种植术后的 1、2、3 个月经临床检查及 X 线影像评估种植体骨整合成功后,制取双种植体印模、上部结构设计。根据患者的功能需求,种植冠采用双种植体支持的全瓷联冠粘接固位,两冠冠形设计中前冠与第二前磨牙形态一致,后冠与第一磨牙形态一致。

(3) 种植修复后常规医嘱并建议定期于修复后的 1、3、6、12 月复查一次。

第五节　缺牙间隙过窄的种植与修复

【牙缺失特征】

1. 通常是指在一颗牙齿缺失后遗留近远中距小于原天然牙近远中距,可出现在上颌或下颌的一侧和(或)两侧,常见上颌前牙区。

2. 由于乳牙滞留拔除后、正畸矫正治疗间隙关闭遗留及牙周状态因素牙移位等因素可导致缺失牙间隙过小即近远中距小于原天然牙距。

【诊断要点】

1. 临床检查可见上、下牙列中牙有一单牙缺失存在,但缺失间隙即近远中距小于该天然牙牙位近远中距。

2. 依据根尖X线片、全景X线片和(或)CBCT影像可从近远中向、颊舌向、颊腭向评估受植骨及其邻牙状态,重点观察分析缺失牙区近远中距离,邻牙长轴方向等,以此得出量化指标。

【修复治疗原则】

1. 牙间隙过窄的种植修复既要恢复咀嚼功能又要强调美学效果。

2. 根据受植骨形态结构、骨质量、骨密度及邻牙、对合牙位置和健康状态选择相应的种植修复方法。

一般在过窄的间隙内设计一枚直径3 mm或<3 mm的根形种植体,原则是确保种植体与邻牙之间的间隙需保持2 mm,牙根间至少1 mm,且应注意种植外科植入时的正确方向和精确控制。

3. 在骨量不足及附着龈缺如时则应在种植体植入的前期、同期、基台连接术(Ⅱ期术)时选择相应的骨移植材料和(或)角化龈等软组织移植物进行修复。

【治疗流程】

牙间隙过窄的口腔种植修复流程通常采取延期种植或延期即刻种植模式,拔牙后即刻种植也是方案选择之一。根据患者情况,可采用的处理和修复方法主要有置入穿龈愈合基台或因种植体初期稳定性差而仅做种植体埋置法。

【案例分析】

患者女性,36岁。

主诉:左上侧切牙因龋坏及根尖病变经拔除后缺失3个月。

现病史:3个多月前因左上侧切牙龋坏致根尖病变无法保留拔除,拔牙创伤口愈合良好,接受临时义齿修复2个月,因美学需求种植义齿修复。

既往史:患者健康,无全身其他系统性疾病史,无药物过敏史。

检查:左上侧切牙缺失,缺牙区近远中距较对侧同名牙明显缩窄,间隙宽度仅6 mm,近远中龈乳头萎缩明显,缺牙间隙近近远中邻牙稳定,未见明显异常,对合牙32牙位正常。X线片示22缺失,邻牙牙轴未见弯曲,受植区骨结构无异常,牙槽嵴顶近远中距6 mm,邻牙牙根间5 mm。

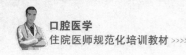

诊断:22 缺失伴缺失牙间隙近远中向过窄及牙槽嵴骨、近远中龈乳头轻度萎缩。

诊断思路

(1) 该患者为中年女性,除恢复咀嚼功能外,要求尽力恢复前牙修复后的美学效果。

(2) 由于该患者的单牙缺失间隙过窄,近远中距过小,因此在缺失区植入 1 枚常规种植体具有损伤邻牙的风险,因此须选择直径为≤3 mm 的种植体方能适宜该间隙的种植修复。

(3) 目前能够提供直径为≤3 mm 种植体的系统有 Xive、Astra Tech、NobelBiocare、Osstem、DIO 等。

(4) 临床检查包括:①受植区的牙槽嵴骨的颊舌向宽度、近远中向距、附着龈宽度及黏膜的形态;②邻牙长轴方向、倾斜角度及对合牙状态;③咬合关系等。

(5) 种植外科最重要的是必须基于 CBCT 三维影像分析,为过小缺失区间隙的各维骨结构、形态、骨密度及相应的软组织提供了判别的依据。由此可提供断层影像层面的牙槽骨宽度、曲面层面的近远中距等信息,特别在精确测量计算后可为过小间隙的窄种植体的外科植入奠定基础。

种植外科与修复治疗:过小间隙的种植修复是临床的难点,应根据临床检查、影像学分析加以评估,除考虑功能恢复外,美学处理也是需求之一,其临床种植义齿设计方案如下。

1. 常规局麻下于 22 区进行种植体植入术,根据牙槽骨近远中宽度,选用 1 枚 AstraTech 3.0 mm×11 mm 种植体(植入扭力＞30 Ncm),鉴于种植体旋入扭力＞20 Ncm,选择非埋入式即直接连接愈合基台穿龈后缝合黏骨膜瓣,术后给予常规医嘱并口服抗生素 3 天,10 天后拆线伤口无异常。

2. 在种植术后 1、2、3 个月经临床检查及 X 线影像评估种植体骨整合成功后,制取种植体印模、上部结构设计。根据患者的功能需求,种植义齿采用全瓷冠粘接固位。

3. 种植修复后常规医嘱并建议定期于修复后的 1、3、6 及 12 个月复查一次。

第五篇

口腔正畸学

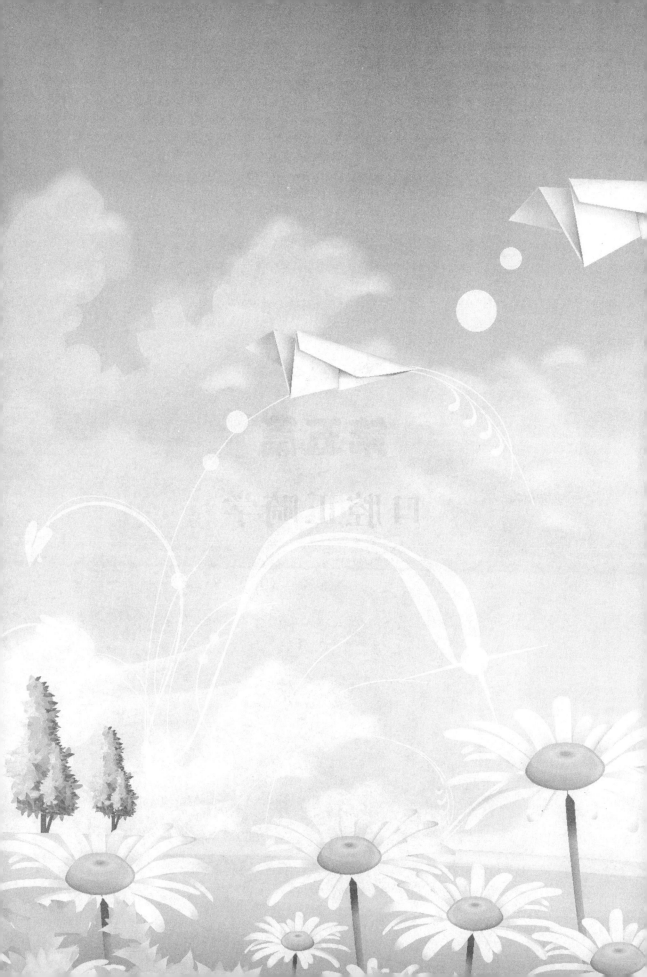

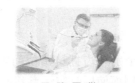

第十三章

牙 列 拥 挤

牙列拥挤是错𬌗畸形中最常见的,60%～70%的错𬌗畸形患者中可见到拥挤的存在。可表现为牙齿拥挤错位排列不齐;而拥挤牙齿的龋病及牙周病发生率均较正常排列牙齿为高。严重者可造成口唇闭合困难,形成开唇露齿。

【疾病特征】

1. 个别牙齿或多个牙齿在某个方向上出现错位,如唇舌向错位、近远中向错位或垂直向错位(高位低位)或倾斜扭转等。

2. 牙齿错位导致牙弓形态不规则、不对称。

3. 可伴有前牙覆𬌗覆盖异常。

4. 可伴有后牙反𬌗或锁𬌗。

5. 牙列拥挤部位好发龋齿、牙周炎症。

【诊断要点】

1. 牙列拥挤度测量:牙弓拥挤度对于单纯拥挤主要通过测量石膏模型,拥挤量等于牙弓现有长度与牙弓应有长度的差值。

注意:常用的牙弓测量分析一般针对牙弓前段及中段的间隙分析,对于后段牙弓常因间隙不足出现第二磨牙错位、后牙宽度不调(反𬌗或锁𬌗)、第三磨牙阻生等情况,需注意牙弓后段的间隙分析。

2. 牙列拥挤度分级

轻度拥挤:Ⅰ度拥挤,拥挤量<4 mm

中度拥挤:Ⅱ度拥挤,拥挤量4～8 mm

重度拥挤:Ⅲ度拥挤,拥挤量>8 mm

【治疗原则】

增大骨量或减小牙量。增大骨量:可采用扩弓、推磨牙向远中及促进颌骨生长发育的方法;减小牙量:可采用邻面片切、减数拔牙的方法。

1. 轻度拥挤的矫治:临床上的轻度拥挤常表现为上下切牙的扭转错位或尖牙轻度唇向错位,一般采用扩大牙弓的矫正方法。

(1) 口外弓推磨牙向远中:利用口外弓推上颌第一恒磨牙向远中而取得间隙,排齐前牙,是临床上常用的矫治轻度拥挤的方法。这种方法采用时机在第二恒磨牙尚未萌出以前,特别适用于磨牙前移成远中关系的病例。矫正器必须保证每天戴用不少于12小时,睡眠时

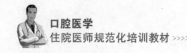

仍需戴用。

（2）局部间隙开展：主要用于个别牙齿拥挤错位间隙不足。局部牙弓间隙开展主要是通过增大前部牙弓弧度获得间隙，因而使用时应注意其前牙覆盖情况，不应使前牙覆盖增加太多而致深覆盖。在开展获得充足间隙后，再将错位牙矫正至正常位置。

（3）扩弓：可采用固定矫治或分裂簧可摘矫正器扩宽牙弓，注意不能无限度扩大牙弓，以免后牙呈深覆盖或锁𬌗关系，造成𬌗干扰。此外过度扩宽牙弓可能造成牙弓颊侧牙槽骨裂，影响牙周健康及治疗稳定性。

2. 中度和重度拥挤的矫治：一般采用减数拔牙矫治。

（1）尖牙唇向错位的矫治：尖牙唇向错位间隙不足俗称"虎牙"，是临床上常见的错𬌗。减数拔牙矫治一般不考虑拔除错位的尖牙本身，因为尖牙对维持牙弓形态及面形丰满具有重要意义，若拔除尖牙可导致面部不对称；同时尖牙又是牙列中牙根最粗壮者，有利于缺牙义齿修复作基牙用。尖牙唇向错位减数拔牙矫治首选拔除第一双尖牙，因为第一双尖牙对咀嚼功能影响不大。但在第一双尖牙正常，而第二双尖牙或第一恒磨牙有严重龋坏缺损或发育异常时，则应减数患牙而不拔第一双尖牙，这样虽然增加了矫治难度，但保存了健康的第一双尖牙。

此外，在确定减数拔牙牙位前，若第二乳磨牙尚存，则需要先照 X 线片检查牙胚情况，若第二双尖牙牙胚先天缺失或牙脱位或发育异常，则未替换之乳磨牙应为拔牙牙位。

（2）减数拔牙的原则

1）拔牙原则：尽量不拔牙；尽量拔患牙（如龋齿、松动牙、变异牙）；拔牙左右对称上下协调；拔牙时考虑中线；尽量拔功能小的牙，最常见在双尖牙中选择性拔除。

2）确定减数拔牙前应该进行牙模型的测量分析，对牙弓 spee 曲线曲度、切牙突度、上下牙量大小比例 Bolton 指数、上下牙弓宽度与基骨弓宽度、支抗磨牙前移程度及唇齿关系测量等综合分析。

【案例分析】

患者女性，20 岁（图 13-1～图 13-4）。

主诉：牙不齐，要求矫治。

现病史：患者自觉牙不齐，影响美观和功能，现来本医院求治。

既往史：既往体健，无特殊。

检查：正面观：颜面对称，无开唇露齿。侧面观：直面型。TMJ：无压痛或杂音，开口型、开口度正常。口内检查：恒牙列，牙列完整，36 充填体；左右第一恒磨牙为基本中性关系，左右尖牙为远中关系；15、13、23、25 唇向高位，12、24、31、41、44 舌向位；11、12、22 外翻，43 近中倾斜，左右 5 开𬌗；上中线右偏 2 mm，下中线基本正；覆盖正常；牙周状况差，探诊出血，探及龈下结石，下前牙松动度Ⅰ°。

诊断：Angle Ⅰ类，骨性Ⅰ类错𬌗；牙列重度拥挤；上中线右偏；轻度牙周炎。

治疗

1. 拔牙矫治，拔 4 个第一双尖牙及下颌左右第三恒磨牙；患者上下牙弓各 15 和 12.5 mm 的拥挤量，拔牙提供排齐牙列所需间隙。

2. 采用直丝弓技术，疗程为 1.5～2 年。

3. 牙周状况差,有骨吸收和牙根吸收的风险,术前牙周治疗,矫治期间注意口腔维护,矫治过程中尽量使用轻力。

4. 建议矫治结束后拔除上颌第三磨牙,36重行根管治疗。

5. 矫治目标:矫治结束后,牙排列整齐,咬合关系良好,覆盖正常,中线齐。

分析要点

成人牙周情况要密切关注,牙周状况差,有骨吸收和牙根吸收的风险,术前牙周需基础治疗,矫治期间注意口腔维护。矫治过程中尽量使用轻力,注意拥挤下前牙排齐后的牙根吸收,下前牙突度的保持,正畸治疗后面型改善,给患者带来了自信。

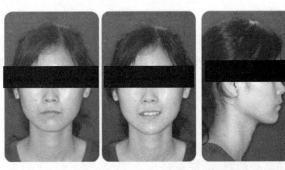

图 13-1 牙列拥挤患者矫治前面像

 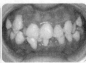

图 13-2 牙列拥挤患者矫治前口内像

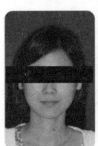 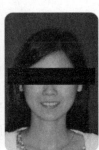 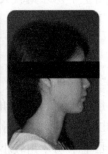

图 13-3 牙列拥挤患者矫治后面像

 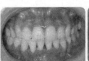   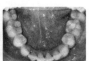

图 13-4 牙列拥挤患者矫治后口内像

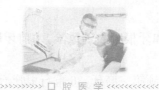
第十四章

双颌前突

双颌前突是指上下颌骨都向前突出。临床上并不多见,双颌前突病例牙齿排列一般比较整齐。本病多由遗传因素引起,此外口腔不良习惯,异常唇舌肌动力平衡等疾病也可致本病发生。

【疾病特征】

1. 侧貌呈现凸面型。

2. 上下颌骨矢状向生长发育过度。

3. 上下切牙位置随颌骨前移,前牙覆𬌗浅。

4. 上下唇可能出现唇闭合不全,开唇露齿。

5. 常常伴有颏部发育不足。

【诊断要点】

1. 临床检查磨牙中性关系,前牙覆𬌗覆盖基本正常。

2. X线头影测量 SNA 角,SNB 角大于正常,表现为 ANB 角正常或略偏大,骨性Ⅰ类或轻度Ⅱ类。

3. X线头影测量上下切牙角较大。

4. 上下唇位于 E 线前。

【鉴别诊断】

1. 双牙弓前突。

2. 临床检查上下切牙明显唇倾。

3. X线头影测量 SNA 角,SNB 角正常,表现为 ANB 基本正常,骨性Ⅰ类;下颌平面角较大的患者可表现出 ANB 角增大,骨性Ⅱ类或Ⅱ类倾向。

4. X线头影测量上下切牙角较小。

【治疗原则】

1. 生长期儿童或生长发育高峰期青少年,轻度的双颌前突可单纯正畸治疗或矫形治疗。

2. 生长发育高峰期后青少年及成年人,轻度或中度双颌前突或双牙弓前突者,可拔除4个,内收上下前牙,减小突度。重度双颌前突者成年后正畸＋正颌外科联合治疗。

3. 双颌前突伴口呼吸习惯者,应及早治疗,以制止口呼吸。

4. 矫治双颌前突注意事项,单纯正畸治疗双颌前突患者较双牙弓前突患者在内收前牙时需注意前牙的转矩控制和牙根吸收。

【案例分析】

患者女性,23岁(图14-1～图14-4)

主诉:龅牙要求矫正。

现病史:上牙前突、微笑露牙龈,影响美观,未曾矫治。

既往史:既往体健,无特殊。

检查:开唇露齿,凸面型。恒牙拾,磨牙、尖牙均为中性关系;前牙浅覆拾浅覆盖,上牙列轻度拥挤。张口度张口型未见异常,双侧耳屏前无压痛,开闭口无弹响。X线片检查显示骨性Ⅰ类,双颌前突,均角病例。全景片显示4个第三磨牙存在,下颌双侧第三磨牙水平阻生。

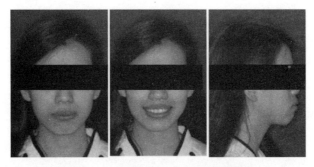

图14-1 双颌前突患者矫治前面像

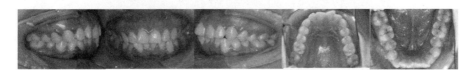

图14-2 双颌前突患者矫治前口内像

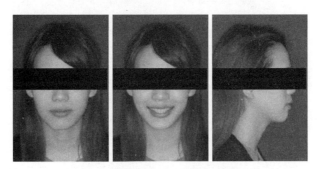

图14-3 双颌前突患者矫治后面像

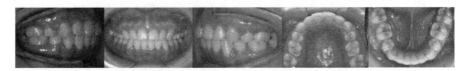

图14-4 双颌前突患者矫治后口内像

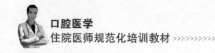

诊断:安氏Ⅰ类;骨型Ⅰ类;均角;双颌前突。

治疗设计:拔除 4 颗第一双尖牙,直丝弓固定矫治技术矫治,配合种植支抗。

分析要点:患者系骨性双颌前突,是正畸＋正颌外科联合治疗的适应证。但是患者拒绝手术,要求掩饰性治疗。拔牙矫治的重点在于利用种植支抗,控制上前牙转矩,最大限度地内收前牙;上前牙转矩控制要点:利用水平曲,在上前牙区加 30°正转矩;滑动法的力值控制在 120 g 以内,通过 M/F 比值的分配,实现上前牙的整体移动;并利用种植钉进行颌间Ⅲ类牵引,节省下牙支抗。

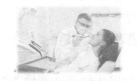

第十五章
前 牙 反 𬌗

前牙反𬌗是上下牙弓近远中关系异常,可表现为下颌前突,近中错𬌗及前牙反𬌗。多由于不良哺乳姿势,乳前牙滞留或早失,上颌恒切牙先天性缺失,不良习惯、乳尖牙磨耗不足,全身性疾病以及遗传性下颌前突所致。

【疾病特征】

1. 前牙反𬌗,一般涉及多数前牙。

2. 分为牙性、骨性和功能性前牙反𬌗。

(1) 牙性前牙反𬌗:多由于牙齿萌出或替换过程中的局部障碍所致,常表现为单纯的前牙反𬌗。反覆盖较小,磨牙关系为中性或接近中性关系。上下颌骨的形态、大小基本正常。

(2) 骨性前牙反𬌗:颜面可表现为上颌发育不足,下颌前突的凹面型。多由于遗传和疾病等因素所致。骨性前牙反𬌗磨牙为近中错𬌗,下颌常不能自行后退,伴有颌骨畸形。可表现为下颌角钝,下颌体长,下颌升支短或上颌发育不足,颏部明显前突,有时还伴有开𬌗畸形。这类前牙反𬌗又可分为3型:①上颌发育不足,下颌发育正常;②上颌发育正常,下颌发育过度;③上颌发育不足伴下颌发育过度。

(3) 功能性前牙反𬌗:由于不良哺乳姿势等而引起下颌功能性过度前伸造成下颌前突和前牙反𬌗,但其下颌骨形态和大小基本正常,下颌可后退至前牙对刃关系,可称为假性下颌前突。如不及早矫治,日久可能发展成真性下颌前突。

【诊断要点】

前牙反𬌗可表现为个别前牙反𬌗,也可为多个前牙反𬌗;确诊除根据临床表现外,可通过 X 线头影测量协助诊断。

1. 牙性前牙反𬌗:上前牙通常表现拥挤,下前牙较少拥挤。反𬌗部位上前牙舌倾;磨牙可中性或近中关系。ANB 角>0°,Ⅰ类骨面型。不伴有颌骨大小、位置或形态异常。下颌能后退至切对切。

2. 功能性前牙反𬌗

(1) 牙位与肌位不一致,下颌闭合道可能有𬌗干扰或早接触。

(2) 下颌可以后退至切对切。

3. 骨性前牙反𬌗:骨性反𬌗确诊除根据临床表现外,可通过 X 线头影测量协助诊断。前牙代偿明显,上前牙唇倾,下前牙舌倾;磨牙近中关系。骨性反𬌗常常表现为下颌骨生长过度,ANB 角<0°,Ⅲ类骨面型,常见凹面型。可伴有上下颌骨大小、位置或形态异常。下

颌不能后退至切对切,或即使后退仍表现 ANB 角<0°。

【治疗原则】

1. 生长期儿童:乳牙期前牙反𬌗以牙性及功能性为主,最佳治疗时间为 3～5 岁,牙性反𬌗采用上颌𬌗垫式活动矫治器唇向开展反𬌗的牙齿。

2. 生长发育期青少年:早期骨性前牙反𬌗和功能性前牙反𬌗,可在替牙期特别是替牙晚期使用功能性矫正器诱导下颌位移,通过下颌骨后下旋转和调整前牙倾斜度改正反𬌗。早期骨性反𬌗上颌骨发育不足的患者,可在替牙期或恒牙列初期使用前方牵引矫正装置利用生长发育潜力行前方牵引促进上颌骨生长。下颌发育过度者视下颌严重程度,轻、中度可牙齿代偿掩饰性治疗,重度建议成年后正畸-正颌外科联合治疗。

3. 生长发育高峰期后青少年及成年人:牙性反𬌗或轻度的骨性前牙反𬌗采用正畸治疗效果及预后均较好,正畸解除前牙反𬌗关系,正畸治疗中可配合Ⅲ类牵引调整近中颌间关系。如果合并严重骨骼畸形的前牙反𬌗,则需要进行正畸-正颌外科的联合治疗。

4. 矫治前牙反𬌗注意事项:早期矫治十分必要,因为前牙反𬌗不经矫治有随生长逐渐加重的趋势。注意乳尖牙磨耗不足而引起的前牙反𬌗,可通过调磨过高的𬌗干扰,而使下颌自行复位。伴有口腔不良习惯者,应及早纠正不良习惯。

【案例分析】

患者男性,10 岁(图 15 - 1～图 15 - 5)。

主诉:前牙"地包天"求治。

现病史:牙齿部分替换后,前牙"地包天",未曾矫治。

既往史:既往体健,无特殊。

检查:凹面型,面中份平,颏部前突。混合牙列,上颌前牙区反覆𬌗Ⅲ°,反覆盖Ⅰ°,磨牙近中关系,双侧尖牙未萌,上颌牙列轻度拥挤,下颌牙列散在间隙。开闭口运动无异常,双侧耳屏前无压痛,开闭口无弹响。患者生长发育为高峰期前期。X 线片检查:Ⅲ类颌骨关系,上颌发育不足;下颌平面角为低角。

诊断:牙性安氏Ⅲ类,骨型Ⅲ类错𬌗,凹面型,低角。

治疗:一期前方牵引面具矫治器:刺激上颌骨发育,解决上颌后缩、面型凹陷问题;二期直丝弓固定矫治技术矫治:排齐牙齿为上颌尖牙萌出提供间隙,如不能自行萌出则开窗助萌,最后调整咬合关系。

分析要点:患者为骨性错𬌗畸形,侧貌凹面型,上颌骨明显发育不足,且其处于生长发育高峰前期,因此可以早期通过前方牵引面具矫治器刺激上颌骨发育,解决上颌骨后缩、面型凹陷问题。二期直丝弓固定矫治时排齐牙齿为上颌尖牙萌出提供间隙,开窗助萌时要注意切口及牙齿牵引方向。

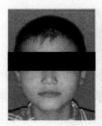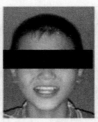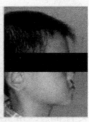

图 15 - 1　前牙反𬌗患者矫治前面像

图 15‑2　前牙反𬌗患者矫治前口内像

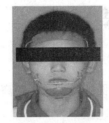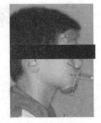
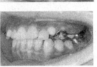

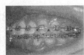

图 15‑3　前牙反𬌗患者矫治中面像及口内像

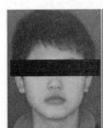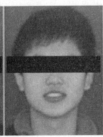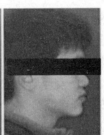

图 15‑4　前牙反𬌗患者矫治后面像

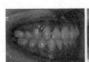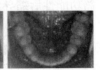

图 15‑5　前牙反𬌗患者矫治后口内像

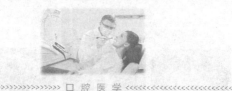

第十六章
前牙深覆盖

前牙深覆盖是指自上前牙切端至下前牙唇面的最大水平距离＞3 mm 者,这是临床上较常见的错𬌗畸形,常伴有前牙深覆𬌗。

【疾病特征】

1. 牙齿表现为上下颌前牙间前后向的水平距离＞3 mm,磨牙多为远中关系,也可以是中性关系。

2. 颌骨可表现为上颌骨前突,或者下颌骨后缩,或者上颌骨前突合并下颌骨后缩。

3. 除矢状向不调外,可伴有横向及垂直向不调。

【诊断要点】

1. 前牙深覆盖的分度

Ⅰ度:上切牙切端至下前牙唇面的最大水平距离＜5 mm。

Ⅱ度:上切牙切端至下前牙唇面的最大水平距离 5～8 mm。

Ⅲ度:上切牙切端至下前牙唇面的最大水平距离＞8 mm。

2. 前牙深覆盖按病因机制分为牙性、功能性和骨性。

(1) 牙性:牙齿位置异常如上前牙唇向、下前牙舌向;牙齿数目异常例如上颌前部多生牙或下切牙先天缺失;或口腔不良习惯的局部原因造成。

(2) 功能性:由于神经肌肉因素或𬌗因素导致下颌功能性后缩。例如当上牙弓宽度不足时,下颌功能性后缩导致前牙深覆盖。

(3) 骨性:由于颌骨发育异常导致上下颌处于远中错𬌗关系。通常 ANB 角＞5°,牙齿表现出安氏Ⅱ类Ⅰ分类错𬌗。骨骼类型可分为 3 型:①上颌正常,下颌后缩;②上颌前突,下颌正常;③上颌前突,下颌后缩。

【治疗原则】

1. 生长期儿童及生长发育期青少年

(1) 尽早去除病因,如破除各种口腔不良习惯,治疗鼻咽部疾患,去除咽部增殖腺等。

(2) 处理导致前牙深覆盖的牙问题,如拔除上颌多生牙,纠正上前牙前突并关闭牙间隙,开展下前牙排齐纠正牙的舌向倾斜和拥挤,上牙弓宽度不足时加以开展等。

(3) 功能性深覆盖通过正畸手段去除不良𬌗因素,促使下颌恢复到正常位置。

(4) 骨性深覆盖以下颌后缩最常见,早期矫治采用功能矫治器例如肌激动器、Herbst、Twin-block 及 FR‐Ⅱ等刺激、促进下颌生长,严重下颌发育不足者成年后正颌手术治疗。

上颌前突者轻中度拔牙代偿治疗，严重者成年后正颌手术治疗。

2. 生长发育高峰期后青少年及成年人

（1）解除牙列拥挤和排列不齐：可采用扩弓、唇向开展、推磨牙向后、邻面去釉或拔牙提供间隙。上牙弓拔牙间隙主要用于前牙后移、减小覆盖；下牙弓拔牙间隙部分用于后牙前移、矫正磨牙关系，部分用于下前牙的内收。

（2）纠正前牙的深覆𬌗：减小前牙深覆𬌗是纠正深覆盖的早期任务之一，通过压低前牙升高后牙实现，为达到这一目标可采用上前牙平面导板、片段弓、固定矫治器及种植支抗等方法。

（3）减小前牙覆盖：可通过改变上下颌骨矢状向关系和上下前牙位置及角度变化来实现。

对于轻、中度上下颌骨关系不调者，依据问题的重点分别采用不同的矫治策略。对于严重颌骨不调者考虑成年后正畸正颌外科联合治疗。

1）上颌正常，下颌后缩的治疗原则：促进下颌向前生长。

2）下颌正常，上颌前突的矫治原则：抑制上颌向前生长。

3）上颌前突下颌后缩的矫治原则：后移上颌牙弓，适当前移下颌牙弓，使两者矢状关系比较协调一致。

（4）矫正磨牙远中关系：最常用的方法是口外弓矫治器、功能矫治器、Ⅱ类牵引及种植支抗牵引。

（5）改善患者侧貌外形。

3. 矫治前牙深覆盖注意事项：应用功能性矫治器应在混合牙列期和恒牙列早期进行，年龄因素和适应证的正确选择是成功矫治的关键。这类患者常需要进行两期矫治，故疗程有时较长。

（1）前牙深覆盖虽然表现的矛盾重点在牙弓的矢状方向上，但也应重视垂直方面的问题，如高角的Ⅱ类1分类患者的磨牙控制，如何打开咬合的问题等。

（2）极其严重的成人上颌前突和下颌后缩仍需正颌外科，并结合正畸治疗，才能获得满意的疗效。

（3）深覆盖患者的拔牙模式是多种多样的，应根据具体情况选择适宜的拔牙模式。

【案例分析】

患者男性，11（图16-1～图16-6）。

主诉："上门牙前突"求治。

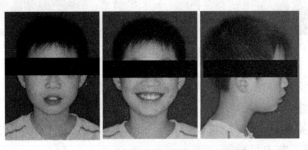

图16-1 前牙深覆盖患者矫治前面像

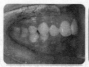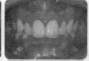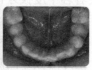

图 16-2　前牙深覆盖患者矫治前口内像

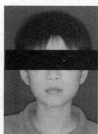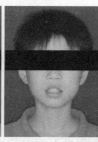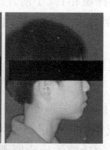

图 16-3　前牙深覆盖患者经Ⅰ期功能矫后面像

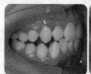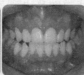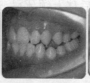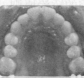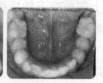

图 16-4　前牙深覆盖患者经Ⅰ期功能矫后口内像

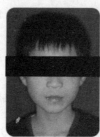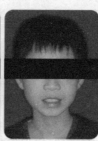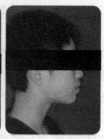

图 16-5　前牙深覆盖患者经直丝弓矫治器矫后面像

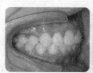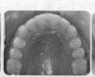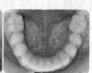

图 16-6　前牙深覆盖患者经直丝弓矫治器矫后口内像

现病史:患者自觉牙不齐,影响美观和功能,现来本院要求治疗。

既往史:既往体健,无特殊。

检查:磨牙远中关系,前牙覆𬌗Ⅲ°,覆盖 8 mm,12,22,41,42 扭转,上、下中线正,侧貌为凸面型。颞下颌关节未见异常。

诊断：①安氏Ⅱ类错𬌗，骨性Ⅱ类错𬌗；②上下牙列轻度拥挤；③下颌后缩。

治疗

双期矫治：①Twin-Block 功能矫治；②直丝弓矫治技术。

分析要点：患者为骨性错𬌗畸形，下颌骨发育不足，且处于生长发育高峰期，因此可以采用双期矫治解决同时存在的骨性及牙性问题。由于深覆盖患者常合并深覆𬌗问题，需注意垂直向高度，且下颌前导会影响面高，因此适用于水平生长型或平均生长型患者。此外在下颌前导时需注意宽度问题，以协调上下牙弓宽度。

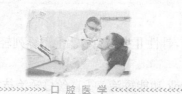

第十七章

后 牙 反 殆

后牙反殆是指上颌后牙咬合在下颌后牙颊面舌侧的咬合异常,可见于乳牙列、替牙列和恒牙列。往往因上颌牙弓狭窄或上颌后牙舌侧倾斜所造成,少部分患者是由下颌牙弓过宽或下颌后牙颊侧倾斜引起。常由于上颌牙弓狭窄或上颌后牙舌侧倾斜所造成,少部分患者是由下颌牙弓过宽或下颌后牙颊侧倾斜引起。临床上,后牙反殆可发生在单侧,也可以发生在双侧;可以表现为个别后牙反殆,也可以是多数后牙反殆。发生后牙反殆可能对咀嚼功能、牙周健康、颞下颌关节、面容以及生长发育造成影响。

【疾病特征】

1. 后牙反牙殆多表现为上颌牙弓狭窄或个别上后牙舌向或个别下后牙颊向错位,少数表现为下颌牙弓过宽或下颌后牙颊倾。

2. 个别后牙反殆对咀嚼功能及颌骨的发育影响较小,但对颞下颌关节可有不良影响。多数后牙反殆对功能、颌面部发育及颞下颌关节均有不良影响。

3. 单侧多数后牙反殆常合并前牙反殆,其下中切牙中线、颏部及下颌多偏向反殆侧,导致颜面左右不对称。后牙反殆牙数越多,反殆的程度越严重,对咬合的锁结作用及对咀嚼功能的影响也越大,对颌骨的发育及关节的影响也越大。

4. 多数后牙反殆合并前牙反殆,其前颌骨发育不足,颜面的侧面会呈现凹面型。双侧多数后牙反殆,上牙弓及上颌骨的宽度发育不足,上颌牙弓狭窄,患者表现为长面型。

【诊断要点】

1. 后牙反殆根据反殆牙的数目和部位不同可分为:个别后牙反殆、一侧后牙反殆及双侧后牙反殆。

2. 后牙反殆根据发病机制可分为牙性和骨性。

(1) 牙性:上颌后牙舌向倾斜,下颌后牙颊向倾斜。

(2) 骨性:上颌骨发育宽度不足,下颌骨宽度过大,常合并上颌骨发育不足和(或)下颌骨发育过度等颌骨矢状向问题,多见于骨性反殆病例。

【鉴别诊断】

1. 深覆殆:临床上可表现为上前牙牙冠覆盖下前牙牙冠唇面 1/3 以上;或下前牙切缘咬合于上前牙牙冠舌面 1/3 以上。是上下牙弓和(或)上下颌骨垂直向发育异常所致的错殆畸形,即前牙区牙及牙槽高度发育相对或绝对过度,或(和)后牙区牙及牙槽高度发育相对或绝对不足。

2. 开𬌗:是指在正中𬌗位时,上下颌部分牙在垂直方向无𬌗接触的现象。开𬌗可发生在乳牙期、替牙期和恒牙期。临床以恒牙列期最为常见,主要机制是上下牙弓及颌骨垂直向发育异常所致。

3. 前牙反𬌗:上下前牙切端间无正常覆𬌗覆盖关系,若垂直向呈现间隙者为前牙开𬌗。可有个别前牙反𬌗及多数前牙反𬌗。

【治疗原则】

1. 牙性后牙反𬌗的矫治

(1) 上牙弓狭窄引起的后牙反𬌗:采用上颌扩弓矫治器,颊向移动上颌后牙,纠正牙颊舌向的倾斜度,使后牙反𬌗得以矫正。常见的上颌扩弓器为分裂基托扩弓器、四圈扩弓簧、"W"形扩弓器、上颌螺旋扩弓器等。

(2) 上后牙舌向倾斜引起的后牙反𬌗:可使用单侧放置双曲舌簧的上颌单侧𬌗垫式矫治器、单侧翼上颌活动扩弓矫治器等,注意在健侧增强支抗,防止健侧牙过多颊向移动。采用固定矫治器,利用上下颌后牙间交互牵引或种植支抗牵引来矫正舌侧倾斜的上颌后牙。需要注意的是,在进行交互牵引时,正常的下颌牙弓应换用较粗的弓丝,以避免上下颌交互牵引时的反作用力破坏下颌后牙正常的颊舌向倾斜度。

(3) 下后牙颊向倾斜引起的后牙反𬌗:多采用上下后牙间交互牵引或种植支抗牵引来矫正。此时,正常的上颌牙弓应换用较粗的弓丝,以避免交互牵引时的反作用力破坏上颌后牙正常的颊舌向倾斜度。

(4) 后牙拥挤导致的个别牙反𬌗:多通过减数或其他方法创造间隙,利用固定矫治器的弓丝作用,或配合上下颌后牙的交互牵引使其得到矫正。

2. 骨性后牙反𬌗的矫治

(1) 上牙弓狭窄引起的后牙反𬌗:腭中缝闭合前,多采用上颌扩弓矫治器;腭中缝闭合后,对于轻度上牙弓狭窄的患者,仍可使用上颌扩弓矫治器,多为慢速扩弓治疗,通过上颌后牙的代偿性颊向移动矫正后牙反𬌗;严重上牙弓狭窄引起的后牙反𬌗,只能通过手术辅助的上颌快速腭开展或正颌外科手术来矫正。

(2) 下牙弓过宽引起的后牙反𬌗:对于轻中度下牙弓过宽引起的后牙反𬌗,可以通过上下后牙间交互牵引,或通过扩大上颌牙弓,达到矫正后牙反𬌗的目的;对于重度下牙弓过宽引起的后牙反𬌗,通常只能采用正颌外科手术,缩窄过宽的下牙弓,矫正后牙反𬌗。

3. 矫治后牙反𬌗的注意事项

(1) 在后牙反𬌗的矫治过程中,可以配合牙尖的调磨,以利建𬌗。

(2) 骨性后牙反𬌗,在生长发育期间矫治效果较好,反𬌗矫正后可配合咬肌、颞肌的功能训练,以巩固矫治效果及建立𬌗平衡。

(3) 后牙反𬌗的患者常伴有牙弓矢状关系的不调,矢状关系不调的矫正可以改善横向关系的不调,也可加重横向关系不调的程度,在制订治疗计划时应充分考虑这一点。

【案例分析】

患者女性,18岁(图17-1~图17-5)。

主诉:"腭裂术后、上下牙不能咬合,下巴前突,面部不对称,要求矫正牙齿并改善容貌"。

现病史:先天性腭裂,5岁时修补腭裂;替牙后地包天,未做正畸治疗。

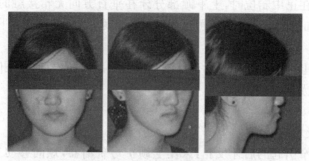

图 17 - 1　腭裂患者矫治前

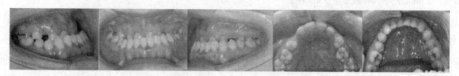

图 17 - 2　腭裂患者矫治前口内像

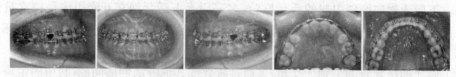

图 17 - 3　腭裂患者矫治中口内像

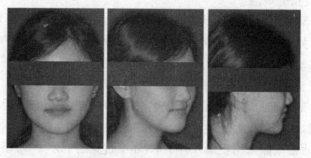

图 17 - 4　腭裂患者矫治后面像

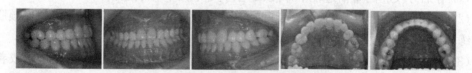

图 17 - 5　腭裂患者矫治后口内像

既往史:既往体健,无特殊。

检查:面中份凹陷,上颌发育不足,上牙弓狭窄,腭部可见腭裂术后瘢痕,全牙弓反𬌗。面部左右不对称,颏部左偏。恒牙列,13、14、23、24 先天性缺失,上牙列散在大量间隙,下前牙舌倾。双侧磨牙均为近中关系。

诊断

（1）腭裂术后继发上颌骨发育不足；骨性Ⅲ类错𬌗。

（2）上颌后缩伴上颌𬌗平面歪斜,面部不对称。

治疗方案

（1）正颌-正畸联合矫治,双颌正颌手术；手术方式为上颌骨 Lefort Ⅰ型水平截骨术＋下颌双侧矢状劈开术＋水平截骨颏成形术,具体设计如下：上颌骨旋转校正𬌗平面（左侧下降,右侧上移）；上颌前移：5 mm。下颌骨后退：3 mm；颏部前移 4 mm。

（2）先天性缺牙处结合修复治疗。

分析要点：患者后牙反𬌗的原因在于骨性错𬌗畸形引起的宽度不匹配,侧貌凹面型,偏颌,上颌骨明显发育不足,且该患者已经是成年人,因此可以通过正畸＋正颌外科联合治疗来解决面颌牙问题。良好的治疗效果为患者的身心均带来益处。

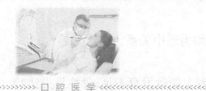

第十八章

后牙锁𬌗

根据上下后牙的颊舌位置关系,锁𬌗在临床上可分为正锁𬌗和反锁𬌗。正锁𬌗是指上颌后牙舌尖的舌斜面位于下颌后牙颊尖的颊斜面的颊侧,𬌗面无咬合接触,临床较为多见;反锁𬌗是指上后牙颊尖的颊斜面位于下后牙舌尖舌斜面的舌侧,𬌗面多无咬合接触,临床上较少见。正反锁𬌗可发生于单侧或者双侧,最常见于上下颌第二磨牙,前磨牙区的锁𬌗也较常发生。

【疾病特征】

1. 后牙锁𬌗:在临床上可分为正锁𬌗和反锁𬌗。

2. 正锁𬌗:是指上颌后牙舌尖的舌斜面位于下颌后牙颊尖的颊斜面的颊侧,𬌗面无咬合接触,临床较为多见;多由于上颌后牙颊向错位、倾斜,或下后牙舌向错位、倾斜造成。

3. 反锁𬌗:是指上后牙颊尖的颊斜面位于下后牙舌尖舌斜面的舌侧,𬌗面多无咬合接触,临床上较少见。

4. 正反锁𬌗:可发生于单侧或者双侧,最常见于上下颌第二磨牙,前磨牙区的锁𬌗也常发生。

【诊断要点】

1. 咬合关系的检查:要同时观察正中牙𬌗位和正中关系位。特别注意下颌关闭过程中是否有功能性下颌移位,或存在咬合干扰。由于𬌗干扰引起的下颌功能性移位常见于单侧后牙反𬌗和锁𬌗的患者。

2. 面中线检查:面中线是否经过鼻、唇、颏的中点。可以借助一根牙线从患者前额拉至颏部来检查。观察患者的颜面对称情况时最好让患者坐直,进行正面的目测观察;也可以让患者仰头,由颏下部向上观察其下颌偏斜情况。另外,还需注意上下牙齿中线是否与面中线一致。

3. 颞下颌关节的检查:常规检查时要包括下颌最大开口度,开闭口型,以及咀嚼肌、关节区有无压痛,关节有无弹响。

4. 病史:对于表现为后牙锁𬌗的横向不调的患者,特别是有颜面偏斜等生长发育问题的患者,要详细询问有无遗传史、唇腭裂病史、外伤史、慢性鼻咽部疾病,以及张口呼吸、偏侧咀嚼、一侧托腮、长期吮指等不良习惯。

【治疗原则】

矫治原则是在升高咬合的前提下移动上下后牙向颊侧或舌侧解除锁𬌗关系,达到正常的咬合。

1. 正锁𬌗的矫治

（1）个别牙正锁𬌗：多见于上颌后牙颊向错位，同时伴有或不伴有下颌牙舌向错位。

1）由上后牙颊向错位或倾斜引起的锁𬌗，合并下颌后牙舌向错位或倾斜引起的锁𬌗，矫治时通过交互支抗使上下后牙移动，达到矫正后牙锁𬌗的目的。如果下颌牙位置正常，交互牵引时应加强下牙列的支抗。

2）如果患者锁𬌗较为严重，交互牵引时容易引起咬合创伤而导致牙松动，矫治时可使用平面导板或𬌗垫，使锁𬌗牙脱离牙尖锁结，当锁𬌗矫正后，再逐渐磨去后牙𬌗垫，以调整牙由于交互牵引所致垂直向的位置异常。

（2）单侧上下第二磨牙正锁𬌗：临床上较多见，且以上磨牙颊向错位为主，下磨牙位置大体正常或轻微舌向错位。治疗前可拍摄曲面断层片观察第三磨牙的形态、位置及其萌出情况。如果同侧的第三磨牙尚未萌出或即将萌出且形态正常，且确认能自行调整至正常位置，可将该侧第二磨牙拔除，以便第三磨牙自行调位于已拔除的第二磨牙位置萌出，与下颌第二磨牙建立正常𬌗关系。如果第三磨牙形态异常或位置不正，通常需要拔除第三磨牙，以便为第二磨牙的矫正创造间隙，矫正方法同个别牙正锁𬌗。

1）一侧多数后牙正锁𬌗：常见于下牙弓狭窄者，锁𬌗侧下颌后牙舌向错位严重，但上颌后牙颊侧错位不明显。矫治时戴用平面导板使锁𬌗牙脱离牙尖锁结关系，矫治器可设计四角圈簧扩弓矫治器，使锁𬌗侧的下颌后牙向颊侧移动。另外，也可以设计患侧上下后牙进行多组牙的颌间交互牵引，从而达到预期的疗效。

2）双侧多数后牙正锁𬌗：此类患者较少见。矫治时可以先纠正一侧锁𬌗，达到正常的咬合后，再纠正另一侧，也可以双侧同时矫正。成人患者，如果上牙弓过宽或下牙弓过窄引起锁𬌗，难以通过单纯正畸的方法矫正者，可以配合正颌外科手术，缩窄过宽的上颌牙弓或扩宽缩窄的下牙弓，使后牙锁𬌗得到矫正。

2. 反锁𬌗的矫治

（1）单个后牙反锁𬌗的矫治原则与正锁𬌗恰好相反，即可达到矫治效果。

（2）多数后牙反锁𬌗，临床上较为罕见，最有效的方法是扩大上颌牙弓。需要注意的是，扩弓时双侧后牙为交互支抗，两侧后牙均向颊侧移动，最适用于双侧后牙反锁𬌗的矫治。如果为单侧多数后牙反锁𬌗，为防止双侧同时移动，可以在放置扩弓簧的时候，将其偏向移动侧一些，这样锁𬌗侧牙移动多一些，而非锁𬌗侧牙移动少一些。另外，也可进行上下后牙的交互牵引。

（3）近年来，微钛钉种植体支抗的应用为后牙锁𬌗的矫正提供了一种新的方法。种植体支抗的应用，一方面可以有效地矫正锁𬌗；另一方面也可以防止矫正后锁𬌗牙的伸长。

3. 矫治锁𬌗注意事项

（1）由于锁𬌗牙无𬌗面接触关系，牙尖缺乏生理性磨耗，矫正后通常会出现个别牙的早接触。随着生理性磨耗的进行，早接触通常会自动消失。如果早接触在矫治结束后一段时间内持续存在，则需要进行少量的调𬌗。

（2）矫正个别后牙正锁𬌗或多数后牙锁𬌗，都要注意间隙问题。如间隙不足，需先开拓间隙，如严重拥挤则需配合减数治疗。

【案例分析】

患者男性,12 岁(图 18 - 1～图 18 - 4)。

主诉:"爬牙",左侧咀嚼困难,要求矫治。

现病史:替牙后,家长发现患者上牙前突,影响颜面美观。

既往史:既往体健,无特殊。

检查:颜面基本对称,凸面型,轻度开唇露齿。恒牙列,磨牙右侧中性关系,左侧近中尖对尖关系。尖牙右侧远中关系,左侧中性关系。前牙深覆𬌗Ⅱ度,深覆盖约 5 mm。上颌牙列中线左偏 0.5 mm,下颌牙列中线右偏 1.5 mm。上前牙区散在间隙约 5.5 mm,右下后牙区散在间隙约 1.5 mm。左侧双尖牙及第一磨牙正锁𬌗。双侧颞下颌关节无弹响、无压痛,开口度、开口型正常。X 线测量分析:骨性Ⅰ类,均角。

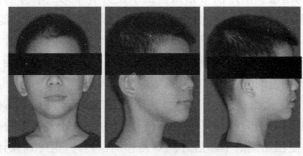

图 18 - 1 后牙锁𬌗患者矫治前面像

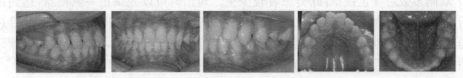

图 18 - 2 后牙锁𬌗患者矫治前口内像

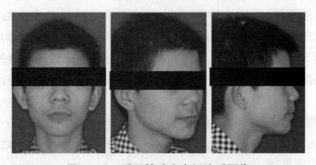

图 18 - 3 后牙锁𬌗患者矫治后面像

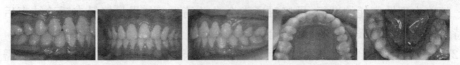

图 18 - 4 后牙锁𬌗患者矫治后口内像

诊断:凸面型,均角;骨性Ⅰ类;牙性安氏Ⅲ类错𬌗。

治疗:𬌗垫、舌弓矫治后牙锁𬌗,采用直丝弓固定矫治技术,不拔牙矫治。

分析要点:患者同时存在矢向及横向上下牙弓关系不调,表现为上前牙的唇倾及左下后牙舌倾,造成前牙覆盖过大及左侧后牙的锁𬌗,在治疗顺序上先解决横向问题是关键环节。利用上前牙区的散在间隙,内收上前牙减小突度。通过𬌗垫打开后牙咬合锁结,配合颌间交互牵引直立左下后牙,建立正常尖窝咬合关系。

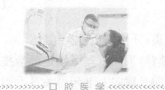

第十九章

深 覆 𬌗

上前牙牙冠覆盖下前牙牙冠唇面>1/3,或下前牙切缘咬合于上前牙牙冠舌面切>1/3者称为深覆𬌗。深覆𬌗是上下牙弓和(或)上下颌骨垂直向发育异常所致的错𬌗畸形,即前牙区牙及牙槽高度发育相对或绝对过度,或(和)后牙区牙及牙槽高度发育相对或绝对不足。

【疾病特征】

1. 牙齿:前牙区表现为上切牙牙轴直立甚至舌倾,磨牙关系多为远中关系。

2. 牙弓:下颌 Spee 曲线过大。安氏Ⅱ类1分类者常见上下牙弓呈尖圆形,安氏Ⅱ类2分类者上下牙弓呈方形。

3. 面型:一般呈短方面型,面下 1/3 高度较短,下颌角小,咬肌发育好,下颌角区丰满。

4. 颌骨:安氏Ⅱ类1分类患者一般上颌发育较好,下颌由于后缩或顺时针旋转而表现为下颌发育不足;安氏Ⅱ类2分类患者上、下颌骨一般发育较好,由于上前牙内倾,下颌处于功能性远中合位或远中合位,下颌前伸及侧向运动受阻,只能做开、闭口运动。下颌角小,或下颌支过长,下颌平面角小。

5. 牙周:深覆𬌗严重的患者由于下前牙长期咬合于上前牙腭侧牙龈处,可能引起创伤性龈炎,急性或慢性牙周炎,严重的成人患者可有牙槽骨吸收、牙松动现象。

【诊断要点】

1. 临床上将深覆𬌗分为以下 3 度。

Ⅰ度:上前牙牙冠覆盖下前牙牙冠的 1/3~1/2 处;或下前牙咬合在上前牙舌侧切 1/3~1/2 处。

Ⅱ度:上前牙覆盖下前牙冠长的 1/2~2/3 处;或下前牙咬合在上前牙舌侧切 1/2~2/3 处(如舌隆突)者。

Ⅲ度:上前牙牙冠覆盖下前牙牙冠>2/3 者,甚至咬在下前牙唇侧龈组织上;或下前牙咬合在上前牙腭侧龈组织或硬腭黏膜上,常会造成创伤性牙龈炎、牙周炎等。

2. 深覆𬌗的分型:根据错𬌗畸形的形成机制将其分为牙性和骨性。

(1) 牙性:此型主要由牙或牙槽骨垂直向发育异常引起,常表现为上下颌前牙及牙槽骨过高,后牙及后牙牙槽骨高度发育不足。上前牙牙轴垂直或内倾,下前牙有先天缺牙或下牙弓前端牙列拥挤致下牙弓前段缩短;磨牙关系多数为中性𬌗,也有少数为轻度远中𬌗或远中𬌗;面下 1/3 短。X线头影测量显示主要是牙轴及牙槽骨的问题。上下颌骨的形态、大小及在矢状方向上的相互关系基本正常,面部畸形不明显。

（2）骨性：不仅有上下前牙内倾、前牙及前牙区牙槽骨发育过度，后牙及后牙牙槽骨高度发育不足的牙及牙槽骨问题，同时伴有上、下颌骨间位置的失调，磨牙关系多呈远中关系。X线头影测量显示 ANB 角大，后、前面高的比例（S-Go/N-Me）＞65%，上、下颌骨向着相对的方向旋转，PP、OP、MP 3 个平面离散度明显变小，甚至接近平行，腭平面向前下旋转，下颌骨向前上旋转，下颌平面角及腭平面与下颌平面的夹角明显降低，下颌角呈方形，面下 1/3 高度明显降低，面部呈短方面型，严重者可表现为"短面综合征"。

3. 根据颌骨垂直向关系将其分为低角型、均角型和高角型。

（1）低角型：前牙深覆𬌗，下颌平面平坦，下颌平面角小于正常。下颌呈逆时针旋转生长。

（2）均角型：前牙深覆𬌗，下颌平面角正常。

（3）高角型：前牙深覆𬌗，下颌平面较陡，下颌平面角大于正常。下颌呈顺时针旋转生长。

【鉴别诊断】

1. 深覆盖：前牙深覆盖是指上前牙切缘至下前牙唇面的水平距离＞3 mm 者。前牙深覆盖是一种常见的错𬌗症状。

2. 锁𬌗：是后牙的一种错𬌗畸形。根据上下后牙的颊舌位置关系，锁𬌗在临床上可分为正锁𬌗和反锁𬌗。正锁𬌗是指上颌后牙舌尖的舌斜面位于下颌后牙颊尖颊斜面的颊侧，𬌗面无咬合接触，临床较为多见。反锁𬌗是指上后牙颊尖的颊斜面与下后牙舌尖的舌斜面相咬合，𬌗面无咬合接触，临床较为少见。锁𬌗可发生在牙弓的一侧，也可发生在牙弓的两侧；发生在牙弓一侧者多见，而发生在牙弓两侧者较少见；恒牙𬌗多见而乳牙𬌗较少见。常见于上下颌第 2 磨牙，前磨牙区的锁𬌗也较常发生。

【治疗原则】

深覆𬌗矫治的原则是通过调整前后段牙及牙槽的垂直高度打开咬合，纠正前后牙的轴倾度，协调上、下颌骨之间的矢状位置关系，矫治深覆𬌗、深覆盖。对于安氏Ⅱ类 2 分类病例，首先改变上、下前牙长轴，将安氏Ⅱ类 2 分类矫治为Ⅱ类 1 分类，再根据具体情况考虑是否采取拔牙矫治。深覆𬌗矫治后，复发趋势较明显，常需过矫正。

1. 生长期儿童

（1）牙性深覆𬌗：矫治原则是改正切牙长轴，抑制上、下切牙的生长，促进后牙及后牙牙槽的生长。

1）对于替牙期或恒牙初期患者，首先使用上颌附舌簧的平面导板矫治器，在内倾的上前牙舌侧设计双曲舌簧，推内倾的切牙向唇侧，以纠正切牙长轴，用平面导板压低下前牙，打开后牙区咬合，使后牙升高，从而改善下牙弓 Spee 曲线；或采用"2×4"矫治器改变上前牙的唇倾度，视情况考虑是否使用上颌平面导板矫治器或 Frankel Ⅱ型矫治器、Twin-block 等功能性矫治器进行矫治。先天缺失下切牙的患者视下切牙长轴矫正后间隙的情况酌情处理，必要时做义齿修复以保持上、下切牙正常的覆𬌗、覆盖关系，同时应改正不良习惯。

2）对于恒牙期患者，开始就使用固定矫治器。先唇向开展上前牙，纠正上颌切牙长轴，待形成一定程度的覆盖后再在下颌粘接托槽，排齐下切牙并整平下牙弓 Spee 曲线，最后建立良好的前牙覆𬌗覆盖关系。

(2) 骨性深覆𬌗:矫治原则为唇向开展上前牙,解除闭锁合,消除下颌骨向前发育的障碍,协调上下颌骨间关系,并抑制前牙及前牙槽高度的生长,刺激后牙及后牙牙槽骨高度的生长。

1) 对于替牙期或恒牙初期患者:可先用上述附舌簧的平面导板矫治器,纠正上颌切牙长轴,升高后牙区高度,改善下颌 Spee 曲线。对于上、下颌骨矢状向严重不调的患者,可采用导下颌向前生长,待上下颌骨关系基本纠正后,再用固定矫治器行二期矫治。

2) 对于恒牙期患者,先用固定矫治器纠正上颌切牙轴倾度此时可考虑同时配合使用前牙区平面导板以压低下前牙,升高后牙。上前牙牙轴纠正后,如果覆盖较大、磨牙关系呈明显远中关系,可使用导下颌向前的功能性矫治器或 Forsus 进行下颌位置的调整;如果覆盖较浅,且磨牙关系已自行调整至中性,则直接用固定矫治器进一步排齐、整平。

2. 生长后期及成年人:生长发育已基本结束,应重点矫治牙及牙槽骨的异常,如用固定矫治器打开咬合,整平 Spee 曲线,必要时可以运用微种植体支抗帮助压低前牙,矫治深覆𬌗。对于Ⅲ度深覆𬌗并咬伤牙龈的成年患者,必要时可行正颌外科手术治疗,以降低前牙牙槽骨高度,矫治深覆𬌗。

(1) 牙性深覆𬌗

1) 前牙牙槽骨高度过高导致的深覆𬌗:矫治原则是压低上下前牙,整平 Spee 曲线。可采用固定矫治器,先矫正内倾的上颌切牙以解除其对下颌的锁结,然后使用多用途弓压低上下前牙,整平 Spee 曲线,矫正深覆𬌗。

2) 由于后牙牙槽骨高度过低导致的深覆𬌗,或前牙牙槽高度过高、后牙牙槽高度过低导致的深覆𬌗。矫治原则是压低上下前牙,升高后牙,整平 Spee 曲线。可采用固定矫治器,先矫正内倾的上颌切牙以解除对下颌的锁结,然后使用摇椅形弓丝(尤其是摇椅形方弓丝)配合Ⅱ类颌间牵引,必要时加前牙区的小平面导板,以压低上、下前牙,升高后牙,整平 Spee 曲线,矫正深覆𬌗。

(2) 骨性深覆𬌗:矫治原则为纠正上前牙牙轴,整平 Spee 曲线,协调上下颌骨关系。成人骨性深覆𬌗,特别是后、前面高比例过大、下颌支过长、下颌平面角小的患者,治疗十分困难。

1) 轻度骨性畸形:患者可采用正畸治疗。一般用固定矫治器,先矫治上颌以矫正内倾的切牙长轴,并附上颌舌侧小平面导板打开后牙咬合,使后牙伸长以改正深覆𬌗。待上切牙向唇侧移动后再矫治下颌,排齐下牙列并改正𬌗曲线,必要时上颌可用"J"形钩高位牵引以压低上切牙,后牙垂直牵引以刺激后牙槽骨生长。随着微种植体支抗的发展,对于成人骨性深覆𬌗患者,可以在上、下颌种植微种植体支抗以压低上、下前牙,打开咬合。

2) 严重的骨性深覆𬌗:患者打开咬合、改正深覆𬌗难度很大,必要时可以采用正颌外科治疗,即先正畸治疗改正上、下切牙长轴,排齐上、下牙列,再酌情采用外科手术行前牙区根尖截骨术,压入前段牙及牙槽以矫正过长的上或下前牙及牙槽骨。

对一些年龄较大、后牙磨耗过多、垂直高度不足的患者,上下牙列排齐后如覆𬌗仍深,无法用正畸方法矫正时,可配合修复治疗,必要时后牙做𬌗垫或高嵌体升高咬合,以便使上下切牙获得正常的覆𬌗、覆盖关系,并修复面部下 1/3 的高度。

【案例分析】

患者男性,15 岁(图 19-1~图 19-4)。

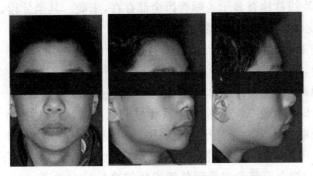

图 19 - 1　安氏Ⅱ类深覆殆患者矫治前面像

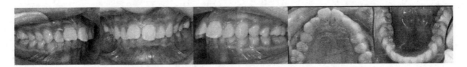

图 19 - 2　安氏Ⅱ类深覆殆患者矫治前口内像

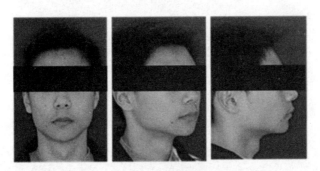

图 19 - 3　安氏Ⅱ类深覆殆患者矫治后面像

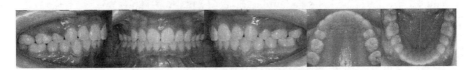

图 19 - 4　安氏Ⅱ类深覆殆患者矫治后口内像

主诉:牙齿排列不齐。

现病史:自替牙期后上下前牙不齐,自觉影响美观。

既往史:既往体健,无特殊。

检查:恒牙列,双侧磨牙完全远中关系,双侧后牙区正锁合,尖牙远中关系,牙尖交错位时,下颌前牙咬至上颌前牙腭侧黏膜,前牙Ⅲ度深覆殆,覆盖 10 mm,下颌后牙区舌倾。上下中线与面中线一致。双侧颞下颌关节无触痛,开口初,闭口末有轻度弹响。开口度、开口型正常。口外观上颌前突,两类面型。模型检查可见上牙弓宽大,后牙区颊向倾斜,下颌牙弓狭窄,后牙区舌倾,上下牙弓拥挤度为 0,Speed 曲度为 3 mm,Bolton 指数:前牙比为 79.7%,

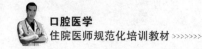
全牙比为 91.5％。X 线片检查显示 4 颗智齿全部存在,未萌。其余牙齿、颌骨及牙周发育正常。侧位 X 线片显示为骨性两类面型,上颌前突。

诊断:安氏Ⅱ类1分类错𬌗,后牙区正锁𬌗,Ⅱ类骨面型,均角。

治疗:双期矫治,第一期利用四角圈簧扩大下颌牙弓,至横向匹配。然后进行二期固定正畸矫治,拔除上颌两颗第一双尖牙。解决前牙区覆盖关系。

分析要点:患者同时存在矢向及横向上下牙弓关系不调,表现为上牙弓狭窄,下颌后缩,造成前牙深覆𬌗、深覆盖。在治疗顺序上先解决横向问题是关键。充分利用患者的生长发育潜力,扩大上牙弓。同时由于其覆盖大,双侧后牙均为远中关系、下颌牙齿排列整齐、spee 曲线较为平坦。综合面型考虑采用单颌拔牙解决矢状向关系,建立前牙正常的覆𬌗覆盖关系,同时双侧后牙建立完全远中关系,咬合稳定。

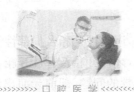

第二十章

开 𬌗

开𬌗是一种严重影响美观及𬌗功能的错𬌗畸形。以牙颌面部垂直向发育异常为主要表现,但常包含长、宽、高三维方向的不调。开𬌗的形成主要与异常的人体姿势、舌习惯(如伸舌吞咽、吐舌习惯等)、口颊肌群功能异常等密切相关,少数与局部𬌗干扰、佝偻病、遗传等有关。

【疾病特征】

开𬌗患者的共同表现为上下颌牙在正中𬌗位,切缘或𬌗面间垂直向有距离,无𬌗接触。

1. 𬌗表现:前部牙齿或后部牙齿咬合部位在垂直向没有咬合接触。常表现为上下前牙唇倾,后部牙槽骨高度过大、前部牙槽骨高度不足,上颌𬌗平面向上倾斜、下颌𬌗平面向下倾斜。后牙相对于𬌗平面近中倾斜,没有明显的 spee 曲线等。

2. 颌骨:以高角、长面型最为多见。上颌骨形态可能正常或宽度发育不足,腭穹高拱,其位置向前上旋转;下颌骨发育不足,下颌支短、下颌角大、角前切迹深,下颌体向前,下颌骨向下后旋转。

3. 软组织:上下唇闭合不全,颏后缩或前突,面下 1/3 过长,前面高增加,颏部紧张,颏唇沟不明显,有不同程度的开唇露齿。常伴相应的舌或其他软组织的异常结构和功能活动,如伸舌吞咽、吮颊习惯、吐舌习惯等。

4. 口颌功能表现:咀嚼功能及语音功能明显受到影响,表现为发音不清,尤其是齿音,前牙开𬌗而无法切断食物,后牙咀嚼效率降低,且随着开𬌗程度及范围的增大,功能降低加重,咀嚼肌张力不足。

【诊断要点】

通过临床检查、功能分析、模型分析及 X 线头影测量分析,可判断开𬌗形成的病因和机制。单纯的牙性开𬌗较少,早期的牙性开𬌗可随着儿童的生长发育发展为骨性,因此开𬌗的矫治应尽早开始。

1. 按上下切牙切缘间垂直距离大小作为标准将开𬌗分为以下 3 度。

Ⅰ度:上下切牙垂直分开<3 mm。

Ⅱ度:上下切牙垂直分开 3～5 mm。

Ⅲ度:上下切牙垂直分开>5 mm。

2. 开𬌗分类

(1) 按开𬌗的发生部位可分为,前牙开𬌗及后牙开𬌗。

（2）按开𬌗的发生范围可分为，广泛性开𬌗及局部性开𬌗。

（3）按开𬌗的发生机制可分为，牙性开𬌗及骨性开𬌗。

1）牙性开𬌗：主要为牙及牙槽骨的问题，即前牙萌出不足，前牙牙槽骨发育不足或（和）后牙萌出过长、后牙牙槽骨发育过度。后牙或末端磨牙倾斜，扭转等位置异常也常见于开𬌗病例。面部无明显畸形，颌骨发育基本正常。

2）骨性开𬌗：骨性开𬌗患者除牙及牙槽骨的问题外，主要表现为下颌骨发育异常，下颌支短、下颌角大、角前切迹深、下颌平面陡、下颌平面角大，下颌呈顺时针旋转生长型，后前面高比减小，面下 1/3 过长，严重者呈"长面综合征"表现，同时可能伴有上下前牙及牙槽骨的代偿性增长。

【治疗原则】

开𬌗矫治的总体原则是去除病因，根据开𬌗形成的机制、患者的生理年龄，采用合适的矫治方法，通过对前段及后段牙、牙槽骨垂直向及水平向位置的调整，达到解除或改善开𬌗的目的。必须注意，如果口腔不良习惯不去除，畸形无法纠正，即使暂时纠正也易复发。

对于严重的骨性开𬌗患者，需要用传统的正畸手段和正颌外科相结合的方法才能得以矫治。对于牙性及轻、中度骨性开𬌗的患者，则尽可能通过单纯正畸治疗的方法进行矫治。

开𬌗患者如果存在面型突、前部牙齿拥挤或前突明显、第 3 磨牙阻生、骨量不足等一般需要考虑拔牙矫治。如果确定为拔牙矫治，牙位的选择需要依据具体情况而定。如上下前牙较唇倾、前牙区有明显拥挤、面型较突等建议拔除前磨牙。如果存在后部拥挤，希望维持原有面型等可考虑拔除磨牙。

1. 生长期儿童

（1）牙性开𬌗：多为早期开𬌗，且多由口腔不良习惯引起。混合牙列期可用活动矫治器加舌屏、腭刺改正不良习惯，后牙萌出过多可在对颌后牙区加垫以压低后牙；年幼儿童一般在破除不良习惯后，上下切牙可以自行生长建立覆𬌗；如患者年龄较大，切牙不能自行调整时，根据面部突度、唇齿关系、下颌角大小可在开𬌗的上下切牙上黏托槽进行垂直牵引。但恒牙列期如伴有牙列拥挤等其他畸形时，可用固定矫治器在矫治拥挤等畸形的同时纠正开𬌗，必要时也可同时戴后牙𬌗垫装置，并加强咀嚼肌的功能训练。

（2）骨性开𬌗：分析病因是否为缺钙所致的佝偻病，如系全身因素引起的畸形则应配合补钙及全身治疗。在去除病因的同时，积极开展生长改良治疗，生长早期患者除用前述矫治器外，应配合颏兜进行口外垂直牵引，口内矫治器的𬌗垫应做得较高，以便高效传递垂直牵引力，刺激下颌髁突的生长和下颌支的增长，引导下颌骨正常生长。

2. 生长后期及成年人

（1）牙性开𬌗

1）一般用固定矫治器矫治，如 Tweed 技术及多曲方丝弓技术（multi-loop edgewise arch wire，MEAW）等，必要时配合后牙的𬌗垫以压低后牙。应用多曲方丝弓技术纠正成人开𬌗病例，临床效果较为肯定。MEAW 技术为 20 世纪 70 年代美籍韩国正畸专家 Kim 医生设计的，其基本原理是利用多个垂直、水平复合曲，从而增加了弓丝长度及弹性。每个后牙由于均附有一小复合曲，其在三维空间的位置调整更有效率。

2）随着微种植支抗的应用，正畸医生垂直向移动牙的手段越来越多，固定矫治器配合微种植体支抗压低后牙,疗效肯定。

3) 如伴有前牙前突、拥挤的患者,可采用拔牙矫治法,可选择拔除牙弓中、后段的牙,如拔除 4 个第二前磨牙或 4 个第一磨牙,让后牙前移、前牙向后移,下颌 Spee 曲线的曲度加深。后牙向前移动,颌间距离降低,下颌可能向上、前旋转,同时上前牙向后、下移动可减少前牙的开殆度。

4) 应注意破除不良因素,如为第三磨牙阻生,其萌出力使第 2 磨牙抬高,形成全口多数牙开殆时,应即时拔除阻生的第三磨牙并压入第二磨牙使之回到正常位置,同时应加强咀嚼肌的肌力训练以矫治开殆。

5) 外伤患者,进行手术处理,同时配合固定矫治器矫治,恢复患者的原有殆关系。

(2) 骨性开殆:由于生长发育已基本完成,较难采用引导生长的方法矫治开殆。轻度骨性开殆患者除了采用前述矫治方法或拔牙矫治方法外,还可采用增加牙代偿的掩饰矫治法将开殆区的上下颌牙适当代偿性伸长,尽可能地改善面部形态,恢复功能。严重的骨性开殆、长面综合征患者则应进行正畸-外科联合治疗,可与颌面外科医生会诊后确定术式,用外科手术来矫治骨性开殆。

【案例分析】

患者女性,24 岁(图 20 - 1~图 20 - 4)。

主诉:上下前牙无法咬合。

现病史:10 余年前出现上下前牙无法咬合,未曾治疗。

既往史:既往体健,无特殊。

检查:恒牙列,上牙弓拥挤 5.5 mm,下牙弓有 2.0 mm 间隙。磨牙关系右侧中性、左侧近中,磨牙对刃;前牙开殆 3 mm,上下中线正,凹面型,Spee 曲线曲度 1.5 mm,Bolton 指数:前牙比 83.3%,全牙比 95.2%,开口末闭口初颞下颌关节有弹响。X 线片头影分析:Ⅲ类颌骨关系;正常下颌平面角。

诊断:骨型Ⅲ类,牙性Ⅲ类,开殆,均角。

治疗设计:上颌快速螺旋扩弓器及四角簧扩弓;多曲方丝弓(MEAW)固定矫治技术。

分析要点:一般来说,处于生长发育阶段的少年儿童扩弓效果显著,多伴有腭中缝的扩开,而成人扩弓多呈现牙齿颊向移动。此患者通过扩展上牙弓协调了上下牙弓宽度,为解决上牙列拥挤提供了间隙。戴用多曲方丝后要求患者一定要配合使用Ⅲ类颌间牵引,通过改变殆平面倾斜度矫正开殆。

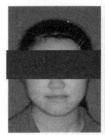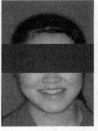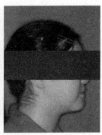

图 20 - 1　开殆患者矫治前面像

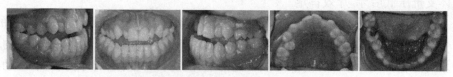

图 20-2 开拾患者矫治前口内像

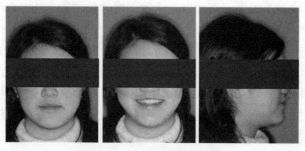

图 20-3 开拾患者矫治后面像

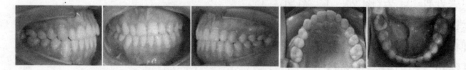

图 20-4 开拾患者矫治后口内像

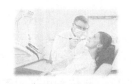

第二十一章
正畸术前与术后照相的技巧

　　拍摄牙颌畸形患者口内和面部影像,是为了直观记录矫治前后及矫治过程中牙齿排列、咬合关系及颜面部形态,为诊断、矫治设计、矫治过程中及矫治后效果评估提供形象化的资料,也是科学研究及论文发表的重要素材。

　　1. 拍摄面𬌗像的照相器材

　　(1) 机身:一般多采用可与镜头分离的单反数码相机。

　　(2) 镜头:由于口腔摄影拍摄物较小,一般采用微距镜头。

　　(3) 闪光灯:口腔内光线相对较暗,容易出现阴影,正畸专业摄影首选环形闪光灯。

　　(4) 辅助器材:主要包括口角拉钩和反光板。口角拉钩分为正位拉钩和侧方拉钩,有大中小之分。反光板分为𬌗面反光板和侧面反光板,也有大小之分。

　　2. 临床照相的种类及要求

　　(1) 面像:由于被拍摄者年龄可能相差很大,颜面大小可能也存在较大差异,因此面像拍摄时应忽略放大比例和被摄者与摄影者之间的距离,着重考虑取景范围,保证被摄者影像在画面中的大小一致,比例适当。面部的照相需要有相应颜色的背景,底色没有统一规定,一般以选用白色、淡蓝色及深蓝色作为背景者居多。一般情况下,要求拍摄 4 张面像。

　　1) 正面像(图 21 - 1A)

　　● 观察内容:面部左右是否对称,面部上、中、下 3 个部分的比例关系,唇齿关系以及颅、颌、面之间的关系。

　　● 患者姿势:照相时要求患者抬头挺胸,平视前方,面部肌肉自然放松,双唇轻轻闭合,对有开唇露齿者则不要求闭合嘴唇,头发梳于耳后,戴眼镜的患者要取下眼镜。双眼连线与地面平行,双眼外眦到同侧发际的距离相等。牙齿咬合于牙尖交错位。

　　● 取景范围:应包括整个面部全貌,画面下缘位于患者锁骨上方;上缘位于头顶上方。焦点位于患者鼻根区域。面部中线位于画面的垂直中线上。

　　● 拍摄方法:一般采取竖式拍摄。

　　2) 正面微笑像(图 21 - 1B)

　　● 观察内容:微笑时面部的对称性,唇齿关系以及颅、颌、面之间的关系。

　　● 患者姿势:同正面像。面部肌肉放松,充分展现自然的微笑,不能做出自然微笑者,可以发"E"音。

　　● 取景范围:同正面像。

● 拍摄方法:同正面像。

3) 45°微笑像(图 21 - 1C)

● 观察内容:患者面部的美学特征。此位置可展示整个面部的整体美学轮廓。

● 患者姿势:患者向侧方旋转 45°角。抬头挺胸,平视前方,眼睛外眦和耳郭最高点的连线与地面平行。拍照侧头发梳于耳后,暴露耳郭。面部肌肉放松,充分展现自然的微笑,不能做出自然微笑者,可以发"E"音。焦点位于患者颧骨区域。

● 拍摄方法:同正面像。

4) 侧面像(图 21 - 1D)

● 观察内容:用于观察侧貌,颅骨、上下颌之间的矢状位置关系。

● 患者姿势:患者端坐于背景前,向侧方旋转 90°角。要求患者抬头挺胸,平视前方,面部肌肉自然放松,头发梳于耳后,暴露耳郭。双眼连线与地面平行,眼睛外眦和耳郭最高点的连线与地面平行。牙齿咬合于牙尖交错位。

● 取景范围:同正面像。

● 拍摄方法:同正面像。

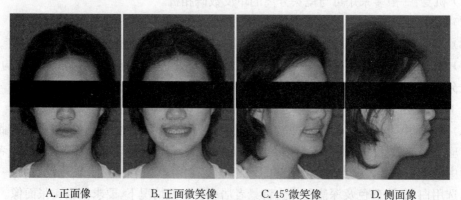

A. 正面像　　　B. 正面微笑像　　　C. 45°微笑像　　　D. 侧面像

图 21 - 1　面像

(2) 𬌗像

1) 正面咬合像(图 21 - 2A)

● 观察内容:上下牙弓中线的关系,前牙的覆𬌗关系。上、下牙列,特别是前牙的形态、大小比例、排列和牙周状况。

● 患者姿势:患者将牙齿咬合于最大牙尖交错位,两个正位口角拉钩放入口腔前庭,再向两侧充分拉紧,同时向前完全离开牙齿,充分暴露全部牙齿、牙龈、黏膜和咬合关系。

● 取景范围:包括全部上、下牙列,以及唇侧牙龈和黏膜。𬌗平面与画面水平中线一致,牙弓中线应与画面垂直中线一致。焦点位于中切牙近中接触点处。

● 拍摄方法:水平式拍摄。

2) 侧面咬合像(左侧＋右侧)(图 21 - 2B、C)

● 观察内容:主要观察后牙咬合关系,后牙颊面和颊侧牙龈状况。切牙、尖牙、双尖牙和磨牙的形态、排列。

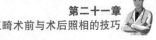

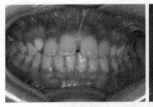 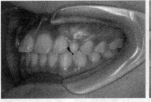 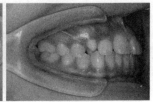

A. 正面咬合像　　　　　B. 右侧咬合像　　　　　C. 左侧咬合像

图 21 - 2 　殆像

● 患者姿势：患者将牙齿咬合于最大牙尖交错位，被摄侧使用侧方口角拉钩，向远中充分牵拉，同时向外完全离开牙齿，充分暴露被摄侧全部牙齿、牙龈、黏膜和咬合关系。对侧使用相应大小的正位拉钩轻力牵拉，只起到固定嘴唇的作用。

● 取景范围：摄影者位于患者侧前方 45°角，镜头长轴与患者后牙段垂直。以尖牙为中心，包括整个上、下牙列。

● 拍摄方法：水平式拍摄。

3）侧面覆殆覆盖像（图 21 - 3）

● 观察内容：主要观察前牙的覆殆与覆盖关系。

● 患者姿势：患者将牙齿咬合于最大牙尖交错位，被摄侧使用侧方口角拉钩，对侧使用相应大小的正位拉钩轻力牵拉。

● 取景范围：包括上、下颌前牙。殆平面位于画面的水平中线，切牙区位于画面的中央区域。焦点位于切牙区。

● 拍摄方法：水平式拍摄。

4）上牙列殆面像（图 21 - 4A）

● 观察内容：上牙列的形态、对称性，牙齿排列，拥挤程度，牙齿间接触关系，唇颊舌外展隙形态，殆面形态和病损，腭侧牙龈等。

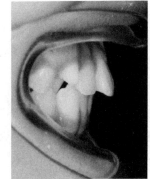

图 21 - 3 　侧面覆殆覆盖像

● 患者姿势：口腔前庭放置两个殆面拉钩，分别向两侧眼角方向牵拉上唇和颊部软组织，拉钩避免与上牙列的唇颊面接触，大张口，紧贴于下牙列放置反光板，与上牙列成 45°角，充分暴露上牙列殆面。

● 取景范围：摄影者镜头长轴对准反光板，与之成 45°角。包括上牙列殆面，不包括拉钩，以及握持反光板的手指。上颌腭中缝位于画面的垂直中线上。焦点位于双尖牙殆面。

● 拍摄方法：水平式拍摄。

5）下牙列殆面像（图 21 - 4B）

● 观察内容：下牙列的形态、对称性，牙齿排列，拥挤程度，牙齿间接触关系，唇颊舌外展隙形态，殆面形态和病损，舌侧牙龈等。

● 患者姿势：口腔前庭放置两个殆面拉钩，分别向下、向外侧牵拉下唇和颊部软组织，拉钩避免与下牙列的唇颊面接触，大张口，紧贴于上牙列放置反光板，与下牙列成 45°角，同时嘱患者后缩舌体，充分暴露下牙列殆面。

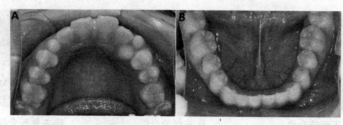

A. 上牙列　　　　　　　B. 下牙列

图 21 - 4　上、下牙列𬌗面像

● 取景范围:摄影者镜头长轴对准反光板,与之成 45°角。包括下牙列𬌗面,不包括拉钩,以及握持反光板的手指。舌系带位于画面的垂直中线上。焦点位于双尖牙𬌗面。

● 拍摄方法:水平式拍摄。

第六篇
口腔医源性感染及感染传播

第六章

口腔材料及其他口腔材料

发生在医院的一切感染称为医院感染或医院内获得性感染。1980 年美国疾病控制中心(CDC)定义为:医院感染是指住院病人发生的感染,而在其入院时尚未发生此感染也未处于感染的潜伏期。我国卫生部下发的《医院感染管理规范(试行)》中对医院感染的定义是:住院患者在医院内获得的感染,包括在住院期间发生的感染和医院获得、出院后发生的感染,但不包括入院前已开始或者入院时已处于潜伏期的感染。医院工作人员在医院获得的感染也属于医院感染。随着口腔医学的不断发展,新的诊疗技术、设备、材料广泛应用于临床。在口腔诊疗工作过程中,被患者的血液、牙体切割组织污染的口腔诊疗器械是造成血液性疾病感染的主要危险因素之一。因此,加强口腔诊疗器械的消毒工作,是有效预防和控制医源性感染、保证医疗安全的重要环节。

在口腔医疗保健中可能经由接触和空气传播的主要疾病如下:

1. 接触传染疾病:乙肝、丙肝、丁肝病毒传染的病毒性肝炎,单纯疱疹病毒传染的疱疹,艾滋病,淋病,梅毒及其化脓性感染等。

2. 空气传播的疾病:水痘、麻疹、风疹、流行性腮腺炎、流感、结核等。

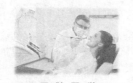

第二十二章
口腔正常菌群与感染的关系

口腔是人体四大菌库之一,与消化道、呼吸道相连,与外界相通。成人口腔中积聚大量细菌,每毫升未受刺激的唾液中细菌达 1.5×10^8,而在牙面或龈沟中集聚的牙菌斑,每克湿重所含细菌数超过 10^{11}。在正常情况下,这些细菌共生、竞争和拮抗,保持菌群之间的相对平衡,且保持与宿主之间的动态平衡,对人一般无害,不致病,这种平衡对保持口腔健康是有益的,称之为口腔正常菌群。它是相对的、可变的、有条件的。

一、口腔的感染源

口腔就诊患者如处于感染的潜伏阶段,就会看似健康,但实际上有传染性。临床上常见病原体携带者分为两种类型:①患有急性传染病恢复期的患者或成为病原携带者的患者;②不知道自己患病的,而处于感染前驱症状期,有亚临床感染的或健康的病原携带者;后者占大部分。病原体乙肝病毒和 HIV 病毒的危险因素:暴露途径、宿主易感程度、暴露中病毒的数量、暴露事件的次数。

二、口腔临床感染的传播方式与途径

常见的传播途径如下。

1. 接触传播

(1) 直接接触传播:医生、护士在与患者直接接触中通过手的污染而形成医务人员与病人、医务人员之间、患者与患者之间的交叉感染,这是口腔医源性感染及传播的主要渠道。由于口腔患者中可能含有亚临床感染、潜伏期、健康带菌者,以及不愿透露感染疾病实情者,因而每天的口腔治疗中都有传播一种或多种病原微生物的潜在危险。

(2) 间接接触传播:主要通过被污染的公用物品或专用物品使医院微生物传播。

2. 空气飞溅传播:由高速手机、气水枪、超声波洁牙机形成的飞沫通常直径很小,形成微滴悬浮于空气中很长时间,继而以感染气雾和形式经呼吸道进入支气管到达肺泡组织。另外,未经消毒的修复体打磨所产生的碎屑等亦可污染诊疗室的环境,并形成空气传播。因此,口腔科医生、助手和洁牙员进行治疗时应戴面罩,诊疗室应有较好的通风,患者治疗前应漱口,尽量减低患者口腔中的菌量。

3. 媒介传播

(1) 水传播:当手机在停止转动的瞬间,手机头部的空气呈负压状态,可将含有病人口腔菌丛的污染水自冷水管回吸到手机内部,形成生物膜菌落,在其他患者治疗时导致病原微生物的传播。吸唾器如未进行及时彻底清洗,其管道中的残留水也可使细菌繁殖而污染患者。

(2) 口腔材料传播:如印模材料、印模托盘、修复体及各种正畸矫治器。使用前如不能严格消毒,病原微生物则以此为媒介传播疾病。

三、口腔治疗中常见的传染病

1. HIV 感染与 AIDS:我国 AIDS 病与 HIV 病毒携带者近年来显著地增加,今后将会有较多的 HIV 病毒携带者会到牙科诊所就诊,而大多数 HIV 携带者将不能及时区别。应该认识到问题的严重性。

HIV 常见口腔损害:口腔白色念珠菌感染、口腔毛状白斑、卡波西肉瘤、HIV 相关性龈炎(线状红斑)、HIV 相关性牙周炎。

2. 乙型肝炎:在血液和血制品中可以发现乙肝病毒(HBV),唾液、血液、痰、母乳、眼泪、伤口分泌的液体、尿、精液及月经中都可以发现 HBV,仅需极少量的病毒就可以导致感染。HBV 是导致急慢性肝炎、肝硬化和肝癌的主要原因。

牙科手术中 HBV 的传染:乙肝病毒从患者传播给口腔科医生,但较少有证据表明由口腔医生传染给病人;在美国由于使用乙肝疫苗,其牙科人员 HBV 感染已下降;没有应用乙肝疫苗的国家和地区,口腔卫生及有关人员仍属高危人群。

3. 结核:1986 年来美国结核感染的增加引起了注意。一是患病率高的国家进来的移民;二是感染 HIV 的人患继发性结核较多。结核杆菌存在于痰中,经咳嗽由空气传播。未注射过疫苗的医生接触开放型结核患者有患病的危险,应推荐医生注射抵抗结核的疫苗。

4. 梅毒:是感染梅毒螺旋体导致的疾病。疾病的传染源是接触感染者的血液。在艾滋病患者中梅毒很常见。传染可通过牙科人员不戴手套时手上的微创伤发生而导致感染。梅毒分为获得性与先天性两类。获得性梅毒有三期,初期的口腔病变为唇部等硬结,溃疡,二期为"黏膜斑",晚期常为腭部坏死,溃疡甚至穿孔。先天性梅毒可表现为梅毒牙异常特征等。

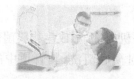

第二十三章
感染控制的目标、策略及方法

口腔临床感染中常见的感染危险有眼外伤及感染；手部刺伤及感染；高速手机喷雾污染；污染表面可能导致感染的危险。口腔医务人员必须意识到 HIV 和 HBV 的危险性，主要来自于血液、唾液及它们所污染的物品，必须使用安全措施和安全行为以及适时的方式预防、记录和处理损伤。必须规范操作，加强预防意识。

一、患者的检查和评价

口腔医生主要通过患者检查与评价采集病史一般包括过去史、外科情况、住院情况、注射情况、特别是现病史、过敏史等。了解患者的感染疾病史，如艾滋病、乙肝、丙肝、结核、疱疹、麻疹、感染性神经及呼吸道疾病、淋病、梅毒等。注意提示 HIV 感染的特征；如不能解释的淋巴结病，长期慢性腹泻，不易治愈的感染，软组织损害等。社会史鉴别是否为感染性疾病的高危人群；同性或异性恋的男性，静脉药物毒品注射，感染 HIV 母亲的子女，与感染者接触的异性。口腔软组织检查，对感染性疾病的早期口腔表征进行识别，并对病毒携带者做出诊断。

二、个人防护

口腔医务人员长期在医疗保健环境中工作，直接受到各种感染因子的威胁，因此，防止交叉感染对医生对患者的个人保护很重要。为了有效地降低医务人员身体接触到的病原微生物数量，减少交叉感染，必须注意以下几点。

1. 个人防护屏障：对从事接触患者血液及唾液的口腔医务人员，要使用手套、口罩、保护性眼镜和工作服等，能起到屏障保护作用。

（1）用于口腔的手套有乳胶手套、外科手套、乙烯基手套、厚橡皮手套，看完患者马上更换。

（2）口腔医务人员治疗患者时必须戴口罩，要求每个患者都应使用新的口罩。

（3）口腔手术中眼睛可能发生伤害或感染，为了减少损害，口腔医务人员和患者均应戴眼镜。

（4）保护性工作服推荐穿长袖工作服，固定时间更换。

（5）其他减少感染危险的预防措施，患者治疗前刷牙、氯己定含漱、使用橡皮障、医生肥皂和流水洗手，然后在消毒溶液中浸泡消毒。

（6）洗手六步法：两手—次掌心搓掌心；手指交错掌心搓手背，交换进行；掌心相对，双手交叉沿指缝相互搓擦；两手互握互搓指背；在掌中转动拇指和手腕，交换进行；一手指尖在另一掌心旋转搓擦,交换进行。

2. 避免刺伤:尖锐器械在应用和处理时应注意避免刺伤,如将针头放回针帽时避免对位不准,清洗锐器时要戴手套等。一旦发生刺伤,应立即采取相应措施处理,如为血污染器械,应注意随访观察,酌情进行防疫注射。针刺伤处理:挤压清洗消毒,尽快至急诊就诊,向有关部门报告并做好登记。

三、无菌术与表面消毒

良好的无菌术与表面消毒取决于高度的无菌观念。在口腔临床环境的各个方面都应采取无菌技术,以减少物品污染的机会。

1. 防止血液与唾液的污染

(1) 防止表面污染,有计划地准备治疗器械,手术区不放置很少使用的器械,最好使用成套准备好的手术盘。

(2) 术中污染的物品、器械应放在医生附近盛有消毒液的容器内,加以覆盖或浸泡,防止污染扩散。

(3) 装有浸泡消毒溶液的容器应放在医生附近,以便随时使用。

(4) 覆盖或消毒环境表面;口腔综合治疗台上灯的手柄、手机及气水孔等应予以覆盖。污染表面必须清洁消毒,地面血迹,口腔治疗室内使用的设备,如汞合金调拌器等。

(5) 其他物体及表面消毒:①溢出物,操作中溢出的污染液体应使用 2 000 mg/L 有效氯擦拭;②痰盂要用 2 000 mg/L 有效氯清洗。

2. 防止飞沫碎片污染

(1) 术前刷牙或漱口可减少牙科飞沫的浓度。

(2) 高速吸引气装置与高速手机及洁牙机同用可减少飞沫污染,可保护清洁人员。

(3) 牙科术中使用橡皮障,减少空气中的病原微生物及飞沫、碎片的飞溅。

(4) 保持诊疗室的通风及空气过滤,减少空气污染。

3. 诊疗室的环境清洁

(1) 非处置区:如接待处每天使用清洁剂擦洗以去除灰尘。

(2) 处置患者区:每月使用长期消毒剂清洁抽屉和柜子;每周清洁表面区如柜子侧面,每日清洁治疗椅表面,地板、洗手槽及痰盂等。

(3) 牙标本:戴手套将拔出之牙放入固定容器内,不污染外面。

4. 使用一次性用品:在口腔临床治疗中建议使用一次性用品,如注射器、口杯、托盘、棉球、纱布等,以控制交叉感染。

四、口腔科设备、器械及环境的消毒灭菌管理

(一) 灭菌方法

消毒灭菌主要分为化学方法和物理方法。

1. 化学消毒灭菌方法

(1) 高效水平消毒剂:使细菌芽胞失活、杀灭其他微生物。包括甲醛、戊二醛、环氧乙

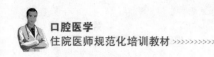

烷、过氧化酸等。戊二醛,推荐 2%W/V 溶液作浸泡消毒,穿透力强,广谱、高效、快速杀菌。WHO 肝炎小组推荐为 HBV 污染物消毒剂,5～10 分钟使 HBV 灭活。不良反应及注意事项:未稀释溶液可导致眼睛和皮肤刺激。不推荐用于表面消毒。

(2) 中等水平消毒剂:除不能杀灭有较多有机物保护的细菌芽孢外,其他微生物均可杀灭。如含氯消毒剂、含碘消毒剂、醇类消毒剂。

(3) 低效水平消毒剂:清洁环境表面。

(4) 防腐剂和保存剂:仅可抑制微生物的生长繁殖不能杀灭微生物。

(5) 使用化学溶液消毒的局限:此消毒方法通常在牙科诊所不实际,但有时用于不耐热的半关键物品。

(6) 使用溶液消毒有以下缺点:①溶液要定时更换,价格贵;②不能检查效果;③需要足够通风去除毒气;④不能用于包装的物品;⑤在繁忙的牙科诊所长期浸泡不现实;⑥可能损坏腐蚀一些器械。

2. 物理消毒灭菌方法

(1) 机械除菌:擦抹、扫刷、冲洗、通风。不能达到灭菌目的。

(2) 热力应用:包括干热、湿热及焚烧。

(3) 辐射灭菌:包括电离辐射、紫外线、超声波。

(4) 臭氧消毒法:利用高浓度臭氧的强氧化性对细胞膜脂质及一些蛋白质基团的过氧化而引起菌体破坏,达到灭菌目的。

(二) 口腔器械灭菌

器械灭菌分为 5 个的阶段:表面消毒、清洗消毒、注油养护、装袋封口、灭菌。

1. 表面消毒:对个别黏附有血液及组织的手机应先擦拭清洗,然后放入加热清洗消毒柜内。

2. 清洗消毒

(1) 超声波清洁:既有效又安全。注意溶液占清洁器容积的 1/2 或 3/4,器械应全部浸入溶液之下。

(2) 洗涤机:德国及北欧非常普遍,首先低温下洗器械预防蛋白沉淀。然后 93℃ 条件下使用清洁剂洗涤 10 分钟,80℃ 条件下漂洗 3 分钟。

3. 注油养护:手机内部干燥后使用注油机或手工进行注油养护。

4. 装袋封口:对清洁过的器械应正确包裹,包裹应适合及方便临床使用,包裹物品应允许蒸气穿透,应使用变色指示剂(条),标明消毒日期与开封日期,以及消毒物品名称。正确使用包裹材料-布、纸、灭菌袋等。

5. 灭菌:临床常用的口腔器械消毒灭菌方法。

(1) 化学消毒剂(2%戊二醛):部分医疗器械,如手术刀、剪、牙钳,由于材料本身性质原因,不适宜用高温灭菌,可直接使用 2%戊二醛浸泡。浸泡 30 分钟为初步消毒,然后使用清水冲洗、刷子清洗,去掉器械上附着的污物,沥干水分后再次浸泡 10 小时达到灭菌效果。使用前用生理盐水冲洗,拭干器械可使用。

(2) 高温压力蒸汽灭菌:目前最有效的方法。应有温度、压力和容积的波-马定律,通过高温高压的蒸汽灭菌作为热的传递媒介,达到所消毒器械的各个部位,杀灭包括病毒和芽孢在内的病原微生物。适合用于口腔器材,不锈钢器械,手机,布类,耐热塑料器械。理想的高压蒸汽灭菌必须有以下特征:3 次预真空、灭菌温度(134℃)和相应压力(2.1 Bar)。经过灭菌的医用塑封袋外的灭菌只是胶带黄色灭菌标记会变黑。此外塑封袋内应放置包内指示卡。灭菌器械有 180 天的使用期限,超过使用期限可再次灭菌消毒。

(三)口腔环境的消毒

1. 空气消毒

(1) 通风:早上、中午、下午班后各通风 1 小时。

(2) 消毒:紫外线消毒。每日中午、下午班后紫外线灯消毒 40 分钟。紫外线灯管距地面 2 m,用于物品表面消毒时,灯管距物体表面不超过 1 m。消毒时间从灯亮 5 分钟后开始计时。紫外线灯管累计使用时间不超过 1 000 小时,使用中强度不低于 70 $\mu W/cm^2$。

2. 地面消毒:地面无污染时,采用湿式清扫,用清水拖地每天 2 次。地面有污染,包括血迹、唾液时,用 2 000 mg/L 有效氯的拖把擦拭。

3. 操作台面消毒:每天开诊前用 10% 碘伏消毒液擦拭台面。

(四)口腔设备的消毒

1. 综合治疗台、牙科用椅和家具、电源开关、水气外接管等外表面,应用消毒剂会引起损坏,可考虑使用可处置的屏障,如塑料板、塑料袋、铝箔等将其覆盖。

2. 牙科治疗台的供水易被细菌污染,安装阻止回流阀门可部分预防这类污染;牙科系统供水消毒可以减少污染,一般使用游离氯及戊二醛消毒,因其残留作用短。牙科设备系统应具有专门设施供应抗感染的消毒水。

3. 模型消毒

(1) 藻酸盐印模清洁:流水下冲洗 30 秒,滴干。消毒:用 2 000 mg/L 有效氯喷洒。

(2) 石膏模型消毒:牙科专用石膏模型消毒柜,紫外线消毒。

4. 可见光固化器:光纤头直接接触口腔易受污染,手柄也常被术者和助手的手套污染。血液、唾液污染光固化设备是传播疾病的潜在感染源。临床上应采用透明薄膜套隔离污染源。

五、临床废物处理

1. 使用过的空针锐器不应该用手折断,要用专用工具处理。使用过的针头、针管、钻针、钢丝及其他尖锐物品,应立即放在用颜色或标签标记的锐气桶里。锐气桶内满 2/3 应立即更换。其他医疗废弃物应丢弃在黄色医疗废物垃圾袋内,由专人统一收集,最后焚烧。

2. 牙科诊所废弃的毒性材料,如银汞、砷剂,处理时应注意安全,存放容器应用标签标记。

六、医院感染控制中最容易存在的问题和应对措施

(一)存在的问题

1. 医务人员无菌操作观念淡薄。传统观念认为口腔是有菌环境,所以不用严格按无菌

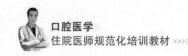

操作规范执行。由于护理人员紧缺,多数不能进行四手操作,医生在治疗过程中戴着手套在病人口腔操作后,手套未脱又拿别的公共物品等现象。

2. 口腔器械种类繁多,形状复杂,使用后易造成清洗及消毒困难。如拔髓针、扩大针、根管锉、托槽、牙钳、弓丝、正畸器械等。牙椅水系统、管道系统、高速、低速手机、洁牙柄等。

3. 口腔治疗处理操作工序复杂,增加了感染机会。如简单的活动义齿,就需要经过基牙预备、取印模、灌模型、支架制作、雕刻蜡型。排牙、装盒、冲蜡、填胶、热处理、打磨、抛光等十几道工序,每道工序都存在着交叉感染的机会。

4. 空气及环境的污染,如超声洁治过程中,以患者口腔为中心带血及唾液的喷雾,造成医生的衣袖、衣领、眼镜等范围均为血性污染。另外,保洁工做清洁时,一块抹布抹到底,不区分工作人员区域与病人区域,没有区分清洁区与污染区。

5. 医生戴手套前后洗手不认真,护士上班戴一双手套下班才脱,中途传递器械、配合医生、接电话等造成污染。

6. 仓库中无菌物品与材料、纸张等混放现象。造成无菌物品有潜在被污染可能。

(二) 应对的措施

1. 加强各级各类人员培训

(1) 医院派院感监控人员定期参加疾控中心举办的学习班,其中院感检验人员送到三甲综合医院院感中心培训 3 个月。

(2) 供应室护士、消毒员参加省消毒知识培训学习,并获得资格证书,持证上岗。

(3) 院感管理人员对全院医护人员分批进行相关知识培训,形式为集中上课。

(4) 聘请外面专家全院讲座,内容为口腔相关传染病知识,医院派送重点科室医生参加省艾滋病防治学习。

(5) 对卫生工进行单独培训,如一块抹布只能擦一个牙椅单元,一块抹布只能擦一个床单位等。做清洁要区分清洁区与污染区。

2. 细小器械如拔髓针、扩大针、根管锉等使用后,用超声加酶清,小盒包装高压灭菌后备用,每位牙椅备多套两盒交替,每天早晨护士将每一牙椅单元所用器械均换成已灭菌物品待用(不用开启封条)。

3. 牙科医生取了患者模型之后,用大量清水或气水枪联喷冲洗模型上的唾液和血液,避免对修复科技师产生二次伤害。

4. 牙椅水系统消毒工作及管道系统的消毒:每位医生在使用手机前后均应空转 5 秒,冲洗手机管腔,避免应手机工作前产生回吸造成交叉感染。每日下班前护士应对牙椅管道系统进行消毒,配一定比例消毒液。强吸、弱吸均吸一定量,让管道系统充满消毒液一定时间。供水系统如独立供水的,每日下班时应倒掉瓶中的水,次日晨装入,每周对盛水瓶要彻底清洗,如集中供水,每日应清洗供水过滤网,3 个月必须更换过滤网装置。

5. 有条件尽量开展四手操作,如不能四手操作,护士根据患者病情、医生治疗一个病人的物品、器械、材料、协助调节好灯光,尽量减少操作者接触公共物品。

6. 规范全院无菌物品存放,一次性无菌注射器及输液器、输血器等无菌物品,进供应室无菌间存放(去掉外包装)。

总之,口腔保健实践中的感染与控制问题不是单纯靠消毒来解决,还涉及流行病学、社会学、心理学等诸多方面。因此,我们必须在各方面,多层次的综合管理,质量控制之后,才能避免交叉感染现象的发生,使医务人员和患者都能得到有效的保护。

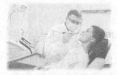

附录

FDI 牙位表示法

恒牙牙位对照表

11 右上中切牙

12 右上侧切牙

13 右上尖牙

14 右上第一前磨牙

15 右上第二前磨牙

16 右上第一磨牙

17 右上第二磨牙

18 右上第三磨牙

21 左上中切牙

22 左上侧切牙

23 左上尖牙

24 左上第一前磨牙

25 左上第二前磨牙

26 左上第一磨牙

27 左上第二磨牙

28 左上第三磨牙

31 左下中切牙

32 左下侧切牙

33 左下尖牙

34 左下第一前磨牙

35 左下第二前磨牙

36 左下第一磨牙

37 左下第二磨牙

38 左下第三磨牙

41 右下中切牙

42 右下侧切牙

43 右下尖牙

44 右下第一前磨牙

45 右下第二前磨牙

46 右下第一磨牙

47 右下第二磨牙

48 右下第三磨牙

乳牙牙位对照表

51 右上乳中切牙

52 右上乳侧切牙

53 右上乳尖牙

54 右上第一乳磨牙

55 右上第二乳磨牙

61 左上乳中切牙

62 左上乳侧切牙

63 左上乳尖牙

64 左上第一乳磨牙

65 左上第二乳磨牙

71 左下乳中切牙

72 左下乳侧切牙

73 左下乳尖牙

74 左下第一乳磨牙

75 左下第二乳磨牙

81 右下乳中切牙

82 右下乳侧切牙

83 右下乳尖牙

84 右下第一乳磨牙

85 右下第二乳磨牙

图书在版编目(CIP)数据

口腔医学/俞立英,朱亚琴,邹德荣主编.—上海:复旦大学出版社,2014.11(2015.12重印)
住院医师规范化培训教材
ISBN 978-7-309-10973-3

Ⅰ.口…　Ⅱ.①俞…②朱…③邹…　Ⅲ.口腔科学-医师-职业培训-教材　Ⅳ.R78

中国版本图书馆 CIP 数据核字(2014)第 212565 号

口腔医学
俞立英　朱亚琴　邹德荣　主编
责任编辑/王晓萍

复旦大学出版社有限公司出版发行
上海市国权路 579 号　邮编:200433
网址:fupnet@ fudanpress.com　http://www.fudanpress.com
门市零售:86-21-65642857　团体订购:86-21-65118853
外埠邮购:86-21-65109143
上海春秋印刷厂

开本 787×1092　1/16　印张 24.5　字数 552 千
2015 年 12 月第 1 版第 2 次印刷

ISBN 978-7-309-10973-3/R·1411
定价:70.00 元